国家出版基金项目
NATIONAL PUBLICATION FOUNDATION

"十二五"国家重点图书出版规划项目

协和手术要点难点及对策 丛书

总主编／赵玉沛 王国斌

手外科手术

要点难点及对策

主编 洪光祥 陈振兵

科学出版社
龙门书局
北京

内 容 简 介

本书系《协和手术要点难点及对策丛书》之一，全书共 14 章。内容包括手外科各主要手术，基本按照适应证，禁忌证，术前准备，手术要点、难点及对策，术后监测与处理，术后常见并发症的预防与处理的顺序予以介绍，最后对该手术的临床效果给出评价。临床上，外科医生的主要"武器"是手术，而手术成功的关键在于手术难点的解决，同样的手术，难点处理好了就成功了大半。本书作者均有着丰富的手术经验，且来自于全国，所介绍的手术方式及技巧也来源于临床经验的总结。全书紧密结合临床工作实际，重点介绍手术要点、难点及处理对策，具有权威性高、实用性强，内容丰富、重点突出、图文并茂的特点，可供各级医院手外科、整形外科、骨科等低年资医师和具有一定手术经验的中高年资医师参考使用。

图书在版编目（CIP）数据

手外科手术要点难点及对策 / 洪光祥 , 陈振兵主编 . —北京：科学出版社，2017.12

（协和手术要点难点及对策丛书 / 赵玉沛，王国斌总主编）

"十二五"国家重点图书出版规划项目　国家出版基金项目

ISBN 978-7-03-055710-0

Ⅰ . ①手… Ⅱ . ①洪… ②陈… Ⅲ . ①手—外科手术 Ⅳ . ① R658.2

中国版本图书馆CIP数据核字(2017)第293620号

责任编辑：戚东桂 / 责任校对：韩　杨
责任印制：肖　兴 / 封面设计：黄华斌

科学出版社 龍門書局 出版

北京东黄城根北街16号
邮政编码：100717

http://www.sciencep.com

北京汇瑞嘉合文化发展有限公司 印刷

科学出版社发行　各地新华书店经销

*

2017年12月第　一　版　　开本：787×1092　1/16
2017年12月第一次印刷　　印张：34　1/4
字数：784 000

定价：248.00元

（如有印装质量问题，我社负责调换）

《协和手术要点难点及对策丛书》编委会

总 主 编 赵玉沛　王国斌

编 委（按姓氏汉语拼音排序）

蔡世荣　中山大学附属第一医院
陈莉莉　华中科技大学同济医学院附属协和医院
陈有信　北京协和医院
陈振兵　华中科技大学同济医学院附属协和医院
池　畔　福建医科大学附属协和医院
董念国　华中科技大学同济医学院附属协和医院
杜晓辉　中国人民解放军总医院
房学东　吉林大学第二医院
高志强　北京协和医院
顾朝辉　郑州大学第一附属医院
郭和清　中国人民解放军空军总医院
郭朱明　中山大学附属肿瘤医院
何晓顺　中山大学附属第一医院
洪光祥　华中科技大学同济医学院附属协和医院
胡建昆　四川大学华西医院
胡俊波　华中科技大学同济医学院附属同济医院
黄　韬　华中科技大学同济医学院附属协和医院
姜可伟　北京大学人民医院
揭志刚　南昌大学第一附属医院
孔维佳　华中科技大学同济医学院附属协和医院
兰　平　中山大学附属第六医院
李　莹　北京协和医院
李单青　北京协和医院
李国新　南方医科大学南方医院

李毅清　华中科技大学同济医学院附属协和医院
李子禹　北京大学肿瘤医院
刘　勇　华中科技大学同济医学院附属协和医院
刘昌伟　北京协和医院
刘存东　南方医科大学第三附属医院
刘国辉　华中科技大学同济医学院附属协和医院
刘金钢　中国医科大学附属盛京医院
路来金　吉林大学白求恩第一医院
苗　齐　北京协和医院
乔　杰　北京大学第三医院
秦新裕　复旦大学附属中山医院
桑新亭　北京协和医院
邵新中　河北医科大学第三医院
沈建雄　北京协和医院
孙家明　华中科技大学同济医学院附属协和医院
孙益红　复旦大学附属中山医院
汤绍涛　华中科技大学同济医学院附属协和医院
陶凯雄　华中科技大学同济医学院附属协和医院
田　文　北京积水潭医院
王　硕　首都医科大学附属北京天坛医院
王春友　华中科技大学同济医学院附属协和医院
王国斌　华中科技大学同济医学院附属协和医院
王建军　华中科技大学同济医学院附属协和医院
王任直　北京协和医院
王锡山　哈尔滨医科大学附属第二医院
王晓军　北京协和医院
王泽华　华中科技大学同济医学院附属协和医院
卫洪波　中山大学附属第三医院
夏家红　华中科技大学同济医学院附属协和医院
向　阳　北京协和医院
徐文东　复旦大学附属华山医院
许伟华　华中科技大学同济医学院附属协和医院

杨　操　华中科技大学同济医学院附属协和医院
杨述华　华中科技大学同济医学院附属协和医院
姚礼庆　复旦大学附属中山医院
余可谊　北京协和医院
余佩武　第三军医大学西南医院
曾甫清　华中科技大学同济医学院附属协和医院
张　旭　中国人民解放军总医院
张保中　北京协和医院
张美芬　北京协和医院
张明昌　华中科技大学同济医学院附属协和医院
张顺华　北京协和医院
张太平　北京协和医院
张忠涛　首都医科大学附属北京友谊医院
章小平　华中科技大学同济医学院附属协和医院
赵洪洋　华中科技大学同济医学院附属协和医院
赵继志　北京协和医院
赵玉沛　北京协和医院
郑启昌　华中科技大学同济医学院附属协和医院
钟　勇　北京协和医院
朱精强　四川大学华西医院

总编写秘书　舒晓刚

《手外科手术要点难点及对策》主编简介

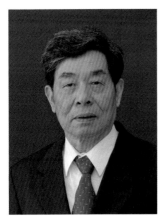

洪光祥 1939年生于湖北江陵，1963年毕业于武汉医学院医学系。现任华中科技大学同济医学院附属协和医院手外科教授、主任医师、博士生导师。历任同济医科大学(现华中科技大学同济医学院)附属协和医院外科副主任、手外科主任、副院长、院长，同济医院院长、同济医科大学校长。全国医学专业学位教育指导委员会委员、中华医学会理事、中华医学会手外科学分会副主任委员、中华医学会显微外科学分会常务委员、中国修复重建外科学会常务委员、湖北省医学会副会长、湖北省医学会手外科分会主任委员、显微外科分会副主任委员，《中华手外科杂志》副主编，《中华实验外科杂志》《实用手外科杂志》副总编辑，《中华骨科杂志》《中华显微外科杂志》《中国修复重建外科杂志》等10余种杂志编委、常务编委等职。

1973~1974年于上海医科大学附属华山医院手外科进修，1975年初创建湖北省第一个手外科，并于1975年11月和1976年3月分别成功地进行了首例游离足趾移植再造拇指和游离腹股沟皮瓣移植，填补了湖北省该领域的空白，武汉协和医院手外科也成为全国开展显微外科最早的单位之一。应用显微外科技术进行游离足趾、皮瓣、肌皮瓣、骨、肌肉及复合组织移植，修复严重手部创伤和周围神经损伤，处于国内先进水平。长期致力于手外科和显微外科临床、教学及科学研究工作，对断肢(指)再植、复杂手部创伤所致各种严重功能障碍的修复和重建，以及先天性畸形的治疗具有丰富的临床经验，培养了一大批硕士、博士研究生。

1986~1988年赴德国埃森大学留学，获医学博士学位，并多次应邀赴德国、美国进行工作访问和参加学术会议。

1976年以来在国内外学术期刊上发表论文100余篇，主编《手部先天性畸形》《显微外科手术图解》《中华骨科学——手外科卷》《汉德医学大词典》《手部先天性畸形的手术治疗》《手外科手术并发症及其对策》，副主编《骨科手术学》(第3、4版)，参编《矫形外科学》《现代骨科手术学》《整形外科学》《修复重建外科学》《手外科手术学》《手外科学》《黄家驷外科学》和高等医药院校规划教材《外科学》等20余部著作。

对显微外科解剖和临床应用及周围神经损伤的修复和再生方面进行了一系列的研究，其研究成果获湖北省科技成果奖二等奖、三等奖4项，武汉市科技成果奖二等奖1项。1992年获国务院政府特殊津贴，1993年被评为湖北省有突出贡献的中青年专家。

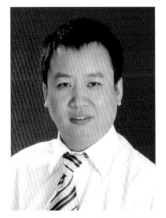

陈振兵 1968年出生于湖北省荆州市，1993年毕业于同济医科大学临床医学专业，2000～2002年赴德国海德堡大学留学，获医学博士学位。现任华中科技大学同济医学院附属协和医院教授、主任医师、博士生导师，任职协和医院手外科主任。担任中华医学会手外科学分会常务委员、湖北省医学会手外科分会主任委员、中华医学会创伤学分会委员、湖北省医学会数字医学分会常务委员、湖北省中德医学协会理事，任《中华手外科杂志》《中华显微外科杂志》《中国修复重建外科杂志》《中华实验外科杂志》编委。

1993年于武汉协和医院手外科留院工作，先后担任住院医师、住院总医师、主治医师、副主任医师及主任医师，从事腕关节损伤修复及腕关节镜微创诊疗、手足先天性畸形矫治、游离皮瓣转移重建肢体复杂创伤及周围神经损伤外科修复等工作。在国内率先使用Mitek微型骨锚重建腕骨间韧带，并开创了湖北省首个腕关节镜诊疗项目，微创治疗腕部骨折脱位、韧带损伤、腕关节疼痛。开展经皮Herbert空心螺钉内固定治疗舟骨骨折技术成熟，处于国内先进水平。应用带血管蒂游离股骨内髁瓣显微移植技术，提高舟骨陈旧性坏死愈合率，技术先进。对小儿先天畸形矫形手术如多指（趾）、并指（趾）、巨指（趾）、束带缩窄、马德隆畸形等经验丰富。

长期致力于推动手足显微外科领域发展，1991年以来在国内外杂志上发表论著80余篇，先后主持国家自然科学基金项目3项，承担省部级课题3项，主编《手部先天性畸形的手术治疗》《手外科手术并发症及其对策》，参编《手部先天畸形》《骨科手术学》。培养了一大批优秀的硕士、博士研究生。其部分研究成果获得湖北省科技进步奖二等奖、三等奖各2项，以及武汉市科技进步奖二等奖1项，并与德国建立了密切的学术合作。

《手外科手术要点难点及对策》编写人员

主　　编　　洪光祥　　陈振兵

副 主 编　　田　文　　徐文东　　路来金　　庄永青

编　　者　　(按姓氏汉语拼音排序)

陈德松　　陈江海　　陈燕花　　陈振兵　　方锡池

付　强　　高伟阳　　顾立强　　洪光祥　　黄启顺

姜浩力　　阚世廉　　康　皓　　李　进　　李　涛

李　卫　　李秀存　　李玉成　　林　康　　刘　波

刘　毅　　刘英男　　路来金　　孟庆刚　　芮永军

邵新中　　谭　军　　谭周勇　　汤锦波　　田　文

万圣祥　　王发斌　　翁雨雄　　邢树国　　熊洪涛

徐文东　　于亚东　　郑怀远　　庄永青

《协和手术要点难点及对策丛书》序

庄子曰："技进乎艺，艺进乎道。"外科医生追求的不仅是技术，更是艺术，进而达到游刃有余、出神入化"道"的最高境界。手术操作是外科的重要组成部分之一，是外科医生必不可少的基本功，外科技术也被称为天使的艺术。如果把一台手术比喻成一个战场，那么手术中的难点和要点则是战场中的制高点；也是外科医生作为指挥者面临最大的挑战和机遇；同时也是赢得这场战争的关键。

手术的成功要有精准的策略作为指导，同时也离不开术者及其团队充分的术前准备，对手术要点、难点的精确把握，以及对手术技术的娴熟运用。外科医生需要在手术前对患者的病情有全面细致的了解，根据患者病情制定适合患者的详细手术治疗策略，在术前就必须在一定程度上预见可能在术中遇到的困难，并抓住主要矛盾，确定手术需要解决的关键问题。在保证患者生命安全的前提下，通过手术使患者最大获益，延长生存期，提升生活质量。在医疗理论和技术迅猛发展的今天，随着外科理论研究的不断深入，手术技术、手术器械、手术方式等均在不断发展；同时随着精准医疗理念的提出，针对不同患者进行不同的手术策略制定、手术要点分析及手术难点预测，将会成为外科手术的发展趋势，并能从更大程度上使患者获益。

百年协和，薪火相传。北京协和医院与华中科技大学同济医学院附属协和医院都是拥有百年或近百年历史的大型国家卫计委委属（管）医院，在百年历史的长河中涌现出了大量星光熠熠的外科大师。在长期的外科实践当中，积累了丰富的临床经验，如何对其进行传承和发扬光大是当代外科医生的责任与义务。本丛书的作者都是学科精英，同时也是全国外科领域的翘楚，他们同国内其他名家一道，编纂了本大型丛书，旨在分享与交流对手术的独到见解。

众所周知，外科学涉及脏器众多，疾病谱复杂，手术方式极为繁多，加之患者病情各不相同，手术方式也存在着诸多差异。在外科临床实践中，准确掌握各种手术方式的要点、全面熟悉可能出现的各种难点、充分了解手术策略的制定、尽可能规避手术发生危险、提高手术安全性、减少术后并发症、努力提高手术治疗效果并改善患者预后，是每一位外科医师需要不断学习并提高的重要内容。古人云："操千曲而后晓声，观千剑而后识器。"只有博览众家之长，才能达到"端州石工巧如神，踏天磨刀割紫云"的自如境界。

"不兴其艺，不能乐学。"如何在浩瀚如海的医学书籍中寻找到自己心目中的经典是读者的一大困惑。编者在丛书设计上也是独具匠心，丛书共分为 20 个分册，包括胃肠外科、肝胆外科、胰腺外科、乳腺甲状腺外科、血管外科、心外科、胸外科、神经外科、泌尿外科、创伤骨科、关节外科、脊柱外科、手外科、整形美容外科、小儿外科、器官移植、妇产科、眼科、耳鼻咽喉-头颈外科及口腔颌面外科。内容涵盖常见病症和疑难病症的手术治疗要点、难点，以及手术策略的制定方法。本丛书不同于其他外科手术学参考书，其内容均来源于临床医师的经验总结：在常规手术方式的基础上，结合不同患者的具体情况，详述各种手术方式的要点和危险点，并介绍控制和回避风险的技巧，对于特殊病情的手术策略制定亦有详尽的描述。丛书内容丰富，图文并茂，展示了具体手术中的各种操作要点、难点及对策：针对不同病情选择不同策略；运用循证医学思维介绍不同的要点及难点；既充分体现了精准医疗的理念，也充分体现了现代外科手术的先进水平。

"荆岫之玉，必含纤瑕，骊龙之珠，亦有微隙"。虽本书编者夙夜匪懈、殚精竭思，但囿于知识和经验的不足，缺陷和错误在所难免，还望读者不吝赐教，以便再版时改进。

中国科学院院士　北京协和医院院长

赵玉沛

华中科技大学同济医学院附属协和医院院长

王国斌

2016 年 9 月

前言

手术是手外科的重要治疗手段。手部结构精细复杂，功能灵活精巧。其创伤或疾患不仅严重影响手部功能，而且给患者的生活和工作带来了不便。因此，在手外科临床工作中正确的手术方法和精良的手术技术就显得尤为重要。

本书是《协和手术要点难点及对策丛书》之一，特邀请了国内手外科界富有经验的有关专家参与本书的编写。本书就手外科创伤、疾患及先天性畸形等领域常用的各种手术，除了强调对其适应证的正确把握及详细的手术方法和有关并发症的防治外，还着重就每一种手术的要点、难点及所需采用的应对措施加以详细的描述，以便在手术过程中能对其予以高度重视和正确处理。

本书在编写过程中，参阅了国内外有关的重要文献，并通过大量临床病例的手术图解，以求使读者能一目了然。希望本书能够成为中、青年手外科、整形外科、骨科和基层外科医师在临床工作中的重要借鉴，以达到提高手外科手术效果之目的。

鉴于手外科手术的多样性和复杂性，本书所包含的内容还可能存在某些局限性，加之编者临床经验有限，书中遗漏和不足之处在所难免，敬请同道和读者予以批评指正。

洪光祥　陈振兵

2017 年 4 月 30 日

目录

第一章　手部开放性损伤

第一节　手指创面修复术

手指创面的修复是手部开放性损伤治疗中的重要环节，经彻底清创术后，手部创面妥善的一期闭合是预防开放性手部损伤感染的有效措施。当手部皮肤有缺损时，需要采用植皮的方式修复创面，手外科医师应熟练掌握各种植皮的适应证及操作技术，以便在临床工作中合理应用。随着显微外科技术的成熟、普及和深化，应根据手指的解剖生理功能、损伤部位与性质，针对每个病例皮肤软组织缺损的具体情况进行"个性化"的皮瓣筛选、设计，并不断改进，尽可能达到皮瓣供区损伤小、不破坏供区外形，受区修复外形和功能满意，患者痛苦小，术后康复快的目的。

一、游离植皮术

游离植皮术亦称皮片移植术，是从身体某部取下一块包含表皮和部分或全部真皮的皮肤，移植到身体其他部位用以修复该部的皮肤缺损。皮片的种类：根据切取皮肤的不同厚度可将皮片分为三种，即刃厚皮片、中厚皮片和全厚皮片（图 1-1-1）。①刃厚皮片又称表层皮片，厚度为 0.20 ~ 0.25mm，包含皮肤表层及少许真皮乳头层，皮片极薄，容易生长，适用于感染肉芽创面和大面积皮肤缺损而非重要功能部位者。缺点是皮片收缩较多，不耐摩擦等。②中厚皮片又称断层皮片，平均厚度为 0.30 ~ 0.66mm，含表皮及真皮的一部分，又分为薄中厚皮片和厚中厚皮片。前者约包括真皮的 1/2 厚度，后者可达真皮层厚度的 3/4，其优点为成活后收缩较小，具有一定的弹性，能承受摩擦及压力。此种皮片用途最广，在手外科手术中最为常用；缺点为皮片成活能力较表层皮片差，对受区创面的条件要求较高。③全厚皮片又称全层皮片，厚度为 0.75 ~ 1.00mm，包括表皮及全部真皮，不带皮下脂肪。此皮片具有断层皮片的各项优点，而且更为优越。但皮片更厚，成活条件要求就更高，且供皮区多不能自行愈合，须予以缝合或另行断层皮片移植消灭创面。当手部掌侧有较小面积皮肤缺损时可适当选用。手指部位的皮肤缺损建议采用中厚皮片。

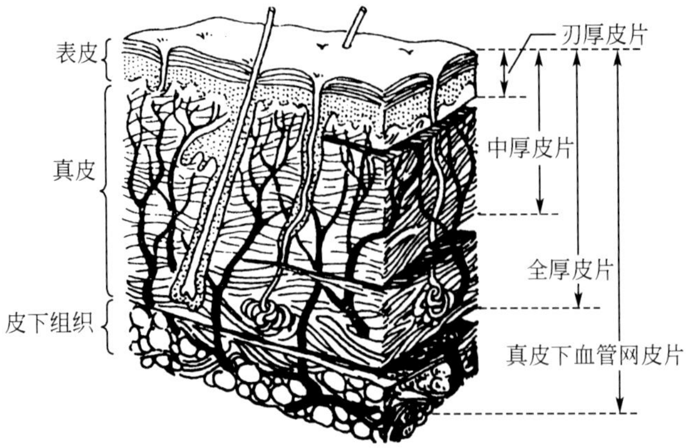

图 1-1-1　皮片厚度分层示意图

（一）适应证

1. 创面内无深部组织外露的单纯皮肤缺损的创面。
2. 创面肉芽组织新鲜无水肿。

（二）禁忌证

1. 有深部重要组织裸露的创面。
2. 创面肉芽组织水肿、不新鲜时慎用。

（三）术前准备

1. 供区　术前供区用软毛刷，肥皂液刷洗 5 ~ 6 分钟，不必剃毛，以免损伤表皮、降低皮片活力；术时用硫柳汞或酒精消毒两遍即可。
2. 受区　新鲜创面要彻底清创、止血。对于肉芽创面，要求肉芽组织新鲜、无水肿，若肉芽组织水肿，则需用盐水湿敷、中药外敷或用刀片刮除水肿的肉芽组织，并压迫止血。
3. 检查　血常规、出凝血时间、胸部 X 线检查。
4. 麻醉　臂丛神经阻滞麻醉。

（四）手术要点、难点及对策

1. 体位　患者取仰卧位，上肢外展置于手术台旁的手术桌上。
2. 供区的选择　选用皮肤质地柔软，毛发少，色泽与受区接近的部位切取皮片。同时还应考虑尽量在比较隐蔽的部位取皮，以免该处形成瘢痕妨碍外观。手指部位的皮肤缺损面积小，一般多从上臂内侧、前臂上内侧切取皮片。
3. 皮片切取方法　手指部位的皮肤缺损面积小，可采用徒手皮片切取法，在供区将所要取的皮片轮廓画好，用普通刀片沿轮廓线切开皮肤至所需厚度，将皮片一端用缝线牵引，左手示指将皮片垫起后，用刀片切取中厚皮片（图 1-1-2）。将供区创面中遗留的真皮切除，创面直接缝合，这样可使伤口愈合快，瘢痕小。

4.皮片缝合固定 新鲜创面移植皮片后，将皮片与创缘行间断缝合，每隔 2～3 针保留一根长线头，皮片上盖一层凡士林纱布，其面积稍大于皮片，再将纱布头堆放于其上，最后将创缘缝线留下的长线头分组打包结扎。如此，使敷料、皮片和受皮创面连成一体，既保持一定压力，又不易移动 (图 1-1-3)。

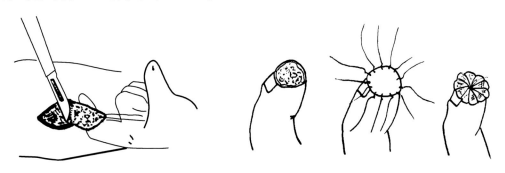

图 1-1-2 皮片徒手切取法　　　　图 1-1-3 游离皮片加压固定

对肉芽创面，条件较好时，也可采用上述方法缝合固定。创面条件稍差和在非功能部位可采用邮票植皮，将取下的皮片剪成 1cm×2cm 的方块，贴敷于已准备好的肉芽创面上。皮片贴敷时应排列成行。皮片贴敷后用一层凡士林纱布覆盖以固定皮片，再以无菌纱布加压包扎。

（五）术后监测与处理

新鲜创面植皮，术后 3 天打开敷料查看，如没有感染现象出现，则不拆加压纱包，于术后 10～12 天时再拆除加压纱包观察，如皮片成活良好即可拆除缝线，然后再加压包扎。

肉芽创面植皮，术后两天即应查看皮片情况，清洁创面，更换敷料，然后继续加压包扎，之后视创面分泌物情况决定换药间隔时间。

（六）术后常见并发症的预防与处理

1.皮片部分漂浮 常由于皮片下创面渗血或加压不均匀所致。预防的方法是彻底止血，打包加压应均匀。处理的方法为早期可将皮片下积血清除，重新加压，皮片尚可成活，否则漂浮的皮片将会坏死。

2.皮片坏死 通过换药，清除坏死皮片，根据伤口情况，再次行手术修复。

（七）临床效果评价

游离植皮修复手指创面只要适应证掌握合理，常能获得良好的效果。当创面条件良好时，不受植皮面积大小和形状的限制，操作规范，处理得当，皮片成活后，外观及功能均很满意，即使在掌侧或指端亦如此。当然，游离植皮因其适应证对创面的要求较高使其应用有一定的局限性。

二、"V-Y"形推进皮瓣

指端皮肤缺损时,在掌侧或两侧做"V"形切口,形成"V"形皮瓣,将皮瓣向远端推进,闭合创面后,缝合的伤口形成"Y"形。

(一)手术适应证

手指指端皮肤缺损伴骨外露者。

(二)手术禁忌证

1.伴有全身性疾病、不能耐受手术者。
2.指端伤口近侧皮肤有挫伤者。

(三)术前准备

1.术前指端创面做常规的清创处理,查看创面是否适合行"V-Y"形推进皮瓣修复。
2.检查 血常规、出凝血时间、胸部X线检查。
3.麻醉 单个手指可选择指神经阻滞麻醉,两个手指指端缺损时,则选择臂丛神经阻滞麻醉。

(四)手术要点、难点及对策

1.体位 患者取仰卧位,上肢外展置于手术台旁的手术桌上。
2.在指端缺损掌侧创缘的两侧向近端做两个斜切口,两个切口近端相交于远侧指横纹,形成基底部在截指平面的三角形皮瓣,即"V"形皮瓣。切开皮肤至真皮下层,不要深及皮下组织,保证手指两侧指神经血管束不受损伤。用组织剪在"V"形皮瓣的深面、指骨掌侧分离,并锐性切断皮肤与骨膜间的纤维隔。
3.用一小钩子钩住"V"形皮瓣的远侧缘,并向手指远侧牵拉,使皮瓣覆盖指端皮肤缺损区。皮瓣的远侧缘可与甲床及指甲残端缝合。

4.缝合皮肤后,此时切口即由"V"形变为"Y"形(图1-1-4、图1-1-5)。

(五)术后监测与处理

1.术后应卧床休息、保温、禁烟、禁酒,并根据伤口污染情况,适当给予抗菌药物。

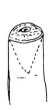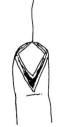

图1-1-4 "V-Y"形推进皮瓣

2.伤口包扎时,注意在皮瓣的部位开个小窗,以便观察皮瓣血运状况,即观察皮瓣肤色、皮温、肿胀及毛细血管充盈情况。

(六)术后常见并发症的预防与处理

1.皮瓣血运不良 常表现为静脉回流障碍,如皮瓣毛细血管充盈快,肤色逐渐变为暗红、

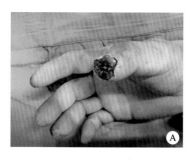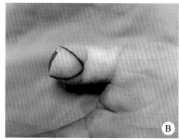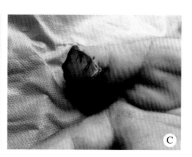

图 1-1-5 "V-Y"形推进皮瓣

A.右拇指指端损伤；B."V-Y"形推进皮瓣设计；C.术毕

皮瓣肿胀伴温度低，多由于皮瓣张力过大所致。此时应拆除部分缝线，大多数皮瓣的静脉回流障碍能够得到缓解，皮瓣可顺利成活。

2.感染 表现为伤口周围红、肿、热、痛的炎症反应，可出现发热、白细胞升高等全身症状，应及时给予抗炎治疗，局部根据情况，拆线减张、引流。

（七）临床效果评价

根据残端缺损情况，选择手指掌侧或手指两侧的"V-Y"形皮瓣，创面可达到一次闭合，无须切取其他部位的皮肤。创面愈合后，效果满意。"V-Y"形皮瓣所能提供的皮瓣面积较小，因此，适应证有严格的限制是其缺点。

三、邻指皮瓣

邻指皮瓣是一个相对较简单的皮瓣，即将手指背侧的皮肤形成为与手指侧方皮肤相连的皮瓣，将其转移覆盖相邻手指掌侧（图 1-1-6)或修复其指端的皮肤缺损（图 1-1-7)。

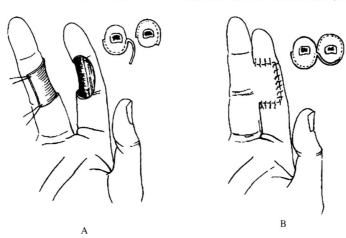

A   B

图 1-1-6 中指中节背侧的邻指皮瓣，修复相邻手指掌侧皮肤缺损

A.游离邻指皮瓣；B.皮瓣覆盖创面

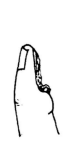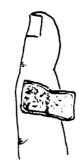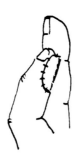

图 1-1-7　邻指皮瓣修复指腹皮肤缺损

在手指近节和中节平面，手指背侧的血供是由起自指蹼的指背动脉和起自指掌侧动脉的一系列小分支所提供的。在这种情况下，掀起一个基底在侧方的背侧皮瓣，通过一侧完整的指动脉背侧支保持皮瓣良好的血供。不论是正方形的皮瓣还是长方形的皮瓣，通过皮肤血管网的供血，都能足以保障皮瓣的血供。

（一）手术适应证

近节和中节掌侧的皮肤缺损，深部组织裸露，缺损相对较大，以致不能用简单的手指侧方皮瓣覆盖时，邻指皮瓣是可选择的皮瓣之一。其亦可用于修复指端的皮肤缺损。

（二）手术禁忌证

在修复手指掌侧缺损时，如果有内植物放置（如硅胶棒），邻指皮瓣是相对禁忌证。

（三）术前准备

1. 血常规、出凝血时间、胸部 X 线检查。
2. 术前手指创面做常规的清创处理，再次检查创面是否适合采用邻指皮瓣修复。
3. 麻醉　臂丛神经阻滞麻醉。

（四）手术要点、难点及对策

1. 体位与切口

(1) 体位：患者取仰卧位，上肢外展置于手术台旁的手术桌上。

(2) 切口：邻指皮瓣的典型适应证是修复手指近节或中节掌侧的皮肤软组织缺损。在相邻手指的背侧标记出一个四边形皮瓣，蒂部靠近缺损处。侧方切口准确地沿着掌背侧皮肤的结合部以防止瘢痕挛缩。修复指端的皮肤缺损时，中指指端放于环指，环指指端放于小指，以适合手的休息位时从示指至小指屈曲程度依次加大的自然体位。

2. 游离皮瓣时，皮瓣的解剖层面是沿着伸肌腱装置的浅层，保留伸肌腱腱周组织的完整，以便切取皮瓣的创面能行游离植皮。皮瓣切取过薄会导致皮瓣血供不良，影响皮瓣成活，皮瓣切取厚度不够，即使皮瓣勉强成活也会影响皮瓣的质量。皮瓣切取过深，会破坏伸肌腱的腱周组织，皮片覆盖供区创面不易成活，即使勉强成活也会形成粘连，影响手指的活动。

3. 将游离的皮瓣移植邻指的皮肤缺损区，皮瓣的三个边与皮肤缺损的各边缘缝合，而供指相邻的缺损缘（即相当于皮瓣的蒂部）与游离移植的皮片的一个边缘缝合。供区缺损用中厚皮片移植覆盖。

4. 术式变化　邻指皮瓣适用于相邻手指掌侧皮肤缺损的覆盖。对于手指背侧皮肤缺损，有些作者描述了去掉上皮层，反转皮肤的邻指皮瓣。首先，用刀片去掉将要掀起皮瓣表面的整个上皮层。为了去掉毛囊，这种去上皮应该有一定深度。皮瓣的去上皮的面覆盖于相邻手指背侧面的缺损处。皮瓣形成后，用中厚皮片覆盖供区缺损区和皮瓣暴露的深面。此处植皮的加压沙包不宜过紧，以免影响皮瓣的血供。

（五）术后监测与处理

1. 如果皮瓣修复邻指掌侧皮肤缺损时，术后有可能立即进行适当的活动，而邻指皮瓣用于修复指端缺损时，则不宜立即进行手指活动。

2. 由于相并的手指间常常发生浸湿，必须定期清洗，以保持伤口清洁。

3. 包扎伤口时，应将皮瓣的部位开个窗，以便观察皮瓣的血运。正常情况下，术后三周可行皮瓣断蒂。

（六）术后常见并发症的预防与处理

1. 皮瓣血运不良 常由于蒂部牵拉所致，应及时观察皮瓣蒂部是否有牵拉、压迫，如有上述情况应及时进行调整，将手指放在舒适、合适、蒂部良好的位置，使血运好转。

2. 感染 表现为伤口周围红、肿、热、痛的炎症反应，可出现发热、白细胞升高等全身症状，应及时给予抗炎治疗，局部根据情况，拆线减张、引流。

（七）临床效果评价

邻指皮瓣的优点是操作相对简单，皮瓣的血液供应安全可靠。修复邻指掌侧缺损时，如皮瓣设计合适，术后立即可以进行适当的功能练习。

邻指皮瓣移位后，由于两指紧密并在一起，干扰了适当的活动。手指长度也不相同，屈伸活动时手指间的移动会产生疼痛。另外，在两指之间会出现渗出浸湿是本手术的缺点，这样可能导致局部炎症。由于在第一次手术时，缺损区蒂部的边缘常常闭合不完全，存在着细菌侵入的入口，可能产生深层的感染。

而去表皮的邻指皮瓣技术会带来一个附加的缺点，就是可能包含有难以完全去除的表皮，导致延迟愈合，使得外观较差。去表皮的邻指皮瓣的主要适应证是中节指骨或远侧指间关节背侧较大范围的缺损，由于这样的缺损现在可采用同一手指的岛状皮瓣覆盖，所有这种手术现已很少应用。

四、带指神经血管束岛状皮瓣

（一）手术适应证

1. 拇指指腹缺损。
2. 拇指皮管植皮术后，为改善皮管的血运和感觉，采用该皮瓣替代原皮管掌侧皮肤。

（二）手术禁忌证

手指既往有外伤史，指神经、血管有损伤为手术禁忌证。

（三）术前准备

1. 血常规、出凝血时间、胸部 X 线检查。
2. 麻醉　臂丛神经阻滞麻醉。
3. 术前手指创面做常规的清创处理，清洁供区手指皮肤。

（四）手术要点、难点及对策

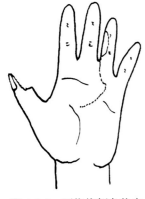

图 1-1-8　环指桡侧岛状皮瓣手术切口

1. 体位与切口

(1) 体位：患者取仰卧位，上肢外展置于手术台旁的手术桌上。

(2) 切口：以环指桡侧岛状皮瓣为例，在环指桡侧设计皮瓣，在手掌中部至中指指根做切口（图 1-1-8）。

2. 切开皮肤及皮下组织，将环指桡侧指固有动脉仔细向近端游离，结扎细小分支，至指总动脉分叉处，结扎中指尺侧的固有动脉，继续向近端游离指总动脉至掌浅弓。将环指桡侧指固有神经向近端游离，至指总神经处，向近端行干支分离至掌心。

3. 在环指桡侧近节、中节按皮肤缺损大小切取所设计的皮瓣，皮瓣宽度可达掌背侧中线。将环指桡侧的指固有血管神经束包含在皮瓣内。将皮瓣远端的指固有动脉结扎，并切断远端的指固有神经。此时皮瓣已游离，仅有近端的指固有血管神经束与皮瓣相连。

4. 于拇指创面与手掌的切口之间做一皮下宽敞的隧道，通过皮下隧道将带指固有血管神经的岛状皮瓣转至拇指皮肤缺损处，与拇指的创缘予以缝合。供区创面用中厚皮片覆盖（图 1-1-9）。

5. 用石膏托将患手适当固定。

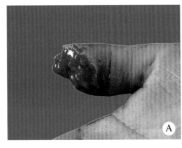 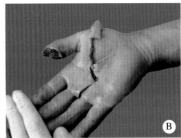 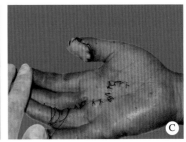

图 1-1-9　环指桡侧岛状皮瓣修复拇指指腹皮肤缺损

A. 拇指指腹皮肤缺损；B. 环指桡侧神经血管蒂岛状皮瓣；C. 术毕

（五）术后监测与处理

1. 术后应卧床休息，适当保温、禁烟。

2. 根据伤口情况，适当给予抗菌药物；根据术中皮瓣血管情况适当应用扩血管、抗凝、抗痉挛药物；必要时给予镇痛药物。

3. 包扎伤口时，注意在皮瓣的部位开个窗，以便观察皮瓣血运，定时观察皮瓣肤色、皮温、肿胀及毛细血管充盈情况。

（六）术后常见并发症的预防与处理

1. 该皮瓣血供充足，一般很少发生血运障碍，如出现皮瓣毛细血管充盈快，肤色逐渐加深、肿胀、皮温低等，可能由于皮瓣张力过大，应拆除部分缝线；如出现供血不良，多由于皮瓣蒂部受压，应探查蒂部隧道，缓解压力，改善血液循环，使皮瓣可顺利成活。

2. 感染　表现为伤口周围红、肿、热、痛的炎症反应，可出现发热、白细胞升高等全身症状，应及时给予抗炎治疗，局部根据情况，拆线减张、引流。

（七）临床效果评价

带指神经血管束的岛状皮瓣，由于解剖恒定，血液供应可靠，并有感觉，是修复拇指指腹缺损，改善皮管植皮再造拇指术后血运和感觉的良好供区，术后效果良好。本皮瓣使供区牺牲了一条手指主要血管是其突出的缺点，但皮瓣位于手部的非重要功能区，对皮瓣供指的功能无明显影响。

五、示指背侧神经血管岛状皮瓣

示指背侧神经血管岛状皮瓣是以第一掌骨背侧动脉为血供，桡神经浅支支配感觉的皮瓣。桡动脉深支通过鼻烟窝，在拇长伸肌腱深层交叉后，在第Ⅰ、Ⅱ掌骨基底之间进入掌侧组成掌深弓。在它进入手掌侧之前，分出第一掌骨背侧动脉，其起点处的直径为 1.21mm，向远端走行约 5mm，即分出浅支和深支。浅支在皮下，滋养第二掌骨背侧及虎口背侧的皮肤。深支潜入第一骨间背侧肌和第二掌骨桡侧缘之间的沟内远行，其末段浅入皮下，滋养示指近节背侧皮肤。

（一）手术适应证

1. 拇指指间关节及近节背侧的软组织缺损。
2. 拇指指腹缺损。
3. 虎口区的皮肤缺损。

（二）手术禁忌证

1. 示指近节背侧皮肤有捻挫伤，是该皮瓣的禁忌证。
2. 第一掌骨、第二掌骨背侧有横行外伤时，必须排除第一掌骨背侧动脉有损伤，应慎重使用该皮瓣。

（三）术前准备

1. 血常规、出凝血时间、胸部 X 线检查。

2. 用多普勒检查第一掌骨背侧动脉的情况。

3. 术前手指创面做常规的清创处理。

4. 麻醉　臂丛神经阻滞麻醉。

（四）手术要点、难点及对策

1. 体位与切口

(1) 体位：患者取仰卧位，上肢外展置于手术台旁的手术桌上。

(2) 切口：示指背侧设计皮瓣。

2. 在第二掌骨桡背侧"S"形切口的近端找到第一掌骨背侧动脉，并分离出示指背侧的桡神经浅支，可保留一根与皮瓣相连的浅静脉，将周围软组织和少许筋膜保留在血管神经蒂上，继续向远端游离。

3. 根据受区皮肤缺损大小，在示指背侧设计皮瓣。皮瓣可包括示指近节背侧皮肤，其远端不超过近侧指间关节，侧方不超过手指侧正中线（图 1-1-10A、图 1-1-11A）。

4. 按设计切开皮瓣切口，在示指伸肌腱筋膜的浅层分离，一般由两侧翻起皮瓣，注意保护血管筋膜蒂与皮瓣之连系（图 1-1-10B、图 1-1-11B）。

5. 皮瓣完全游离后，通过宽敞皮下隧道转移至皮肤缺损区，予以缝合（图 1-1-11C），在皮下隧道处放置橡皮片引流条，也可采用明道转移皮瓣，以避免隧道内血管神经蒂受压。示指供区用全厚皮片或中厚皮片移植覆盖，加压包扎。

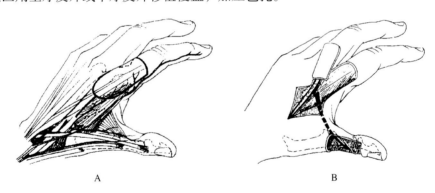

A   B

图 1-1-10　示指背侧岛状皮瓣的设计

A. 皮瓣的设计；B. 皮瓣的游离与转移

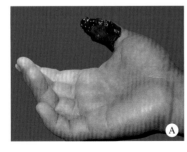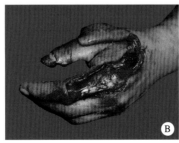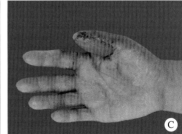

图 1-1-11　示指背侧皮瓣修复拇指皮肤缺损

A. 右拇指皮肤缺损；B. 游离示指背侧皮瓣；C. 术后外形

（五）术后监测与处理

1. 伤口包扎时，注意在皮瓣的部位开个窗，以便观察皮瓣血运，定时观察皮瓣肤色、皮温、肿胀及毛细血管充盈情况。

2. 用石膏托将患手适当固定。

3. 术后应卧床休息、保温、禁烟、禁酒。

4. 根据伤口情况，适当给予抗菌药物；根据术中皮瓣血管情况适当应用扩血管、抗凝、抗痉挛药物；必要时给予镇痛药物。

（六）术后常见并发症的预防与处理

1. 静脉回流不良　这是该皮瓣常见的术后并发症，检查如发现皮瓣张力大，应立即拆除部分缝线，如皮瓣蒂部皮肤张力大则将蒂部缝线部分拆除，以缓解张力，利于静脉的回流。必要时应探查血管蒂部，做相应处理，使皮瓣的静脉回流障碍能够得到缓解，皮瓣可顺利成活。

2. 感染　表现为伤口周围红、肿、热、痛的炎症反应，可出现发热、白细胞升高等全身症状，应及时给予抗炎治疗，局部根据情况，拆线减张、引流。

（七）临床效果评价

示指背侧岛状皮瓣手术的优点为在一个手术野能完成。皮瓣的皮肤质地与受区接近，可恢复手指感觉，手术效果良好。缺点是血管解剖可能存在变异，并且在示指背侧遗留一定的瘢痕。

六、掌背动脉岛状皮瓣

掌背动脉走行于各骨间背侧肌的浅面，在指蹼背侧向远端延续为指背动脉。第 2 ~ 4 掌背动脉由掌深弓的近侧穿支，经相应掌骨间隙近端、穿骨间肌至手背，与腕背动脉网发出的交通支吻合而成，起始部外径 0.5 ~ 0.9mm，末端外径 0.4 ~ 0.6mm。掌背动脉在指蹼处与掌侧指总动脉及其分支之间有恒定的吻合穿支相连，各掌背动脉在行程中发出数条分支营养手背部皮肤。亦发出肌腱支营养肌腱和骨膜支营养骨膜及掌骨。带掌背动脉的岛状皮瓣逆行返转后，其血供来自上述吻合网的逆流供血。静脉血回流靠掌背动脉伴行静脉，外径 0.2 ~ 0.3mm，由于该浅静脉无静脉瓣，逆行切取皮瓣后，通过其交通支以迷宫式逆流及直接逆流两种方式来完成。由尺神经、桡神经手背支发出掌背神经，可作为皮瓣的感觉神经与受区指神经吻合。

（一）手术适应证

1. 拇指软组织缺损的修复，特别是指腹的缺损，可同时重建感觉。

2. 手背部骨与关节、肌腱裸露创面的修复。

3. 虎口挛缩开大后创面的修复。

（二）手术禁忌证

手掌部背侧有横行伤口或背侧皮肤有捻挫伤时，禁用该皮瓣。

（三）术前准备

1.血常规、出凝血时间、胸部 X 线检查。

2.用多普勒检查确定掌背动脉及其走行情况。

3.术前手指创面做常规的清创处理。

4.麻醉　臂丛神经阻滞麻醉。

（四）手术要点、难点及对策

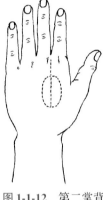

图1-1-12　第二掌背动脉岛状皮瓣设计

1.体位与切口

(1) 体位：患者取仰卧位，上肢外展置于手术台旁的手术桌上。

(2) 切口：掌背动脉岛状皮瓣的设计如下，掌背动脉轴心线为指蹼中点与相应掌骨的平行线，皮瓣旋转点为距指蹼皮肤游离缘 1.5cm。根据受区的部位、面积和形状及皮瓣轴心点距受区近端的距离，设计皮瓣大小、形状和蒂部长度，应比实际受区大小放大 0.5cm（图 1-1-12）。

2.首先沿轴心线切开蒂部的皮肤、皮下组织，在伸肌腱之间分离出掌背动脉并保留 0.5cm 宽的深筋膜蒂，以保证皮瓣有充足的血供和避免蒂部扭转、受压。

3.在手背近端分离至皮瓣的近侧边缘，远端分离至距指蹼近侧 1.5cm 处，即皮瓣旋转的轴心点。

4.探查指蹼处的交通支存在后，切开近端皮瓣设计线皮肤、皮下组织和深筋膜，在深筋膜与伸肌腱腱周组织、骨间背侧肌之间锐性分离，确保掌背动脉在皮瓣内并保护勿损伤。边分离，边间断缝合皮下组织与深筋膜边缘以防皮瓣撕脱。同时注意勿损伤伸肌腱腱膜，以避免术后粘连，影响手指的伸屈功能。至此，除远近端血管蒂外皮瓣已完全游离（图 1-1-13B）。

5.以无损伤血管夹阻断皮瓣近端掌背动脉血供，放松止血带，观察皮瓣血运。皮瓣血供良好时，皮瓣边缘有渗血。切断近端掌背动脉血管蒂，以交通支为轴点，旋转 180°，

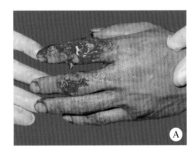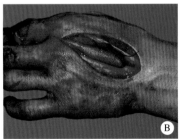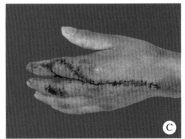

图 1-1-13　第二掌背动脉岛状皮瓣修复指背皮肤缺损

A.示指背侧皮肤缺损；B.游离掌背动脉皮瓣；C.术后

经开放隧道将皮瓣转移至创面，全层缝合 (图 1-1-13C)。如设计为带感觉的皮瓣时，在切开手背皮肤切口后，于指伸肌腱表面，游离与掌背动脉基本平行走向的桡神经或尺神经皮支，将其包含在蒂部周围组织中，转位后与受区神经做缝合。

6. 供区创面直接缝合，或用中厚皮片、全厚皮片移植覆盖创面。

（五）术后监测与处理

1. 伤口包扎时，注意在皮瓣的部位开个窗，以便观察皮瓣血运，定时观察皮瓣肤色、皮温、肿胀及毛细血管充盈情况。

2. 术后采用石膏托将患手适当固定。

3. 术后应卧床休息，保温；根据伤口情况，适当给予抗菌药物；根据术中皮瓣血管情况适当应用扩血管、抗凝、抗痉挛药物；必要时给予镇痛药物。

（六）术后常见并发症的预防与处理

1. 静脉回流障碍　表现为皮瓣毛细血管充盈快、肤色逐渐加深、肿胀、皮温低。预防的方法是皮瓣设计要足够大，避免皮瓣张力过大；血管蒂旋转后不要产生折叠；术后发生皮瓣血运不良时都应立即采取积极措施进行处理，可拆除部分缝线，以缓解张力，利于静脉回流；如仍不能缓解，必要时要探查血管蒂部，根据情况做相应处理。

2. 感染　表现为伤口周围红、肿、热、痛的炎症反应，可出现发热、白细胞升高等全身症状，应及时给予抗炎治疗，局部根据情况，拆线减张、引流。

（七）临床效果评价

掌背动脉岛状皮瓣修复手指中、小面积缺损有以下优点：①掌背动脉解剖恒定，动静脉供血可靠，解剖层次清楚，手术操作简单，成活率高；②皮瓣血供蒂长，移动范围大，可同时带掌骨和伸肌腱做复合组织移位；③皮瓣质地好，不臃肿；④不牺牲主要血管，皮瓣小时，供区可直接缝合。因此，掌背动脉岛状皮瓣是修复手指皮肤缺损的有效方法，临床效果良好，只是在切取的皮瓣较大时，手背会遗留植皮术后的瘢痕。

七、指动脉逆行岛状皮瓣

每个手指的掌侧有两侧对称分布的动脉和神经，即两条指掌侧固有动脉和固有神经。动脉和神经伴行形成血管神经束。指固有神经沿途发出数条细小分支至手指掌面及背侧面，这些分支支配相应区域的皮肤组织。手指掌侧固有动脉在手指各节向掌侧发出分支与对侧的相应分支吻合成弓，向背侧发数支穿支和关节支，分布于指背和各指间关节。在末节，动脉干逐渐向指端的中部并与对侧同名动脉相吻合，形成指端血管弓。在拇指，有两条较为恒定的交通支连同两条指固有动脉，形成两个动脉弓，即指掌弓和指腹弓；在示指、中指、环指、小指，两条指固有动脉弓之间有 3 个掌侧横弓。由于存在这些动脉弓，使手指两侧血液相互沟通，因而可利用其中一条指固有动脉为血管蒂设计逆行岛状皮瓣修复手指末节

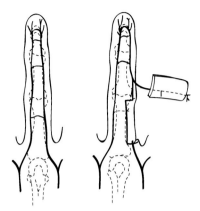

图 1-1-14 指动脉逆行岛状皮瓣
血供示意图

指端皮肤缺损 (图 1-1-14)。

(一) 手术适应证

指动脉逆行岛状皮瓣属于局域性的组织瓣，多用于邻近创面的覆盖，适用于手指中节和末节背侧较大面积的皮肤缺损，亦可用于指腹、指端侧方缺损及末节截指伤新鲜创面的修复。

(二) 手术禁忌证

术前了解伤指情况，掌侧指固有动脉有无损伤，确保手指血管网的完整性和有效性，否则为该皮瓣的禁忌证。

(三) 术前准备

1. 血常规、出凝血时间及胸部 X 线检查。
2. 术前手指创面做常规的清创处理。
3. 麻醉 臂丛神经阻滞麻醉。

(四) 手术要点、难点及对策

1. 体位与切口

(1) 体位：患者取仰卧位，上肢外展置于手术台旁的手术桌上。

(2) 切口：根据伤指皮肤缺损区大小，在同一手指近节尺侧 (示指、中指、环指) 或桡侧 (拇指和小指)，以指动脉走行为轴心线设计皮瓣，蒂部的皮肤切口可设计成锯齿形，血管蒂旋转点不应超过远侧指间关节 (DIP)，皮瓣宽度不应超过手指正中线 (图 1-1-15A)。在皮瓣远侧缘最好附加设计一皮下三角形皮瓣，以减轻皮瓣转位后蒂部转折处皮肤的张力。

2. 按设计切开皮肤、皮下组织，显露血管、神经束，分离指动脉 (最好在手术显微镜下操作)，原位保留指神经或原位保留部分神经束。血管蒂周围要带部分软组织，以增加皮瓣的动脉供血、静脉回流通道，便于皮瓣成活。如应用带指神经的指动脉逆行岛状皮瓣则无须分离指动脉，手术操作更简单。

3. 切断结扎皮瓣近端的指动脉，完整地游离带远端血管蒂的岛状皮瓣。切勿将筋膜与皮瓣分离，最好在皮瓣内包含指背神经分支，以便皮瓣具有较好的感觉。

4. 将皮瓣逆行转移至远端的皮肤缺损创面，覆盖创面与创缘缝合 (图 1-1-15B)，注意开放性隧道要宽松，并避免蒂部发生扭曲。供区游离植皮，如皮瓣供区原位保留了指神经，则应用皮下组织将其包埋，以免日后出现神经痛 (图 1-1-15C)。

(五) 术后监测与处理

1. 伤口包扎时，注意在皮瓣的部位开个窗，以便观察皮瓣血运。患指适当固定。

2. 根据伤口污染情况，适当给予抗菌药物；根据术中皮瓣血管情况适当应用扩血管、

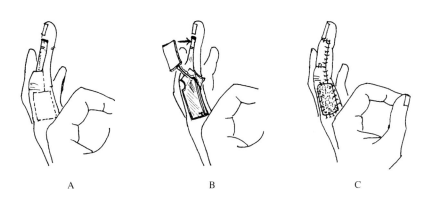

图 1-1-15　指动脉逆行岛状皮瓣
A.皮瓣的设计；B.皮瓣转移；C.皮瓣缝合供区植皮

抗凝、抗痉挛药物；必要时给予镇痛药物。

3.注意观察皮瓣的血液供应状况，必要时做相应的处理。

（六）术后常见并发症的预防与处理

1.该皮瓣血供充足，一般很少发生血运障碍。若出现皮瓣毛细血管充盈快、肤色逐渐加深、肿胀、皮温低等，可能由于皮瓣张力过大，应拆除部分缝线。若出现皮瓣供血不良，多由于皮瓣蒂部受压，应将血管蒂走行部位的缝线拆除几针，如伤口敞开较大，表明隧道部位有张力，压迫了血管蒂，充分减张后，皮瓣血运会好转。

2.感染　表现为伤口周围红、肿、热、痛的炎症反应，可出现发热、白细胞升高等全身症状，应及时给予抗炎治疗，局部根据情况，拆线减张、引流。

（七）临床效果评价

该皮瓣解剖恒定，血供可靠，可修复较大面积的皮肤缺损，手术效果良好。牺牲手指一条主要血管是其突出的缺点。

八、趾腹游离皮瓣

踇趾趾腹皮瓣是以踇趾腓侧趾底动静脉及趾底神经为蒂的踇趾趾腹腓侧面与趾腹部的皮肤瓣。踇趾腓侧趾底动脉及与其相伴的静脉来自足底外侧动脉的第一跖底动脉。第一跖底动脉于跖横韧带下通过经趾底总动脉后发出两个分支，一支为踇趾腓侧趾底动脉，另一支为第2足趾胫侧趾底动脉。踇趾腓侧趾底神经与动脉相伴，切取十分方便。踇趾趾腹皮瓣的静脉主要位于与动脉走向大致相应的皮下静脉，其在趾底静脉呈网状没有明确主干，切取时要小心保护趾腹部皮下的静脉与趾背静脉的连续性，以切取趾背静脉为主与受区静脉缝接。

（一）手术适应证

踇趾趾腹皮瓣移植修复术适用于拇指指腹的新鲜或陈旧性缺损。其具有外形接近拇指指腹、感觉真实、皮肤质地佳的特点,是拇指指腹缺损修复理想的供区。

(二)手术禁忌证

1. 受伤的拇指或拇指的创面清创后,创面近端寻找不到可供吻合的静脉时,不能实施此手术。

2. 足部有足癣或感染等情况不宜行此皮瓣。

(三)术前准备

1. 血常规、出凝血时间、肝肾功能、心电图及胸部 X 线检查。

2. 多普勒检查足姆趾腓侧趾底动脉、第一跖底动脉的走行及口径。

3. 如为新鲜创伤,术前应对手指创面做常规的清创处理。

4. 麻醉　臂丛神经阻滞麻醉。

(四)手术要点、难点及对策

1. 体位与切口

(1) 体位:仰卧位,上肢外展置于手术台旁的手术桌上。

(2) 切口:伤手拇指经清创,向近端尺侧创缘做延长切口(图 1-1-16A)。供足于姆趾腓侧按拇指皮肤缺损设计皮瓣切口(图 1-1-16B)。

2. 在拇指切口内找到拇指尺侧指固有动脉、神经及相应的指背或掌侧皮下静脉,确定受区接受皮瓣的动脉、静脉及神经,此为进行姆趾趾腹皮瓣移植的先决条件。

3. 根据拇指指腹缺损面积及形状,于同侧姆趾腓侧设计皮瓣,应将姆趾腓侧趾底动脉、神经包含在皮瓣内。首先在皮瓣近侧的切口内,于真皮下由浅入深找出两条较粗的静脉作为该皮瓣的回流静脉,并向近端游离予以保护。于姆趾腓侧切口内找到姆趾腓侧趾底动脉及神经。再向近端延长切口,一直沿该血管神经追溯到跖横韧带的第一跖底动脉,并将以上血管神经予以游离。

4. 按皮瓣设计切口由远端向近端,由胫侧向腓侧于趾腹深层掀起皮瓣。皮瓣从趾底掀起,

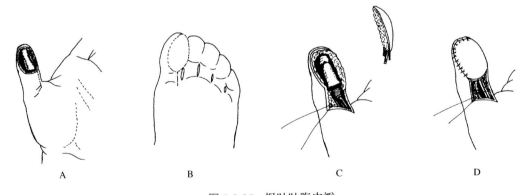

A　　　　　　B　　　　　　C　　　　　　D

图 1-1-16　拇趾趾腹皮瓣
A. 拇指掌侧皮肤缺损;B. 趾腹皮瓣设计;C. 皮瓣切取;D. 皮瓣移植

注意应在趾骨上要保留一层脂肪组织，以利于接受皮片移植。此时除动脉、静脉及神经相连外，皮瓣已完全游离且血液循环正常。

5.根据接受的指动脉、静脉及神经情况，确定皮瓣所需游离的血管神经长度并断蒂（图1-1-16C）。将皮瓣移于拇指指腹，缝合固定数针后，将皮瓣的动脉、静脉和神经分别与拇指的动脉、静脉及神经进行缝合，以重建皮瓣的血液循环及感觉，最后缝合皮肤（图1-1-16D）。供趾创面取全厚皮片移植并加压包扎。

（五）术后监测与处理

1.患肢用石膏托适当固定。应卧床休息，保温、禁烟、禁酒。

2.伤口包扎时，注意在皮瓣的部位开个窗，严密观察皮瓣的血运状况。定时观察皮瓣肤色、皮温、肿胀及毛细血管充盈情况。根据术中皮瓣血管情况适当应用扩血管、抗凝，抗痉挛药物，必要时给予镇痛药物。

3.根据伤口情况，适当给予抗菌药物。

（六）术后常见并发症的预防与处理

1.术后皮瓣血运不良　多为静脉回流不良，皮瓣有张力或肿胀后出现张力，或者皮瓣下有血肿致皮瓣有张力，会影响皮瓣血供。血管吻合口痉挛或栓塞，可能因手术不够精细、吻合口质量不高所致。术后发生皮瓣血运不良时，应立即采取积极措施进行处理，先给予解痉处理，如血运好转，则表明为血管痉挛。应注意保温，有效处理各种会引起血管痉挛的因素，以防再发生血管痉挛，使皮瓣顺利成活。经适当处理后仍不能缓解时，应手术探查，根据吻合口的情况做相应的处理。

2.感染　表现为伤口周围红、肿、热、痛的炎症反应，可出现发热、白细胞升高等全身症状，应及时给予抗炎治疗，局部根据情况，拆线减张、引流。

（七）临床效果评价

该皮瓣皮肤的质地接近手指指腹的皮肤，术后外形良好，供区隐蔽，对供区影响小，是修复拇指掌侧皮肤缺损的良好方法。本手术需要良好的显微外科操作技巧，会有一定的失败概率，应予以避免。

九、指动脉背侧支岛状皮瓣

指动脉背侧支皮瓣是以指动脉背侧支为血供的岛状皮瓣。指背动脉网由掌背动脉的终末支与指固有动脉的背侧支相互吻合而成。研究发现，在手指的近节、中节及末节两侧恒定地出现指动脉背侧支与指背动脉网相吻合，其中最粗的有4支，分别为近节指骨的中段及远侧1/3段，中节指骨的中段及远节指间关节处，可以用上述任一点作指动脉筋膜蒂皮瓣的旋转点。从手指中节或近节指背切取皮瓣，皮瓣血运由指固有动脉的背侧支到指背动脉网供应。

（一）手术适应证

1. 指背较小面积的皮肤缺损。

2. 以指动脉终末背侧支为蒂，带神经分支的中节指背岛状皮瓣逆行移位，将神经分支和指固有神经残端吻合，可重建感觉修复指端缺损。

（二）手术禁忌证

1. 指动脉背侧支邻近有捻挫伤时，禁止使用该皮瓣。

2. 指背皮肤缺损面积较大时，不宜应用该皮瓣。

（三）术前准备

1. 血常规、出凝血时间、肝肾功能、心电图及胸部 X 线检查。

2. 术前用多普勒检查指动脉背侧支的情况并定位，便于手术操作。

3. 如为新鲜创伤，术前应对手指创面做常规的清创处理。

4. 麻醉　臂丛神经阻滞麻醉。

（四）手术要点、难点及对策

1. 体位　患者取仰卧位，上肢外展置于手术台旁的手术桌上。

2. 皮瓣设计　手指近节背侧皮瓣的旋转点在近侧指间关节指背横纹近侧约 0.5cm 处，此点也是指动脉背侧支在近侧指间关节处的穿出点。皮瓣的轴线与指背的斜行对角线基本相同。皮瓣远侧缘与旋转点之间的距离为血管蒂的长度，血管蒂部分可设计成三角形皮蒂。

对于末节指端缺损，选择指动脉终末背侧支皮瓣，指动脉终末背侧支的发出点在远侧指间关节掌侧纹处。皮瓣位置设计在中节指背的近侧半。血管蒂的旋转点在远侧指横纹与指固有动脉交点处。可以在皮瓣近侧带一侧或双侧指神经背侧支，与神经残端吻合恢复感觉。皮瓣大小应设计略大于创面。

3. 皮瓣切取　手术在止血带下进行，沿设计线先切开血管蒂部皮肤切口，将三角形皮蒂两侧的皮肤做真皮下游离后牵开显露蒂部组织，并在旋转点近侧显露指动脉，游离包含指动脉背侧支的约 0.5cm 宽的筋膜蒂。切开指背皮瓣的皮肤，在腱膜浅层锐性分离，由近端向远端游离至其旋转点。

4. 皮瓣游离后，放松止血带，见皮瓣血运良好时，将皮瓣翻转覆盖创面，与创面皮缘缝合。

5. 如需重建皮瓣感觉，则在游离皮瓣时将指神经背侧支包含于皮瓣中，旋转后与指神经断端缝合。供区取前臂全厚皮片植皮修复（图 1-1-17）。

（五）术后监测与处理

1. 环指适当固定。患者应卧床休息，保温，适当给予抗菌药物和应用扩血管、抗凝、抗痉挛药物，必要时给予镇痛药物。

2. 伤口包扎时，注意在皮瓣的部位开个窗，以便观察皮瓣血运，定时观察皮瓣肤色、皮温、肿胀及毛细血管充盈情况。

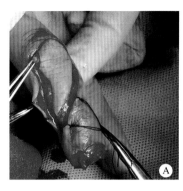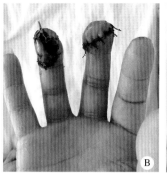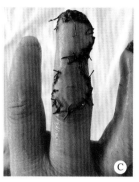

图 1-1-17　指动脉背侧支岛状皮瓣病例

A.右中指指端皮肤缺损及分离指动脉背侧支离岛状皮瓣；B.术后外形；C.供区植皮术后

（六）术后常见并发症的预防与处理

1.该皮瓣术后主要可能出现静脉回流障碍，检查如发现皮瓣张力大，应拆除部分缝线。可将蒂部缝线部分拆除，以缓解张力，利于静脉的回流，使皮瓣的静脉回流障碍能够得到缓解，皮瓣可顺利成活。

2.感染　表现为伤口周围红、肿、热、痛的炎症反应，可出现发热、白细胞升高等全身症状，应及时给予抗炎治疗，局部根据情况，拆线减张、引流。

（七）临床效果评价

指动脉背侧支岛状皮瓣的优点是不牺牲指固有动脉，损伤小，手术在同指进行，不损伤其他手指，患者易于接受。皮瓣可带指背神经，修复后可恢复部分感觉功能。缺点是术后供区留有明显瘢痕，影响患指外观。

十、拇指背尺侧逆行岛状皮瓣

拇指背尺侧皮神经于第一、二腕掌关节基底部发自于桡神经浅支的外侧支，沿第一掌骨尺侧、拇指掌指关节、指间关节背尺侧至甲根部，位置固定。其营养血管来源于桡动脉在鼻烟窝的分支，拇主要动脉的分支，以及拇指掌指关节和指间关节尺侧的营养血管（来自拇指尺侧指动脉）。三者之间相互吻合，形成以神经走行方向为轴的纵行血管网。同时这些营养血管又发出许多细小的皮下血管网，这就构成了皮瓣血供的解剖学基础。

（一）手术适应证

拇指指端尺侧皮肤缺损是该皮瓣的最佳适应证，亦可用于修复指端缺损。

（二）手术禁忌证

拇指背侧皮肤有损伤、捻挫伤时是该术式的禁忌证。较大面积的指端、指腹缺损不宜采用此皮瓣。

（三）术前准备

1. 血常规、出凝血时间、肝肾功能、心电图、胸部 X 线检查。
2. 如为新鲜创伤，术前应对手指创面做常规的清创处理。
3. 麻醉　臂丛神经阻滞麻醉。

（四）手术要点、难点及对策

1. 体位　患者取仰卧位，上肢外展置于手术台旁的手术桌上。
2. 皮瓣设计　以拇指腕掌关节尺侧与指间关节尺侧的连线为轴心线（即拇指背尺侧皮

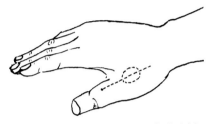

图 1-1-18　拇指尺背侧逆行岛状皮瓣
设计

神经的体表投影位置），在第一掌骨尺侧距指背正中线约 1.0cm，设计皮瓣。皮瓣应略大于创面，在第一掌指关节尺侧至拇指指间关节尺侧范围内均可作为旋转点，最远可达拇指指间关节。皮瓣位置在第一腕掌关节至拇指掌指关节的尺侧区域，最大可达 3.0cm×2.0cm；皮瓣的远侧缘与皮瓣的旋转点之间的距离，即皮瓣蒂部的长度可达 3.5cm。以轴心线为中心设计皮肤切口和皮瓣（图 1-1-18）。

3. 首先切开皮瓣蒂部的皮肤、皮下组织，显露拇指背尺侧皮神经走行线，将神经血管蒂及两侧各 0.5cm 软组织一并游离。

4. 切开皮瓣近端及两侧的皮肤及皮下组织，在伸肌腱浅面分离，将指背静脉及桡神经浅支的尺背侧支保留于皮瓣内，将皮瓣掀起。放松止血带，观察皮瓣的血运状况。如皮瓣血运良好，即通过开放隧道，将皮瓣逆行旋转覆盖指端皮肤缺损处（图 1-1-19）。可将桡神经浅支的尺背侧支与尺侧指固有神经吻合，以重建皮瓣的感觉。皮瓣供区位于手背处，如所取皮瓣面积不大，创面可直接拉拢缝合或取全厚皮片游离移植覆盖。

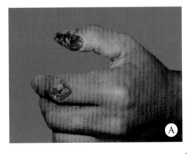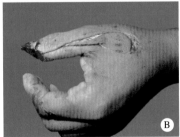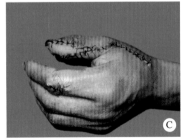

图 1-1-19　拇指背尺侧逆行岛状皮瓣

A.右拇指指腹皮肤软组织缺损；B.拇指背尺侧逆行岛状皮瓣切取；C.术后外形

（五）术后监测与处理

1. 术后伤口包扎时，注意在皮瓣的部位开个窗，以便观察皮瓣血运。患指适当固定。
2. 根据情况适当给予抗菌药物和应用扩血管、抗凝，抗痉挛药物，必要时给予镇痛药物。

（六）术后常见并发症的预防与处理

1.该皮瓣术后主要可能出现静脉回流障碍，检查如发现皮瓣张力大，应拆除部分缝线；亦可将蒂部缝线部分拆除，以缓解张力，利于静脉的回流；使皮瓣的静脉回流障碍能够得到缓解，皮瓣可顺利成活。

2.感染 表现为伤口周围红、肿、热、痛的炎症反应，可出现发热、白细胞升高等全身症状，应及时给予抗炎治疗，局部根据情况，拆线减张、引流。

（七）临床效果评价

拇指背尺侧逆行岛状皮瓣的血供恒定，手术操作较简单，不牺牲知名动脉，术后外形较好是其优点；缺点是有时会出现皮瓣静脉回流不良，需特别注意术中保护好静脉，而供区遗留瘢痕也是该皮瓣的不足。

十一、其他皮瓣

手指皮肤软组织缺损，根据需要还可选择其他皮瓣修复，如静脉动脉化皮瓣、桡动脉浅支皮瓣、取自足趾的微型皮瓣或趾甲皮瓣等，请查看相关章节。

（阙世廉）

第二节 手部创面修复术

手部的创面一般均较大，并且除皮肤皮下组织损伤外，常伴有深部重要组织的损伤，对手部的功能影响较大。因此，及时而正确的创面修复，对于防止手部感染、尽可能恢复手的功能十分重要。近半个世纪来，皮瓣手术从最初的随意皮瓣，发展到岛状皮瓣、吻合血管的皮瓣、复合组织瓣等，已经逐步形成为一个相对独立的手术外科，即皮瓣外科。正确的选择和合理地应用不同类型的皮瓣，以获得手部创面修复的最佳效果，最大限度地恢复手的功能成为手外科医师的重要职责。皮瓣种类很多，本节仅介绍几种较为常用的皮瓣。

一、带蒂皮瓣移植术

带蒂皮瓣移植术是指由肌皮血管供血的随意型皮瓣，这种皮瓣在一定条件下仍有其应用价值，使用正确仍可取得良好的效果。

（一）适应证

1.创伤所致手部皮肤软组织缺损，深部重要组织外露者。

2.较大面积的慢性感染创面,无法通过游离植皮予以处理者。

3.大面积瘢痕或瘢痕挛缩影响手部功能或需行其深部重要组织修复者。

以上情况而无条件行吻合血管的皮瓣移植者,可采用带蒂皮瓣移植予以修复。

(二) 禁忌证

1.儿童因对术后固定不易配合,应用时应慎重考虑。

2.老年患者常不能耐受较长时间的固定,应予以注意。

(三) 术前准备

1.血常规、出凝血时间、肝肾功能、心电图及胸部 X 线检查。

2.如为新鲜创面,术前应对创面进行常规的清创处理。

3.麻醉 臂丛神经阻滞麻醉。

(四) 手术要点、难点及对策

1.体位 患者取仰卧位,上肢外展置于手术台旁的手术桌上。

2.受区准备 皮瓣受区必须进行彻底清创。感染创面应彻底清除炎性肉芽组织、坏死组织、窦道、死骨及血运差的瘢痕组织,并应反复冲洗,使受区变成一个基本健康、相对无菌的创面。

3.皮瓣设计 根据创面的部位、形状和大小选择合适的供区。皮瓣设计时应注意以下几点:①应使皮瓣移植到受区后,能使患肢的体位保持相对舒适,并能耐受长时间固定。②供区所切取皮瓣的大小需能满足修复创面的需要。由于皮瓣切取后会有一定程度的收缩,为避免皮瓣移植到供区后,因缝合时的紧张而影响皮瓣的血运,设计的皮瓣应较所测得的受区边缘宽 2cm 左右。③皮瓣的长宽比根据供区的部位,可为 1∶1 或 1.5∶1。④选择皮瓣厚薄适当的供区,以满足手部受区的要求。⑤如有可能最好选择能设计为轴型皮瓣的供区,以保证皮瓣具有良好的血供。

4.皮瓣切取 沿所设计的皮瓣范围,切开皮瓣蒂部对侧的切口,切开皮肤皮下组织直达深筋膜,在深筋膜深层分离皮瓣以保护皮下组织深层的血管网。切开皮瓣两侧的切口,在深筋膜下将皮瓣逐渐向其蒂部掀起,直至除蒂部外皮瓣完全游离。为防止皮瓣与深筋膜分离,在皮瓣边缘可将深筋膜与皮肤缝合数针。皮瓣及其供区创面仔细止血。

5.供区处理 皮瓣切取后供区可根据所取皮瓣后创面的大小,分别采取直接缝合或减张缝合、皮片移植。必要时可在供区附近再做皮瓣转移,利用二次皮瓣的延展性,直接缝合第一个皮瓣供区和第二个皮瓣供区,从而不需要植皮,此即为"接力皮瓣"。

6.受区处理 受区根据创面的不同情况予以处理,即新鲜创面的清创、感染创面彻底清除感染坏死的组织、瘢痕组织的彻底切除和挛缩的松解等,为接受移植皮瓣准备一个健康、相对清洁的创面,仔细彻底止血以防皮瓣移植后在皮瓣下形成血肿。

7.皮瓣转移 将已制备的皮瓣移至受区,将皮瓣边缘与受区创缘缝合。注意皮瓣的位置和适当的松紧度,使受区肢体处于较为舒适的位置,以便使受区肢体能保持耐受较长时间的固定（图 1-2-1）。皮瓣下放置引流条。

8. 包扎　用无菌敷料覆盖手术创面，应将皮瓣中央外露，以便观察皮瓣的血液供应状况。

9. 固定　皮瓣移植缝合后应将受区固定在供区部位。注意固定时应达到：①保持皮瓣蒂部呈松弛状态，以保证皮瓣血供良好；②尽可能使固定的肢体达到较为舒适，以便

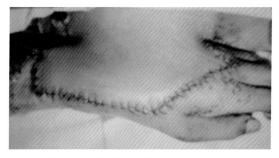

图 1-2-1　腹部皮瓣修复手背皮肤缺损

保持肢体能长时间耐受固定；③固定应牢靠，避免患者在无意中将固定在肢体上的皮瓣撕脱。

（五）术后监测与处理

1. 注意患肢固定的位置，以保持转移的皮瓣血液供应状况良好。

2. 根据术前创面的状况，必要时适当使用抗感染药物。

3. 根据皮瓣的大小和皮瓣与受区血供建立的状况，约 3 周后予以断蒂，分别缝合皮瓣蒂部和供区创面。

（六）术后常见并发症的预防与处理

传统的带蒂皮瓣可能发生的主要并发症有下述几个方面。

1. 皮瓣远端部分血供不良或坏死　主要原因有：①皮瓣设计不合理，长宽比例不合适，将导致皮瓣远端血供不足，甚至皮瓣远端坏死，将严重影响修复创面的覆盖。因此，应根据皮瓣供区的血供状况正确设计皮瓣。

2. 术后固定体位不当或不牢靠　皮瓣移植后一般都固定在肢体的强迫位置，可能因体位不适或固定不牢靠，而无意中将一致的皮瓣撕脱。因此，在选择移植的皮瓣时即应考虑到皮瓣移植后的固定位置。

（七）临床效果评价

在显微外科已广泛应用于手部创面修复的今天，传统的带蒂皮瓣移植虽然有一定的缺陷，但在有些基层卫生单位，不可能采用或某些不适合采用显微外科手术的情况下，仍然是手部创面修复可选择和有效的方法。

二、前臂桡动脉逆行岛状皮瓣

前臂逆行岛状皮瓣是以桡动脉为轴心血管的皮瓣，可用于覆盖手掌、手背的皮肤缺损。桡动脉主干发出众多分支，形成丰富的血管网和吻合支营养整个前臂皮肤。而尺动脉与桡动脉之间的多处吻合，可以使桡动脉近端被切断后，皮瓣仍有丰富的血运。桡静脉可以用作静脉回流。杨果凡于 1981 年首先报道了以桡动脉为血管蒂的前臂皮瓣游离移植，被称为"中国皮瓣"。

（一）手术适应证

前臂桡动脉逆行岛状皮瓣适用于覆盖全手掌、手背、虎口处皮肤缺损。

（二）手术禁忌证

1.尺动脉或桡动脉之一有损伤或有病变者。

2.糖尿病患者。

（三）术前准备

1.血常规、心电图、胸部 X 线片、肝肾功能检查。

2.老年患者要注意是否合并有高血压、糖尿病、冠状动脉粥样硬化性心脏病（简称冠心病）。

3.Allen 试验，以确定尺动脉和桡动脉的供血状况。

4.心电监护。

5.麻醉　臂丛神经阻滞麻醉。

（四）手术要点、难点及对策

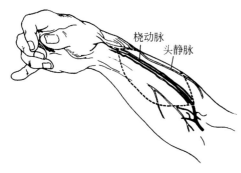

图 1-2-2　前臂桡动脉逆行岛状皮瓣的设计

1.体位　患者取仰卧位，患肢外展置于手术台旁的手术桌上。

2.皮瓣设计　肘窝中点与腕部桡动脉搏动点之间的连线作为皮瓣轴线，根据受区创面大小的需要于其两侧画出切取皮瓣的范围，即为皮瓣的手术切口。并根据手部创面的部位设计血管蒂的长度。皮瓣转移的旋转点位于腕部。如手部创面巨大，必要时，皮瓣可包括整个前臂皮肤（图 1-2-2）。

3.游离皮瓣　在上臂止血带控制下，按皮瓣的设计于其近端及两侧切口切开皮肤及皮下组织。在深筋膜与肌膜之间向中线做锐性分离，尺侧分离至桡侧腕屈肌腱桡侧缘，桡侧分离至肱桡肌腱尺侧缘，然后再从桡动脉、桡静脉深面掀起皮瓣。此时应特别注意保护桡动脉、桡静脉及其分支与皮瓣之间的联系，且勿损伤桡动脉发出进入皮瓣的多个细小分支。

4.游离血管蒂　掀起皮瓣后，切开血管蒂部的皮肤及皮下组织，将桡动脉、桡静脉一起予以游离，此时应将桡动脉、桡静脉周围的软组织适当保留在桡动脉、桡静脉上，以保证桡动脉、桡静脉不受损伤。并根据需要将桡动脉、桡静脉血管蒂游离至合适的长度。

5.松开止血带，观察皮瓣血运。在切断桡动脉、桡静脉近端之前，应用血管夹阻断皮瓣近端的桡动脉，观察已完全游离的皮瓣和手部血运状况。在确定皮瓣和手部血液供应均良好的情况下，再切断皮瓣近端的桡动脉、桡静脉。

6.待手部创面处理完毕后，将皮瓣向远端翻转，移植手部创面。此时应注意防止皮瓣血管蒂扭转和受压。

7.将皮瓣的边缘与受区创缘缝合，皮瓣下放置引流条（图 1-2-3）。

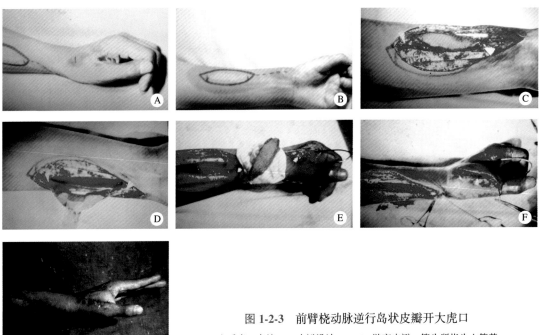

图 1-2-3　前臂桡动脉逆行岛状皮瓣开大虎口

A.左手虎口挛缩；B.皮瓣设计；C、D.游离皮瓣，箭头所指为血管蒂；
E.切断皮瓣近端血管蒂；F.皮瓣移至虎口处；G.术后

（五）术后监测与处理

1.术后 24～48 小时拔除引流条。患肢采用石膏托固定 3 周。
2.根据需要可适当使用抗生素和改善微循环的药物。
3.应严密观察皮瓣血运状况。

（六）术后常见并发症的预防与处理

最常见的并发症为皮瓣血管危象。注意引流通畅，观察皮瓣是否肿胀，特别是皮瓣蒂部，必要时可拆除几根缝线以达到减压的目的。

（七）临床效果评价

前臂桡动脉逆行岛状皮瓣的优点在于血管粗、解剖恒定、操作简便、皮瓣质地好，早期是重建手部皮肤缺损的常用选择。其缺点在于牺牲了一条前臂的主要动脉。前臂供区皮肤移植后瘢痕明显，影响美观，特别是对于女性患者。随着其他皮瓣供区的发现，该皮瓣在临床上逐渐很少被应用。

三、前臂骨间后动脉逆行岛状皮瓣

以骨间后动脉为蒂的前臂背侧皮瓣移位术，自 1986 年路来金、Penteado 等首次报道以来，已成为手部软组织覆盖最常用的带蒂皮瓣之一。骨间后动脉发自骨间总动脉，越过骨间膜上缘至前臂背侧，在旋后肌深面穿出，于指伸总肌、小指伸肌与尺侧腕伸肌腱之间下行至腕关节。骨间后动脉起点外径约 1.4mm，动脉末端在尺骨茎突上 2.5cm 水平，与骨间前动脉背侧支之间有弧形吻合支相连。该吻合支位置恒定，出现率 96.6%，外径约 0.8mm，并有两条小静脉伴行。骨间后动脉发出 5 ～ 13 条皮支，营养前臂背侧的皮肤。其中在前臂中上 1/3 和中下 1/3 附近常常有两个大的穿支。骨间后动脉及其与骨间前动脉吻合支均有两条伴行静脉，可作为皮瓣的回流静脉。

（一）手术适应证

1. 修复手部软组织缺损，合并骨、肌腱外露的创面。
2. 虎口狭窄，虎口的重建。
3. 有肌腱和骨缺损的手部创面，可带肌腱、尺骨瓣作复合组织瓣移植。

（二）手术禁忌证

1. 体质虚弱不能耐受手术者。
2. 创伤累及骨间后动脉与骨间前动脉吻合支者。
3. 高血压、糖尿病等病变累及骨间后动脉与骨间前动脉吻合支者。

（三）术前准备

1. 血常规、心电图、胸部 X 线片、肝肾功能检查。
2. 老年患者要注意是否合并有高血压、糖尿病、冠心病。
3. 术前用多普勒超声定位骨间后动脉及其与骨间前动脉吻合支。
4. 心电监护。
5. 麻醉　臂丛神经阻滞麻醉。

（四）手术要点、难点及对策

1. 体位　患者取仰卧位，患肢外展置于手术台旁的手术桌上。
2. 皮瓣设计　以肱骨外上髁与尺骨小头桡侧缘的连线为皮瓣轴心线，皮瓣的旋转点在轴心线上尺骨茎突近端约 2.5cm 处。皮瓣切取的平面在前臂深筋膜深面。根据创面大小、所需血管蒂的长度和皮瓣设计要求画出皮瓣的范围。
3. 皮瓣的切取　上肢常规驱血使用止血带，先做皮瓣蒂部侧方切口，切开皮肤、皮下组织和深筋膜，在小指伸肌腱和尺侧腕伸肌腱的肌间隔中显露血管蒂，并确认骨间后动脉与骨间前动脉的吻合支存在，并用橡皮片将肌间隔和血管蒂一起保护。
4. 按皮瓣设计线切开皮肤及皮下组织，向深部在小指伸肌腱和尺侧腕伸肌腱的肌间隔中，于骨间后动脉的深面掀起皮瓣，保护好骨间后血管及其进入皮瓣的皮支。骨间背侧神经在前臂背侧中段与骨间后动脉伴行，并发出肌支支配指总伸肌、小指伸肌和尺侧腕伸肌等，手术中需注意分离保护骨间后神经及其分支。于皮瓣近端结扎骨间后血管，从而完整掀起皮瓣。

5.皮瓣需带肌腱或带尺骨瓣时，应保护好骨间后动脉进入小指固有伸肌腱或尺骨瓣的小分支。

6.放松止血带，观察皮瓣血运，如皮瓣的血运正常，则将皮瓣向远端翻移至受区，此时应注意防止血管蒂的扭转并避免血管蒂的张力。

7.将皮瓣移至已彻底清创的手部创面，在无张力下将皮瓣与创缘缝合，并于皮瓣下放置引流条。用松软敷料包扎，将患肢用石膏托固定。皮瓣中心外露，以便术后观察皮瓣的血供状况，其上用无菌敷料覆盖(图1-2-4、图1-2-5)。

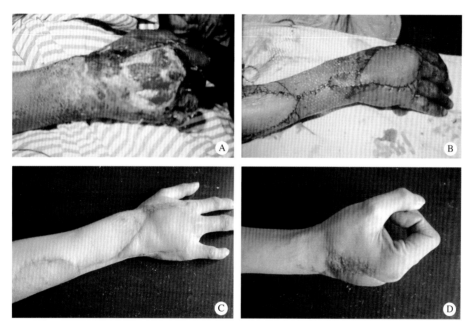

图 1-2-4 前臂骨间后动脉逆行岛状皮瓣

A.右手背皮肤缺损伴感染；B.骨间后动脉逆行岛状皮瓣；C、D.术后

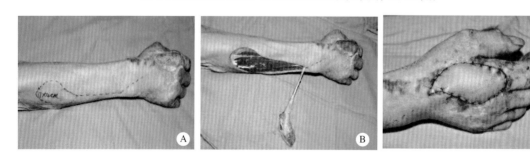

图 1-2-5 骨间后动脉逆行岛状皮瓣

A.手背皮肤缺损、皮瓣设计；B.皮瓣已游离；C.皮瓣移植后

(五) 术后监测与处理

1.根据情况于术后24 ~ 48小时拔除引流条。患肢采用石膏托固定3周。

2. 外伤或感染创面，术后应适当使用抗生素，并适当应用改善微循环药物。

3. 术后应严密观察皮瓣血运状况。术后 2 周拆除缝线并可使患肢自由活动。

（六）术后常见并发症的预防与处理

术后最常见的并发症为皮瓣血管危象。一般来说，带血管蒂皮瓣移植者，术后发生血管危象的原因多为血管蒂张力过大、血管蒂扭转或受压。因此，在术中应予以注意。术后如发生血管危象首先应检查血管蒂是否受压并采取措施缓解蒂部压迫、充分引流等措施，严重者需手术探查。因此，皮瓣设计时皮瓣应足够大，术中皮瓣解剖时要仔细谨慎，止血要充分可靠，血管蒂不要受压或牵拉。

（七）临床效果评价

骨间后动脉逆行岛状皮瓣具有皮瓣血管恒定、皮瓣薄、质地好、供皮面积大、手术操作简单、成活概率高、不损伤前臂主要血管等优点，是覆盖手部创面的优先选择。其缺点为较难用该皮瓣覆盖手掌桡侧及手指创面。

四、尺动脉腕上皮支皮瓣

尺动脉腕上皮支皮瓣于 1989 年由张高孟首先报道，并逐渐成为腕部最常用的皮瓣之一。尺动脉腕上皮支血管是尺动脉在腕上约 4cm 发出的直接皮支，起始处口径约 1.3mm。尺动脉腕上皮支在尺侧腕屈肌与尺侧伸肌间隙穿出，穿过深筋膜进入皮肤，再恒定地纵向分为上行支和下行支。在尺骨茎突之后进入手背尺侧，再沿小鱼际肌与第五掌骨背侧之间下行达掌指关节尺背侧。沿途发出腕关节支、手背支、豌豆骨支、小鱼际肌支、手背尺侧皮肤支，与邻近血管吻合成网。

尺动脉腕上皮支皮瓣有深、浅两套静脉回流系统。深静脉为尺动脉腕上皮支的两支伴行静脉，其口径为 (1.51 ± 0.24)mm；浅静脉为前臂贵要静脉及其分支。该皮瓣区主要由前臂内侧皮神经支配，后者在上臂肱骨内上髁上方约 4cm 处穿出，沿贵要静脉下行进入前臂内侧，沿途发出多个分支分布于前臂内侧皮肤。

（一）手术适应证

1. 以尺动脉腕上皮支主干为蒂的带血管蒂皮瓣，转移可以覆盖手掌和手背尺侧、腕尺侧。

2. 以尺动脉腕上皮支下行支为蒂的带血管蒂皮瓣，可以修复环指、小指、全手掌手背及虎口处皮肤缺损。

（二）手术禁忌证

1. 尺动脉腕上皮支病损者，包括腕尺侧外伤患者。

2. 糖尿病及其他累及小血管病变者，术前多普勒超声不能定位尺动脉腕上皮支者。

（三）术前准备

1. 血常规、心电图、胸部 X 线片、肝肾功能检查。
2. 老年患者要注意是否合并有高血压、糖尿病、冠心病。
3. 术前用多普勒超声定位尺动脉腕上皮支。
4. 心电监护。
5. 麻醉　臂丛神经阻滞麻醉。

（四）手术要点、难点及对策

1. 体位　患者取仰卧位，患肢外展置于手术台旁的手术桌上。

2. 皮瓣设计　尺动脉腕上皮支皮瓣以豌豆骨与肱骨内上髁的连线为轴心线，豌豆骨近端 4 cm 处为皮瓣的旋转点。皮瓣的切取范围：远端可达豌豆骨平面，近端可达前臂中上 1/3，两侧达前臂掌侧或背侧正中线。皮瓣所能切取的最大面积为 20cm×8cm。根据所需皮瓣的大小、位置和血管蒂的长度，设计所需的皮瓣（图 1-2-6）。

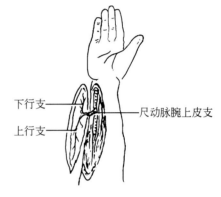

图 1-2-6　尺动脉腕上支皮瓣示意图

3. 皮瓣切取　按设计的皮瓣，在腕上 3 ~ 6cm 处，沿尺侧腕屈肌桡侧缘做 5cm 长的切口，切开皮肤及皮下组织，显露尺侧腕屈肌、尺动脉、尺神经。

在尺动脉和尺侧腕屈肌肌膜间小心分离，可见尺动脉腕上皮支可能紧贴尺侧腕屈肌背侧，必要时可将部分肌纤维切除。向桡侧牵拉尺侧腕屈肌腱，可显露在尺动脉尺侧方向发出的腕上皮支及其下行支和上行支。

按设计的皮瓣切开周边的切口，切开皮肤皮下组织，在深筋膜下由皮瓣的近端向远端游离，仅保留尺动脉腕上皮支血管蒂与尺动脉、尺静脉相连。必要时，可保留皮瓣近端的贵要静脉和前臂内侧皮神经备用。

4. 皮瓣转移　将已游离的皮瓣，向远端翻转覆盖腕部创面，皮瓣下放置引流条。必要时可在受区找到静脉和皮神经分别与皮瓣内的贵要静脉和前臂内侧皮神经吻合。

5. 供区创面宽度小于 5cm 时，可直接缝合；创面宽度大于 5cm 时，需用中厚皮片植皮覆盖（图 1-2-7）。

以尺动脉腕上皮支下行支为蒂的皮瓣，在 3 个旋转点水平可以安全向远侧转移：①在尺骨茎突前方，腕上皮支下行支可通过腕背血管网的交通支获得血供；②在第 5 掌骨基底通过腕背血管网，尺动脉小鱼际肌肌支及第 3、4 掌骨动脉交通支供血；③在第 5 掌骨颈部通过小指尺侧动脉及尺动脉小鱼际肌肌支、第 4 掌骨动脉交通支供血。以上所有交通血管网都有伴行静脉可供回流。皮瓣下行支轴线为尺动脉腕上皮支发出点至第 5 掌骨颈侧方的连线。皮瓣解剖方法与上述方法类似，但在切断尺动脉腕上皮支主干之前，可用微血管夹阻断尺动脉腕上皮支主干，观察皮瓣血运良好时方可带蒂转移。

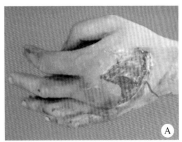 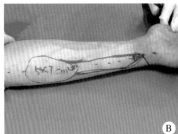 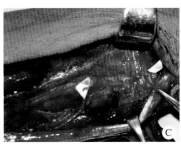

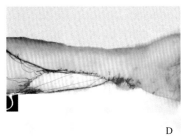 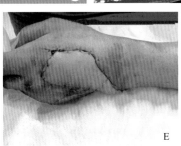

图 1-2-7　尺动脉腕上皮支皮瓣修复手背皮肤缺损

A.左手背皮肤缺损；B.皮瓣设计；C.显露血管蒂；D.供区植皮；E.术毕外形

（五）术后监测与处理

1.根据情况于术后 24 ~ 48 小时拔除引流条，患肢采用石膏托固定 3 周。

2.外伤或感染创面，术后应适当使用抗生素，并适当应用改善微循环药物。

3.术后应严密观察皮瓣血运状况，术后 2 周拆除缝线并可使患肢自由活动。

（六）术后常见并发症的预防与处理

术后常见并发症的预防与处理详见本章第二节三、前臂骨间后动脉逆行岛状皮瓣。

（七）临床效果评价

经典优点：①皮肤较薄、质地好、无毛；②血管蒂相对恒定；③容易解剖，易推广；④不损伤前臂主干动脉；⑤供区靠近前臂尺侧，相对隐蔽，对美容破坏较小。

尺动脉腕上皮支上行支皮瓣其血管蒂短，经典尺动脉腕上皮支皮瓣带蒂旋转覆盖范围不及前臂骨间后动脉逆行岛状皮瓣，仅在修复手腕及手尺侧部位皮肤缺损时优于前臂骨间后动脉逆行岛状皮瓣，而且较大面积切取时前臂皮瓣对外形影响仍较大。

以尺动脉腕上皮支下行支为蒂的腕上皮支皮瓣极大地加长了血管蒂，从而使皮瓣旋转范围更广，逆行转移可以满意地覆盖手背、手掌、虎口及手指末端的皮肤缺损，但其解剖相对更复杂，血管变异也较多，且不是手部桡侧皮肤缺损的优先选择。

五、足背皮瓣

足背皮瓣由 O'Brien 于 1973 年首先报道。足背动脉从踝关节前方经伸肌支持带深面，贴骨面前行至第一跖骨间隙，内侧有姆长伸肌腱，外侧为趾长伸肌腱和趾短伸肌腱。足背动脉及其分支均发出一些细支穿出深筋膜，营养足背皮肤及皮下组织。皮瓣静脉回流可选用足背动脉的伴行静脉、大隐静脉或小隐静脉，供区腓浅神经可用于重建皮瓣的感觉。

（一）手术适应证

1. 足背皮瓣游离移植，适用于中、小面积的皮肤缺损，尤其适用于手背、手掌、虎口、头面部及口腔等；亦可形成肌腱皮瓣，同时修复手部皮肤软组织和肌腱缺损。

2. 足背皮瓣带蒂移植　以足背动脉、静脉为蒂的带蒂轴型皮瓣可以覆盖踝部周围及小腿中、下段皮肤缺损。

（二）手术禁忌证

1. 足背动脉或胫后动脉有损伤或病变者。
2. 糖尿病患者。

（三）术前准备

1. 血常规、心电图、胸部 X 线片、肝肾功能检查。
2. 老年患者要注意是否合并有高血压、糖尿病、冠心病。
3. 心电监护。
4. 麻醉　全身麻醉或硬膜外阻滞麻醉。

（四）手术要点、难点及对策

1. 体位　患者取仰卧位，患肢外展置于手术台旁的手术桌上。

2. 皮瓣设计　皮瓣远端可接近趾蹼，两侧可达第一和第五跖骨内、外缘，近端达伸肌支持带下缘。如需切取整个足背的皮肤移植，则近端可将部分伸肌支持带切开，以获取足背动脉血管蒂（图 1-2-8）。亦可参考受区形状设计足背皮瓣，皮瓣多以足背动脉行径为轴心线，皮瓣的血液回流可经由大隐静脉或小隐静脉。

3. 皮瓣切取　下肢止血带控制下，做皮瓣蒂部切口，

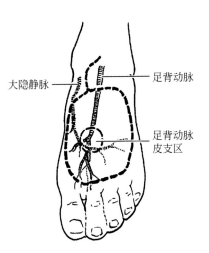

图 1-2-8　足背皮瓣的设计

切开皮肤、皮下组织，在姆长伸肌腱和趾长伸肌腱之间找到足背动脉及其伴行静脉，从其深面将其掀起，将其周围的软组织尽可能保留在血管蒂上，以保护血管蒂。

按设计切开皮瓣远端切口，切开皮肤及皮下组织，切断结扎跖背静脉，将皮瓣从伸趾肌腱表面向近端掀起，此时注意将伸趾肌腱上的腱膜组织完整地保留在伸趾肌腱上。找到并结扎切断第一跖背动脉远端，如第一跖背动脉位置表浅，应尽可能将第一跖背动脉近端保留在皮瓣内。

切开皮瓣两侧切口，切开皮肤及皮下组织，在伸肌腱腱周膜表面掀起皮瓣。依据静脉

031

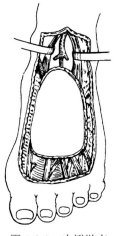

图 1-2-9　皮瓣游离

情况选择保留大隐静脉或小隐静脉作为皮瓣的回流静脉。将踇长伸肌腱牵向内侧，将趾长伸肌腱牵向外侧，从二者间将足背血管及其周围组织连同皮瓣一起掀起，注意保护从足背动脉发出进入皮瓣的多个血管小穿支，常见这些小血管的发出点在第一跖骨间隙基底部。切取较大的足背皮瓣，可将足背动脉发出的踇内侧、踇外侧血管保留在皮瓣内，其上常有小的血管分支进入皮瓣，有利于所取皮瓣的血供。同时切取时也不能损伤伸肌腱腱膜，以防导致供区植皮坏死（图 1-2-9）。

4. 皮瓣转移　皮瓣完全掀起后，向近端解剖足背血管和大隐静脉或小隐静脉至适宜长度。松止血带，观察皮瓣血运，备用，待受区处理完毕再将皮瓣根据需要进行转移。

接受床清创，彻底清洗，使之成为相对干净的创面后，将足背皮瓣移至受区，将皮瓣与受区创缘缝合数针固定后，将皮瓣的足背动脉和大隐静脉分别与手部的接受血管如桡动脉和头静脉相吻合，重建皮瓣的血液供应（图 1-2-10）。

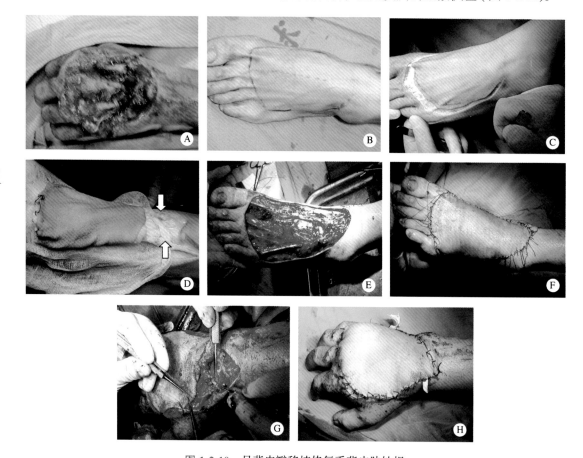

图 1-2-10　足背皮瓣移植修复手背皮肤缺损

A. 手背皮肤缺损伴感染；B. 皮瓣设计；C. 游离皮瓣；D. 皮瓣已游离；E. 供区创面；F. 供区植皮；
G. 皮瓣移植与供区血管吻合；H. 术毕

5.缝合皮肤,皮瓣下放置橡皮片引流。包扎伤口,将皮瓣中心部分外露,其上用纱布覆盖,以便术后可随时揭开观察皮瓣的血液供应状况。

足背皮瓣亦可行带血管蒂转移,即保留皮瓣的血管蒂,将其转移用于修复小腿下端的皮肤缺损(图 1-2-11)。

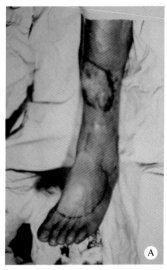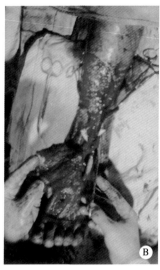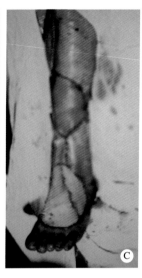

图 1-2-11　足背皮瓣带蒂移植修复小腿慢性溃疡
A.小腿下段慢性溃疡;B.皮瓣已游离;C.皮瓣移植、足背植皮

(五)术后监测与处理

1.外伤创面术后可以酌情适当使用抗生素。

2.术后严密观察皮瓣血运,带蒂皮瓣需观察 3 ~ 5 天,游离皮瓣应观察 10 ~ 14 天。如遇皮瓣血供状况不佳,应及时予以处理。

3.适当使用改善微循环的药物,游离皮瓣患者术后应用扩张血管和抗凝药物。

4.术后患肢采用石膏托固定 3 周。于术后 24 ~ 48 小时酌情拔除引流条。

5.足背供区植皮成活后早期易出现肿胀,多可逐渐缓解。植皮成活欠佳者可能需长期换药。

(六)术后常见并发症的预防与处理

术后最常见的并发症为皮瓣的血管危象。带蒂皮瓣移植者多可采用缓解蒂部压迫,充分引流等措施予以解决,严重者需手术探查。游离皮瓣移植者需严密观察,必要时尽早探查。预防措施为皮瓣解剖时要仔细谨慎,止血要充分可靠,血管蒂不要受压或牵拉。

游离皮瓣移植者,应注意血管吻合的质量。解剖游离皮瓣时,要确保足背动脉及至皮瓣的细小分支得以保留,以保证皮瓣血液供应。

（七）临床效果评价

足背皮瓣曾因皮瓣薄，有感觉功能、血管粗、蒂长、易带肌腱、解剖容易，而一度成为常用的游离皮瓣供区。但其损伤足部主要动脉、对足背破坏严重和可能影响伸趾功能。同时由于有更多皮瓣供区的选择，足背皮瓣近年来已不再成为常用游离皮瓣。

六、足背肌腱皮瓣

足背肌腱皮瓣是足背皮瓣的扩展应用，这种手术方式优点在于将足部的趾长伸肌腱和腱周组织整体连同皮瓣一起掀起，在修复受区皮肤缺损的同时可修复肌腱缺损，因而该皮瓣成为手部皮肤与肌腱同时缺损时最好的选择。由于保留了肌腱的血供和腱周组织，后期不易发生肌腱粘连。对足趾背伸运动虽有一些影响，但由于保留了趾短伸肌，对足趾活动影响并不大。因此，到目前为止，它仍然是覆盖合并肌腱缺损的手部创面的优先选择。

（一）手术适应证

游离移植，适用于手部有肌腱缺损的创面。

（二）手术禁忌证

1. 足背动脉或胫后动脉有损伤或病变者。
2. 糖尿病患者。

（三）术前准备

术前准备详见本章第二节五、足背皮瓣。

（四）手术要点、难点及对策

1. 体位　患者取仰卧位。

2. 皮瓣设计　皮瓣远端可接近趾蹼，两侧可达第一和第五跖骨内、外缘，近端达伸肌支持带下缘。可参考受区形状予以设计，皮瓣多以足背动脉行径为轴心线。

3. 皮瓣切取　下肢止血带控制下，做皮瓣蒂部切口，切开皮肤及皮下组织，在踇长伸肌腱和趾长伸肌腱之间找到足背动脉及其伴行静脉。

切开皮瓣远端切口，切开皮肤、皮下组织，找到并结扎切断第一跖背动脉，将近端带入皮瓣内。在跖趾关节背侧切断趾长伸肌腱，将其近端与皮瓣边缘缝合固定，以保持肌腱与皮瓣相连，并将趾长伸肌腱的远端缝合固定在对应的趾短伸肌腱上。

切开皮瓣两侧切口，切开皮肤皮下组织，内侧在踇长伸肌腱腱周膜表面掀起皮瓣，外侧在选用的趾长伸肌腱及其腱膜深面掀起皮瓣。并将足背血管及其周围组织，连同趾长伸肌腱一起掀起皮瓣，注意保护所切取的趾长伸肌腱与皮瓣的联系，并注意保护从足背动脉发出进入皮瓣的多个小穿支，常见发出点在第一跖骨间隙基底。

向近端解剖足背血管及趾长伸肌腱至适宜长度备用。松止血带，观察皮瓣血运，并仔细止血。

4.受区准备　根据受区的情况进行创面清创或切除瘢痕组织,显露损伤肌腱的近、远端,了解肌腱缺损的长度。解剖分离出接受的动脉、静脉血管,将其修整至其正常部位备用。

5.皮瓣移植　受区准备完毕,于皮瓣近端根据需要切断皮瓣的足背动脉、大隐静脉,以及适宜长度的趾长伸肌腱。将皮瓣移至受区,皮瓣内的肌腱分别与受区肌腱的近、远端缝合,此时应注意调整肌腱的张力。将皮瓣的远端及两侧缝合固定,于皮瓣的近端处,分别将皮瓣内的足背动脉与桡动脉、大隐静脉与头静脉吻合,重建皮瓣的血液供应。

6.缝合皮瓣近端,皮瓣下放置引流。

7.足部皮瓣供区行皮肤移植修复(图1-2-12)。

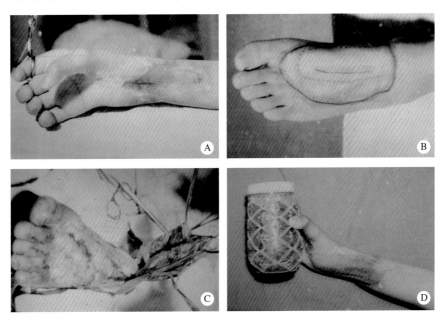

图 1-2-12　足背肌腱皮瓣
A.右腕部皮肤肌腱损伤;B.皮瓣设计;C.游离肌腱皮瓣;D.术后功能

(五)术后监测与处理

1.外伤患者术后可适当使用抗生素。

2.适当使用改善微循环、扩张血管、抗凝、解痉药物。

3.术后1周应严密观察皮瓣的血运状况,防止血管痉挛和血管栓塞。

4.术后将患肢采用石膏托固定3周,足背供区采用石膏托固定2周,拆除缝线后局部加压包扎1~2周。植皮成活后早期易出现肿胀,之后多能自行缓解。植皮成活欠佳者可能需长期换药。

(六)术后常见并发症的预防与处理

1.术后最常见的并发症为皮瓣血管危象。术后需严密观察皮瓣的血运状况,必要时尽早手术探查。为预防血管危象的发生，解剖皮瓣时要仔细谨慎，术中止血要充分可靠，血管蒂不要受压或牵拉，术中应保证血管吻合质量。解剖皮瓣时要确保足背动脉到皮瓣的细小分支得以保留，以防皮瓣血管危象。

2. 足部植皮成活后早期易出现肿胀，之后多能自行缓解。足部植皮成活欠佳者可能需长期换药。

（七）临床效果评价

足背肌腱皮瓣由于方便切取肌腱，目前仍是合并肌腱缺损创面的优先选择。足背供区植皮成活良好者，对足部功能无明显影响，效果良好。

七、髂腹部皮瓣

髂腹部皮瓣包括以旋髂浅动静脉为蒂的腹股沟皮瓣和以腹壁浅动静脉为蒂的下腹部皮瓣。腹壁浅动脉和旋髂浅动脉多单独自股动脉发出，但腹壁浅动脉也可和旋髂浅动脉或阴部外动脉共干起于股动脉，极少数起自股深动脉。腹壁浅动脉和旋髂浅动脉发出点平均外径约为1.6mm。其血管蒂短，行走1～2cm后即穿入深筋膜发出多个分支，供应下腹部和腹股沟区皮肤的血供。髂腹部皮瓣常用作游离皮瓣，也可用作带蒂皮瓣覆盖手和上肢皮肤缺损。

（一）手术适应证

1. 手及上肢的大面积皮肤缺损。
2. 复杂的多手指皮肤缺损，全手套脱伤。
3. 游离皮瓣移植或手指再造失败病例的创面处理；联合骨瓣再造手指。
4. 适用于不能开展游离皮瓣移植的基层医院修复手部大面积皮肤缺损。
5. 髂腹部皮瓣游离移植适用于任何部位的皮肤缺损。

（二）手术禁忌证

1. 带蒂髂腹部皮瓣移植不适宜肩关节损伤或患肢骨折未有效固定者。
2. 创面严重污染者及糖尿病患者。
3. 髂腹部皮瓣的血管口径较小，显微外科技术不娴熟的手术者，不宜选用其游离移植。

（三）术前准备

1. 血常规、心电图、胸部X线片、肝肾功能检查。
2. 老年患者要注意是否合并有高血压、糖尿病、冠心病。
3. 心电监护。
4. 麻醉　全身麻醉。

（四）手术要点、难点及对策

1.体位　患者取仰卧位，上肢外展置于手术台旁的手术桌上。

2.皮瓣的设计

（1）髂腹股沟皮瓣：以腹股沟韧带中点下 2.5cm 处股动脉搏动点，与髂前上棘顶点的连线为皮瓣的纵轴线，根据受区所需皮瓣的大小，在其纵轴线的两侧画出所需的皮瓣，其皮瓣的长宽均需适当放大，以防皮瓣切取后收缩影响对创面的覆盖（图 1-2-13）。

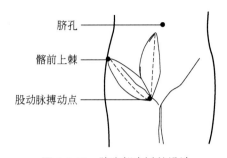

图 1-2-13　髂腹部皮瓣的设计

（2）下腹部皮瓣：以腹股沟韧带中点下 2.5cm 处股动脉搏动点，与脐的连线为皮瓣的纵轴线，根据受区所需皮瓣的大小，在其两侧画出所需的皮瓣。注意皮瓣的内侧不超过腹中线，上界不应超过脐的水平线（图 1-2-13）。

3.皮瓣切取

（1）下腹部皮瓣的切取：一般应采取顺行法，首先切开蒂部的切口，即从腹股沟韧带中点下 2.5cm 处股动脉搏动点垂直向大腿远端切开皮肤及皮下组织，找到股动脉和大隐静脉，于股动脉外侧或前侧找到腹壁浅动脉，于大隐静脉上找到腹壁浅静脉，将其游离并加以保护。并将腹壁浅动脉和腹壁浅静脉向远端游离，见其进入到所切取的皮瓣内。再切开皮瓣远端和边缘的切口，于深筋膜深面从远端向近端游离皮瓣，直至皮瓣的血管蒂部。此时应特别注意保护血管蒂进入所切取的皮瓣内。为防止皮肤与皮下组织分离，可于皮瓣边缘将深筋膜与皮肤缝合数针固定。至此皮瓣的切取即以完成，注意观察皮瓣的血运状况（图 1-2-14）。

037

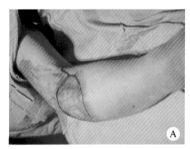
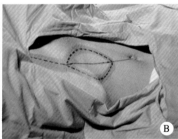
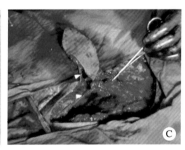
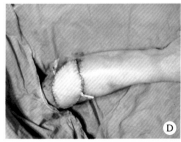
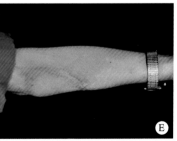

图 1-2-14　下腹部皮瓣移植术

A.右前臂近段瘢痕；B.下腹部皮瓣设计；C.皮瓣已游离；D.术毕；E.术后 1 年外观

(2) 腹股沟皮瓣的切取：从腹股沟韧带中点下 2.5cm 处股动脉搏动点垂直向大腿远端切开皮肤及皮下组织，找到股动脉和大隐静脉，分别在股动脉和大隐静脉上找到旋髂浅动脉和旋髂浅静脉，将其游离并加以保护。然后于深筋膜深面从远端向近端游离皮瓣，直至皮瓣的血管蒂部，保护血管蒂进入所切取的皮瓣内即完成皮瓣的切取 (图 1-2-15)。

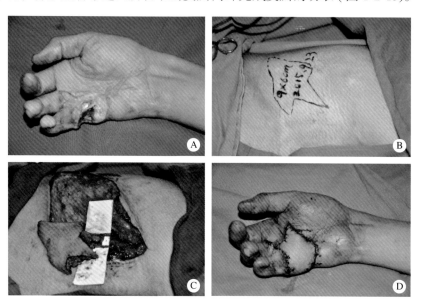

图 1-2-15　腹股沟皮瓣移植术

A.右手掌尺侧皮肤缺损；B.腹股沟皮瓣设计；C.皮瓣已游离；D.皮瓣移植术毕

4. 受区处理　根据受区的状况，行彻底清创或切除瘢痕组织。于创面附近寻找并分离合适的接受血管加以保护。

5. 皮瓣移植　切断皮瓣的血管蒂，将皮瓣移至受区。皮瓣固定数针后，将皮瓣的动脉、静脉分别与受区的接受动脉、静脉予以吻合，恢复皮瓣的血液供应。止血后将皮瓣边缘与创缘予以缝合，皮瓣下放置引流条。

6. 受区创面根据情况直接缝合或采用皮肤移植加压包扎予以修复。

在缺乏显微外科技术的情况下，下腹部皮瓣和腹股沟皮瓣亦可行带蒂移植，此时无需解剖游离血管蒂，血管蒂区可保留适当宽的皮肤，带蒂将皮瓣移植到手部，此时需将手部固定在腹部。因皮瓣内带有轴型血管，皮瓣可不受长宽比的限制。

（五）术后监测与处理

1. 患肢采用石膏托固定 2 ~ 3 周。术后 24 ~ 48 小时拔除引流。

2. 外伤患者术后可以适当使用抗生素。并应用改善微循环、扩张血管、抗凝药物。

3. 术后应严密观察皮瓣血运，保持室温和舒适安静的环境。

4. 如采用带蒂皮瓣移植，应用宽胶布固定患肢于腹壁，并注意防止皮瓣被撕脱。

（六）术后常见并发症的预防与处理

1. 皮瓣血管危象是最常见的术后并发症，术后需严密观察皮瓣的血运状况。
2. 严密观察皮瓣的引流状况，防止出血或引流不畅。

（七）临床效果评价

尽管 1973 年 Daniel 和杨东岳等相继成功地完成了腹股沟皮瓣游离移植，但由于髂腹部皮瓣具有血管变异大、口径细、血管蒂短等缺点，同时又因为新的皮瓣供区不断涌现，将本皮瓣作为游离皮瓣移植在临床应用受到一定限制。但由于其供区隐蔽、切取方便、含有知名血管、皮瓣设计不受比例限制等特点，其作为轴型或随意皮瓣、带蒂转移修复及前臂皮肤缺损已日益被普及，也是基层单位处理外伤所致手部皮肤缺损的治疗方法的适宜选择之一。作为带蒂皮瓣，老年患者常出现肩关节僵硬，严重影响患肢功能。当然，近年来伴随着超级显微外科技术和穿支皮瓣技术的进步及对供区损伤最小化的发展趋势，游离髂腹部皮瓣的临床应用也渐有增加的趋势。

八、股前外侧皮瓣

股前外侧皮瓣是以旋股外侧动脉降支为血管蒂的大腿前外侧区皮瓣。1984 年，我国学者徐达传和宋业光等分别介绍了该皮瓣的解剖基础及临床应用。此后，该皮瓣被广泛应用于四肢、头面颈部、躯干、会阴等部位，成为临床上最常用的游离皮瓣之一。旋股外侧动脉自股深动脉或股动脉发出，又分为升支、横支和降支。其中降支最粗大，平均外径为 2.1mm(1.1 ~ 2.8mm)。降支在股直肌与股外侧肌之间行向外下方，沿途发出肌皮穿支、肌间隙穿支和直接皮动脉营养股前外侧区的皮肤。旋股外侧动脉降支有 1 ~ 2 支伴行静脉，可用作该皮瓣的回流静脉。股外侧皮神经在髂前上棘与髌骨外缘连线附近进入皮瓣，可将其用来重建该皮瓣的感觉 (图 1-2-16)。

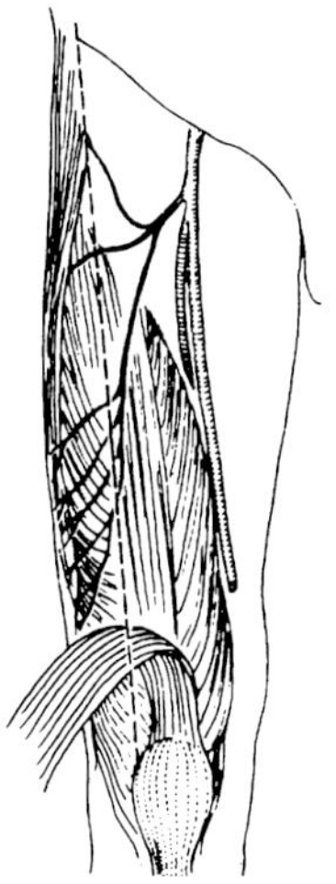

图 1-2-16　旋股外侧动脉降支及其皮支

（一）手术适应证

1. 因创伤、肿瘤切除、瘢痕松解等原因导致的中或大面积皮肤软组织缺损。
2. 深层组织缺损和洞穿性缺损。
3. 感染性皮肤软组织缺损、感染坏死性组织溃疡。
4. 阴茎再造、阴道再造、眼窝再造和舌再造等器官再造。
5. 带蒂股前外皮瓣顺行转移可以覆盖大腿近端、臀部、下腹部创面；逆行转移可以覆盖大腿下段、膝关节周围创面。

（二）手术禁忌证

1. 患者一般情况虚弱不能耐受手术者。
2. 创伤累及旋股外侧动脉降支及其皮支者。

3.严重高血压、糖尿病等病变累及该吻合支者。

（三）术前准备

1.血常规、心电图、胸部 X 线片、肝肾功能检查。

2.老年患者要注意是否合并有高血压、糖尿病、冠心病。

3.术前用多普勒超声定位旋股外侧动脉降支及其皮支，必要时可加用 CTA 定位。

4.心电监护。

5.麻醉　全身麻醉。

（四）手术要点、难点及对策

1.体位　患者取仰卧位，受区上肢外展置于手术台旁的手术桌上。

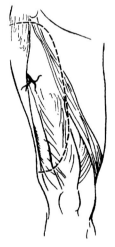

2.皮瓣设计　于髂前上棘至髌骨外上缘作一连线（髂髌线），该连线中点与腹股沟处股动脉搏动点的连线为旋股外侧动脉降支的走行方向。在髂髌线中点附近用多普勒血流仪探测旋股外侧动脉皮支深筋膜穿出点。皮瓣设计时使髂髌线中点位于皮瓣中上 1/3 处，髂髌线在皮瓣的中内 1/3 处。

皮瓣的边界：上界可达大腿中上 1/3，下界至髌骨上约 7cm，内侧达股直肌内侧缘，外侧至股外侧肌间隔（图 1-2-17）。皮瓣切取平面在阔筋膜深面。根据创面形状和上述皮瓣设计要求设计皮瓣。

3.皮瓣切取　沿皮瓣外侧缘，切开皮肤、皮下组织及深筋膜和阔筋膜。在阔筋膜深面找到穿过阔筋膜进入皮下的旋股外侧动脉降支血管束。血管束中动脉外径 0.3mm 以上的要予以保留，若能在股直肌与股外侧肌

图 1-2-17　股前外侧皮瓣的设计

之间隙附近能找到合适血管最好。

切开皮瓣内侧切口，切开皮肤、皮下组织及深筋膜和阔筋膜，在股直肌和股外侧肌之间找到旋股外侧动脉降支，并判断旋股外侧动脉降支主干和皮支血管的关系。此时应注意保护与旋股外侧动脉降支伴行的股神经及其肌支。如旋股外侧动脉降支为肌间隙皮支，则易于分离；如为肌皮穿支，则在分离旋股外侧动脉肌皮穿支时，应适当保留肌袖于血管上，以保护其肌皮穿支。并确认降支和穿支血管完好无损地被保留在皮瓣内。

将皮瓣周缘完全切开，在阔筋膜深面掀起皮瓣。向近端解剖游离旋股外侧动脉降支主干至合适的长度和血管口径。至此，皮瓣解剖游离已完成。观察皮瓣血运良好者，即可在受区准备完毕后，切断其血管蒂，将皮瓣移植到已准备好的受区。

4.手部创面经清创使其成为较清洁的创面，将游离好的皮瓣断蒂，将皮瓣移至受区固定数针后，将皮瓣的旋股外侧动脉降支及其伴行静脉分别与受区的有关接受血管予以吻合，重建皮瓣的血供。观察皮瓣的血供良好后，仔细止血，将皮瓣与受区边缘的皮肤缝合（图 1-2-18），皮瓣下放置引流条。

5.供区创面可以采用直接缝合，或采用游离皮片移植，或局部皮瓣转移等方法覆盖予以修复。

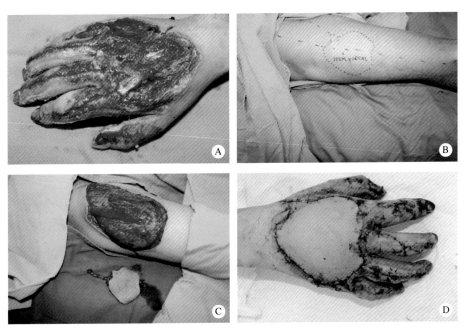

图 1-2-18 股前外侧皮瓣修复手背皮肤缺损

A.右手背皮肤缺损；B.股前外侧皮瓣设计；C.皮瓣已游离；D.术后

股前外侧皮瓣可行带蒂皮瓣顺行转移者，如上述方法获得皮瓣，不断蒂向近端转移；如行带蒂皮瓣逆行转移者，旋股外侧动脉降支的穿支解剖完毕后，向下解剖降支主干至合适长度。在穿支发出点近端结扎切断降支主干，将皮瓣、穿支和降支主干远段一起向远端转移。修复腹股沟部或膝部的皮肤软组织缺损。

041

（五）术后监测与处理

1.患肢采用石膏托固定 2 ~ 3 周。术后 24 ~ 48 小时拔除引流。术后 2 周拆除缝线。

2.术后适当使用抗生素，并应用改善微循环、扩张血管及抗凝药物。

3.保持室温和舒适安静的环境。严密观察皮瓣血运，如发生血管危象应及时处理。

4.拆除石膏外固定后，行患肢活动功能锻炼。术后 2 周供区植皮成活，才能下地行走。

（六）术后常见并发症的预防与处理

皮瓣血管危象是游离皮瓣移植者最常见的并发症。术后严密观察皮瓣血运状况，及时处理是保证皮瓣移植成功的必要条件。

（七）临床效果评价

股前外侧皮瓣质地好、供皮面积大、血管口径大，成活率高。皮瓣切取后不损伤大腿主要血管，不影响大腿功能。可以设计成皮瓣、肌瓣、复合瓣，是行游离皮瓣移植的常见选择，甚至有时被称为"万能皮瓣"。但其穿支的分布可有变异，解剖有一定难度，术前可采用

CTA 结合多普勒超声定位。

九、腓肠内侧动脉穿支皮瓣

Cavadas 于 2001 年首先报道了腓肠内侧动脉穿支皮瓣。腓肠内侧动脉自腘动脉发出，行走 1～2cm 后即进入腓肠肌内侧头，在肌内成单主干或双主干下行，沿途发出 1～5 穿支支配小腿中段后内侧皮肤。腓肠内侧动脉口径为 1.5～2.4mm，有两根伴行静脉，走行轴线为腘窝中点与内踝后缘的连线，穿支发出的常见部位距腘窝 8～16cm。

（一）手术适应证

1. 游离移植适用于手、上肢、下肢、头面部中小创面的覆盖。
2. 带血管蒂移植，逆行可覆盖膝关节附近及小腿上段创面。

（二）手术禁忌证

1. 腘动脉或腘窝损伤者或术前多普勒定位穿支不明显者。
2. 糖尿病患者。

（三）术前准备

术前准备见本章第二节八、股前外侧皮瓣。术前用多普勒血流探测仪定位血管穿支。

（四）手术要点、难点及对策

1. 体位　患者取仰卧位，屈膝屈髋，髋部分外展位。上肢外展置于手术台旁的手术桌上。
2. 皮瓣设计　皮瓣的纵轴线为腘窝中点与内踝后缘的连线。皮瓣切取区域为腓肠内侧肌表面的中下段，可参考受区形状予以设计。应先用多普勒超声定位腓肠内侧动脉穿支，以穿支为中心设计皮瓣。

3. 皮瓣切取　下肢止血带控制下，做皮瓣侧方切口，切开皮肤及皮下组织，在深筋膜下找到进入皮瓣的较大的穿支血管，该穿支血管即为皮瓣的血管蒂。再根据该穿支血管的位置调整皮瓣的设计。再按调整设计的皮瓣周缘切口，逐渐掀起皮瓣，应将皮瓣近端的浅静脉予以保留备用。掀起皮瓣时应特别注意将该血管穿支保留在皮瓣内。沿保留的穿支血管，解剖分离穿支血管周围 1～2cm 的肌纤维，即可看到穿支血管的主干血管。再沿该主干血管向近端解剖，直至获得合适长度的血管蒂。

4. 皮瓣解剖完毕，待受区准备完毕，松开止血带，观察皮瓣血运，止血备用。

5. 手部创面经清创使其成为较清洁的创面，将游离好的皮瓣断蒂，将皮瓣移至受区并固定数针后，将皮瓣的穿支血管及其伴行静脉分别与受区的有关接受血管予以吻合，重建皮瓣的血供（图 1-2-19）。观察皮瓣的血供良好后，仔细止血，将皮瓣的边缘与受区边缘的皮肤缝合，皮瓣下放置引流条。

6. 供区创面在 5cm 以内者多可直接缝合，超过 5cm 的可采用游离皮片移植，或局部皮

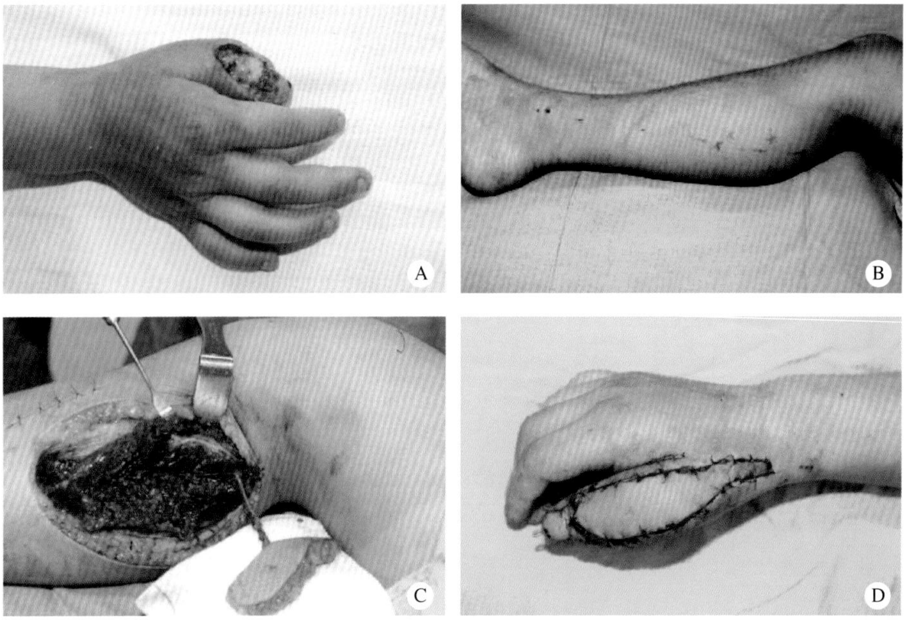

图 1-2-19　腓肠内侧动脉穿支皮瓣

A.拇指背侧皮肤缺损；B.皮瓣设计；C.皮瓣已游离；D.皮瓣移植后

瓣转移等方法覆盖予以修复。

（五）术后监测与处理

术后监测与处理见股前外侧皮瓣。

（六）术后常见并发症的预防与处理

术后常见并发症的预防与处理见本章第二节八、股前外侧皮瓣。

（七）临床效果评价

腓肠内侧动脉穿支皮瓣供区隐蔽，对腓肠肌损伤小，对供区下肢行走功能无影响。手术不损伤下肢的主干动脉，血管口径大，血管蒂长，易于吻合。该皮瓣是目前覆盖手部中小创面的优先选择，但对年轻女性，由于术后不能穿短裙，建议少用。

十、复（组）合组织瓣

复杂创面往往合并骨骼、肌肉、肌腱的缺损，或者缺损面积很大。针对这种创面，依据"缺什么，补什么"的原则，应用显微外科技术，设计带血供的复（组）合组织瓣移植，即选用多个皮瓣，或深部组织瓣与皮瓣的组合，从而达到一次重建复杂创面的目的。这种组织瓣即为复（组）合组织瓣。本节简单介绍复（组）合组织瓣的分类及相关概念。

（一）复（组）合组织瓣的分类

复（组）合组织瓣（compound flap）由多个皮瓣组合，或者皮瓣与深部组织瓣组合而成。依据复（组）合组织瓣切取前子瓣血供的相互关系，可将其分为两大类：单一血管蒂供养的单纯复合组织瓣（composite flap）和多个血管蒂供养的组合组织瓣（combined flap）。

（二）复合组织瓣

1. 单纯复合组织瓣　指切取前即由单一血管蒂供养的包含多种不同组织结构的组织瓣，如腓骨皮瓣、髂骨皮瓣、肩胛骨皮瓣及踇趾甲瓣等。

2. 嵌合组织瓣（chimeric flap, conjoint flap）　又名多叶组织瓣（polyfoliate flap），是指多个独立的子组织瓣在切取前血供就共同起源于一个较大血管蒂的一组组织瓣。多个独立子组织瓣在血供上是并联的，一个组织瓣的成活并不影响其他组织瓣的成活。其嵌合方式可以是皮瓣＋皮瓣、皮瓣＋肌瓣、骨瓣＋肌瓣等。另外，以腓动脉、静脉为蒂，可以带上腓骨瓣和腓肠神经营养皮瓣，形成一种嵌合组织瓣。这种组织瓣中的腓骨组织和皮瓣组织可以分开，从而适应更复杂的受区组织缺损的修复。

（三）组合组织瓣

组合组织瓣即由多个独立组织瓣组合而成，切取前有独立的血供系统，采用显微外科技术将各子瓣的供血系统重组成一个总血管蒂或多个血管蒂，再与受区血管相吻合，都可称为组合组织瓣。依据相互间组合方式的不同，组合组织瓣又可分为以下3类。

1. 联体组织瓣　指子瓣间在组织结构上相互连续的组合组织瓣。临床上，联体组织瓣常是范围巨大的组织瓣，如切取背阔肌肌皮瓣与腹股沟皮瓣的联体组织瓣修复腹壁巨大缺损，是以旋髂浅动脉为蒂旋转移位，需将胸背动脉在受区进行显微外科血管吻合。联体组织瓣也可以是游离皮瓣，如双侧腹壁下动静脉为蒂的巨大腹壁下皮瓣，两个血管蒂可以分别和受区血管相吻合。联体组织瓣中血管吻合的形式常以其一端的血管带蒂转移，但因组织瓣面积较大，部分皮瓣超过了该血管蒂的供养范围，因此，做血管吻合以建立辅助的血液循环。临床上常用两种方法来完成这个目标，一是将组织瓣远侧血管蒂与组织瓣以外的受区血管进行吻合，称为外增压；二是将组织瓣远侧血管蒂与组织瓣近侧自身血管蒂的一个分支进行吻合，称为内增压。Koshima 指出内增加并不如外增压可靠，因此，要优先考虑外增压。

2. 串联组织瓣　指将多个独立子瓣，用显微外科血管吻合技术，将它们的血管蒂串联成一个总血管蒂，再与受区血管相吻合。

3. 并联组织瓣　指将多个独立子瓣，用显微外科血管吻合技术，将它们的血管蒂并联成一个总血管蒂，再与受区血管相吻合。

（李　进）

第三节　拇、手指脱套伤

一、蹈甲瓣移植修复拇指脱套伤

(一) 适应证

拇指部分或全指脱套伤 (图 1-3-1)。

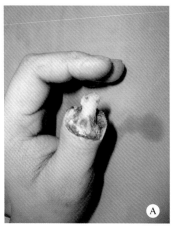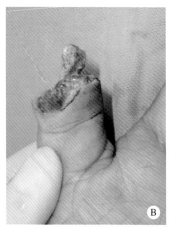

图 1-3-1　拇指末节脱套伤

(二) 禁忌证

1.基础性疾病所致凝血功能异常，年龄大于 60 岁，高血压、糖尿病等引起小血管内膜病变。

2.受区拇指创面严重感染，或缺乏可供吻接的血管及神经。

3.供区蹈趾趾甲严重畸形，或陈旧外伤导致血管神经损伤。

(三) 术前准备

1.排除基础性疾病。

2.术前常规实验室和器械检查。

3.受区拍摄 X 线片排除骨与关节伴发损伤。

4.供区超声多普勒探测蹈趾外侧趾固有动脉、第一跖背动脉、足背动脉管径、血液流速及是否存在解剖变异。

5.对足癣较严重的病例，每日以安尔碘涂抹 3 次，直至局部干燥，无皮肤破溃。

6.麻醉　全身麻醉。

（四）手术要点、难点及对策

1. 体位与切口

（1）体位：患者取仰卧位，患肢外展置于手术台旁的手术桌上。上臂近端以气囊止血带止血；踝关节近端以驱血带均匀缠绕 5 ~ 6 圈止血，但不驱血以利于血管解剖。

（2）供区切口：根据创面大小及受区血管神经情况进行皮瓣设计。踇甲瓣切口设计分经典与改良两种。大多数人选择经典设计，即供区保留胫侧三角形皮瓣，尖端位于趾端略偏腓侧（图 1-3-2）；改良设计供区保留三角形皮瓣位于踇底偏胫侧，尖端位于趾端正中（图 1-3-3）。不论何种设计，踇底切口不得超过踇趾关节横纹。足背皮瓣大小根据受区需要设计，第 1、2 跖骨背间隙做"S"形切口（图 1-3-4）。

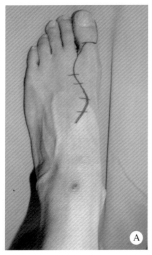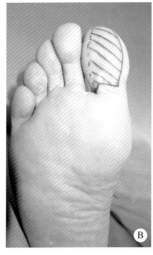

图 1-3-2 踇甲瓣切口经典设计

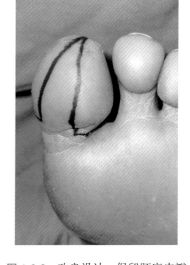

图 1-3-3 改良设计：保留踇底皮瓣

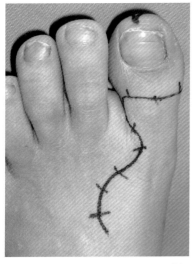

图 1-3-4 设计同侧踇趾改良踇甲瓣切口

2. 小心切开背侧切口，自近向远端解剖游离大隐静脉、跖背静脉和趾背静脉，如皮瓣边缘在踇趾关节附近，需紧贴真皮下游离，防止损伤趾背静脉，可将腓深神经包含在皮瓣内。

3. 牵开静脉，在趾蹼处游离趾固有动脉分叉，并分别向近端游离踇趾腓侧动脉和第一跖背动脉；如第一跖背动脉为 Gilbert Ⅲ 型，则解剖第一跖底总动脉。向远端解剖踇横动脉，予以结扎。解剖踇趾腓侧神经，于其靠近端切断。

4. 沿胫侧三角形皮瓣设计线，由浅入深斜行切开，以尽量多保留软组织在皮瓣两侧。注意保护腓侧神经血管束于三角形皮瓣内，将其从深面掀起皮瓣，直至跖骨两侧。稍游离趾端三角形皮瓣尖端并将其掀起，小心沿趾骨粗隆背侧与甲床边缘锐性分离，并向两侧延伸，至趾骨粗隆近端，用手外科骨膜剥离子在甲床深面小心分离，保护好甲根。

5.已游离的皮瓣，仅保留其与大隐静脉、第一跖背动脉或第一跖底动脉相连。松止血带，观察皮瓣的血运。

6.根据受区情况，切取足够长度的动脉、静脉，将皮瓣断蒂（图1-3-5）。创面止血后，逐层缝合足背部的伤口，跚趾背侧创面取中厚或全厚皮片覆盖（图1-3-6）。植皮区以凡士林纱布覆盖后，用疏松的生理盐水纱布团均匀加压包扎。最外层用自粘绷带适度加压包扎，石膏托外固定足部于中立位。

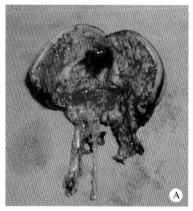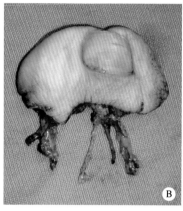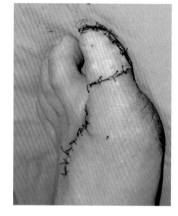

图1-3-5　跚甲瓣切取　　　　　　　　图1-3-6　供区全厚皮片植皮
A.皮瓣跖面；B.皮瓣背面

7.受区彻底清创后，于拇指掌尺侧做延长切口。解剖游离拇指主要动脉及拇指尺侧指神经。在拇指背侧至鼻烟窝处做"S"形或弧形切口。解剖游离桡神经浅支的拇指掌背尺侧分支，游离头静脉及桡动脉腕背支。

8.用1.0mm或1.2mm克氏针纵向固定指间关节，将克氏针从皮瓣远端中点穿出。调整皮瓣位置以包裹拇指残端，将跚甲皮瓣对合缝合。

9.将跚甲皮瓣的背侧血管、神经自皮下隧道引至鼻烟窝处。

10.在无张力下将跚甲瓣的趾底动脉与拇指指动脉吻合。若无法利用受区指动脉，则可将第一跖背动脉与桡动脉腕背支吻合，并将跚甲瓣的大隐静脉与头静脉吻合。分别将趾神经与指神经，腓深神经与拇指背神经行端端缝合。

11.放松止血带，仔细止血，缝合所有伤口，松弛包扎，石膏短托外固定（图1-3-7）。

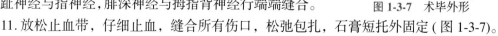
图1-3-7　术毕外形

（五）术后监测与处理

1.术后患者绝对卧床，患手及足部适当抬高，局部烤灯照射保暖。

047

2. 根据情况适当应用抗凝、解痉药物。

3. 注意观察皮瓣的血供状况，必要时适当处理。

4. 术后 3 周拆除外固定，并可拔出内固定克氏针，开始康复训练。以自粘绷带缠绕塑形。

5. 足部植皮成活后，逐步开始下垂足部、站立，3 周后开始行走。

（六）术后常见并发症的预防与处理

1. 血管危象　术中游离血管应注意无创操作，受区供吻合的动脉应彻底切除损伤及炎症累及段，特别是在行趾 – 指动脉吻合术式时尤为重要。

2. 蹞甲瓣的甲床破碎　游离蹞趾甲床的关键是要用手术刀紧贴趾骨粗隆表面游离，沿趾骨的背侧弧度向两侧游离。趾甲中部及近侧可以用小骨膜剥离子轻推使其完整游离。

3. 蹞趾三角形皮瓣坏死及植皮坏死　蹞趾保留的皮瓣坏死的原因，往往是由于切取时未保留其两侧软组织，损伤胫侧趾动脉或由于植皮打包时加压过紧。植皮坏死则是由于解剖时供区损伤过重，血运不佳及植皮打包时压力过大或压力不均匀所致。作者的经验是，采用保留跖底偏胫侧三角形皮瓣的改良设计可以改善其供区血供，以疏松纱布团均匀加压，并用石膏托固定可以减少供区并发症的发生。

（七）临床效果评价

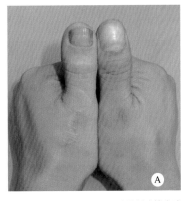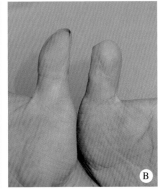

图 1-3-8　蹞甲瓣修复拇指脱套伤术后 5 年

A. 背面观；B. 掌面观

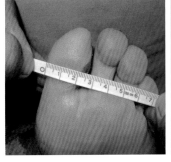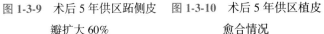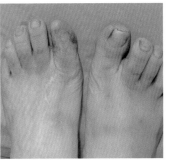

图 1-3-9　术后 5 年供区跖侧皮瓣扩大 60%

图 1-3-10　术后 5 年供区植皮愈合情况

拇指脱套伤修复方式有许多种，如腹部带蒂皮管、前臂桡动脉岛状皮瓣及中指尺侧、环指桡侧岛状皮瓣瓦合包裹修复。在所有术式中游离蹞甲瓣是修复拇指脱套伤的最佳术式。术中不需要裁剪趾甲，在手术 1 年后，甲床大小将回缩 30% 以上，皮瓣能够恢复良好的外观和感觉（图 1-3-8）。注重供区并发症的预防对于保留全长的蹞趾及良好的足部外观和功能十分重要（图 1-3-9、图 1-3-10）。

二、趾甲瓣移植修复手指脱套伤

（一）适应证

1. 手指中末节脱套伤。

2. 第 2 足趾无外伤史及畸形。

048

（二）禁忌证

1. 年龄大于 60 岁，患有高血压、糖尿病等全身性疾病，或有精神障碍。

2. 手指神经、血管束于近指间关节以远撕脱。

（三）术前准备

1. 检查患者全身情况和常规实验室检查，以确定患者是否可以承受手术。

2. 明确手术方案

(1) 双手和双足拍摄 X 线片，以便测量骨的长度。

(2) 测量双侧手指的长度，若伴有末节指骨的撕脱，可以考虑携带末节趾骨的趾甲瓣移植。

(3) 测量手指的周径，若第 2 足趾趾甲瓣的周径达不到修复手指所需，可选择携带同一血管蒂的踇趾腓侧皮瓣 (图 1-3-11)。

(4) 测量趾甲的大小，对于趾甲显著偏小、即使通过甲床扩大术也难以改善指甲外形的病例，可以采用移植部分踇甲瓣的术式来修复。

(5) 确定受区血管的吻合方式和部位，采取指动脉吻合还是与指总动脉吻合。术前用多普勒超声检测第一跖背动脉的走行。

3. 麻醉　气管插管全身麻醉或蛛网膜下隙阻滞联合臂丛神经阻滞麻醉。

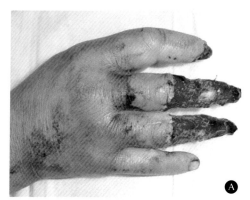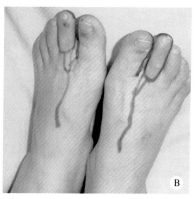

图 1-3-11　右手中指、环指中、末节脱套伤，携带踇趾腓侧皮瓣以扩大皮瓣周径

A. 右手中指、环指脱套伤；B. 皮瓣选择

（四）手术要点、难点及对策

1. 体位　患者取仰卧位，患肢外展置于手术台旁的手术桌上。

2. 趾甲瓣的设计　①趾甲瓣的周径通常小于手指的周径，可同时携带同一血管蒂的踇趾腓侧皮瓣来弥补。趾甲瓣的皮瓣长度可通过携带部分足背皮瓣以增加其长度；②趾甲瓣近端设计一个 "V" 形尖角，以减少蒂部血管蒂的压迫；③保留第 2 足趾腓侧的舌形瓣，并将腓侧的趾固有动脉保留在皮瓣中。

3. 趾甲瓣的切取　①趾甲瓣切取过程中，为了既保留甲床的完整性又能保护末节趾骨骨膜，可用微型骨膜剥离子慢慢很小心地做钝性分离；②锐性分离切取皮瓣时，务必保护好肌腱表面的腱膜组织。

4. 趾甲瓣移植

(1) 受区的准备：趾甲瓣移植手术通常在亚急诊期 (手外伤后 3 ~ 5 天) 进行，此时可以判断末节指骨的血供情况，若末节指骨已无血供，必须于伸屈肌腱止点以远截除指骨或将末节指骨全部剔除。

(2) 血管吻合：根据具体情况可采用指 – 趾动脉吻合或指总动脉与第一跖背动脉吻合，指 – 趾背静脉吻合或手背静脉与足背静脉吻合。当第一跖背动脉是 Gilbert Ⅲ 型时，选择跖底动脉与指总动脉吻合。

(3) 神经修复：非常重要，除了将趾固有神经与手指一侧的固有神经吻合外，尽可能将趾甲瓣背侧的皮神经与手指背侧皮神经缝合。

5. 供区植皮　也是本术式的难点，选择中厚皮片移植不耐磨，选择全厚皮片移植后不易成活，尤其在趾甲的部位。对此，采用以下对策予以克服：①将末节趾骨保留在趾甲瓣中，既可以修复手指长度，又可避免趾骨坏死或植皮坏死的并发症；②二期植皮者，待创面肉芽生长良好后用中厚皮片植皮 (图 1-3-12)。

(五) 术后监测与处理

1. 患者在术后 1 周内卧床，房间通风良好，并给予局部保暖。

2. 常规 "抗感染、活血、抗凝、解痉和镇痛" 治疗，考虑患者需要 1 周时间绝对卧床，可给予口服促进胃动力的药物，如多潘立酮等。

3. 术后主要监测趾甲瓣移植后的血供情况，根据以下 4 个指标来测定：趾甲瓣肤色的红润度、皮温、肿胀度和毛细血管的反应。

4. 趾甲瓣血供稳定后开始康复治疗，除了关节的活动，还要使用渐进性的压力衣，以改善修复后的手指外形 (图 1-3-13)。

5. 足部植皮后，观察伤口有无渗出，通常术后 2 周拆除植皮打包后，继续局部用松软的敷料加压，石膏托外固定至术后 3 周。

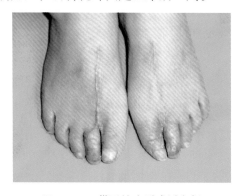

图 1-3-12　供区植皮后成活良好

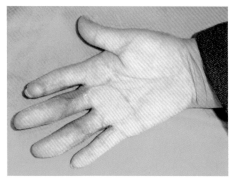

图 1-3-13　中指、环指术后经早期康复治疗，手指外形良好

（六）常见并发症的预防与处理

1. 供区创面不愈、植皮坏死　趾甲瓣移植中最常见的并发症是供区皮肤覆盖和伤口愈合问题。其临床表现为供区植皮坏死、趾骨坏死，形成长期不愈合的创面，甚至继发感染。

预防措施：①切取趾甲瓣时，可采用锐性分离，以达到所保留的腱周组织及骨膜的完整性；②剥离甲床与末节趾骨时，比较好的方法是用微型骨膜剥离子慢慢小心地作钝性分离；③创面植皮前应彻底止血，同时观察保留的腓侧皮瓣血运及创面供血情况，若创面存在腱周组织及骨膜损伤，则尽量选择中厚皮片而非全厚皮片植皮，皮片缝合时张力适当，紧密贴合创面，不可留有死腔；④术后植皮区要适当加压包扎，石膏托制动，在植皮没有完全成活之前，禁止过早下地活动；⑤若术中发现末节指骨外露且血运不良时，不可勉强植皮，可以采用邻趾带蒂皮瓣修复供区创面。

处理方法：①一旦后期发现供区植皮坏死、创面不愈合时，应及时处理，清除坏死组织，预防感染，适当抬高患肢制动，加强换药，促进创面肉芽组织生长，待创面肉芽组织丰富，尽早选用中厚皮片移植；②若创面有骨、肌腱外露，无法植皮修复时，选用以下方法：第一，去除第2足趾末节部分趾骨，将保留的腓侧皮瓣覆盖趾骨外露骨面后再取全厚皮片移植；第二，可行邻趾带蒂皮瓣修复，根据骨质外露的面积，切取踇趾侧方及趾背皮瓣翻转覆盖外露趾骨；第三，可用第二跖背动脉逆行岛状皮瓣移位修复趾甲皮瓣切除术后的创面。

2. 第2足趾腓侧保留皮瓣坏死　手术中在皮瓣切取时，避免损伤保留于胫侧皮瓣内的胫侧趾固有动脉和神经束，如最终还是发生坏死，则切除末节趾骨，并采用中厚皮片游离植皮。

3. 移植趾甲瓣外形不美观　①修复的指甲细小；②钩甲畸形；③指甲变形、萎缩（图1-3-14）。

预防和处理：①二期行趾甲扩大术或在术前选择部分踇甲瓣的方法来修复；②趾甲瓣放置在受区时，务必将甲床紧贴指骨，最好的防止钩甲畸形的方法是携带末节趾骨一同移植；③除了切取趾甲时避免损伤甲床外，神经修复也是预防指甲变形、萎缩的重要措施。如上所述，除了吻合趾固有神经外还需吻合趾背皮神经。

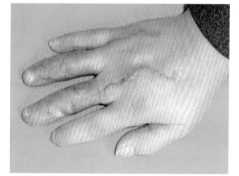

图1-3-14　趾甲瓣移植术后，中指指甲萎缩

4. 血管危象　若移植组织出现干瘪、苍白、皮温低及毛细血管反应缓慢，则提示动脉危象；若移植组织出现肿胀、青紫、高张力，则提示出现静脉危象。当出现血管危象时，首先应解除外部原因，并给予解痉等药物治疗，观察30分钟无变化，则应迅速予以手术探查。

（七）临床效果评价

对于修复手指脱套伤，除了要恢复良好的功能、指腹感觉的重建外，还应有最佳的外形和供区的隐蔽性，尤其是指甲的修复对外形改善起到很重要的作用，应予以重视。

传统的腹部带蒂皮瓣修复术后，其外形臃肿且无法恢复感觉；游离带神经的薄型皮瓣（如足背皮瓣）尽管有部分感觉恢复，但修复后的手指仍显粗大且无指甲；用手部其他部位的岛状皮瓣或邻指带蒂皮瓣瓦合修复，尽管已克服了上述皮瓣的缺点，但供区暴露且对其损伤较大，致伤手更不美观。

　　趾甲瓣修复手指皮肤脱套伤，可获得最好的外形和功能，而且供区隐蔽、损伤小，在采取有效预防并发症的措施后，是修复手指脱套伤的适宜术式。

（芮永军）

第四节　全手脱套伤

　　全手脱套伤通常发生在工业生产中，多由操作滚轮机、印刷机、压面机、压胶机及传送带等不慎或机械故障造成。典型的损伤机制是手受到外来暴力如滚筒碾轧时，机体产生保护性的条件反射，强力回缩、躲避，造成手部皮肤软组织甚至连同末节指骨一起呈手套状逆行撕脱。其损伤特点为：创缘不整齐，合并较严重的碾挫伤，皮肤的撕脱平面一般在腕部，而皮肤、血管、神经、肌腱和骨关节的撕脱往往不在同一平面（图 1-4-1、图 1-4-2）。

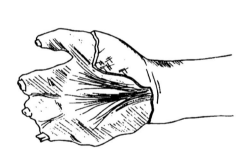

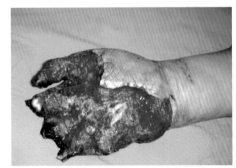

图 1-4-1　全手脱套伤模式图　　　　　图 1-4-2　全手脱套伤典型病例

　　全手脱套伤的院前急救很重要。事故发生后应立即关停机器，伤手卡在机器中无法取出时，应拆卸机器予以取出，切忌强行抽出或将机器倒转取出，以免造成二次损伤。转运过程中，伤手应予以加压包扎止血，应使用气囊止血带。必要时可用止血带，但必须记录时间，每小时放松止血带一次，通常每次放松 5 分钟，离体组织的保存方法同断肢（指）。

　　尽管套状撕脱组织常合并较严重的碾挫伤，存在血管、神经逆行撕脱和血管内膜剥脱等不利因素，再植难度相当大，但考虑到此类损伤多发生于青壮年，对手功能恢复的要求较高，且二期修复难度大、效果有限，撕脱组织一旦再植成功，意义重大。即使只有部分成活，也能取得二期修复难以比拟的效果。所以笔者认为全手脱套伤急诊处理原则是若条件允许应尽可能予以再植，无法进行再植时应尽可能将撕脱皮肤修薄回植。当确认无再植条件或撕脱组织已毁损、挫灭时，应予彻底清创，准备二期修复与重建手功能。

　　全手脱套伤二期修复方法很多，有传统的游离植皮、腹部包埋植皮、腹部带蒂皮瓣和运用显微外科技术的组合组织移植等术式。手术方法的选择应根据损伤程度、患者的年龄、职业、健康状况、保肢意愿和依从性及医生的经验和显微外科技术水准等因素加以权衡选择。其中游离植皮和腹部包埋植皮法因术后广泛瘢痕挛缩、关节僵硬及虎口严重挛缩，难以获得基本的手功能，现已较少应用。本节重点介绍腹部带蒂皮瓣修复全手脱套伤和组合组织移植重建全手脱套伤的术式。

一、腹部带蒂皮瓣修复全手脱套伤

（一）适应证

1. 年龄大于 55 岁，保肢意愿强烈者。
2. 青壮年，拒绝接受足趾移植者。
3. 患高血压、糖尿病等，不宜进行显微外科手术者。

（二）禁忌证

1. 创面严重感染未能有效控制者。
2. 年老多病，不能耐受手术者。
3. 患者依从性差，不能耐受强迫体位固定者。

（三）术前准备

1. 血常规、肝肾功能、心电图、胸部 X 线检查。
2. 高血压、糖尿病患者应控制好血压和血糖。
3. 术前谈话应充分沟通，告知术后能达到的功能和外形效果。
4. 麻醉 气管插管下全身麻醉或臂丛神经阻滞联合硬膜外阻滞麻醉。
5. 心电监护。

（四）手术要点、难点及对策

1. 体位与手术人员安排 患者取仰卧位，患肢外展置于手术台旁的手术桌上，上臂使用气囊止血带。手术人员分两组：一组负责手部清创、受区准备；另一组负责设计、切取腹部皮瓣。

2. 受区准备 手部彻底清创，清除坏死挫灭组织或炎性肉芽组织，此时末节指骨通常已坏死应予以切除，若中节指骨远端坏死也应切除，尽量保留指浅屈肌腱止点。根据情况可自掌骨中段水平剔除示指或小指，以减小皮瓣切取范围，并可起到扩大虎口的作用。在1、2掌骨间或1、3掌骨间打入 1 ~ 2 枚克氏针撑开，防止虎口挛缩，也可用克氏针固定近侧指间关节于伸直位，以避免屈曲挛缩，彻底止血。

3. 皮瓣设计与切取 根据受区需要，在同侧下腹部分别设计以旋髂浅动脉为轴型血管的腹股沟带蒂皮瓣和以腹壁浅动脉为轴型血管的下腹部带蒂皮瓣（图 1-4-3）。由于两血管的起始部位接近甚至可能为两者共干，设计时皮瓣蒂部皮肤不宜完全分开，常设计成并蒂分叶状皮瓣，以宽大的腹股沟皮瓣包裹手掌和手指，用下腹部皮瓣单独包裹修复拇指。

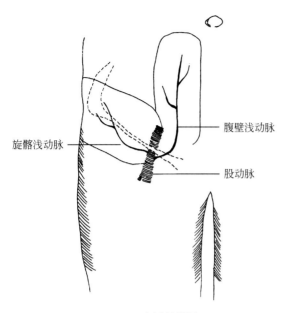

图 1-4-3 皮瓣的设计

旋髂浅动脉

腹壁浅动脉

股动脉

点：腹股沟韧带下方 1.5 ～ 3.0cm 股动脉搏动处。为腹壁浅动脉与旋髂浅动脉的起始部。

线：腹壁浅动脉在腹股沟韧带上的搏动点垂直向上为腹壁浅动脉的体表投影；腹股沟韧带下 3cm 股动脉搏动点与髂前上棘的连线是旋髂浅动脉的体表投影。

面：以腹壁浅动脉为轴型血管的皮瓣切取平面在腹外斜肌浅层。上界平脐，下界于腹股沟韧带下 5cm，内侧界为腹部中线，外侧界为髂嵴。

以旋髂浅动脉为轴型血管的皮瓣切取平面在大腿的深筋膜层。上界是腹股沟韧带上方 10cm，下界为腹股沟韧带下 7cm，内侧界为股动脉，外侧界为腋中线连线。

按设计线切开腹股沟皮瓣的上缘及两侧，自深筋膜深面向下、向内分离至腹股沟韧带处，仔细观察轴型血管进入皮瓣的走行，当确认两支轴型血管均存在且走行无明显变异时，方可完全切取分叶皮瓣。当腹壁浅动脉缺如时，应将另一叶修复拇指的皮瓣调整设计，严格按照随意皮瓣 1 ∶ 1 的长宽比设计切取皮瓣 (图 1-4-4)。

4. 缝合　皮瓣切取完成后，将伤手转移至腹部皮瓣供区，先将腹股沟皮瓣缝合于手部包裹手掌和手指，调整好手的位置与皮瓣张力后，再将下腹部皮瓣单独包裹拇指缝合 (图 1-4-5)。皮瓣下及蒂部放置引流条。术中可尽量将蒂部缝合成管状，远端仍为扁平状，以增加皮瓣的旋转范围，还可以切开部分蒂部皮肤，进一步分离血管蒂，使皮瓣旋转范围更大，这样伤手与皮瓣缝合后可获得较为自由、舒适的体位。供区取中厚皮片植皮打包。

5. 包扎与制动　将患肢与胸腹部用棉垫隔开，用宽胶布固定上臂与胸部、前臂与腹部，固定应牢固，以避免将皮瓣撕脱。皮瓣用敷料覆盖后，再用腹带固定。

（五）术后监测与处理

1. 密切观察患肢制动情况，回病房后上臂及肘部应适当垫高，避免肢体因重力下垂而牵扯皮瓣，影响皮瓣血运或导致蒂部撕脱。

2. 密切观察皮瓣血运情况，皮瓣边缘和远端血运不良一般是缝合张力过高所致，可拆除部分缝线。整块皮瓣血运变化则往往是蒂部严重受压、牵拉、扭转所致，及时将患肢调整至适当体位即可缓解。

3. 术后 3 ～ 4 周断蒂，断蒂前 1 周开始

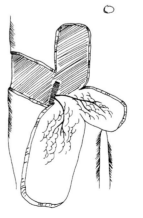

图 1-4-4 皮瓣的切取

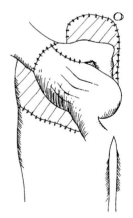

图 1-4-5 皮瓣的缝合

用夹棍或橡皮管作蒂部阻断训练，时间逐步延长，直到阻断1小时皮瓣血运无改变时即可断蒂。

4.断蒂时可去除固定虎口和指间关节的克氏针，术后即可开始伤手功能训练。

5.断蒂术后3个月可进行皮瓣整形，此时应彻底将拇指单独分开或加深虎口。

（六）常见并发症的预防与处理

腹部带蒂皮瓣修复全手脱套伤术后易发生血肿、感染、皮瓣或蒂部撕脱及皮瓣坏死等并发症。术中、术后应注意下列几点。

1. 血肿　本手术创面大、手术剥离范围广，如止血不彻底极易形成血肿。手部清创完成后应放松止血带彻底止血，在皮瓣切取完成后，将蒂部缝合成皮管前也应彻底止血，并于皮瓣下和皮瓣蒂部放置引流条，这样可有效预防血肿发生。

2.感染　手部创面属于污染或沾染创面，皮瓣覆盖后因引流不畅易导致感染。一方面，手部清创时应彻底清除坏死、污染组织；另一方面术中应严格遵守无菌操作、彻底止血，放置引流条充分引流，这样可尽量避免感染的发生。术后一旦发生感染，应立即拆除部分缝线引流，如仍不能控制，则应将皮瓣缝回原位，手部再次清创，待感染控制后方能再次手术修复手部创面。

3.皮瓣或蒂部撕脱　皮瓣的撕脱一般与皮瓣切取过小或设计不合理所致，只要术中认真设计，切取皮瓣足够大，将皮瓣缝合于手部时尽量无张力缝合即可避免。蒂部的撕脱主要是术中蒂部缝合过紧和术后制动效果不良所致，术中设计保留较长而宽松的蒂部，并尽可能将蒂部缝合成皮管。术后密切观察制动情况，及时发现问题进行处理，也可有效避免蒂部撕脱的发生。

4.皮瓣坏死　多由于皮瓣设计偏小，皮瓣内轴型血管变异或缺如及术中损伤血管所致。术中皮瓣设计应足够大，分离蒂部时小心仔细，并应在术前做好轴型血管缺如、变异的预案。切取皮瓣时先切开皮瓣的上缘及两侧，自深筋膜深面向下、向内分离至腹股沟韧带，观察确认轴型血管进入皮瓣时，方可完整切取皮瓣。必须确认两支轴型血管均存在且走行无明显变异时，方可按设计切取成分叶皮瓣。术后密切观察皮瓣血运变化，发现皮瓣缝合张力过高时及时拆线，如蒂部受压、牵拉、扭转应立即予以解除。

（七）临床效果评价

腹部皮瓣修复全手脱套伤具有供区范围大、切取层次表浅、手术操作简单的优势，但由于受区的复杂多样性，仅切取随意型皮瓣很难一次性满意修复。如以腹部皮瓣埋藏修复手背，断蒂时间需延长，而且还需植皮修复手掌侧创面；如果切取腹部双蒂皮瓣修复，断蒂前经过一次延迟术，这样断蒂时方可获得较长的蒂部皮肤以翻转缝合修复手掌创面，但是仍然难以使拇指获得单独修复。

采用两块带轴型血管的皮瓣联合进行修复，这样皮瓣蒂部设计可以更窄、更长，皮瓣的活动度更大，皮瓣的有效面积也更大，缝合于手部时可以灵活调整，体位也更加舒适。除本术式外，如以往报道的带腹壁下血管和腹壁浅血管的瓦合皮瓣、阔筋膜与胸脐皮瓣联

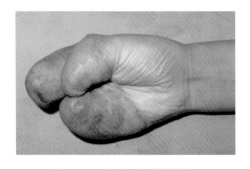

图 1-4-6 术后 1 年功能随访

合及髂腹股沟皮瓣与胸脐皮瓣瓦合等也是修复全手脱套伤较好方法。

腹部皮瓣修复全手脱套伤的优点：① 供区损伤小，只需一个供区即可完成全手脱套伤的修复，患者易于接受；②手术操作简单，不需要较高的显微外科技术，易于推广；③ 伤手修复后能够恢复基本的抓握功能 (图 1-4-6)。

腹部皮瓣修复全手脱套伤的缺点与不足：①治疗周期长，易导致手部关节僵硬，不利于功能恢复；②修复后仅能获得基本的抓握功能，而无法获得手指对捏、持细物、解纽扣等更精细的功能；③感觉功能恢复不满意；④皮瓣血运较差，抗寒能力差，易冻伤；⑤皮瓣臃肿，外观较差，需要多次整形及分指。

二、组合组织瓣移植修复全手脱套伤

（一）适应证

1.年龄小于 55 周岁，保肢意愿强烈者。

2.创伤后第 2 ~ 5 掌指关节基本完整者。

3.全身情况良好，能耐受长时间手术者。

（二）禁忌证

1.年龄大于 55 周岁者。

2.患高血压、糖尿病等，不宜进行显微外科手术者。

3.骨关节、肌腱、手内在肌损伤严重者。

4.创面严重感染未能有效控制者。

5.年老多病不能耐受手术者。

（三）术前准备

1.血常规、肝肾功能、心电图、胸部 X 线检查。

2.有条件者应做多层螺旋 CT 血管造影 (MDCTA) 和彩色多普勒超声 (CDS)，了解供区血管的走行、口径，精确定位股前外侧皮瓣的穿支点，了解受区血管损伤和变异情况。

3.术前应与患者及家属充分沟通，详细告知术后能达到的功能和外形效果，以及供区愈后情况。

4.手术时间长，应常规备血。

5.心电监护。

6.麻醉 气管插管全身麻醉或臂丛神经阻滞联合硬膜外阻滞麻醉。

（四）手术要点、难点及对策

1. 手术方案设计（以五块游离组织组合移植修复全手脱套伤为例）

(1) 切取同一血管蒂的同侧𧿹甲瓣和第 2 足趾用于修复拇指和再造示指。

(2) 游离对侧第 2 足趾移植再造中指。

(3) 分别切取双侧股前外侧皮瓣瓦合修复手掌、手背及虎口创面。

2. 体位与手术人员安排　患者取仰卧位，患肢外展置于手术台旁手术桌上，上臂使用气囊止血带。手术人员最少分为三组：一组负责手部清创、受区准备；二组负责设计、切取移植组织；三组负责供区遗留创面植皮。

3. 受区准备　手部彻底清创，清除坏死挫灭组织和炎性肉芽组织，在掌指关节以远约 1.5cm 处离断中指、环指近节指骨，于掌骨头下切除小指，根据情况可自掌骨中段水平剔除示指，起到扩大虎口的作用，并可减小所需皮瓣切取范围。在第 1、2 掌骨间或第 1、3 掌骨间打入 1 ~ 2 枚克氏针将其撑开，防止虎口挛缩。在腕部尺侧、桡侧分别做约 3cm 长的辅助切口，找出桡动脉、尺动脉、头静脉、贵要静脉及其属支备用。然后放松止血带，彻底止血。

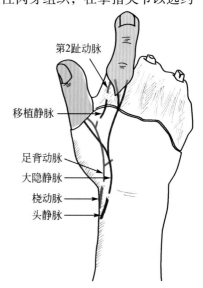

图 1-4-7　同侧𧿹甲瓣及第 2 足趾修复拇指、再造示指

足背动脉与桡动脉，大隐静脉与头静脉吻合，第 2 趾动脉通过移植静脉增加长度，以满足虎口间距

4. 供区准备　有以下 3 种方法。

(1) 同侧同一血管蒂的带末节趾骨的𧿹甲瓣和第 2 足趾修复拇指和再造示指（图 1-4-7）：在同侧足部设计带部分足背皮瓣的连体𧿹甲瓣和第 2 足趾，𧿹趾胫侧保留 1.5 ~ 2.0cm 宽舌形皮瓣，其中应包含𧿹趾胫侧神经、血管束。

1) 先切开足背皮瓣近侧缘并向足背近端做 "S" 形切口延长，保留 2 ~ 3 支以上较粗大的跖背浅静脉进入皮瓣，向近端仔细分离至内踝下方汇入大隐静脉处。沿途切断结扎与移植组织回流无关的静脉分支，并保留 2 ~ 3 支较粗大的大隐静脉属支，将其保留一定长度，结扎备用。于肌腱与肌腹连结处切断𧿹短伸肌腱，掀起即可显露足背动脉，将足背动脉向远端解剖游离，在第 1、2 跖骨基底部间隙内显露第 1 跖背动脉，结扎足底深支。继续向远端小心分离第 1 跖背动脉，直至其远端汇入趾蹼间的第 1 跖底动脉，向远端即分成𧿹趾腓侧趾动脉和第 2 足趾胫侧趾动脉。

2) 游离第 2 足趾的趾长伸肌腱，于其近端切断备用。𧿹甲瓣和第 2 足趾跖侧切口，高位切断第 2 足趾趾屈肌腱、𧿹趾腓侧和第 2 足趾两侧趾固有神经备用。由于手部撕脱性损伤的性质，神经损伤的平面较高，为避免行神经移植，常需将移植足趾组织的神经尽量保留足够的长度，可沿趾总神经劈开并向近端分离足够长后再切断。

3) 全部切开𧿹甲瓣，自伸屈肌腱浅面锐性分离，掀起皮瓣至趾间关节，此时应小心保护好已游离的血管蒂，同时还应注意在肌腱表面保留完整的腱膜，有利于植皮成活。然后，

057

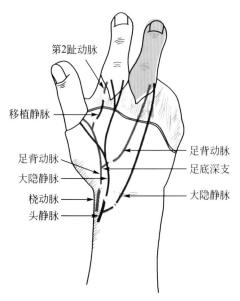

图 1-4-8　对侧第 2 足趾修复中指

对侧第 2 足趾足背动脉与第 1 跖背动脉的足底深支
吻合；对侧第 2 足趾大隐静脉与头静脉属支吻合

紧贴末节趾骨以锐刀分离、掀起胫侧舌形皮瓣至趾间关节处，离断趾间关节。再自跖趾关节平面离断第 2 足趾。此时，同一血管蒂的蹞甲瓣和第 2 足趾除血管蒂相连外已全部游离。

4) 断蒂前，应预先处理好第 1、2 足趾间血管跨度不足的问题。如术中需将再造指置于中指、环指处，以获得足够大的虎口宽度，此时也造成了同一血管蒂的同侧蹞甲瓣和第 2 足趾的趾动脉跨度不足的问题。可于趾蹼间纵行切开皮肤，在第 1 跖底动脉分叉处以远 2 ~ 3mm 处切断第 2 足趾胫侧趾动脉，取相应口径的足背浅静脉 5 ~ 6cm 移植于其间，以适应蹞甲瓣修复拇指和第 2 足趾再造示指后拇指与示指间增加的距离。放松止血带，观察游离组织的血运情况良好后断蒂。

(2) 对侧第 2 足趾移植再造中指 (图 1-4-8)：手术方法基本同上。也应保留大隐静脉属支和第 1 跖背动脉的足底深支，以备受区吻合用。

(3) 游离双侧股前外侧皮瓣修复手掌、手背创面 (图 1-4-9、图 1-4-10)：根据术前多层螺旋 CT 血管造影 (MDCTA) 和彩色多普勒超声 (CDS) 定位的穿支点及手部创面情况设计股前外侧皮瓣，重点是应设计出虎口和指蹼的形状。也可依据血管穿支定位情况，将其中一

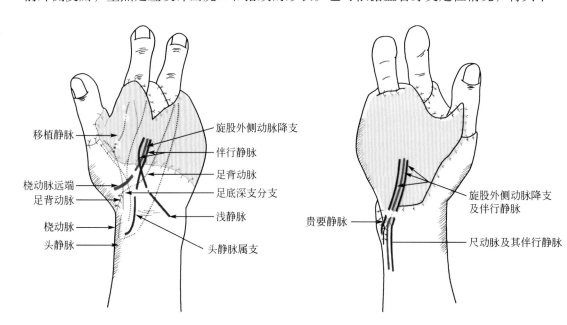

图 1-4-9　股前外侧皮瓣覆盖手背部

旋股外侧动脉降支与桡动脉远端吻合，两支伴行静脉与腕背静脉
浅静脉、头静脉属支吻合

图 1-4-10　另一股前外侧皮瓣覆盖手掌侧

旋股外侧动脉降支与尺动脉吻合，两条伴行静脉与贵要静脉、
尺动脉伴行静脉吻合

块皮瓣设计成分叶状，以单独一叶覆盖修复虎口，这样可使皮瓣缝合于虎口时更加灵活、服贴，另一叶则与对侧一块皮瓣瓦合修复手掌、手背。

点：根据术前 MDCTA 和 CDS 定位的穿支点或手持式多普勒血流探测仪探测到的穿支点为皮瓣设计的关键点，多数位于以髂前上棘与髌骨外上缘连线中点为圆心，半径 3cm 的圆圈范围内，且多集中于该圆的外下象限区域内。此点为旋股外侧动脉降支的第一肌皮穿支点，设计皮瓣时一般使该点坐落于皮瓣的中上份。

线：以髂前上棘与髌骨外上缘连线为皮瓣设计的轴心线。

面：通常在深筋膜深面切取皮瓣。

先按设计切开皮瓣外侧缘，于深筋膜下掀起，仔细探查找到股外侧肌或股直肌，显露股外侧肌间隙穿出的穿支血管，以肌间隙皮支为主。一般保留 2～3 支较粗大的穿支，在股外侧肌中小心分离至其旋股外侧动脉降支起始处。然后，全部切开皮瓣，在皮瓣近端找到并高位离断进入皮瓣的股外侧皮神经。向两侧牵开股外侧肌和股直肌，切断、结扎旋股外侧动脉降支远端，提起皮瓣向近端分离血管蒂至降支起始处，注意保护与旋股外侧动脉降支伴行的股神经分支。

依以上设计和切取方法，切取另一块股前外侧皮瓣。

5. 足趾移植

(1) 修整踇甲瓣的末节趾骨使之与拇指指骨相适应，用克氏针贯穿固定或融合指间关节，同侧第 2 足趾采用交叉克氏针或十字钢丝法固定于示指近节指骨，修复伸肌腱、屈肌腱及两侧指神经，在鼻烟窝处将桡动脉与足背动脉、大隐静脉与头静脉吻合（图 1-4-7）。

(2) 将对侧第 2 足趾固定于中指近节，修复伸肌腱、屈肌腱及两侧指神经，将同侧第 1 跖背动脉的足底深支与足背动脉、大隐静脉与头静脉属支吻合（图 1-4-8）。

(3) 将一块股前外侧皮瓣缝合于手背和虎口区，股外侧皮神经与桡神经浅支缝合，将旋股外侧动脉降支与桡动脉远端、两根伴行静脉与腕背浅静脉、头静脉属支吻合（图 1-4-9）。

(4) 另一块股前外侧皮瓣缝合于手掌侧，并与背侧皮瓣瓦合重建指蹼，将股外侧皮神经与手掌部残存的神经缝合，将旋股外侧动脉降支与尺动脉、降支伴行静脉与贵要静脉、尺动脉伴行静脉吻合（图 1-4-10）。

采用交叉克氏针或十字钢丝法固定指（趾）骨，其优点在于不固定关节、剥离范围小、耗时短。屈肌腱采用编织缝合法或 Kessler 法加周边缝合修复，伸肌腱予以编织缝合，牢固的肌腱缝合有利于术后早期功能锻炼。切取踇甲瓣和第 2 足趾时应尽量留较长的趾神经，以使神经能够直接缝合，有利于再造指感觉功能恢复（图 1-4-11）。

6. 供区遗留创面的处理

(1) 同侧足部：咬平踇趾近节远端关节面，用舌形皮瓣缝合覆盖趾骨残端，咬除部分第 2 跖骨头，用周围软组织覆盖骨残端。用大腿供区修整下的皮肤，将其修剪成全厚皮片植皮，打包。对侧第 2 足趾供区直接缝合。

(2) 双侧股前外侧皮瓣供区，用 3-0 可吸收线将股直肌与股外侧肌内翻缝合平整后，在大腿内侧取相应大小中厚皮片植皮，打包。

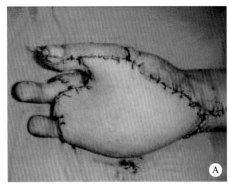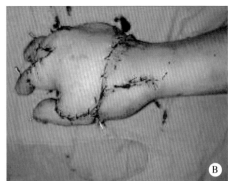

图 1-4-11　五块组织组合移植术毕

A.掌侧观；B.背侧观

（五）术后监测与处理

1.术后掌侧、背侧皮瓣下及虎口区均放置引流条，大量敷料疏松包扎，留观察窗，常规石膏托制动于腕关节功能位。

2.密切监测生命体征，给予抗炎、解痉、抗凝、扩容治疗。常规应用镇痛药物，保持病室安静、恒温，绝对卧床 1 周。

3.密切观察再造指和皮瓣血运变化，每小时观察一次并分别记录各移植组织的皮温、颜色、毛细血管反应时间、肿胀情况等指标。如出现血管危象，可肌内注射罂粟碱 30mg、局部拆线解除压迫、烤灯照射升温、镇痛等处理，观察 1 小时无好转，则应考虑为血管栓塞，立即送手术室进行血管探查。

4.术后一周时，移植组织血运基本稳定，可在石膏保护下开始再造手指被动活动训练，防止肌腱粘连。术后 4 周拔除支撑虎口的克氏针，拆除石膏，在专业康复师指导下开始进行主动功能锻炼。

（六）术后常见并发症的预防与处理

组合组织移植修复全手脱套伤手术时间长、创伤较大，稍有疏忽术后易发生血肿、感染、血管危象及供区植皮坏死等并发症。

1.血肿　尽管创面大、手术剥离范围广，但只要术中彻底止血，充分引流，较易避免血肿的发生。

2.感染　坚持严格无菌操作，彻底清创，彻底止血，充分引流。术前做创面培养，使用敏感抗生素，一般能有效避免感染发生。

3.供区植皮坏死　股前外侧皮瓣的供区肌肉组织丰富，只要坚持严格无创操作，肌肉组织缝合平整，张力不要过高，一般植皮均能顺利成活。踇甲瓣供区植皮较易坏死，与足部缺少肌肉组织覆盖、分离过程中没有小心保护肌腱的腱周膜和植皮后打包压力不适合等因素有密切关系。为避免植皮坏死，应注意严格无创操作，保护好腱周膜，植皮打包压力不宜过大。

4. 血管危象　组合组织移植一旦发生血管危象未能及时有效处理，将造成部分移植组织坏死甚至整个手术失败等不可估量的损失。因此，术前应充分准备，严格掌握好适应证。手术方案设计应科学、合理，制订好供区血管变异或受区可供吻合的血管不足的应急预案，并进行合理的手术人员安排。术中严格无菌操作，细心、精细地分离，精确吻合血管，并进行合理的人员轮换，杜绝打疲劳战的现象。术后给予专业、细致的显微外科专科护理，密切地观察血运变化，及时发现问题并进行有效处理。一旦移植组织出现血管危象，首先应从颜色、皮温、毛细血管反应时间、张力变化及肿胀程度等观察指标来综合判断是动脉危象还是静脉危象，再给予相应处理。

动脉危象：一般表现为肤色苍白、皮温低、毛细血管充盈偏慢、组织张力低，肿胀往往不明显。对于动脉危象的判断，应进一步分析是动脉痉挛还是动脉栓塞。首先应排除可能的外部因素，如疼痛、局部受压、温度变化或情绪波动的刺激。然后，给予局部烤灯照射升温和肌内注射罂粟碱 30mg 等处理，观察 1 小时仍无改善，则考虑为动脉栓塞，应立即手术探查。术中可根据血管搭配情况来判断栓塞的部位，如再造的环指出现危象，应考虑为足底深支吻合口栓塞，而如果拇指、中指、环指同时出现危象，则是桡动脉吻合口栓塞。

静脉危象：一般表现为颜色深、青紫、早期皮温高、毛细血管反应加快、肿胀明显且进行性加重，甚至出现张力性水疱。对于静脉危象主要是区分静脉受压还是栓塞，通常先松解敷料、拆除部分缝线以排除压迫因素，观察皮缘出血情况，有深红色血液流出且出血活跃时，可继续观察 2 小时，如观察指标无明显好转甚至进一步加重，则应立即手术探查。

血管栓塞的部位一般位于吻合口附近，但随着时间的推移，栓子会向远端延伸，一旦进入移植的组织内的小血管或毛细血管中，则即使探查重新吻合或移植长段血管也无法挽救，将会造成一块甚至多块组织坏死的严重后果。所以，一旦怀疑为血管栓塞，应尽快手术探查，决不能姑息。探查时应彻底切除栓塞段血管，切忌为了避免血管移植而保留病变血管。

（七）临床效果评价

全手脱套伤的伤情复杂，修复重建困难，至今仍是手外科的一大难题。以往采用单纯植皮或腹部包埋植皮等术式修复，仅解决了保留残手的问题，因术后严重的瘢痕挛缩无法恢复手功能，现已很少应用。运用腹部皮瓣包裹或两块游离皮瓣瓦合可以较好地解决瘢痕挛缩的问题，但因需要多次分指、整形，治疗周期长，易致关节僵硬而无法恢复较满意的功能，外形也欠满意。

由于单纯用皮瓣包裹修复全手脱套伤难以达到恢复满意的手部功能的治疗目的，修复后手的外形也欠美观，医生们开始尝试应用蹞甲瓣与传统的腹部皮瓣相结合的方法来治疗全手脱套伤，获得了较好的疗效。该术式虽然解决了拇指单独修复的问题，且修复后拇指的外形、感觉和功能均较满意，但仍存在治疗周期长、需多次手术、第 2～5 指外形和功能欠佳的缺点。

自 20 世纪 90 年代以来，随着显微外科技术的进步，手外科学者开始尝试运用显微外科技术以多件组织组合移植来重建全手脱套伤，芮永军、丛海波和王树峰等学者都在这方面进行了大量的临床和解剖学研究。丛海波等于 2000 年报道了应用显微外科技术组合组织移植修复全手脱套伤 36 例的临床研究，芮永军等 2003 年报道了一组 284 例组合组织移植的血管处理经验。2010 年芮永军等的一组 7 例五块游离复合组织移植修复全手脱套伤的长期随访报告，功能优良率达到了 85.71%，再造手指感觉也获得了满意恢复，尽管供区手术损伤较大，在他们的长期随访中，并未发现明显的供区并发症 (图 1-4-12)，股前外侧皮瓣供区未发现大腿肌力下降 (图 1-4-13)，足部供区仅发现存在少量瘢痕和色素沉着，行走、弹跳和长时间站立均正常 (图 1-4-14)。

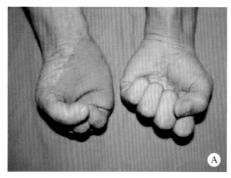
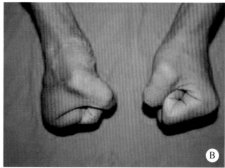

图 1-4-12　术后 4 年抓握功能

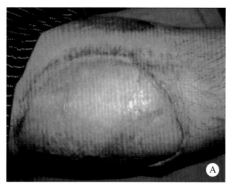
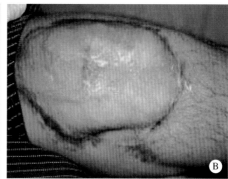

图 1-4-13　术后 4 年右侧、左侧大腿植皮创面

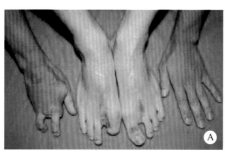
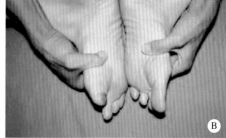

图 1-4-14　术后 4 年供区、受区及足底背侧外观

　　本术式的优点：① 一次手术即能完成全手脱套伤的修复，有利于早期功能锻炼；② 所有移植的组织血运丰富，耐寒性好；③ 所有移植的组织都有神经支配，感觉恢复良好；

④ 能够恢复较满意的手功能；⑤ 修复后手的外观较满意。

本术式的缺点：① 手术操作复杂，需要较高的显微外科技术和团队实力方能完成，风险较大，不易推广；② 需要切取多个组织进行移植，供区损伤较大；③ 皮瓣移植后仍需要二期整形以改善外观。

本手术设计上值得探讨的几个问题如下。

1. 再造手指的问题　应用踇甲瓣修复拇指能够获得较满意的外形和功能，已基本形成共识。在第 2 ~ 5 指的再造部位和数量的选择上，一般认为再造一个手指即能解决手部拇、手指对捏功能，但是持物的稳定性较差，抓握功能和力量较差。因此，笔者建议再造两个手指比较合适。再造手指部位的选择应主要根据手部掌指关节的损伤情况决定，一般在示指、中指、环指中选择掌指关节相对完整，损伤较轻者予以再造。同等条件下，为了避免因手内在肌瘢痕化造成的虎口挛缩，笔者通常选择再造中指、环指以获得足够大的虎口。

2. 皮瓣移植的问题　虽然有时一块皮瓣就能够勉强覆盖手部创面，但是由于手部创面的不规则性，且一块皮瓣难以设计出满意的虎口和指蹼，所以通常选择用两块皮瓣瓦合的方式来修复手部创面。在皮瓣穿支分布合适的情况下，可切取分叶皮瓣以单独一叶覆盖虎口，在虎口区缝合时可灵活调整、拼接，有利于重建更完美的虎口。穿支较粗大时，可在浅筋膜层切取超薄皮瓣，以获得血运丰富、修复外形更加美观的皮瓣。

3. 血管吻合的搭配　受区可供选择的供血动脉有桡动脉、尺动脉，与踇甲瓣及对侧第 2 足趾的足底深支搭配，作为回流静脉吻合的有头静脉及其属支、贵要静脉及其属支、桡尺动脉的伴行静脉，可与踇甲瓣及对侧第 2 足趾的大隐静脉属支搭配。术中可根据动脉喷血状况、口径匹配情况及血管内膜损伤情况等灵活选择、搭配。一般来说，一级吻合口（如桡动脉 – 足背动脉）安全系数最高，但由于移植组织多，二级吻合口（如足底深支 – 对侧足背动脉）难以避免，原则上应杜绝三级吻合。

尽管五块组织组合移植修复全手脱套伤的术式存在操作复杂、供区牺牲较大的缺点，但就其所能得到的手功能结果而言，是以往的方法无法比拟的。笔者认为只要术前充分准备、合理设计手术方案，术中精细操作，术后严密观察，就能很好地规避手术风险，减少并发症的发生，获得良好的手术效果。目前，多数学者均赞同以组合组织移植修复全手脱套伤，认为这是目前技术条件下重建手功能的适宜方案。

（芮永军）

参 考 文 献

陈德松，成效民，蔡佩琴，等，1994. 吻合血管神经的游离趾甲瓣移植. 中华手外科杂志，10(2): 69-70.

丛海波，隋海明，李金晟，2000. 全手皮肤脱套伤早期显微外科修复方法的选择. 中华显微外科杂志，23(1): 32.

顾玉东，王澍寰，侍德，2007. 手外科手术学. 上海：上海科学技术出版社：650-658.

顾玉东，1995. 手的修复与再造. 上海：上海医科大学出版社.

顾玉东，2012. 指部皮肤缺损的修复原则. 中华手外科杂志，28(3): 130.

洪光祥，裴国献，2010. 中华骨科学（手外科卷）. 北京：人民卫生出版社.

靳兆印,张敬良,安全业,等,2014.反取皮植皮并二期腹部带蒂皮瓣修复全手皮肤脱套伤的临床效果.中华显微外科杂志,37(5): 468-471.

居发新,巨积辉,王海文,等,2013.30 例全手皮肤套状撕脱伤临床疗效分析.中华手外科杂志,29(2): 85-88.

阚世廉,2008.手外科手术技巧.北京:人民卫生出版社.

康庆林,陈宇杰,韩培,等,2009.吻合血管原位修复手部皮肤撕脱伤.中华显微外科杂志,32(3): 199-201.

李俊明,郑水长,张云飞,等,2008.同指背侧皮神经营养血管皮瓣修复指端缺损.中华手外科杂志,24(2): 104-106.

李秋实,冯承臣,陈沂民,等,1999.腹部双蒂真皮下血管网皮瓣修复手部脱套伤.中国修复重建外科杂志,13(06): 335-336.

李向荣,寿奎水,孙天烨,等,1996.蹞甲瓣加双股前外侧皮瓣组合移植修复全手脱套伤.中华手外科杂志,12(4):209-210.

罗通,徐屹,张桂生,等,2015.改良腹部超薄袋状皮瓣修复全手皮肤脱套伤.河北医药,37(22): 3447-3449.

糜菁熠,芮永军,沈小芳,等,2011.应用改良蹞甲瓣修复拇手指脱套伤.中华显微外科杂志,34(5): 366-369.

潘勇卫,田文,田光磊,等,2005.改良游离(蹞)甲皮瓣移植再造拇指.中华手外科杂志,21(2): 79-82.

芮永军,施海峰,邱扬,等,2007.不同构制的跨甲瓣修复手指套脱伤.中华手外科杂志,23(6): 349-351.

芮永军,施海峰,邱扬,等,2005.部分蹞甲瓣和第二趾腹皮瓣联合修复指脱套伤.中华显微外科杂志,28(4):4-1.

芮永军,施海峰,许亚军,等,2010.五块游离复合组织修复全手套状撕脱伤的长期随访.中华手外科杂志,26(5):274-276.

芮永军,寿奎水,张全荣,等,2002.三块游离组织组合移植Ⅰ期修复复杂手外伤.中华显微外科杂志,25(3):170-172.

芮永军,寿奎水,张全荣,等,2003.四、五块游离组织组合移植一期手再造.中华手外科杂志,19(04):223-225.

芮永军,寿奎水,张全荣,等,2003.组合组织移植的血管处理.中华手外科杂志,19(03):162-165.

芮永军,寿奎水,张全荣,等,2005.组织组合移植修复复杂性手外伤.中国修复重建外科杂志,19(07):514-516.

寿奎水,芮永军,李向荣,等,1998.一期修复全手皮肤套状撕脱性损伤及重建部分手功能.中华手外科杂志,14(1):20-22.

孙冰,于胜军,2003.阔筋膜与胸脐皮瓣联合应用修复手部软组织缺损.实用骨科杂志,9(2):153-154.

王加利,赵春霞,徐蒙,等,2014.腹部环形蒂瓦合皮瓣联合蹞甲瓣治疗全手皮肤套脱伤.中华手外科杂志,3(3): 228-229.

王树峰,张高孟,路培法,等,1999.五个组织瓣组合移植修复全手脱套伤瓣五指缺损.中华手外科杂志,15(04):225-227.

王澍寰,1997.手部创伤的修复.北京:北京出版社.

王澍寰,2011.手外科学.第 3 版.北京:人民卫生出版社.

徐达传,2013.指部皮肤缺损修复术式的选择.中华手外科杂志,29(2): 65-66.

许亚军,寿奎水,芮永军,等,2006.(蹞)甲瓣和第二趾联合移植再造拇示指.中华手外科杂志,22(6):350-352.

叶朝辉,陈薇薇,魏鹏,等,2013.组合皮瓣急诊一期修复手部大面积脱套伤.中华整形外科杂志,29(3):227-228.

张立山,潘勇卫,田光磊,等,2010.改良法游离(蹞)甲皮瓣移植再造拇指随访研究.中国修复重建外科杂志,24(3): 309 - 314.

张全荣, 寿奎水, 施海峰, 等, 2006. 双侧足趾皮瓣组合移植一期修复手部脱套伤并再造手指. 中华显微外科杂志, 29: 419-421.

张全荣, 许亚军, 孙振中, 等, 1998. 全手皮肤脱套伤的早期显微外科治疗. 中华显微外科杂志, 21(1):60-61.

张文龙, 王增涛, 于志亮, 等, 2012. 指固有动脉背侧支为蒂的指背皮瓣修复手指皮肤缺损. 中华手外科杂志, 28(4): 250-251.

张志海, 寿奎水, 芮永军, 等, 2006. 吻合神经的拇指背侧皮神经营养血管皮瓣修复拇指指腹缺损. 中华手外科杂志, 22(5): 270-271.

Doi K, Kuwata N, Kawai S, 1985. Reconstruction of the thumb with a free wrap-around flap from the big toe and an iliac graft. J Bone Joint Surg, 67A:439-445.

Inoue G, Maeda N, 1998. Complications in wrap-around-flap donor sites after reconstruction using an arterialized venous flap. J Reconstr Microsurg, 14(6):377-380.

Lee KS, Chae IJ, Hahn SB, 1996. Thumb reconstruction with a free neurovascular wrap-around flap from the big toe: long-term follow-up of thirty cases. Microsurgery, 16:692-697.

Morrison WA, O' Brien BM, MacLeod AM, 1980. Thumb reconstruction with a free neurovascular wrap-around flap from the big toe. J Hand Surg Am, 5(6): 575-583.

Pan YW, Zhang L, Tian W, et al, 2011. Donor foot morbidity following modified wraparound flap for thumb reconstruction: a follow-up of 69 cases. J Hand Surg Am, 36:493-501.

Rui Y, Mi J, Shi H, et al, 2010. Free great toe wrap-around flap combined with second toe medial flap for reconstruction of completely degloved fingers. Microsurgery, 30(6):449-456.

第二章　手部骨与关节损伤

第一节　指骨骨折

指骨骨折为最常见的手部骨折，多因直接暴力导致。根据骨折端是否外露，可将其分为闭合性骨折和开放性骨折。指骨骨折常合并周围软组织，包括血管、神经损伤，因此多为复合性损伤。指骨骨折后常见有旋转、掌侧或背侧方向成角畸形，而尺侧或桡侧的成角畸形并不少见。旋转移位及尺侧、桡侧成角畸形如果未能纠正，将会导致在骨折愈合后屈曲时与相邻手指发生交叠或阻碍，影响手指屈曲活动的顺利完成。同时，良好的内固定将有利于骨折的愈合及邻近关节的功能康复。

一、指骨骨折切开复位克氏针固定术

（一）适应证

1. 指骨骨折复位后较为稳定，使用克氏针即可取得良好的固定效果。
2. 指骨骨折，周围软组织条件不佳，污染较为严重者。
3. 患者全身情况不允许进行较长时间的手术操作，需要缩短手术时间者。
4. 骨折经过关节，且骨折块较小不适合使用钢板螺钉系统固定者。

（二）禁忌证

软组织损伤明显，伴有血管严重损伤，固定操作后可能影响血运，导致手指发生坏死等情况者。

（三）术前准备

1. 血常规、心电图、胸部 X 线片、肝肾功能检查。
2. 老年患者特别应注意是否合并有高血压和糖尿病。
3. 老年患者或儿童予以心电监护。
4. 麻醉　近侧指间关节以远采用指神经阻滞麻醉，近侧指间关节以近采用臂丛神经阻滞麻醉。

（四）手术要点、难点及对策

指骨骨折可根据骨折部位，大致分为头、颈、干及基底骨折四类，其中手术关键点各有不同，应予以注意。

1. 体位与切口

(1) 体位：患者取仰卧位，患肢外展置于手术台旁的手术桌上。

(2) 切口：手术切口与固定的要求根据指骨骨折的部位不同而异。

2. 指骨头部骨折

(1) 根据骨折的部位，在手指背侧或侧正中做切口。

(2) 单侧髁骨折：单侧髁骨折的治疗方案可首选闭合复位经皮穿针内固定，此法需首先适度牵拉受损关节，通过推捏、挤压等手法使骨折块复位。判断骨折块基本复位后，取一枚 0.8mm 克氏针垂直于骨折面固定骨折块。经透视后确认骨折复位后，取第二枚 0.8mm 克氏针固定骨折块防止骨折块旋转，穿针角度以与第一枚克氏针形成一定交角为宜。切忌反复使用克氏针穿针固定，可能造成骨折块碎裂而导致较难固定。

单侧髁骨折通过撬拨复位髁部骨折，直视下检查骨折对位对线情况。确认其对位对线良好后，使用巾钳固定后，亦可取一枚 0.8mm 克氏针贯穿固定骨折（图 2-1-1）。

(3) 双髁骨折及无法闭合复位之单侧髁骨折：手术可选择背侧弧形切口切开复位内固定。切开皮肤分别显露骨折远端、近端。注意保护肌腱或韧带断裂后的残端，以备修复时用。

双髁骨折可采用两枚克氏针分别将各个骨折的髁部与骨干固定，可从远端髁部进针，穿过骨折远端、近端以后，在 C 形臂透视下从近端将克氏针继续导出，直至克氏针针尾刚埋入髁部关节面（图 2-1-2）。

活动指间关节，确认所有克氏针均未影响关节活动，则修复损伤的肌腱及韧带，缝合手术切口。

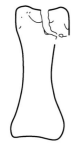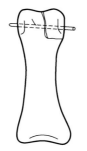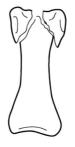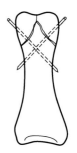

图 2-1-1　指骨单髁骨折克氏针固定　　　　图 2-1-2　指骨双髁骨折克氏针固定

3. 指骨颈、干部骨折

(1) 切口：根据骨折的部位，在手指背侧做切口。

(2) 切开皮肤及皮下组织后，显露指骨横行、斜行或者螺旋形骨折，显露骨折端后注意不要过多剥离骨膜，并注意保留肌腱、韧带的断端，以备修复时使用。

(3) 通过牵拉、撬拨，或者推托纠正指骨的旋转、成角各类畸形。指骨颈、干部骨折成角畸形多向掌侧成角，牵拉后由掌侧向背侧推顶骨折端即可达到复位的目的。

（4）采用 1～2 枚 0.8mm 克氏针交叉固定骨折端，克氏针置于皮下或一端留于皮外，另一端置于皮下，用两枚克氏针固定时，其交叉处应在骨折端，使骨折达到稳定的固定（图 2-1-3、图 2-1-4）。固定的克氏针应以不影响相邻关节的活动为原则（图 2-1-5）。固定完成后，必须通过屈曲手指检查是否存在骨折复位后的轻度旋转畸形和侧偏畸形，如果发现存在上述问题，必须立即纠正。必要时修复损伤的肌腱及韧带，缝合手术切口。

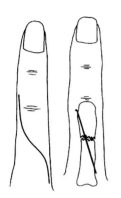

图 2-1-3 指骨干骨折单根克氏针固定

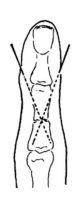

图 2-1-4 指骨干骨折两根克氏针固定

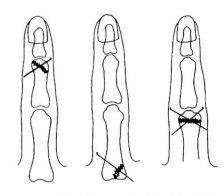

图 2-1-5 指骨头、颈、基底部骨折克氏针固定

4. 指骨基底部骨折

（1）切口：指骨基底部骨折，通常可选择手指侧方切口。

（2）切开皮肤皮下组织以后，对关节囊和周围韧带结构做有限切开，尽可能不做广泛剥离。

（3）纵向牵拉患指，使用血管钳或骨膜剥离子将骨折块向骨干部挤压复位。如骨折块较大，可使用一枚 0.8mm 克氏针由骨折块皮质侧进入，穿过骨干皮质后，在 C 形臂透视下从骨干侧将克氏针继续导出，直至克氏针针尾刚埋入骨折块皮质。透视确认骨折块复位后，使用第二枚克氏针如上述过程固定骨折块，两枚克氏针以成一定交角为宜。如骨折块较小，取一枚 0.8mm 克氏针如上法固定（图 2-1-5）。复位确切后，可辅以迷你外固定架维持复位。

（4）修复关节囊及周围韧带组织，缝合手术切口。

5. 末节指骨基底部撕脱骨折

（1）切口：远侧指间关节背侧做 "S" 形切口。

（2）切开皮肤掀起皮瓣，显露骨折块及与其相连的伸肌腱。

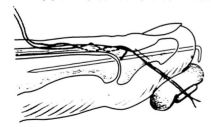

图 2-1-6 Bunnell 钢丝抽出缝合法

（3）Bunnell 钢丝抽出缝合法：骨折块较小时，可采用 Bunnell 钢丝抽出缝合法予以固定，即用细钢丝用褥式缝合法，将其经指骨钻孔于手指末节掌面穿出，在指骨对合良好的情况下，在指掌部垫一纱布卷抽紧打结，使骨折处紧密对合（图 2-1-6）。

（4）锚钉固定法：骨折块较小时，亦可采用骨锚钉固定法，即在骨折块准确对合后，于远侧指间关节轻度伸直位用锚钉予以固定（图 2-1-7）。锚钉术后无须取除。

(5) 微型螺钉固定法：骨折块较大时，亦可采用微型螺钉固定法，即在骨折块准确对合后，于远侧指间关节轻度伸直位用一枚微型螺钉予以固定（图 2-1-8），亦可加用一枚克氏针固定。

(6) 仔细止血后缝合手术切口。

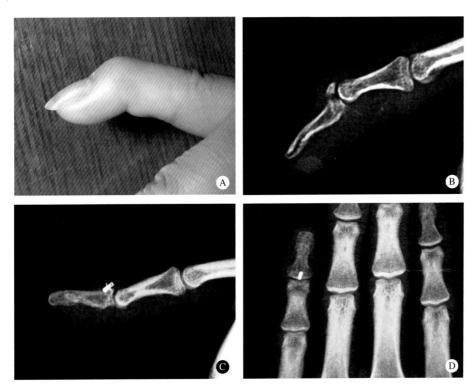

图 2-1-7　锚钉固定法

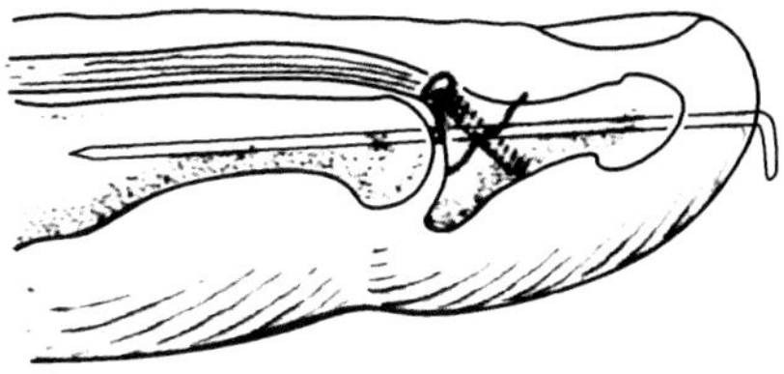

（五）术后监测与处理

术后塑料或铝托板固定患指指间或掌指关节于功能位。4 周后拍摄 X 线片复查，如骨折稳定无移位，则去除外固定，开始手指活动功能锻炼。

（六）术后常见并发症的预防与处理

图 2-1-8　微型螺钉固定法

1. 关节僵硬　关节附近的骨折复位不准确，固定方法不当，均可致使固定时间过长，导致关节僵硬而使手指的活动功能障碍（图 2-1-9）。

2. 骨折延迟愈合或骨折不愈合　骨折复位不良，术中骨膜剥离过多、过于广泛，易导致骨折端愈合不佳。为避免此类情况发生，切勿为更好地显露骨折端而轻易进行过多剥离骨膜，在骨折固定过程中，尽可能减少克氏针穿针次数，避免反复穿针导致骨折块碎裂或血运破坏，同时应达到固定可靠。

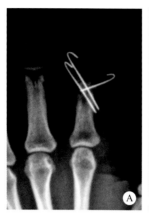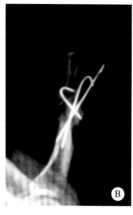

图 2-1-9　示指近节指骨远端骨折，复位不良、固定不当

3. 肌腱、韧带损伤　尤其是伸肌腱中央腱束止点易在骨折端分离过程中被损伤，如未注意，术后会发生扣眼畸形 (bottonniere deformity)。为预防类似的问题发生，须在手术切开过程中注意保护相关结构，一旦发现，应一期修复，并需术后确切固定。

4. 术后肌腱粘连、手指运动功能不佳　如肌腱损伤较为严重，或者为追求骨折良好愈合而固定时间过长，易并发肌腱粘连，关节僵硬。因此，要求术后在确认内固定稳定的前提下按计划进行功能锻炼，一般术后 4 周即可开始。功能锻炼的步骤和要求须向患者明确说明，必要时可嘱患者在康复医师指导下锻炼 1 ~ 2 周，掌握康复锻炼的过程后再自行练习。期间，患者每 2 周复查 1 次，了解骨折愈合情况。

5. 内固定物的滑脱或断裂　此类并发症容易在术后康复过程中出现，因此须提醒患者及康复医师注意。如发生内固定物滑出脱落，立刻复查 X 线片，了解骨折复位是否丢失，同时根据实际情况决定是否给予辅助铝板外固定。

（七）临床效果评价

在良好掌握手术适应证的前提下，指骨骨折复位克氏针的临床效果是较为肯定的。其操作方法相对简单，并发症较少，是临床工作中较为理想的手术方式。其临床效果主要取决于以下几点：①骨折受伤至手术的时间，一般骨折一周内进行手术较为合适；②骨折复位后固定的稳定程度，固定后在手指运动过程中不易发生活动或移位；③术后早期的功能锻炼水平，在保证稳定固定的前提下，尽早、合理的功能锻炼有助于功能的顺利恢复。

二、指骨骨折切开复位钢板固定术

（一）适应证

1. 骨折复位后不稳定，单纯使用克氏针无法取得良好的固定效果者。
2. 骨折周围软组织条件良好，闭合骨折或软组织污染较轻者。
3. 患者一般情况良好，允许进行较长时间的手术操作者。
4. 患者对手部功能要求较高，期望术后尽快重返工作岗位者。

（二）禁忌证

1. 软组织损伤明显，伴有血管严重损伤，固定操作后可能影响血运，导致手指发生坏死等情况。
2. 污染较为严重，内植物可能导致感染发生者。

（三）术前准备

1. 血常规、出凝血时间、心电图、胸部 X 线片、肝肾功能检查。

2. 老年患者特别应注意是否合并有高血压和糖尿病。

3. 麻醉 近侧指间关节以远采用指神经阻滞麻醉，近侧指间关节以近采用臂丛神经阻滞麻醉。

4. 心电监护。

（四）手术要点、难点及对策

钢板固定对于指骨颈、干部骨折较为适宜，其手术关键点如下所述。

1. 体位与切口

(1) 体位：患者取仰卧位，患肢外展置于手术台旁的手术桌上。

(2) 切口：根据骨折的部位，在手指背侧做"S"形或弧形切口。

2. 横行、斜行或者螺旋形的非粉碎性骨折，骨折端暴露后无须过多剥离骨膜。通过牵拉、撬拨或推托达到复位后，可使用一枚 0.88mm 克氏针临时固定骨折两端。

3. 选择合适的直形、Y 形或 T 形钢板用于固定骨折两端。首先使用一枚螺钉将钢板固定于骨折近端，此螺钉位置选择时勿距离骨折端过近或过远。随后在骨折远端固定第 2 枚螺钉，完成后行 C 形臂透视检查骨折复位固定后对位对线情况。屈曲诸指检查是否有手指旋转交叠等畸形存在，如对位对线均可，无旋转畸形，则继续完成剩余螺钉固定工作（图 2-1-10)。

4. 在长斜形或者长螺旋形骨折的复位过程中，需注意斜形骨折块尖端的复位情况，可使用一枚螺钉垂直于骨折线对骨折块远、近端进行牵拉。

5. 指骨粉碎性骨折，如骨折块较多并且较小，尽量保留一部分骨膜对骨折处的碎骨进行包裹，在复位及固定过程中要依靠透视确认对位对线情况。如有可能，可以首先采用外固定架进行复位后维持及支撑，在使用钢板完成内固定后，再拆除外固定架。

6. 上述钢板固定完成后，即可修复损伤的肌腱及韧带，缝合手术切口。

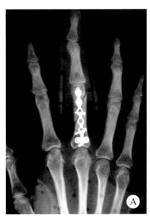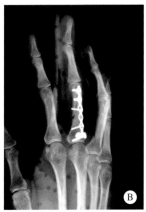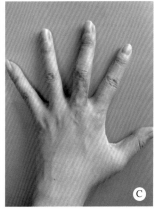

图 2-1-10 近节指骨斜形骨折钢板固定

A、B. 术后 X 线片；C. 手的外形

071

（五）术后监测与处理

术后塑料/铝托固定指间或掌指关节于功能位。两周后透视复查，如骨折稳定无移位，则可去除外固定，逐渐开始功能运动。

（六）术后常见并发症的预防与处理

1. 肌腱、韧带损伤的并发症　可参考克氏针方法中的描述。同时，如果钢板的材料较厚，边缘较为尖锐，可能对肌腱有一定的激惹及磨损，因此在选择材料及安置过程中需充分考虑这一因素，预防或减少此类并发症的发生。

2. 骨折延迟愈合或骨折不愈合　如术中骨膜剥离过多、过于广泛，可导致骨折端延迟愈合或不愈合。为避免此类情况发生，尽可能不过多剥离骨膜。在固定过程中，需减少钻孔、螺钉固定的次数，避免对骨块的血运产生影响。

3. 术后肌腱粘连、手指运动功能不佳　其预防、处理方法见克氏针固定。

4. 内固定钢板断裂　可能因钢板固定不当或在术后康复过程中会出现，因此需提醒患者及康复医师注意。如在锻炼过程中突发异响或疼痛，需立刻复查 X 线，了解内固定物的完好程度及骨折复位是否丢失，同时根据实际情况决定是否给予辅助铝板外固定。

（七）临床效果评价

在良好掌握手术适应证的前提下，指骨骨折后复位钢板固定的临床效果是较为肯定的。其操作方法相对简单，并发症较少，是临床工作中较为理想的手术方式。其临床效果主要取决于以下几点：①骨折受伤至手术的时间，一般骨折一周内进行手术较为适宜；②骨折复位后固定的稳定程度，固定后在手指运动过程中不易发生活动或移位；③术后早期合适的功能锻炼水平，在保证稳定固定的前提下，尽早、合理的功能锻炼有助于功能的顺利恢复。

（陈江海）

第二节　掌骨骨折

掌骨骨折多见于掌骨颈及骨干部，通常伴有短缩、旋转或成角移位。根据骨折位置的不同，旋转及成角移位导致的后果会有一定的差异，一旦有移位改变，畸形愈合后握拳会有不适甚至障碍，越靠近近端的移位，导致的握物不适感就越突出。因此，从运动功能及美观角度而言，对于有移位的掌骨骨折，均有矫正的必要。另外，稳定的内固定将有利于骨折的愈合及手部功能的早期康复。

一、掌骨骨折切开复位克氏针固定术

（一）适应证

1.骨折复位后较为稳定，使用克氏针即可取得良好的固定效果。

2.骨折周围软组织条件不佳，污染较为严重。

3.患者全身情况不允许进行较长时间的手术操作，需要缩短手术时间。

4.骨折经过关节，且骨折块较小不适合使用钢板螺钉系统固定。

（二）禁忌证

软组织损伤明显，伴有血管严重损伤，固定操作后可能影响血运，导致手指发生坏死等情况。

（三）术前准备

1.血常规、心电图、胸部 X 线片、肝肾功能检查。

2.老年患者特别应注意是否有高血压和糖尿病。

3.麻醉　臂丛神经阻滞麻醉。

4.心电监护

（四）手术要点、难点及对策

掌骨骨折可根据部位，大致分为头部、颈部、干部及基底部骨折四类，其中手术关键点各有不同，现分述如下。

1.体位与切口

(1) 体位：患者取仰卧位，患肢外展置于手术台旁的手术桌上。

(2) 切口：可根据骨折的部位，在掌骨背侧做切口。

2.掌骨头部骨折

(1) 首选闭合复位经皮穿针内固定：首先适度牵拉受损关节，通过推捏、挤压等手法使骨折块复位。判断骨折块基本复位后，取两枚1.0mm克氏针交叉固定骨折块防止骨折块旋转。

(2) 如闭合复位未达到功能复位，则行切开复位内固定，取两枚 1.0mm 克氏针交叉固定骨折块防止骨折块旋转。切忌反复使用克氏针穿针固定，可能造成骨折块碎裂而导致较难固定。

(3) 如骨折粉碎较为严重，伴有骨折处的塌陷，应将掌指关节置于伸直位，纵向牵拉手指，以此矫正短缩及侧方移位，再取两枚 1.0mm 克氏针交叉固定骨折。如条件许可，应使用外固定架将关节辅助固定于伸直位。

(4) 克氏针固定骨折过程中，可从骨折近端进针，穿过骨折远端以后，在 C 形臂透视下确认未贯穿关节腔，未影响关节活动 (图 2-2-1)。

3. 掌骨颈部骨折

(1) 对于横行、斜行或者螺旋形的掌骨颈部骨折，显露骨折端后尽量不要过多剥离骨膜，注意保留肌腱、韧带的断端，以备修复时使用。

(2) 复位时拇指抵压在骨折背侧，屈曲掌指关节至 90°，向背侧推挤近节指骨将掌骨头托回原位，矫正成角畸形。

(3) 复位后自掌骨基底经皮穿入 2 ~ 3 枚 1.0mm 克氏针进入髓腔，达掌骨头关节面软骨下骨，保持掌指关节活动度。

(4) 克氏针需预弯，使其达到三点接触的目的 (远端、近端与髓腔背侧，中部与掌侧皮质)。固定完成后，必须通过屈曲诸指检查是否存在骨折复位后的轻度旋转畸形和侧偏畸形，如果发现存在上述问题，必须立即纠正。

4. 掌骨干部骨折

(1) 切开皮肤皮下组织以后，显露骨折端，尽可能不作骨膜广泛剥离。

(2) 通过牵拉、撬拨纠正各类旋转、成角畸形，复位后采用两枚 1.0mm 克氏针交叉固定骨折端，克氏针一端留于皮外，另一端置于皮下，以不影响相邻关节的活动为原则。固定完成后，必须通过屈曲诸指检查是否存在旋转或侧偏畸形。

5. 掌骨基底部骨折

(1) 对于第 2 ~ 5 掌骨基底骨折，切开皮肤皮下组织以后，对关节囊和周围韧带结构做有限切开，尽可能不作广泛剥离。

(2) 通过纵向牵拉掌骨，使用骨膜剥离子将骨折块撬拨复位，直视下先使用 1 枚 1.0mm 克氏针固定骨折端，透视确认骨折块复位后，使用第 2 枚克氏针固定骨折块 (图 2-2-1)。

6. 第 1 掌骨基底部骨折 首先考虑闭合复位，即一只手将拇指外展纵向牵拉，另一只手用拇指在第 1 掌骨基底部挤压使骨折块复位。如骨折块较大，可采用两枚 1.0mm 克氏针交叉固定骨折块 (图 2-2-2A)。如骨折块较小，可采用两枚 1.0mm 克氏针，其中 1 枚用于固定骨折块，另 1 枚将第 1、2 掌骨固定，使第 1 掌骨处于外展位 (图 2-2-2B)。术中可借助 C 形臂透视确认复位状况。必要时也可选用迷你外固定架在大多角骨及第 1 掌骨干部使用螺钉辅助维持第 1 腕掌关节间隙。

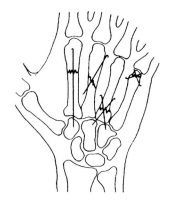

图 2-2-1　掌骨骨折克氏针固定

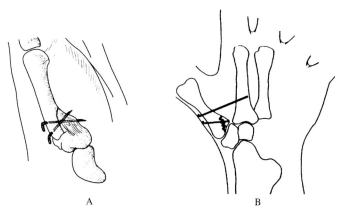

图 2-2-2　第 1 掌骨基底部骨折

A.两枚克氏针交叉固定；B.1 枚克氏针固定骨折块 另 1 枚将第 1、2 掌骨固定

7. 如有关节囊及周围韧带组织损伤，应予以修复，逐层缝合手术切口。

（五）术后监测与处理

术后石膏托固定4～6周，透视复查后如骨折稳定无移位，则去除外固定，开始功能运动。

（六）术后常见并发症的预防与处理

1. 骨折延迟愈合或骨折不愈合　如果术中骨膜剥离过多、过于广泛，易导致骨折延迟愈合或骨折不愈合。因此，术中应尽量勿过多剥离骨膜。在骨折固定过程中，在保证固定可靠的情况下，减少克氏针穿针次数，避免反复穿针导致骨折块碎裂或血运破坏。

2. 伸肌腱粘连　导致手指屈曲功能障碍，伸指无力等，如伤后肌腱损伤较为严重，或者为追求骨折良好愈合而固定时间过长，易并发肌腱粘连，关节僵硬。为防止或减少此类情况的发生，要求术后在确认内固定稳定前提下按计划进行功能锻炼，一般术后4周即可开展。功能锻炼的步骤和要求需向患者明确说明，必要时可嘱患者在康复医师指导下锻炼1～2周，掌握康复锻炼的过程后再自行练习。期间，患者每两周复查一次，了解骨折愈合情况。

3. 内固定物的滑脱或断裂　如发生内固定物滑出脱落，立刻复查X线，了解骨折复位是否丢失，同时根据实际情况决定是否给予辅助铝板外固定。为避免克氏针意外断裂，尽量避免克氏针经关节固定。对于克氏针经关节固定者，需要在功能锻炼前将克氏针退出关节腔。

（七）临床效果评价

在良好掌握手术适应证的前提下，掌骨骨折切开复位克氏针固定的临床效果是较为肯定的。其操作方法相对简单，并发症较小，是临床工作中较为理想的手术方式。其临床效果主要取决于以下几点：①骨折复位后固定的稳定程度，固定后在手指运动过程中不易发生活动或移位；②术后早期的功能锻炼水平，在保证稳定固定的前提下，尽早、合理的功能锻炼有助于功能的顺利恢复。

二、掌骨骨折切开复位钢板固定术

（一）适应证

1. 骨折复位后不稳定，单纯使用克氏针无法取得良好固定效果者。
2. 骨折周围软组织条件良好，闭合骨折或软组织污染较轻者。
3. 患者一般情况良好，允许进行较长时间的手术操作者。
4. 患者对手部功能要求较高，期望术后尽快重返工作岗位者。

（二）禁忌证

1. 软组织损伤明显，伴有血管严重损伤，固定操作后可能影响血运，导致手指发生坏死等情况者。

2.污染或感染严重，内植物可能导致感染发生或扩散者。

（三）术前准备

1.血常规、心电图、胸部 X 线片、肝肾功能检查。

2.老年患者特别应注意是否合并有高血压和糖尿病。

3.麻醉　臂丛神经阻滞麻醉。

4.心电监护

（四）手术要点、难点及对策

钢板固定对于掌骨颈、干部骨折较为合适，其中手术关键点如下。

1.体位与切口

(1) 体位：患者取仰卧位，患肢外展置于手术台旁的手术桌上。

(2) 切口：根据骨折的部位，在掌背侧做切口。

2.切开皮肤及皮下组织，注意分离、牵开，保护指伸肌腱。

3.骨折复位　对于横行、斜行或者螺旋形的非粉碎性骨折，骨折端显露后无须过多剥离骨膜。通过牵拉、撬拨或推托达到复位后，可使用 1 枚 1.0mm 克氏针临时固定骨折两端。

4.钢板固定　根据骨折的部位及骨折的类型选择合适的直形、"Y"形或"T"形钢板用于固定骨折两端。首先使用 1 枚螺钉将钢板固定于骨折近端，此螺钉位置选择时勿距离骨折端过近或过远。随后在骨折远端固定第 2 枚螺钉，完成后行 C 形臂透视检查骨折复位固定后对位对线情况。屈曲手指检查是否有手指旋转交叠等畸形存在，如对位对线均可，无旋转畸形，则继续完成剩余螺钉固定 (图 2-2-3 ～图 2-2-6)。

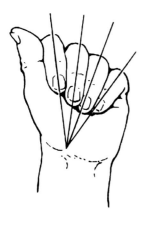

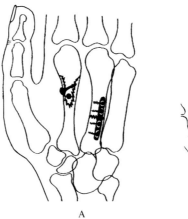

A

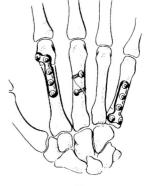

B

图 2-2-3　正常手指屈曲时指　　　图 2-2-4　不同部位掌骨骨折钢板固定
　　　　　尖指向舟骨结节

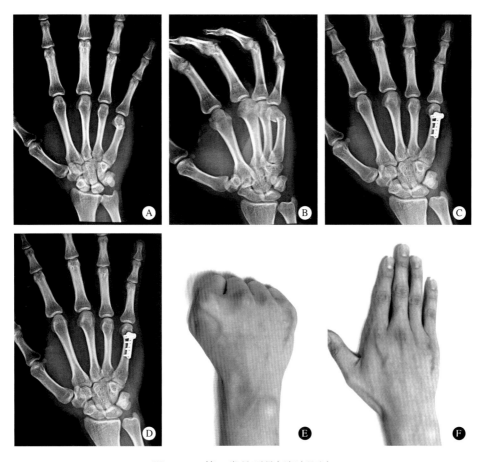

图 2-2-5　第 5 掌骨颈骨折钢板固定

A、B.术前；C、D.T 形钢板固定；E、F.术后功能

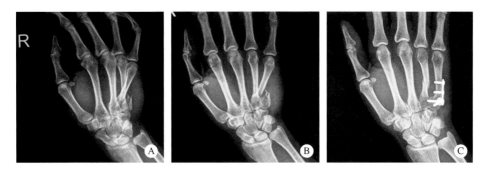

图 2-2-6　第 5 掌骨基底部骨折钢板固定

A、B.术前；C.钢板固定术后

5.在长斜形或者长螺旋形骨折复位过程中，需注意斜形骨折块尖端的复位，可使用 1 枚螺钉垂直于骨折线对骨折块远近端进行牵拉 (图 2-2-7)。

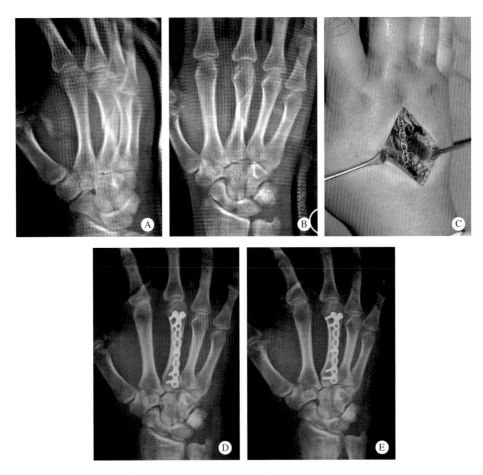

图 2-2-7　第 3 掌骨斜形粉碎性骨折钢板固定

A、B.术前 X 线片；C.术中；D、E.钢板固定术后

6.掌骨粉碎性骨折，如骨折块较多并且较小，尽量保留一部分骨膜对骨折处的碎骨进行包裹，在复位及固定过程中要依靠透视确认对位对线情况。如有可能，可以首先采用外固定架进行复位后维持及支撑，在使用钢板完成内固定后，再拆除外固定架。

7.软组织覆盖钢板，复位指伸肌腱。必要时修复损伤的肌腱及韧带，逐层缝合切口。

（五）术后监测与处理

1.采用塑料或铝托固定指间或掌指关节于功能位,两周后透视复查,如骨折稳定无移位,则去除外固定,逐渐开始手指活动功能运动。

2.根据情况适当应用抗感染药物。

（六）术后常见并发症的预防与处理

1.肌腱、韧带损伤　手指部软组织较少，如果钢板的材料较厚，边缘较为尖锐，可能对肌腱有一定的激惹及磨损，因此在选择材料及安置过程中需充分考虑这一因素，预防或减少此类并发症的发生。

2. 骨折延迟愈合或骨折不愈合　术中骨膜剥离过多、过于广泛,可导致骨折端愈合延迟或不愈合。为避免此类情况发生,尽可能不过多剥离骨膜。在固定过程中,需减少钻孔、螺钉固定的次数,避免对骨块的血运产生影响。

3. 术后肌腱粘连、手指运动功能不佳　其原因及预防、处理方法如克氏针方法中的描述。

4. 内固定物断裂　术后康复过程中有可能出现内固定物断裂,因此须提醒患者及康复医师注意。如在锻炼过程中突发异响或疼痛,需立刻复查 X 线,了解内固定物的完好程度及骨折复位是否丢失,同时根据实际情况决定是否给予辅助铝板外固定。

(七)临床效果评价

在良好掌握手术适应证的前提下,掌骨骨折切开复位钢板固定术的临床效果是较为肯定的,其操作方法相对简单,并发症较少,效果良好。因此,掌骨骨折切开钢板固定术是临床工作中较为理想的手术方式。

(翁雨雄)

第三节　舟骨骨折

舟骨骨折是最常见的腕骨骨折,在腕骨骨折中占比超过 80%,占全身骨折的 2% ~ 7%。常发生于跌倒时腕背伸、桡偏着地,导致桡骨远端暴力撞击所致,青壮年多发。舟骨骨折常合并其他腕部骨折或脱位,如桡骨远端骨折、经舟骨月骨周围脱位、大多角骨骨折、第 1 掌骨基底部骨折等。由于其特殊的血供特点,舟骨骨折容易出现骨折不愈合甚至缺血性坏死。

舟骨骨折分类方式较多,依据骨折部位可分为舟骨远端骨折、舟骨腰部骨折、舟骨近端骨折;依据骨折线走行 (Russe 分型) 可分为水平型、横型、垂直型骨折;依据骨块稳定性分为稳定性骨折及不稳定性骨折。目前对舟骨骨折类型的界定,多从临床治疗及预后角度出发,综合判断。Herbert 将舟骨骨折分为 A、B、C、D 四型,其中 A 型为稳定性骨折,B 型为不稳定性骨折,C 型为舟骨骨折延迟愈合,D 型为舟骨骨折不愈合。根据具体骨折部位、骨折线情况及其他腕骨结构稳定性,又细分为 A_1、A_2 型、B_1、B_2、B_3、B_4 型,D_1、D_2 型。另外,Cooney 通过骨折移位程度、成角情况、骨质粉碎或缺损、月骨周围脱位等因素,针对不稳定性骨折进一步分型。Herbert 及 Cooney 分型对临床诊疗、预后判断的指导意义较显著。

以往针对稳定性舟骨骨折,可采用石膏外固定方式治疗。对不稳定性骨折,因较易发生骨折不愈合,多主张手术处理。近些年来对各种类型舟骨骨折,临床研究结果更倾向于手术治疗,提倡早诊断、早治疗、早锻炼,以期尽量缩短骨折愈合时间,尽早恢复腕关节活动,尽快返回工作岗位,减少并发症发生。随着手术技术的发展、内固定器械的升级、内镜设备的应用,舟骨骨折治疗正向微创化方向发展。

一、舟骨骨折切开复位 Herbert 螺钉内固定术

（一）适应证

1. 舟骨骨折发生移位或者成角。
2. 舟骨骨缺损或粉碎性骨折。
3. 月骨周围骨折脱位，背侧嵌入体不稳定 (dorsal intercalated segment instability, DISI)。
4. 舟骨近端 1/3 骨折。
5. 稳定型舟骨骨折，但患者倾向早期活动、重返工作岗位，如运动员、特殊职业等。

（二）禁忌证

1. 患者因全身疾病或年龄较大而一般情况较差。
2. 手术部位局部存在感染病灶，如蜂窝织炎、脓肿等。
3. 严重骨质疏松。
4. 腕关节僵硬。

（三）术前准备

1. 血常规、凝血功能、肝肾功能、电解质、血糖、心电图和胸部 X 线检查。
2. 腕关节标准后前位、侧位及舟骨尺偏位 (Stecher 位)X 线拍片，CT 扫描，或使用 MRI 判断舟骨近端血运 (图 2-3-1)。

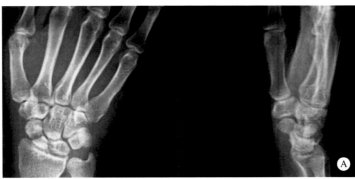
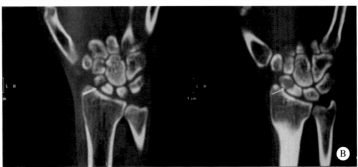

图 2-3-1　右腕舟骨骨折

A. 腕关节正侧位 X 线片；B. 腕关节 CT 平扫

3. 心电监护。

4. 可透视手术桌，C 形臂 X 线机。

5. 麻醉　臂丛神经阻滞麻醉。

（四）手术要点、难点及对策

1. 体位　患者取仰卧位，上肢外展 90° 置于手术台旁的手术桌上。

2. 掌侧入路

(1) 切口：以舟骨结节为中心做折线或纵行切口，切口远侧折向拇指，近侧沿桡侧腕屈肌腱桡侧缘延长。

(2) 切开皮肤及皮下组织，显露桡侧腕屈肌腱并将其向桡侧牵开肌腱，显露桡舟关节囊及舟大多角骨关节囊。沿舟骨长轴位切开桡舟关节囊，横行切开舟大多角骨关节囊。使用小型牵开器显露术野，锐性分离，即可显露舟骨掌侧面及骨折端。仔细清除嵌入骨折缝隙内的软组织。复位骨折块时，可借助剥离子撬拨复位，纠正移位、成角及旋转畸形。此时应注意保护舟骨的血运，保护腕骨间韧带。如舟骨为粉碎性骨折或骨质塌陷缺损，可行松质骨移植术，显微外科技术熟练者建议行带血管的骨移植。

(3) Herbert 螺钉加压固定：①使用一枚 1.0mm 或 0.8mm 克氏针，自舟骨结节远端偏尺侧钻入，临时固定，维持复位；②另取克氏针沿舟骨长轴方向向近侧、背侧钻入，术中透视查看并调整骨折对位对线及克氏针进针位置、角度、进针距离，确保该克氏针位于舟骨近端和远端的中心；③测量进针深度，选用相应的 Herbert 螺钉套入导向针，下压拧入螺钉，直至充分加压，且钉尾完全埋入舟骨骨质内，透视检查骨折复位及 Herbert 螺钉位置情况后，拔除克氏针、导向针 (图 2-3-2)；④被动屈伸、桡偏、尺偏、旋转活动腕关节，检查关节活动有无摩擦或顿挫感，确认关节活动顺滑。

(4) 克氏针固定术：如无 Herbert 螺钉，亦可在舟骨骨折复位后，采用 2 ~ 3 根克氏针固定，注意克氏针的方向和位置 (图 2-3-3)。

(5) 舟骨骨折伴有骨缺损者，作者曾采用股骨内侧髁游离骨瓣移植取得良好效果 (图 2-3-4)。

(6) 使用可吸收合成线，依次缝合修补舟大多角骨关节囊及桡舟关节囊，逐层缝合伤口，无菌敷料包扎。

3. 背侧入路　适用于舟骨近端骨折。

(1) 切口：于 Lister 结节远端 1cm 处做横向 "S" 形切口，切口远侧指向舟骨投影区，近侧可向桡骨远端尺侧缘适当延长，以方便显露术野，此时应注意保护桡神经浅支。

(2) 纵向切开第 2、3 伸肌间室，将拇长伸肌腱及桡侧腕长伸肌腱、腕短伸肌腱向桡侧牵拉。

(3) 纵向切开舟月关节囊，保护舟月韧带及舟骨背侧嵴附着的软组织，保护舟骨近端血运。

(4) 充分屈曲腕关节，显露舟骨近端骨折，清除骨折端血肿后，小心复位骨块，以 0.8mm 克氏针自近端中心向远端中心穿入，维持复位，C 形臂透视确认后，通过 Herbert 螺钉加压固定。

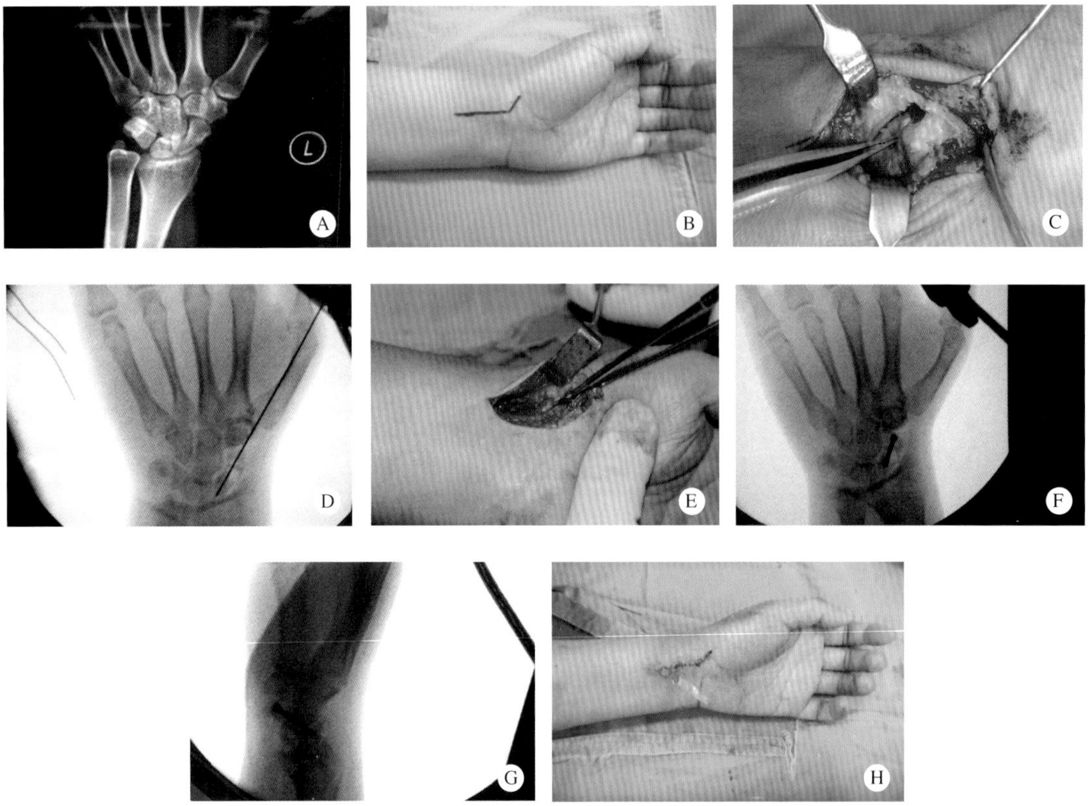

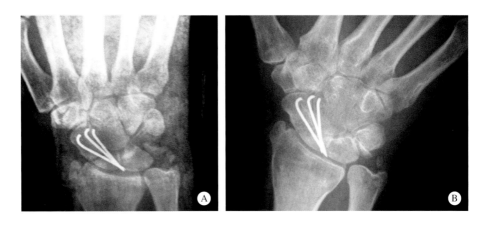

082

图 2-3-2　左腕舟骨骨折切开复位 Herbert 螺钉加压固定术

A.左舟骨腰部横行骨折；B.掌侧入路标记；C.切开复位，使用剥离子小心复位、固定；D.沿舟骨长轴中央穿入克氏针，作为导向针，予以透视；E.使用 Herbert 螺钉进行内固定；F、G.透视查看舟骨骨折对位、对线及螺钉内固定情况；H.缝合切口，放置引流条

图 2-3-3　舟骨骨折克氏针固定

A.术毕；B.舟骨骨折已愈合

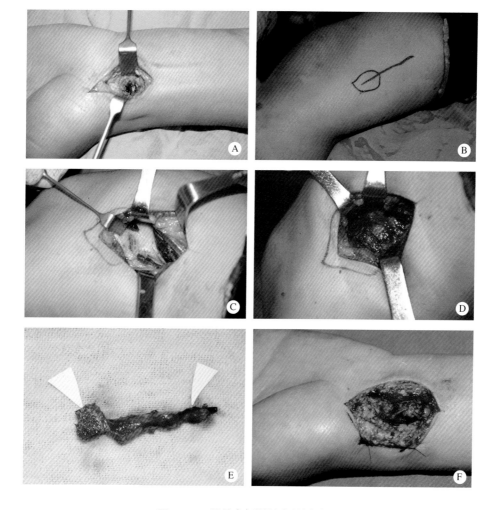

图 2-3-4　股骨内侧髁游离骨瓣移植

A. 舟骨骨质缺损；B. 右大腿股骨内侧髁骨瓣及膝降血管体表投影标记；C. 膝降动脉关节支；D. 自股骨内侧髁后下方锯取骨瓣，
保护骨膜及滋养血管；E. 骨瓣及膝降动静脉；F. 膝降动脉与桡动脉掌浅血管分支吻合，伴行静脉与皮下浅静脉吻合

(5) 术中也可使克氏针沿舟骨长轴偏尺侧进入，进行临时固定，再借助导向器，使用 Herbert 螺钉内固定。

(6) 术中透视查看后，修补腕掌侧关节囊及伸肌支持带，缝合伤口。

（五）术后监测与处理

1. 无菌敷料包扎稳妥后，无须石膏外固定。如患者确需早期施力，可佩带相应支具进行辅助保护。

2. 术后第 2 天起鼓励逐步进行腕关节康复活动，主动锻炼。应避免剧烈屈伸、扭转、牵拉或挤压腕关节。

3. 术后 2 周拆线，6 周、12 周复查 X 线，查看骨痂生长情况，如难以判断愈合情况，可进行 CT 扫描。完全愈合后可进行腕关节正常活动，并取出克氏针，螺钉可留置体内。

（六）常见并发症的预防与处理

1. 正中神经掌皮支或桡神经浅支损伤　术中可能因为切割或长时间牵拉造成上述感觉神经损伤，形成神经瘤，患者感觉麻木或疼痛过敏。手术中切开皮肤后应小心解剖，轻柔牵拉，避免盲目、过深的切割皮肤，避免对神经的过度牵拉。

2. 螺钉头或钉尾突出　多由于术中深度测量不准确所致。突出的金属部分可能磨损腕骨间关节，或造成撞击综合征表现。术中应仔细透视，并被动活动腕关节，检查有无螺钉过长或未完全拧入的情况（图 2-3-5）。

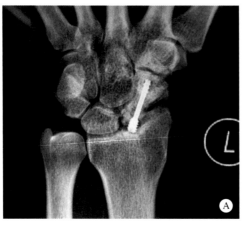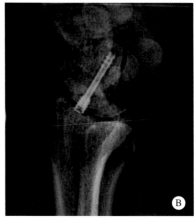

图 2-3-5　Herbert 螺钉钉尾突出舟骨外过长

3. 内固定不稳　如螺钉长度过短未能充分跨越骨折线，或者内固定物位置不良、角度有误，则无法起到坚强内固定效果。手术时应通过 X 线检查监视、熟练操作导向器及术者娴熟技巧，可避免发生此类并发症。

4. 内固定物断裂　多发生于骨折愈合前的过度活动。舟骨骨折复位内固定术后宜早期活动腕关节，但如缺乏指导、运动力度或幅度过大，则可能使螺钉或克氏针应力集中发生断裂。术后手术医师或康复医师需要积极指导患者，告知正确的活动方式，或采用专用支具进行保护。

5. 肌腱粘连　掌侧及背侧入路均需切开肌腱鞘管、牵拉肌腱、切开关节囊，骨折固定后均需修补上述结构，术后瘢痕增生，如患者康复锻炼不得体，则可能继发肌腱粘连、关节僵硬。术中修复肌腱时应确保缝合平整、张力适中，术后应早期开展主动、被动活动训练，可避免出现术后活动障碍。

6. 血肿　术中须严密止血后方可闭合切口，适度加压包扎，必要时可放置引流。

7. 骨折延迟愈合、不愈合、缺血坏死　舟骨血供脆弱，滋养血管主要来源于背外侧及掌侧舟骨结节，其中约 83% 的血管滋养孔位于背侧，掌背侧血管相互吻合成网。舟骨腰部或近端骨折对血管网损伤较明显，容易导致骨块缺血，舟骨延迟愈合，甚至不愈合、骨坏死。因此手术中应重点保护舟骨血运，减少韧带、关节囊等软组织的剥离，尤其在背侧切口下，避免切除或剥离背侧嵴的软组织，保护骨间后血管分支。对于舟骨骨缺损的病例，选用带血管蒂游离骨瓣移植，将极大增加舟骨成活、愈合概率。

8. 创伤性关节炎　舟骨表面约 80% 被软骨覆盖，因而舟骨缺血、骨折损伤、磨损、术中撬拨均容易造成关节软骨损害。解剖复位、仔细轻柔操作、血运保护及恰当的韧带修复能够较好地恢复关节功能，减少创伤性关节炎发生。

（七）临床效果评价

舟骨骨折切开复位有利于扩大术野，充分而清晰地显露舟骨骨块，并易于纠正骨折移位、成角畸形，方便操作。通过空心螺钉加压，更可使骨折块紧密固定，取得优良的解剖复位结果。该术式的缺点在于关节囊切开、部分附着软组织的剥离可能损伤舟骨血供。由于舟骨血供超过 80% 来源于背外侧，而近端 1/3 骨块可能没有动脉滋养孔，因此背侧切口风险尤其高，可影响舟骨愈合甚至近端坏死。舟骨急性骨折掌侧入路的愈合率为 73%~93%，而背侧入路治疗近端 1/3 骨折发生缺血坏死的概率则可能高达 35%。

舟骨骨折的时间与预后关系较为密切，时间越长，腕关节功能恢复越差，因此对舟骨骨折，一旦确诊，应当尽早手术介入，并早期开展康复锻炼。

二、舟骨骨折经皮 Herbert 螺钉内固定术

（一）适应证

1. 舟骨骨折无明显成角或旋转，可通过经皮穿针内固定技术进行微创治疗。

2. 舟骨骨折已形成无法接受的移位，也可在舟骨远端、近端先分别穿入 1.5mm 克氏针辅助闭合复位后，再行经皮内固定治疗。

（二）禁忌证

禁忌证详见本节一、舟骨骨折切开复位 Herbert 螺钉内固定术。

（三）术前准备

术前准备见本节一、舟骨骨折切开复位 Herbert 螺钉内固定术。

（四）手术要点、难点及对策

1. 体位　患者取仰卧位，上肢外展 90° 置于手术台旁的手术桌上，手掌向上。

2. 取掌侧入路体位，腕背伸尺偏，透视确定舟骨大多角骨关节平面后，选取该平面远侧 5mm 处为进针点，将注射器针头刺入皮肤直至舟骨远端骨质中央，针尖指向舟骨近端中央（图 2-3-6A、B）。

3. C 形臂前后位及侧位分别透视，根据图像微调进针点或轴向，使该注射器针头恰位于舟骨长轴延长线上。左手扶针头保持固定，右手持电钻钻入导针，透视确定导针位置良好后，拔除针头（图 2-3-6C ~ E）。

4. 测量导针长度，测得长度减 3 ~ 4mm 即为螺钉所需长度。于进针点作 3 ~ 4mm 皮肤切口，将直径 3.0mm Herbert 螺钉顺导针用力旋入，加压固定（图 2-3-6F）。

5. 再次行前后位及侧位透视，确认螺钉未穿出舟骨近端软骨 (图 2-3-6G、H)。取出导针，切口缝合一针或使用免缝胶布粘贴 (图 2-3-6I)。

经皮穿针可通过专用导向器精确定位，也可简单取材，使用 50ml 或 20ml 注射器针头进行定位，方便各级医院开展此类术式。

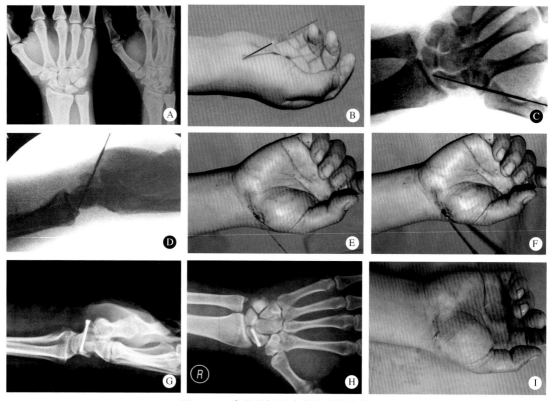

图 2-3-6　舟骨骨折经皮穿针内固定术

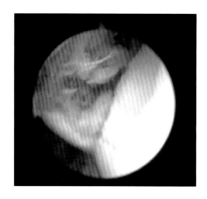

图 2-3-7　腕关节镜下观察舟骨骨折线，放大效应明显，利于精细复位

另外，通过腕关节镜辅助技术，能够直观放大舟骨骨折在关节内的画面，有助于发现和复位关节内阶梯样骨折，探查骨折端血运，对舟骨解剖复位、良好愈合及预防创伤性关节炎的发生均具有良好效果 (图 2-3-7)。

（五）术后监测与处理

1. 无菌敷料包扎，无须石膏外固定，如患者确需早期施力，可佩带相应支具进行辅助保护。

2. 术后第 2 天起鼓励逐步进行腕关节康复活动，主动锻炼。应避免剧烈屈伸、扭转、牵拉或挤压腕关节。

3. 术后 2 周拆线，6 周、12 周复查 X 线片，查看骨折愈合情况，如 X 线片难以判断，可进行 CT 扫描。完全愈合后可进行腕关节正常活动。钛合金螺钉无须取出。

（六）术后常见并发症的预防与处理

术后常见并发症的预防与处理见本节一、舟骨骨折切开复位 Herbert 螺钉内固定术。

（七）临床效果评价

熟练掌握经皮舟骨骨折 Herbert 螺钉内固定技术，能够显著减少开放复位手术创伤，更好保护舟骨血运，甚至达到微创操作水平。Herbert 螺钉因前、后螺纹不等距，对骨折端具有自动加压效果，能够牢靠地维持复位，保证骨折端稳定性，因而在保障早期锻炼的同时，又能提高骨折愈合率，对恢复腕关节功能、减轻外观损害均具有重要作用。患者术后腕关节屈曲、背伸、桡偏、尺偏、握力等功能均有明显改善，疼痛症状缓解，腕关节功能优良率达 82%~90%。

（陈振兵）

第四节　桡骨远端骨折

一、桡骨远端骨折的分型

桡骨远端骨折早期按人名分型，如 Colles 骨折、Smith 骨折和 Barton 骨折，但现在常用的分型为 AO/OTA 分型。

1.A 型　关节外骨折

(1) A1 型尺骨远端关节外骨折，桡骨完整 (图 2-4-1) 。A1 型又分为以下 3 型：A1.1 型尺骨茎突骨折；A1.2 型尺骨干骺端简单骨折；A1.3 型尺骨干骺端粉碎骨折。

(2) A2 型桡骨远端关节外骨折，简单或嵌插骨折。A2 型又分为以下 3 型：A2.1 型桡骨远端关节外骨折，骨折无移位 (图 2-4-2)；A2.2 型骨折向背侧移位 (Colles 骨折)(图 2-4-3)；A2.3 型骨折向掌侧移位 (Smith 骨折)(图 2-4-4)。

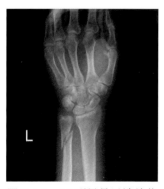

图 2-4-1　A1 型尺骨远端关节外骨折，桡骨完整

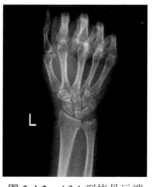

图 2-4-2　A2.1 型桡骨远端关节外骨折，骨折无移位

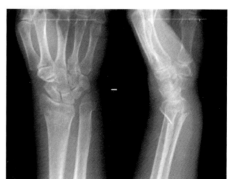

图 2-4-3　A2.2 型骨折向背侧移位 (Colles 骨折)

(3) A3 型桡骨远端关节外粉碎性骨折 (图 2-4-5)。A3 型又分为以下 3 型，即 A3.1 型嵌插骨折，伴轴向短缩；A3.2 型嵌插骨折，伴楔形骨折块；A3.3 型严重粉碎性骨折。

2. B 型　桡骨部分关节内骨折

(1) B1 型桡骨远端部分关节内骨折，骨折线位于矢状面 (图 2-4-6)。B1 型又分为以下 3 型，即 B1.1 型桡骨外侧简单骨折；B1.2 型桡骨外侧粉碎性骨折；B1.3 型桡骨内侧骨折。

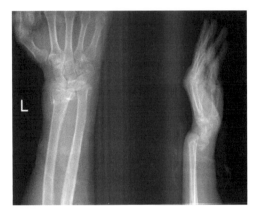 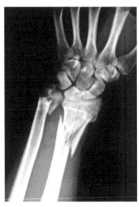 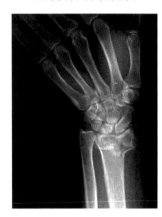

图 2-4-4　A2.3 型骨折向掌侧移位 　　图 2-4-5　A3 型桡骨远端　图 2-4-6　B1 型桡骨远端部分
　　　　　　(Smith 骨折)　　　　　　关节外粉碎性骨折　　　　　关节内骨折

(2) B2 型桡骨远端背侧缘部分关节内骨折，骨折线位于冠状面 (图 2-4-7)。B2 型又分为以下 3 型，即 B2.1 型简单骨折；B2.2 型伴外侧矢状面骨折线；B2.3 型伴腕关节背侧脱位。

(3) B3 型桡骨远端掌侧缘部分关节内骨折，骨折线位于冠状面 (图 2-4-8)。B3 型又分为以下 3 型，即 B3.1 型简单骨折，骨折块小；B3.2 型简单骨折，骨折块大；B3.3 型粉碎性骨折。

3. C 型　桡骨完全关节内骨折。C 型又分为以下 3 型，即 C1 型关节内骨折，干骨后端简单骨折 (图 2-4-9)；C2 型关节内骨折，干骨后端粉碎性骨折 (图 2-4-10)；C3 型关节内骨折，干骨后端简单或粉碎性骨折 (图 2-4-11)。

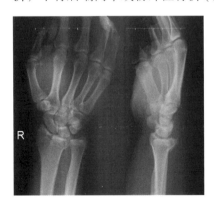 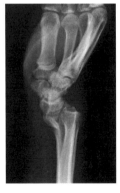 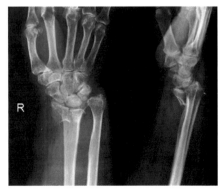

图 2-4-7　B2 型桡骨远端背侧缘部　图 2-4-8　B3 型桡骨远　图 2-4-9　C1 型桡骨远端简单的完全关
　　　　　分关节内骨折　　　　　端掌侧缘部分关节内骨　　　　节内骨折，干骺端简单骨折
　　　　　　　　　　　　　　　　折，骨折线位于冠状面

C3 型又分为以下 3 型，即 C3.1 型骨折线位于关节内矢状面；C3.2 型骨折线位于关节内冠状面；C3.3 型骨折线从关节内延伸到骨干。

桡骨远端骨折由于所受外力的不同，可形成以上各种骨折类型，而骨折类型不同其治疗方法也各异。因此，临床上应根据各种不同的骨折类型选择相应的治疗方法。

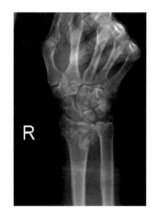
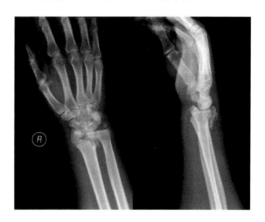

图 2-4-10 C2 型桡骨远端简单的完全 关节内骨折，干骺端粉碎性骨折

图 2-4-11 C3 型桡骨远端关节内粉碎性骨折，干骺端简单或粉碎性骨

二、闭合复位经皮克氏针固定术

（一）适应证

闭合复位经皮克氏针固定术适用于新鲜的 A1 型、A2 型、B 型、C1 型、C2 型骨折。而对于陈旧性骨折应予以慎用。

（二）禁忌证

对于 A3 型和 C3 型骨折，无论是嵌插骨折或粉碎性骨折，闭合复位通常很难达到良好的复位和支撑固定，其应为相对禁忌证。

（三）术前准备

1.血常规、心电图、胸部 X 线片、肝肾功能检查。

2.伤侧腕部正侧位 X 线检查，必要时加行 CT 检查。对于严重损伤，应仔细检查是否合并腕骨骨折和腕部韧带损伤。

3.麻醉 臂丛神经阻滞麻醉。

（四）手术要点、难点及对策

1.体位 患者取仰卧位，患肢外展置于手术台旁的手术桌上。

2.手法精准复位骨折 术前应通过仔细阅读 X 线片、CT、MRI 等检查结果，充分了解骨折类型、骨折块的移位情况。肘部对抗牵引，手部牵引。充分牵引待肌肉松弛后，在牵引维持下复位骨折断端。术中采用 X 线多角度透视,检查骨折复位是否满意。

3. 采用克氏针经皮固定,既要求骨折达到解剖复位,又要达到坚强的固定。固定前必须对骨折有良好的复位,必要时可以采用固定前标记的办法,保证进针的角度,以达到牢固的固定 (图 2-4-12)。

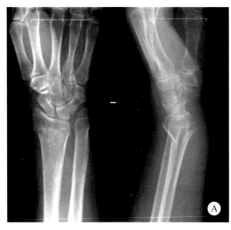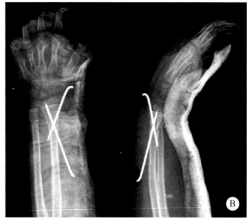

图 2-4-12 桡骨远端骨折,闭合复位经皮克氏针固定

A. 术前;B. 术后

4. 确定适宜的克氏针置入数量、位置及角度　应根据骨折块的数量、累及关节面及移位情况,确定固定范围、进针角度及数量。对于关节内塌陷的骨折块,术前应仔细阅读 CT 及三维功能重建,充分了解塌陷骨折块的位置和移位情况,确定进针方向,撬拨角度及固定。应当注意的是,对于关节内骨折,原则上关节内骨折块塌陷应 ≤ 1mm,骨折块移位 ≤ 1mm;对于关节内完全骨折或嵌插型骨折,应避免桡骨短缩,以防晚期出现尺腕撞击综合征。

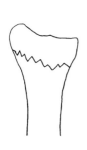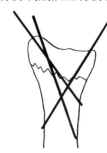

5. 对于关节内塌陷的骨折块,尤其是小的骨折块或多个骨块,撬拨复位固定较为困难;对于陈旧性骨折,如果通过手法复位 C 形臂透视下能够达到良好的复位,才可以采用经皮克氏针固定术固定 (图 2-4-13)。如果复位困难需行切开复位内固定术。

6. 压缩、嵌插骨折的固定　对于老年性的压缩骨折和嵌插骨折,通常需要坚强的支撑固定力量,经皮穿针克氏针固定需要克服固定不牢的缺点,C 形臂透

图 2-4-13 经皮克氏针固定示意图

视下复位良好后,可以将桡骨远端与尺骨远端固定再配以交叉克氏针固定。如果压缩过多,复位后缺损较多则需行切开复位内固定及植骨术。对于不稳定骨折,复位后让助手维持复位,快速进行经皮克氏针固定,可以采用多根克氏针固定以增加稳定性。

（五）术后监测与处理

单纯克氏针固定通常无法提供足够的固定强度,术后视情况予以石膏托外固定,腕关节固定位置视骨折类型而定。术后常规固定 1 个月,期间应要求患者行指屈伸主被动功能

训练。外固定在 X 线透视确认骨折愈合后方可去除，并开始进行腕关节功能训练。

（六）常见并发症的预防与处理

1. 正中神经损伤 桡骨远端骨折闭合手法复位有可能造成正中神经卡压，术后应注意检查正中神经功能，如有损伤表现，应及时行开放手术。

2. 腕关节僵硬 长期固定可能造成腕关节僵硬，在骨折愈合后，应尽早去除外固定，早期进行腕关节活动功能训练。

（七）临床效果评价

闭合复位经皮克氏针固定术创伤小，无须手术切开，减少了组织损伤。对于非粉碎性骨折及功能要求较低的粉碎性骨折患者，是一种较为简易的良好术式。

三、开放复位外固定架固定术

桡骨远端骨折，采用开放复位外固定架固定术是一种较为简单的方法，适应证掌握恰当，效果良好。

（一）适应证

1. 开放性伴有广泛的软组织伤、伤口污染严重及难以彻底清创的桡骨远端骨折，或伤口已感染的骨折、烧伤合并骨折。

2. 合并桡骨远端的多发伤骨折、需多次搬动的战伤骨折、批量骨折伤员急需救治。

3. A3 型、C3 型骨折，即嵌插或粉碎性骨折。

4. 断腕再植术后伴有血管神经损伤修复或创面皮肤缺损需要皮瓣覆盖手术。

（二）禁忌证

患者一般情况较差，无法耐受手术者，或全身多发性损伤，桡骨远端骨折需简易处理者。

（三）术前准备

1. 血常规、心电图、胸部 X 线片、肝肾功能检查。

2. 伤侧腕部 X 线正侧位检查，必要时加行 CT 检查。

3. 麻醉 臂丛神经阻滞麻醉。

（四）手术要点、难点及对策

开放复位外固定架固定术需要在各方面操作上掌握一定的要点，才能获得良好的治疗效果，不能依靠外固定架的复位调节功能，需要充分发挥手法复位和切开复位的有利条件，掌握手法为主、外固定架为辅、小切口切开复位的综合复位原则。

1. 体位　患者取仰卧位，患肢外展置于手术台旁的手术桌上。

2. 根据骨折情况，选择掌侧或背侧入路，显露骨折断端，术中注意保护肌腱及桡动脉。

3. 钢针置入　于前臂及手部穿入钢针，一般选择桡骨及第 2 掌骨桡侧缘。

(1) 钢针置入位置应合理选择，以减小组织创伤，钻孔时利用钢针在骨面探查，确认进针位置位于骨质中央。

(2) 正确选择钢针的类型和直径：外固定架要求结构简单，使用最细、最少的钢针实现有效的稳定，避免复杂结构可能造成的组织损伤，同时保证足够的固定强度。钢针过细固定强度不够，钢针过粗容易造成继发骨折，尤其固定掌骨时更应小心，避免出现掌骨骨折。

(3) 应当充分了解穿针部位的解剖结构，避免刺伤主要血管和神经。正确选择进针间隙，钢针尽可能选择肌间隙入路，不穿或少穿肌肉。

(4) 钢针与骨折线或关节面的距离不少于 2.0cm，进针角度最好选择多平面固定，增加固定强度。

4. 骨折复位　充分牵引待肌肉松弛后，牵引维持下复位骨折断端，应达到精准复位骨折，可采用牵引、折顶、翘拨等方法复位骨折并维持复位。复位时应避免骨折局部软组织和血运的再度损伤，并保护骨折碎片和骨膜、软组织之间的附着，小切口更应注意避免损伤桡神经及其浅支，桡动脉及其深支等。

5. 放置外固定架　动作应轻柔，选择合适的位置，避免暴力扭别钢针。外固定架放置后，应再次行多角度透视确认骨折复位是否满意，如复位不满意，应松动外固定架后继续整复，直至最终复位满意后再拧紧各螺钉及固定轴（图 2-4-14、图 2-4-15）。

6. 固定完毕应再次通过影像学检查确认及固定妥善。检查有无皮肤压迫、张力过大、是否影响手指活动。必要时可以切开减张，避免皮肤压迫坏死。

7. 无菌敷料包扎进针部位　严格无菌操作技术，避免感染，穿针须在感染病灶区外 2.0 ~ 3.0cm，术毕无菌敷料包裹进针处，并定期消毒更换，避免钉道感染。

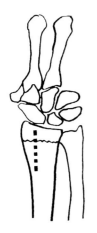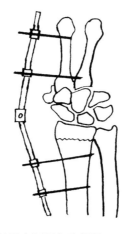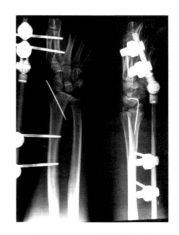

图 2-4-14　开放复位外固定架固定示意图　　图 2-4-15　桡骨远端骨折外固定架固定术

（五）术后监测与处理

无菌辅料包扎钉道，并每日行钉道消毒，保持清洁干燥，避免钉道感染。术后常规固定1个月，固定期间应要求患者抬高患肢，进行手指屈伸主被动功能训练，腕关节功能训练在骨折愈合后进行。外固定在X线透视确认骨折愈合后方可去除。

（六）术后常见并发症的预防与处理

对于粉碎性桡骨远端骨折，单纯依靠外固定架的纵向牵引作用往往难于复位某些移位骨块，手术中应视情况灵活加用克氏针、螺钉等方法对难于复位的骨块进行固定。

（七）临床效果评价

切开复位外固定技术既能有足够的纵向牵引强度，又能够应用于开放性伴有广泛的软组织伤、伤口污染严重、难以彻底清创的骨折，以及伤口已感染的骨折和烧伤合并骨折等复杂情况，同时费用较低，外固定架去除容易，疗效较为可靠。

四、切开复位钢板固定术

（一）适应证

1. 桡骨远端骨折闭合复位不满意、单纯行闭合复位外固定或经皮克氏针固定无法复位者。
2. 保守治疗过程中发生再次移位者。
3. 合并有需切开治疗的腕骨骨折或腕部韧带损伤。
4. 存在需切开治疗的神经损伤症状者。

（二）禁忌证

创面存在严重感染无法可靠清创，内固定置入存在较高的感染及骨髓炎风险者。患者对功能要求较低或拒绝行手术者。

（三）术前准备

1. 血常规、心电图、胸部X线片、肝肾功能检查。
2. 伤侧腕部X线正侧位检查，必要时加行CT检查。除临床查体、影像学检查结果等因素外，应充分考虑患者的年龄、性别、侧别、功能需要、外观需要等因素，综合考量后决定手术方案。
3. 麻醉　臂丛神经阻滞麻醉。

（四）手术要点、难点及对策

1. 体位与切口
(1) 体位：患者取仰卧位，患肢外展，置于手术台旁的手术桌上。

(2) 切口：根据骨折情况，选择掌侧或背侧入路，显露骨折断端，桡骨远端掌背侧解剖结构复杂，多有神经、血管、肌腱，操作应轻柔，注意保护软组织，避免神经血管损伤。术中注意保护肌腱及桡动脉。

2. 骨折复位　采用牵引、折顶、翘拨等方法复位骨折，维持复位，应满足以下的复位标准：背侧成角小于10°、尺骨正变异小于2mm和（或）关节面台阶移位小于1mm，对于掌侧脱位骨折，掌侧脱位小于25°。关节面粉碎严重、塌陷明显者，复位困难，必要时，取髂骨游离植骨，撑起塌陷的关节面。

3. 内固定置入　放置钢板，置入螺钉，并采用影像学检查确认骨折复位固定可靠。螺钉长度应适宜，如复位不满意、钢板置入位置欠佳、螺钉过长等应予以相应调整。钢板置入位置最远不能超过桡骨远端分水岭位置，术中多角度进行透视，确认钢板及螺钉置入位置、长度等是否合适。防止螺钉穿入关节内，造成关节活动受损。切开复位钢板内固定可与克氏针、外固定等技术结合，提高疗效。对于粉碎严重难于复位者，可借助解剖钢板的模型作用辅助（图2-4-16）。

4. 全部螺钉拧紧后，再次予以影像学检查确认骨折复位的位置（图2-4-17）。

5. 腕关节功能的恢复不仅在于骨性结构的恢复，还应注意保护关节囊、韧带等结构，避免损伤。注意缝合关节囊、韧带、旋前方肌、伸肌支持带等结构。软组织修复后缝合皮肤。

6. 无菌敷料包扎，必要时辅助石膏外固定。

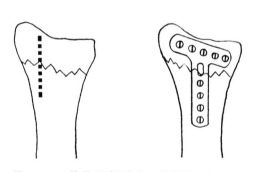

图2-4-16　桡骨远端骨折切开复位钢板固定术

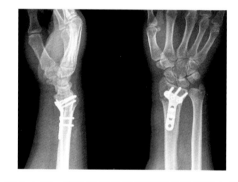

图2-4-17　桡骨远端骨折切开复位钢板固定术

（五）术后监测与处理

术后早期要求患者行腕、指屈伸功能训练，腕关节活动应循序渐进，避免早期暴力活动，造成内固定断裂。定期复查X线片，骨折愈合牢固后方可进行负重活动。

（六）术后常见并发症的预防与处理

开放复位内固定术后可能并发骨折不愈合，术中应注意减少软组织剥离，避免创伤过大，破坏软组织血运。术后过度的功能训练或过早的负重活动可能导致钢板断裂，因此训练应在医师指导下进行，应在骨折愈合确切后方可行负重活动。

（七）临床效果评价

切开复位钢板固定术对骨折复位可靠，对于累及关节面的粉碎性骨折也可以恢复较好的关节面对合关系，保证术后疗效，并且能够同时进行植骨、韧带修复等手术，允许早期的功能锻炼，术后患者疗效确切。

第五节　拇指掌指关节侧副韧带损伤

一、拇指掌指关节侧副韧带修复术

（一）适应证

1.拇指尺侧侧副韧带完全断裂或伴有抵止点撕脱骨折。

2.陈旧性损伤，韧带完全断裂伴有疼痛，关节不稳定者。

（二）禁忌证

1.新鲜侧副韧带不完全损伤者。

2.伴有全身性疾病、不能耐受手术者。

3.局部有感染灶、不适宜手术者。

（三）术前准备

1.血常规、心电图、胸部 X 线片、肝肾功能检查。

2.伤侧拇指掌指关节 X 线正侧位检查，必要时加行应力下 X 线检查。

3.麻醉　臂丛神经阻滞麻醉。

（四）手术要点、难点及对策

1.体位与切口

(1) 体位：患者取仰卧位，患肢外展，置于手术台旁的手术桌上。

(2) 切口：掌指关节处做侧方纵向切口 (图 2-5-1)。

2.侧副韧带暴露　切开皮肤及皮下组织，向两侧牵拉皮瓣，充分显露侧副韧带并游离侧副韧带断端。

3.缝合侧副韧带　调整至韧带张力适度，使用高强度的无创伤缝线予以修复。侧副韧带细小、局部组织张力高，尤其是陈旧性损伤，单纯缝合难以应对张力，需要患指制动。对于新鲜单纯韧带损伤，可在适宜的张力下牢固缝合韧带，完全断裂者，应固定关节于屈曲 15° 位直接缝合 (图 2-5-2)。

4.对于止点撕脱骨折者，合并碎片或较大块的止点撕脱骨折，不能简单地做缝合处理，若伴有较小的碎片骨折时，可将骨折片取出，采用钢丝抽出法或带线锚钉固定。伴有较大的骨折块时，可使用克氏针固定或带线锚钉固定。

对于陈旧性侧副韧带损伤，局部瘢痕愈合，需小心辨认侧副韧带成分，良好的游离断端才能保证愈合效果。

5.缝合手术切口，无菌敷料包扎，石膏固定。

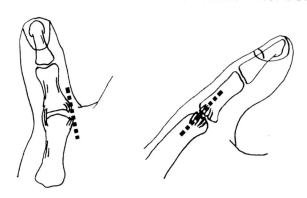
图 2-5-1　拇指掌指关节侧副韧带修复切口示意图

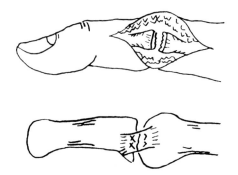
图 2-5-2　拇指掌指关节侧副韧带修复缝合示意图

（五）术后监测与处理

侧副韧带损伤修复，术后应予以石膏固定4周，然后逐渐开始练习。伴有撕脱骨折者，应在骨折愈合后，逐渐开始练习活动。韧带止点重建手术者，术后应石膏固定6周后，逐渐开始练习活动。

（六）术后常见并发症的预防与处理

创伤性关节炎或关节僵硬为其主要的术后并发症。采用的预防方法有：①小的骨折碎片难以复位时应将其去除，避免遗留在关节腔内或造成关节面不光滑，导致创伤性关节炎；②应根据侧副韧带损伤的类型，分别采用侧副韧带修复术、侧副韧带止点重建术和撕脱骨折复位内固定术，尽量恢复原有的韧带张力，同时术后将拇指于掌指关节屈曲15°位固定，避免侧副韧带挛缩，出现关节僵硬。

（七）临床效果评价

侧副韧带损伤术前诊断明确，术中能够根据韧带损伤的不同类型采用不同的治疗方法，则临床效果良好。

二、肌腱移植拇指掌指关节侧副韧带重建术

（一）适应证

1.陈旧性损伤，韧带完全断裂伴有疼痛，关节不稳定，伴有严重瘢痕化。

2.开放伤清创后侧副韧带缺损。

（二）禁忌证

1.侧副韧带部分损伤。

2.陈旧性损伤，韧带完全断裂但是合并有创伤性关节炎。

（三）术前准备

1.血常规、心电图、胸部 X 线片、肝肾功能检查。

2.伤侧拇指掌指关节 X 线正侧位检查，必要时加行应力下 X 线检查。

3.麻醉　臂丛神经阻滞麻醉。

（四）手术要点、难点及对策

1.体位与切口

(1) 体位：患者取仰卧位，患肢外展，置于手术台旁的手术桌上。

(2) 切口：掌指关节处做侧方纵向切口。

2.侧副韧带暴露　于掌指关节侧方做纵向切口。向两侧牵拉皮瓣，显露侧副韧带，游离并充分显露侧副韧带断端。

3.根据侧副韧带断端情况切取移植肌腱并钻孔固定　掌指骨细小，局部操作空间小，需要钻孔和移植肌腱选取更为精细。采用 Alldred 法时，切取的第 4 足趾趾长伸肌腱长度、粗细适宜，保证分别穿过两孔固定。掌指骨端钻孔时，小心操作，孔间距离适当，防止造成医源性骨折。

4.调整张力适度后缝合侧副韧带　调整至韧带适当张力，使用高强度的无创伤缝线予以修复。侧副韧带移植修复或重建时，要保证足够的张力和紧张度。既不能勉强缝合有缺损的侧副韧带，也不可一味采用移植，导致张力不足。指间关节为典型的滑车关节，关节囊薄而松弛，需要修复后的侧副韧带有足够的强度才能维持关节稳定性（图 2-5-3）。

5.缝合伤口，无菌敷料包扎，石膏固定。

（五）术后监测与处理

侧副韧带损伤移植修复术后应予石膏固定 4 周，然后逐渐开始练习活动。

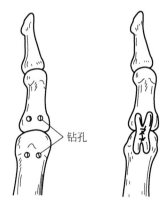

图 2-5-3　肌腱移植修复侧副韧带 (Alldred 法) 示意图

（六）常见并发症的预防与处理

1.医源性骨折　钻孔时应注意钻头直径的选择，太粗和孔间距太近均可造成医源性指骨骨折，所以应选择直径合适的钻头。

2.关节不稳　侧副韧带重建时要保证足够的张力和紧张度，张力低会出现关节侧方不稳。另外肌腱移植重建侧副韧带时，应尽量按侧副韧带的方向恢复解剖结构，避免屈伸运动时出现关节侧向不稳。

（七）临床效果评价

侧副韧带肌腱移植重建术的手术方法要慎重，要掌握严格的手术适应证。能够直接修复的尽量直接修复，需要止点重建的手术一定要进行止点重建手术。上述方法不能解决问题时再采用肌腱移植重建侧副韧带手术。张力调节合适，方向正确，临床效果尚好。

第六节　指间关节掌板损伤

一、适应证

1.陈旧性掌板损伤，存在关节背侧不稳定，握拳或持物时局部疼痛，经保守治疗无效者。
2.开放性损伤所致掌板损伤者。

二、禁忌证

1.手术部位皮肤条件不佳，伤口感染等。
2.患者全身情况差，无法耐受手术者。

098

三、术前准备

1.血常规、心电图、胸部 X 线片、肝肾功能检查。
2.伤侧拇指掌指关节正侧位 X 线检查，必要时加行应力下 X 线检查。
3.麻醉　臂丛神经阻滞麻醉。

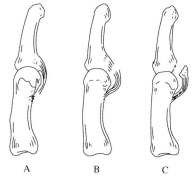

图 2-6-1　掌板损伤的类型
A.近端止点撕脱；B.远端起点撕脱；C.远端
起点撕脱骨折

四、手术要点、难点及对策

针对不同损伤类型的掌板损伤，选择合适的术式是手术成功的关键。其损伤类型较多，术中需及时判别，如远端起点撕裂伤、近端止点撕裂伤、掌板损伤合并关节脱位或合并侧副韧带损伤等（图 2-6-1）。

1.体位和切口

（1）体位：患者取仰卧位，患肢外展置于手术台旁的手术桌。

(2) 切口：采取掌侧入路，手指近侧指间关节掌侧做弧形切口。

2. 掌板暴露　切开皮肤及皮下组织，注意保护手指两侧的神经血管束。切开屈肌腱鞘，牵开屈指肌腱即可显露掌板。检查掌板损伤的类型，根据损伤的类型分别采用不同的修复方法。

3. Bunnell 钢丝抽出缝合法　适用于掌板远端起点撕脱，即将撕脱的掌板远端起点，用 Bunnell 法钢丝抽出缝合后，通过近节指骨基底部从掌侧斜向背侧的钻孔，在手指背侧的纽扣上打结固定掌板 (图 2-6-2)。

4. Curtis 法　适用于掌板近端的撕裂伤，即在显露掌板后，于指浅屈肌腱分叉处切取一侧指浅屈肌腱。切断一侧指浅屈肌时，位置应在指浅屈肌腱分叉处，并且勿损伤指浅屈肌腱远侧止点。于近节指骨颈处横向钻孔，然后将切断的指浅屈肌腱于指间关节掌面绕向对侧，经指骨钻孔从对侧穿出，用 Bunnell 法于手指对侧的纽扣上打结固定，使近侧指间关节保持在屈曲 30° 位 (图 2-6-3)，注意适当的紧张度，应防止近侧指间关节过伸。

5. 肌腱移植法 (Adams 法)　适用于掌板严重撕裂伤，不能直接修复者。其方法为：首先切取适当长度的掌长肌腱备用。在显露损伤的掌板后，于近节指骨颈处和中节指骨基底部分别横向平行钻孔，然后将所取的掌长肌腱在近侧指间关节掌侧交叉，近侧指间关节保持在屈曲 30° 位缝合肌腱 (图 2-6-4)。

6. 缝合伤口，无菌敷料包扎，石膏固定。

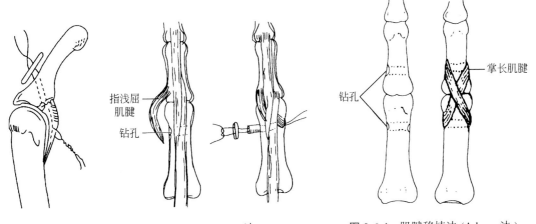

图 2-6-2　Bunnell 钢
丝抽出缝合法

图 2-6-3　Curtis 法

图 2-6-4　肌腱移植法 (Adams 法)

指浅屈
肌腱

钻孔

钻孔

掌长肌腱

五、术后监测与处理

术后石膏托固定 3 周后，逐渐练习指间关节的活动。

六、术后常见并发症的预防与处理

1. 掌板挛缩和关节僵硬　掌板修复和重建时应注意张力，避免出现掌板挛缩和关节僵硬。掌板切开修复时可以采用横切口，避免在手指形成纵切口瘢痕挛缩，影响手指伸直功能。

2.肌腱粘连　采用肌腱固定掌板重建术时，注意修复的光滑度，避免肌腱粘连。

七、临床效果评价

对于急性掌板损伤或关节绞索时掌板切开关节复位后的掌板修复，临床效果良好。

第七节　示指掌指关节脱位

Malgaigne 于 1855 年首次描述了掌指关节背侧脱位，Kaplan 在 1957 年描述了示指掌指关节复杂的背侧脱位。掌指关节脱位比指间关节脱位少见，其中以示指最为多见。示指掌指关节脱位按掌骨头脱位的方向分为掌侧脱位和背侧脱位，其中又以背侧脱位最为常见；按掌骨头脱位的严重程度分为单纯的半脱位（或不完全性脱位）和复杂的完全性脱位（图 2-7-1）。单纯的半脱位，手法复位相对容易。因而，示指掌指关节脱位切开复位应具有相应的适应证。

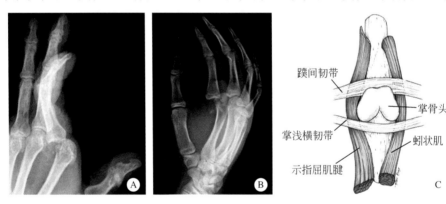

图 2-7-1　示指掌指关节脱位

A. 示指背侧掌指关节脱位 (Orozco and Rayan, 2008)；　B. 示指掌侧掌指关节脱位 (Green et al, 2015)；
C. 示指掌指关节解剖示意图 (Dinh et al, 2009)

一、手术适应证

1. 掌指关节的不稳定性脱位。

2. 关节脱位伴有桡侧副韧带完全断裂，使手捏夹无力或不稳定。

3. 组织卡入脱位的关节之间，手法不能复位者。

4. 近节指骨撕脱，附着在掌骨头上且嵌顿于关节内者。

5. "纽扣式"脱位或复杂的完全性脱位。

6. 开放性示指掌指关节脱位。

7.示指掌指关节脱位手法复位失败者。

二、手术禁忌证

1.可以手法复位且复位过程中关节周围软组织损伤较小的单纯性半脱位。
2.年老多病，全身多器官功能障碍且不能耐受手术者。

三、术前准备

1.血常规、凝血功能、术前感染性标志物（外科综合）、心电图、胸部 X 线片及手部 X 线正位、侧位和斜位片检查。
2.老年患者应注意是否合并有高血压和糖尿病。
3.心电监护。
4.麻醉　局部麻醉或臂丛神经阻滞麻醉。

四、手术要点、难点及对策

切开复位的手术入路可采用掌侧入路、背侧入路或联合入路。与掌侧入路相比，背侧入路指神经血管束不易被误伤，若有掌骨头潜在的骨折、易将其复位和固定。针对示指掌指关节脱位手术推荐背侧入路。

1.体位与切口
(1) 体位：患者取仰卧位，患肢外展置于手术台旁的手术桌上，手背侧面向上。手术在上臂止血带控制下进行。
(2) 切口：于示指背侧跨过掌指关节做一长 4 ~ 5cm 的中线纵行切口或绕过掌指关节做弧形切口 (图 2-7-2)。

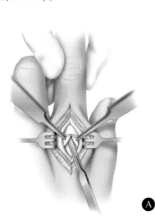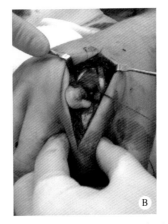

图 2-7-2　示指掌指关节脱位背侧入路切口示意图

[A 引自 Redrawn from Becton JL, Christian JD Jr, Goodwin HN, et al, 1975. J Bone Joint Surg, 57A: 698; B 引自 Green RN, Rushton PR, Cloke DJ, 2015. J Hand Surg Eur Vol, 40(8):863-864]

2. 切开皮肤及皮下组织，纵行切开伸肌腱与关节囊，仔细辨认纤维软骨性韧带，向掌侧屈腕，缓解屈肌腱的张力，牵引手指，屈曲掌指关节，即可复位。

3. 观察掌骨头是否有软骨的缺失，掌板是否复位。活动掌指关节，观察活动幅度及灵活性。必要时可牵开掌指关节，将嵌入的掌板向掌侧推开，使掌指关节复位。

4. 缝合关节囊和伸肌腱，间断缝合皮下组织，缝合皮肤。

五、术后监测与处理

1. 术后将掌指关节固定于功能位 3～4 周，防止掌指关节过伸，制动范围不包括指间关节。

2. 抬高患肢防止肿胀。

3. 鼓励患者早期活动指间关节，避免肌腱粘连。

4. 术后 3～4 周后去除外固定物后，开始主动活动屈伸掌指关节。

5. 12 周后可以进行无限制的活动。

六、术后常见并发症的预防与处理

1. 若掌指关节脱位发生在儿童，则掌骨头骨骺易损伤导致其早期闭合。

2. 切开皮肤时，仔细分离，以免用力过猛误伤伸肌腱及两侧的神经血管束。

3. 反复的闭合复位、掌侧入路切开复位、背侧脱位长时间没有复位 (陈旧性) 等有可能引起创伤性关节炎，严重时会出现掌骨头的缺血性坏死。

4. 固定时间过长、晚期修复或严重的软组织损伤会引起关节的纤维化，最终导致关节僵硬，限制关节的活动。

七、临床效果评价

背侧入路操作相对简单，手术相对容易，组织结构显露充分，且易同时修复其他组织损伤，副损伤相对较小，预后良好。

（路来金　李秀存）

第八节　月骨脱位

月骨脱位为间接暴力作用于手部所致。手掌部着地，腕部处于极度背伸位，挤压月骨使之向掌侧脱位，因此月骨脱位多为掌侧脱位，这与月骨的解剖、形状和位置有关。月骨脱位表现为腕关节正位 X 线片显示月骨呈三角形，尖端向上，并与头骨、钩骨、舟骨及三角骨部分重叠，关节间隙消失或不等宽；侧位 X 线片显示月骨窝状关节面空虚向前，月骨脱出桡骨远端关节面，头骨下移，位于月骨后方或后上方。月骨脱位较少见，若诊断不当，影响早期复位，易引起月骨缺血性坏死或腕关节功能障碍。根据月骨脱向掌侧的不同程度，月骨脱位分为三型：月骨脱位 I 型，月骨轻度掌屈 (<90°)；月骨脱位 II 型，月骨掌屈大于 90°，但舟月关节囊 (短桡月韧带) 完整；月骨脱位 III 型，月骨从破裂的掌侧关节囊完全脱出 (图 2-8-1)。

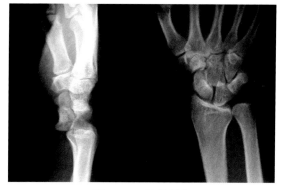

图 2-8-1　月骨脱位

一、月骨脱位切开复位术

（一）适应证

1. 陈旧性月骨脱位。
2. 软组织卡入脱位的关节间，不能手法复位者。
3. 开放性腕骨骨折合并月骨脱位。
4. 月骨脱位手法复位失败者。

（二）禁忌证

1. 可以采用手法复位，且复位过程中关节周围软组织损伤较小的月骨脱位。
2. 年老多病，全身多器官功能障碍且不能耐受手术者。

（三）术前准备

1. 血常规，凝血功能，心电图，胸部 X 线片，腕部 X 线正位、侧位、斜位片和 CT 检查。
2. 老年患者应注意是否合并有高血压和糖尿病。
3. 心电监护。
4. 麻醉　臂丛神经阻滞麻醉或全身麻醉。

（四）手术要点、难点及对策

月骨脱位切开复位的手术入路有背侧入路、掌侧入路或联合入路。常规选用背侧入路清理月骨间隙，易于将其复位；掌侧入路复位月骨可同时进行正中神经松解减压。

1. 体位与切口

(1) 体位：患者取仰卧位，患肢外展于手术台旁的手术桌上，手掌侧面向上。手术在上臂止血带控制下进行。

(2) 切口：手腕部掌侧做 "S" 形切口。

2. 切开皮肤及皮下组织，切开腕横韧带后将正中神经及屈肌腱群牵向尺侧。

3. 纵行切开腕掌侧韧带，注意保留与月骨相连的掌侧韧带。

4. 复位脱位的月骨，将其分别与舟骨、头状骨用克氏针固定，但切勿穿至桡月关节。

5. 如正中神经有变性、水肿、萎缩，应注意同时行正中神经松解术。

6. 仔细止血，依次修复腕掌侧韧带，闭合皮下组织，全层缝合皮肤。

（五）术后监测与处理

术后于腕关节中立位用石膏固定 3 周，然后再于腕关节背伸 30° 位用石膏托固定 3 周，6 周后去除石膏进行腕关节屈伸功能锻炼，配合物理治疗等，术后 8 周可拔出内固定物。

（六）术后常见并发症的预防与处理

1. 月骨无菌性坏死 月骨脱位因月骨的韧带损伤，影响其血供，有可能发生月骨无菌性坏死，为此，术中应特别注意避免损伤桡月前韧带，并且切勿在术后早期进行腕关节功能锻炼。

2. 创伤性关节炎 较为少见。

3. 腕关节不稳 是由腕骨间的韧带损伤所致。因此，术中应注意月骨复位后的位置应适中，并应同时修复舟月和舟三角骨间韧带，以保术后腕关节的稳定。

（七）临床效果评价

月骨脱位切开复位手术方法简单，可保留腕关节的完整性，术后关节功能恢复快。

二、月骨摘除术

（一）适应证

1. 月骨脱位经多次手法复位失败者。

2. 月骨旋转脱位超过 270°，估计月骨的血液供应已完全中断。

3. 陈旧性月骨脱位，已超过 3 周以上。

4. 月骨发生粉碎性骨折者。

（二）禁忌证

青年体力劳动者，尽量选用其他手术方法。

（三）术前准备

1. 血常规、凝血功能、心电图、胸部 X 线片、腕部 X 线正位、侧位、斜位片和 CT 检查。

2. 老年患者应注意是否合并有高血压和糖尿病。

3. 心电监护。

4. 麻醉 臂丛神经阻滞麻醉或全身麻醉。

（四）手术要点、难点及对策

1. 体位与切口

(1) 体位：患者取仰卧位，患肢外展 90° 置于手术台旁的手术桌上。

(2) 切口：腕背侧做 "S" 形皮肤切口。

2. 切开皮肤及皮下组织，切开部分腕背侧横韧带。向两侧分别牵开拇长伸肌腱与指总伸肌腱。纵行切开背侧的关节囊，显露脱位的月骨。

3. 完整摘除月骨，此时应注意勿损伤头状骨近端和桡骨远端的关节面。修补腕背侧关节囊，复位牵开的指伸肌腱，修复腕背侧横韧带。

4. 仔细止血后，缝合皮肤及皮下组织。

5. 为防止月骨摘除后对腕关节中央柱力量传导的破坏，避免腕关节不稳定，可在月骨摘除后，用肌腱等组织填充缺损处（图 2-8-2），或用带血管蒂的头状骨移位替代术，防止腕塌陷。

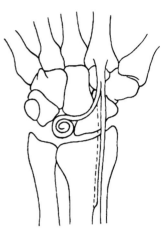

图 2-8-2　月骨摘除肌腱填充术

（五）术后监测与处理

术后用石膏托将腕关节于功能位固定 3 周，并鼓励进行手指活动。3 周后拆除缝线和外固定后，逐渐进行腕关节屈伸活动。

（六）术后并发症的预防与处理

1. 创伤性关节炎　较少见，如发生则可行腕骨部分融合术。

2. 腕关节不稳　如发生腕关节不稳可行近排腕骨切除术或头状骨移位术。

3. 手部握力减退　手部握力可能有一定程度的减退，术后应加强腕部功能锻炼，一般在术后 3 ~ 6 个月可恢复。

（七）临床效果评价

如有可能选择其他手术方法者，一般不建议选用该手术方法。

（路来金　李秀存）

第九节　经舟骨月骨周围脱位

月骨周围脱位是指桡骨和尺月骨关系正常，月骨周围腕骨向背侧或掌侧脱位。依据月骨周围脱位的进展，Mayfield 将其分为四期：Ⅰ期指舟骨和月骨分离，舟月韧带损伤或舟骨骨折；Ⅱ期指头状骨和月骨分离，头状骨通常向背侧移位，舟月韧带和桡舟头韧带损伤；

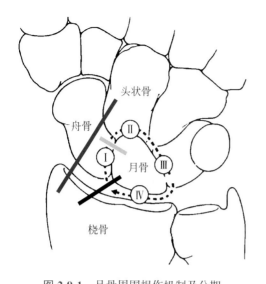

图 2-9-1　月骨周围损伤机制及分期

桡舟头韧带（红线）；桡月韧带（黑线）；舟月韧带（绿线）；
月三角骨韧带（黄线）[引自 Muppavarapu RC, Capo JT, 2015.
Hand Clin, 31(3):399-408]

Ⅲ期指月骨和三角骨分离，月三角韧带撕裂或有三角骨骨折；Ⅳ期指月骨脱位，即终末期（图 2-9-1）。

月骨周围腕骨若有骨折，近侧的骨折块仍与月骨相连，只是远侧的骨折块脱位，则命名为经某骨月骨周围脱位。经舟骨月骨周围脱位是指伴有腕舟骨骨折的月骨周围脱位，即骨折的舟骨近极和月骨与尺骨和桡骨下端的关节关系正常，骨折的远侧舟骨和其他腕骨一起向掌侧或背侧脱位（图 2-9-2、图 2-9-3）。临床上，经舟骨月骨周围背侧脱位较为常见。经舟骨月骨周围脱位的治疗主要有闭合复位石膏固定、闭合复位经皮克氏针固定，切开复位内固定。本节重点介绍切开复位内固定术。

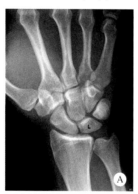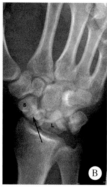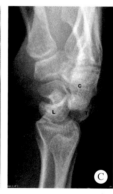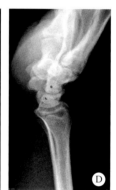

图 2-9-2　经舟骨月骨周围脱位

A. X 线正位片显示月骨 (L) 正常的菱形；B.X 线显示月骨 (L) 呈饼形，舟骨 (S) 骨折；C. 头状骨 (C) 脱位，月骨 (L) 仍保持正常位置，三角骨 (T) 骨折；D.X 线侧位片显示，头状骨 (C) 位于月骨 (L) 的凸面 [引自 Kloss BT, Patierno SR, Sullivan AM, 2010. Int J Emerg Med, 3(4):501-502]

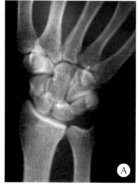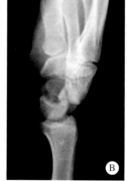

图 2-9-3　经舟骨月骨周围脱位

A. 正位 X 线片；B. 侧位 X 线片

一、经舟骨月骨周围脱位切开复位内固定术

（一）适应证

所有的经舟骨月骨周围脱位均需手术治疗，以达到脱位舟骨的准确复位和舟骨骨折的解剖复位。

（二）禁忌证

经舟骨月骨周围脱位基本无手术禁忌。有研究证明，对于伤后 6 个月以上的患者行切开复位治疗后，关节活动度明显下降，X 线片示复位也不满意，因此，应争取尽早复位。

（三）术前准备

1. 血常规、凝血功能、心电图、胸部 X 线片、腕部 X 线正位、侧位和斜位片和 CT 检查。
2. 老年患者应注意是否合并有高血压和糖尿病。
3. 心电监护。
4. 麻醉　臂丛神经阻滞麻醉或全身麻醉。

（四）手术要点、难点及对策

1. 体位与切口
(1) 体位：患者仰卧于手术台，患肢放于手术台旁的手术桌上，手术在止血带控制下进行。
(2) 切口：针对经舟骨月骨周围脱位，作者推荐背侧入路或掌侧与背侧联合入路。
2. 背侧入路　①自 Lister 结节向第 3 掌骨基底做 "S" 形切口，长 4 ～ 6cm；②依次切开皮肤、皮下组织，分离拇长伸肌腱并向桡侧牵开，将指总伸肌腱、示指固有伸肌腱牵向尺侧；③充分显露和横行切开腕背侧关节囊，即可见脱向背侧的头状骨、三角骨及远排腕骨（图 2-9-4A）；④将舟骨的骨折复位，使用无头加压螺钉或克氏针交叉固定，待舟骨固定好后处理月骨。在舟骨与月骨、舟骨与三角骨间分别打入 1.0mm 的克氏针，作为操纵杆以复位舟月和舟三角的关系，纠正舟骨、三角骨的畸形，维持关节位置关系（图 2-9-5）；⑤术中 X 线透视确定其复位的位置良好后，最后固定舟头关节，稳定舟骨；⑥用不可吸收缝合线修复腕骨间韧带，彻底止血后缝合关节囊；⑦复位牵开的肌腱，逐层缝合手术切口。

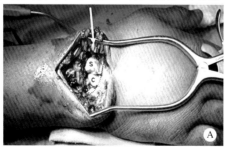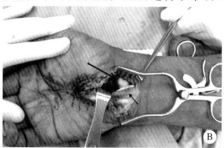

图 2-9-4　经舟骨月骨周围脱位手术入路

A. 背侧入路，舟骨 (S)，头状骨 (C)，月骨脱向掌侧；B. 掌侧入路：腕管被松解，腕管内容物被牵拉向尺侧（小箭头）；月骨脱位在腕管近端可见（大箭头）[引自 Muppavarapu RC, Capo JT, 2015. Hand Clin, 31(3):399-408]

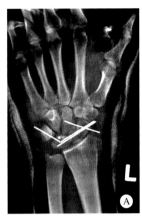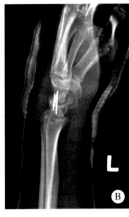

图 2-9-5　克氏针固定的腕骨牢固稳定

A. X 线正位片；B. X 线侧位片 [引自 Muppavarapu RC, Capo JT, 2015. Hand Clin, 31(3):399-408]

3. 掌侧入路 (图 2-9-4B)　①腕掌侧沿腕骨方向做"S"形切口，注意保护正中神经的掌皮支；②切开腕横韧带，显露正中神经和指屈肌腱；解除对正中神经的压迫，必要时行正中神经松解；③向两侧牵开指屈肌腱，显露并纵行切开关节囊，显露远近排腕骨；④复位脱位的远排腕骨和舟骨的骨折，矫正畸形，X 线透视确定其复位后的位置正常后，可用克氏针固定；⑤修复月三角韧带的掌侧部分及掌侧关节囊；⑥复位牵开的肌腱，彻底止血后，逐层缝合手术切口。

（五）术后监测与处理

1. 术后予以短臂拇人字形石膏固定，鼓励手指屈伸活动。术后 2 周复查、拆线。

2. 术后 6 周拍摄 X 线片，了解舟骨骨折愈合情况，如舟骨骨折愈合良好，则可以拆除外固定物，并开始进行主动功能锻炼，如术中采用加压螺钉固定，术后可不予取出。

（六）术后常见并发症的预防与处理

1. 月骨脱位延迟治疗可引起持续的正中神经病变，同时可有慢性的局部疼痛综合征，因此尽早进行手术复位。

2. 舟骨不愈合、舟骨缺血性坏死　尽早行手术复位，争取舟骨良好愈合，以避免发生舟骨不愈合或舟骨缺血性坏死。

（七）临床效果评价

经舟骨月骨周围脱位因常伴有较多的腕骨间韧带损伤，多数患者会有不同程度的关节活动度的丢失及握力下降。舟骨骨折、脱位的解剖复位则有利于改善预后。但未达到舟骨的解剖复位和韧带及时修复者，如骨折不愈合，软骨损伤，以及延期治疗都将直接导致恢复时间延长，预后功能差，并可长期伴有腕痛、握力下降。根据 Herzberg 和 Forissier 的研究结果，14 例急性期手术的经舟骨月骨周围脱位的患者，随访 8 年，平均 Mayo 腕关节功能评分为 79 分，效果良好。多数作者认为，经切开复位内固定治疗，可恢复腕关节大约 110° 的主动屈伸功能及 75% 的握力。

二、近排腕骨切除术

本部分内容详见本章第十三节月骨无菌性坏死的手术。

（路来金　李秀存）

第十节　尺骨撞击综合征

尺骨撞击综合征于 1941 年由 Milch 首先描述。1993 年 Chun 和 Palmer 正式提出相应症候群的概念。由于尺骨头反复撞击三角纤维软骨复合体 (TFCC) 及月骨、甚至三角骨，引发上述结构退行性病变，从而造成尺腕关节疼痛不适、活动受限。其常见于尺骨正变异人群，主要由先天性发育因素或后天性创伤所致 (图 2-10-1)。本病的诊断主要依靠患者临床表现及相应的影像学特征。

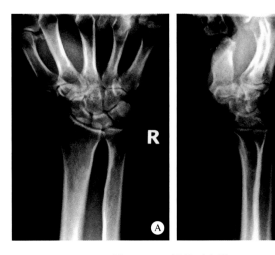

图 2-10-1　尺骨正变异

尺骨撞击综合征可采用保守治疗或手术治疗。保守治疗以制动及镇痛为主，容易反复发作，治疗效果不佳。目前普遍以手术治疗作为主要治疗手段。手术方法大体分为传统开放手术及腕关节镜微创手术两类。前者以尺骨短缩截骨术为代表，后者以关节镜下尺骨头部分切除术 (Wafer 术) 为代表。尺骨短缩截骨术几乎适用于各类程度的尺骨正变异患者，并且对尺骨茎突 – 三角骨撞击征兼具良好效果。截骨后需进行钢板、螺钉坚强内固定，是目前应用最广泛的术式；而腕关节镜下 Wafer 术更适合尺骨变异值较小、追求美观、要求术后更快康复的人群，同时可探查腕关节腔内的病变，清理增生的滑膜。本节重点介绍上述两种手术方式。

一、尺骨短缩截骨术

(一)适应证

1.影像学确认尺骨存在正变异。
2.尺腕关节疼痛，活动受限或握力下降，需改善症状者。

（二）禁忌证

1. 骨质疏松严重者。
2. 远侧尺桡关节损伤者。

（三）术前准备

1. 血常规、肝肾功能、凝血功能、心电图、胸部 X 线检查。
2. 腕关节标准正侧位 X 线拍片，腕关节 MRI 平扫。
3. 老年患者特别应注意是否合并有高血压和糖尿病。
4. 心电监护。
5. 可透视手术桌、C 形臂 X 线机。
6. 麻醉　臂丛神经阻滞麻醉。

（四）手术要点、难点及对策

1. 体位与切口

(1) 体位：患者取仰卧位，患肢外展 90°，置于手术台旁的手术桌上。

(2) 切口：前臂中下段、尺侧腕伸肌前缘做一纵行切口，长约 8cm。

2. 切开皮肤及皮下组织，注意保护尺神经背侧支，将尺侧腕伸肌向尺侧牵开，显露尺骨中下段骨干，注意避免剥离骨膜，以保护尺骨血运。

3. 按术前测量的变异值，用记号笔于尺骨中远 1/3 交界处画线，标记截骨所需的厚度，使用手术刀按标记线环形切开骨膜。垂直尺骨分别于拟切除的尺骨段的远、近侧平行穿入两枚 0.88mm 的克氏针，作为复位参照物。

4. 按照标记，使用摆锯斜形或者横行截骨，均匀截取一块饼式骨片。截骨过程中应使用注射器间断滴入生理盐水于截骨处，预防局部温度过高，灼伤骨断端组织，影响骨愈合。截除的骨片不能过厚，否则因尺腕关节韧带及远侧尺桡关节韧带绷紧，将导致骨断端靠拢困难。

5. 使用持骨钳将尺骨远端向近侧拉拢复位，注意保持预先穿入的克氏针平行，防止骨干旋转。

6. 使用 7 孔钢板、螺钉内固定，拔出克氏针，并透视确认尺骨头已矫正为零变异或轻度负变异，骨折对位对线良好，内固定满意（图 2-10-2）。

7. 仔细止血，逐层缝合手术切口，放置引流条。

近年来，以 Acumed 截骨术系统为代表的专用尺骨短缩板逐步在临床推广应用。该系统附带 40° 截骨基准线及简易截骨导向器，利用复位夹钳精确靠拢骨折端，加压固定。该系统的引入，使尺骨短缩截骨术步骤进一步简化，精度大幅度提高，骨折加压固定牢固可靠（图 2-10-3）。

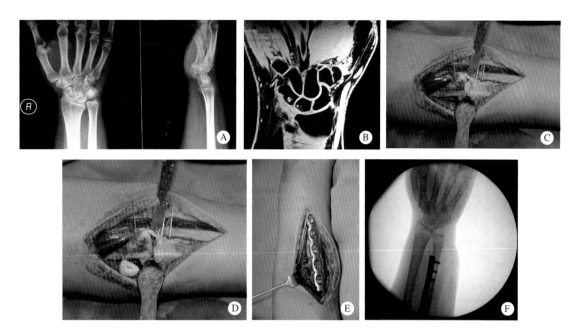

图 2-10-2　尺骨横行短缩截骨术

A. X 线示右尺骨正变异约 4mm；B. MRI 提示 TFCC 损伤，月骨近端撞击后囊性变；C、D. 横行截骨，截除饼状骨片。截骨前后保持克氏针平行，用于复位参考；E. 使用 7 孔锁定钢板、螺钉内固定；F. 术中透视尺骨头轻度负变异，矫正效果满意

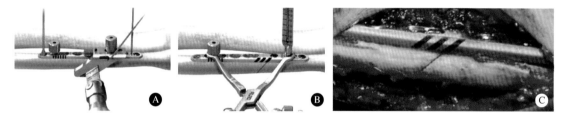

图 2-10-3　Acumed 截骨术系统

A. 设置导向器刻度后，在导向器切割槽内利用摆锯进行精确截骨；B. 使用复位夹钳抓持复位钉和锁定导钻器，夹闭截骨间隙；
C. 尺骨短缩截骨后复位实景图

（五）术后监测与处理

1. 无菌敷料包扎稳妥后，无须石膏外固定。

2. 术后第 2 天起鼓励腕、肘关节康复训练。

3. 术后 2 周拆线，6 周、12 周复查 X 线片，查看骨痂生长情况。术后 6 个月～1 年，根据复查情况可取出内固定物。

（六）常见并发症的预防与处理

1. 尺神经背侧支损伤　术中可能因为切割或长时间牵拉造成神经损伤，患者感觉麻木或痛觉过敏。手术中切开皮肤后应小心解剖，轻柔牵拉，避免盲目、过深地切割皮肤，避免对尺神经背侧支过度牵拉。

2. 内固定不稳、骨折移位　钢板长度过短未能充分跨越骨折线，固定不牢固。选用 7

孔或 8 孔接骨板，并在术中适当透视监测，确保坚强内固定。

3. 内固定物断裂　骨折愈合前，剪切活动过度。术后早期活动及院外锻炼，均应提供康复指导，根据 X 线定期复查结果，循序渐进，科学治疗。

4. 腕关节僵硬　术后切口组织粘连，未正规康复，组织水肿。术后早期开展主动、被动活动训练，辅以理疗，可避免出现术后活动障碍。

5. 骨折延迟愈合、不愈合　骨膜剥离过度，复位不良，术后活动过度等，均可能影响骨质愈合。术中应减少对骨膜、皮下软组织的剥离，使用锁定钢板时可以完全保留骨膜。借助透视，确保骨折复位后对位对线良好，坚强固定。术后积极指导患者进行系统康复训练。

（七）临床效果评价

尺骨短缩截骨术术野开放，操作简单，能够减弱尺腕关节轴向应力的传导，减压效果显著。并且尺骨短缩复位能够同时收紧 TFCC，稳定远侧尺桡关节，对 TFCC 自我修复有一定帮助。但该手术创伤较大，骨折愈合通常需要至少 2 ~ 3 个月，且伴随一定的骨不连风险。多数患者需求二期手术取出内固定物。

二、尺骨头部分切除术

（一）适应证

1. 桡骨远端骨折畸形愈合，致下尺桡关节结构异常或关节炎，疼痛明显。
2. 早期类风湿关节炎患者。
3. TFCC 结构完整，或虽有损伤，但易修补。

（二）禁忌证

1. TFCC 损伤且难以修复。
2. 尺骨茎突骨折分离移位明显，或尺骨茎突已摘除患者。
3. 尺骨过长。

（三）术前准备

1. 血常规、肝肾功能、凝血功能、心电图、胸部 X 线片、尺桡骨正侧位 X 线检查。
2. 老年患者特别应注意是否合并有高血压和糖尿病。
3. 麻醉　臂丛衬位阻滞麻醉。
4. 心电监护。
5. 可透视手术桌、C 形臂 X 线机。

（四）手术要点、难点及对策

1. 体位与切口
(1) 体位：患者取仰卧位，患肢外展 90°，置于手术台旁的手术桌上。

(2) 切口：前臂下段尺背侧纵切口 4 ~ 5cm，注意保护尺神经背侧支。

2. "S"形切开伸肌支持带，分别以尺侧和桡侧为蒂，呈瓣状掀开。注意不要完全切开尺侧腕伸肌腱鞘。将尺侧腕伸肌与小指伸肌牵开。临近桡骨时，于桡侧切开下尺桡关节背侧关节囊，使之以尺侧为蒂向尺侧掀起，注意保留 1cm 组织用于修复，部分显露尺骨远端，被动旋转前臂以充分显露尺骨头桡侧半。

3. 长斜形截除尺骨远端桡侧半，截骨平面与桡骨下段轮廓基本一致，完整保留尺骨茎突及 TFCC。反复旋前、旋后运动，确保无尺骨撞击发生，并通过 X 线透视，确认截骨角度合理，不会造成尺骨撞击。

4. 将关节囊瓣与尺桡骨间掌侧关节囊缝合固定，将尺侧为蒂的伸肌支持带瓣与桡骨茎突处保留的 1cm 关节囊组织缝合，将桡侧为蒂的伸肌支持带瓣穿过尺侧腕伸肌下方后反折，缝合固定于第 4 伸肌腱鞘。

5. 为保持尺桡骨间隙，可切取掌长肌腱盘卷为肌腱球，或纵向切开尺侧腕伸肌腱，利用其中一半卷曲为肌腱球，填塞入空隙内，与腱鞘、关节囊缝合数针进行固定。

（五）术后监测与处理

术后前臂石膏固定 2 ~ 3 周，拆除石膏固定后，在医师密切指导下开始前臂被动屈伸、尺桡偏及旋转训练。

（六）术后常见并发症的预防与处理

1. 尺骨茎突撞击征，腕骨尺偏移位　术后逐步强化尺腕关节牵拉训练。如发生尺骨茎突撞击表现，需行尺骨短缩截骨术。

2. 前臂旋转疼痛　中立位 X 线检查无撞击表现，前臂旋转后出现尺桡骨撞击，多呈动态撞击表现。因此，术中截骨应彻底，并填塞肌腱球团，缝合伸肌支持带瓣及关节囊瓣，分隔尺桡骨。

（七）临床效果评价

尺骨头部分切除术适用于 TFCC 未受损的患者，术后保留尺骨干及尺骨茎突的完整性，对治疗下尺桡关节炎及早期类风湿关节炎患者的疼痛、活动受限症状效果理想。如 TFCC 已受损，则其疗效与 Darrach 手术并无显著区别。

三、腕关节镜下尺骨头部分切除术 (Wafer 术)

（一）适应证

1. 影像学确认尺骨正变异，且变异值不超过 4mm(图 2-10-4A、B)。
2. 尺腕关节疼痛，活动受限或握力下降，需改善症状者。
3. 对伤口美学要求较高者。

（二）禁忌证

1. 远侧尺桡关节损伤。

2. MRI 提示患侧腕关节 TFCC 结构完整，无撕裂、穿孔，无磨损变薄。

（三）术前准备

1. 血常规、肝肾功能、凝血功能、心电图、胸部 X 线片，以及腕关节标准正侧位 X 线拍片，腕关节 MRI 平扫。

2. 老年患者特别应注意是否合并有高血压和糖尿病。

3. 心电监护。

4. 可透视手术桌，C 形臂 X 线机。

5. 麻醉　臂丛神经阻滞麻醉。

（四）手术要点、难点及对策

1. 体位与切口

(1) 体位：仰卧位，上臂使用气压止血带。肩外展 90°，屈肘 90°，利用牵引塔进行第 2、3、4 指指套牵引，维持牵引力 10lb(图 2-10-4C)。

(2) 切口：采用背侧 3/4、4/5 入路探查尺腕关节并操作，6U 流出道。如 MRI 提示滑膜增生明显，可同时行腕中关节尺侧及腕中关节桡侧入路探查腕中关节。

2. 标记入路后，于尺骨茎突远端向桡侧方向插入注射器针头，向关节腔内注射 5 ~ 10ml 生理盐水，充盈腕关节。注意避免损伤尺神经背侧支。

3. 使用 11 号手术刀片，分别于 3/4 及 4/5 入路皮肤做一小切口，插入蚊式血管钳钝性分离并突破关节囊至关节腔内。使用血管钳钝性剥离的目的是可以避开指总伸肌腱及小指固有伸肌腱。

4. 插入套管，设置灌注压力 30 ~ 50mmHg(1mmHg=0.133kPa)，拔出套管针，送入 2.7mm 或 2.5mm 的 30° 镜头，探查尺腕关节损伤情况：重点观察 TFCC 有无穿孔，以及月骨有无软骨软化表现，必要时探查月三角韧带有无松弛。典型病例可通过 TFCC 穿孔观察到隆起的尺骨头 (图 2-10-4D、E)，如关节腔内滑膜增生较多，使用刨刀清理或等离子刀头射频消融，以获取清晰的镜下视野。

5. 利用软组织刨刀环形清创 TFCC，直至尺骨头充分暴露。

6. 使用球形磨头逐层打磨尺骨头顶端，磨除软骨及骨质，直至尺骨头磨平 (图 2-10-4F、G)。吸出关节腔内残余碎骨渣，持续灌洗。刨削过程多次透视以判断打磨量 (图 2-10-4H)。应注意避免高速磨头损伤远侧桡尺关节，造成创伤性关节炎。

在镜下探查过程中，如发现月骨近端因撞击而出现软骨软化、磨损表现，可不予处理。尺腕减压后，月骨表面损伤会出现不同程度自愈。如发现月三角韧带损伤松弛，术中可利用等离子刀头进行射频皱缩治疗。

7. 伤口闭合　各切口可仅缝合一针或使用免缝胶布粘贴。

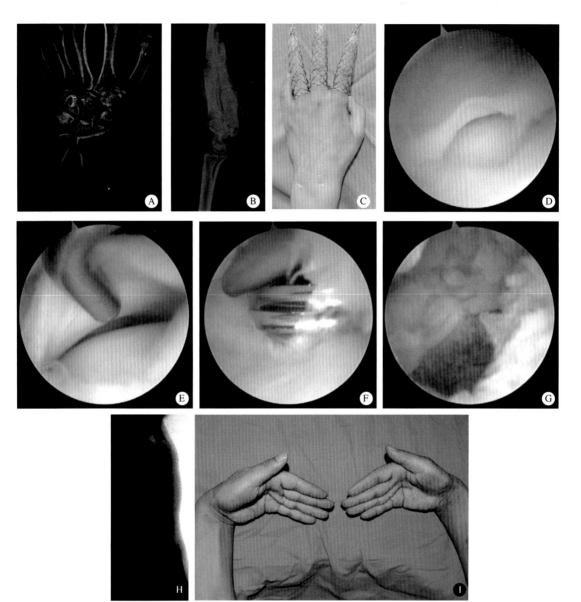

图 2-10-4 腕关节镜下尺骨头部分切除术 (Wafer 术)

（五）术后监测与处理

无菌敷料稍加压包扎，无须石膏外固定。术后第 2 天复查腕关节 X 线片，并鼓励逐步进行关节康复训练，定期复诊 (图 2-10-4I)。

（六）术后常见并发症的预防与处理

1. 指伸肌腱、尺神经背侧支、静脉血管损伤 腕关节镜操作区域狭小，肌腱、神经、血管分布密集。操作中需仔细解剖，插入套管前需使用蚊式血管钳钝性分离。

2. 腕关节软骨医源性损伤 多由于套管针头锐利、操作粗暴引起。宜选用球形针头，循血管钳分离路径小心插入。如难以插入，可用血管钳再次分离后尝试，应避免强行突破。

3. 感染　发生概率较低。术中注意无菌操作即可，如为浅层感染，予以抗生素用药；如为深部感染，则需切开引流。

4. 腕关节肿胀　手术部位肿胀较为常见，如非感染性红肿，术后早期可使用烤灯照射或超短波理疗、热敷等方式活血化瘀，促进肿痛消散。

5. 上臂神经损伤　为对抗手指牵引，肘上需向下牵拉固定，如牵引力过大、时间过久，可能导致上臂神经压伤。术中需维持牵引力 10 ~ 15lb，单次牵引时间不超过 60 分钟。

（七）临床效果评价

Wafer 术具有微创、美观、疗效确切、恢复较快等特点。该手术能够减小尺腕关节应力，并可同时切除病变的 TFCC，减轻其疼痛刺激。与尺骨短缩截骨手术相比，不必考虑骨折延迟愈合的风险及二次手术取内固定的可能性。但在该手术中，尺骨头切除厚度不宜超过 2 ~ 3mm。如患者同时有尺骨茎突撞击表现，则该手术无法解决。另外，Wafer 术不能紧缩尺腕关节韧带及远侧尺桡关节韧带，无法起到稳定尺腕关节的作用。

尺骨撞击综合征是导致尺腕关节疼痛的最常见因素。国内外研究表明，目前尺骨短缩截骨术及 Wafer 术仍是治疗尺骨正变异引发的撞击征的主流术式，且二者在术后活动度恢复、疼痛改善、握力提升方面并无明显差异。但由于二者的治疗范畴、术后康复时间、并发症类型存在差别，因此针对不同的患者，需要与之充分沟通后慎重选择术式。

四、尺骨假关节成形术 (Sauve Kapandji 手术)

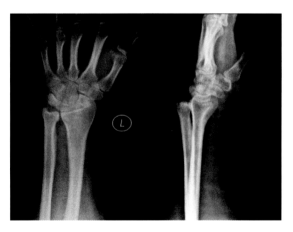

图 2-10-5　左侧下尺桡关节陈旧性脱位 2 年，旋前、旋后功能障碍

（一）适应证

1. 下尺桡关节炎, 关节活动受限明显。

2. 类风湿关节炎或桡骨远端粉碎性骨折，致尺骨头脱位。

3. 陈旧性下尺桡关节脱位或关节失稳，下尺桡关节韧带或 TFCC 陈旧性损伤难以修复 (图 2-10-5)。

4. 尺骨正变异矫正后，可辅以尺骨假关节成形术。

（二）禁忌证

未矫正的尺骨正变异。

（三）术前准备

1. 血常规、肝肾功能、凝血功能、心电图、胸部 X 线片，以及尺桡骨正侧位 X 线检查。

2. 老年患者特别应注意是否合并有高血压和糖尿病。

3. 麻醉　臂丛神经阻滞麻醉。

4. 心电监护。

5. 可透视手术桌，C形臂X线机。

（四）手术要点、难点及对策

1. 体位与切口

(1) 体位：患者取仰卧位，患肢外展90°，置于手术台旁的手术桌上。

(2) 切口：于前臂下段尺背侧做纵切口，切口远端位于尺骨头以远，近端位于尺骨头以近约5cm。切开皮肤及皮下组织时，注意分离并保护尺神经背侧支。

2. 自尺侧腕伸肌与小指固有伸肌间隙进入，显露尺骨头及尺骨颈部。

3. 利用布巾钳夹持固定尺骨头，在尺骨近端约2cm处使用摆锯截断尺骨，于该截骨平面以近1.0 ~ 1.5cm处再次截断，截除长度1.5 ~ 2.0cm的尺骨块。

4. 去除下尺桡关节间的软骨，将尺骨头向桡骨复位，如有下尺桡关节脱位或尺骨正变异，同时予以矫正。

5. 此时下尺桡关节间形成明显的骨缺损，可利用截除的尺骨块，嵌入植骨。

6. 使用松质骨或皮质骨螺钉，或空心加压螺钉，将下尺桡关节及关节下骨质内固定，或者选用1.0mm或1.5mm克氏针交叉固定。并经透视确认位置良好（图2-10-6、图2-10-7）。

7. 松解旋前方肌，将其转移填塞尺骨缺损节段。于尺骨皮质钻孔，用于缝合固定旋前方肌。此操作较为关键，既可避免尺骨断端间骨桥生长，又能预防尺骨近端将来向背侧翘出。

8. 修复背侧关节囊后，闭合切口。

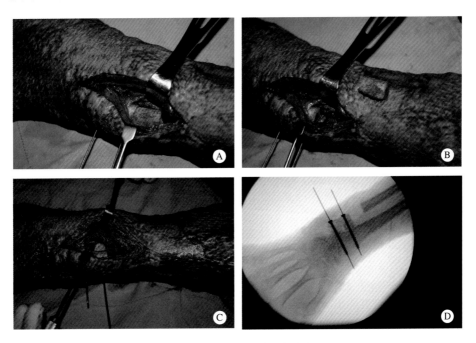

图 2-10-6 尺骨假关节成形术

A.尺骨远端截骨约2cm；B.截除骨块；C.将截取骨块修整后嵌插入尺骨头下，植骨；D.两颗空心螺钉，于下尺桡关节及尺骨头下方平面加压内固定

117

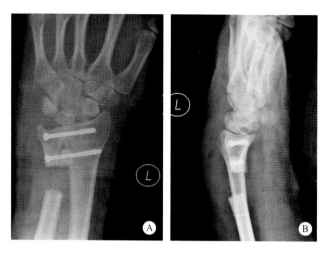

图 2-10-7 术后 X 线片，尺骨假关节成形良好，内固定物及植骨块位置满意

（五）术后监测与处理

1. 于腕关节功能位采用前臂石膏固定。第 2 天起开始进行手指的被动和主动伸屈活动。

2. 三周后去除石膏固定，在医师密切指导下开始前臂被动旋转训练（图 2-10-8）。术后 12 ~ 16 周起患者可逐步恢复重体力劳动。根据 X 线片复查情况，术后 4 ~ 6 个月取出螺钉。

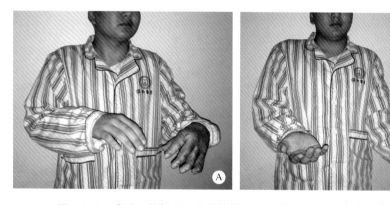

图 2-10-8 术后 1 月复查，患者旋前 70°，旋后 90°，功能改善显著

（六）术后常见并发症的预防与处理

1. 尺骨下段失稳 尺骨截骨过多或软组织固定不牢，导致近侧尺骨远端不稳定，旋前、旋后运动时尺骨翘起。该并发症发生概率较高，超过 50% 的患者术后可扪及尺骨断端活动度增大，部分患者尺骨断端活动疼痛。术中应充分利用尺骨周围软组织，如筋膜、韧带、肌肉，于尺骨背侧钻孔穿线进行缝合固定。

2. 截骨间隙形成骨桥连接 尺骨截骨过短或软组织填塞不充分，筋膜固定松脱，导致骨痂生长，妨碍假关节活动。术中截骨长度应至少 1.5cm，并利用旋前方肌、筋膜组织填塞、固定，可有效避免骨桥形成（图 2-10-9）。

3. 骨不愈合　尺骨头与桡骨远端关节融合后骨质吸收，未愈合。手术中应充分利用截取的尺骨块进行植骨，并使用螺钉加压固定。如使用克氏针，建议交叉固定，防止骨块松脱移位。

4. 尺神经背侧支损伤，神经瘤形成，支配区感觉异常。切开皮肤避免过深，保护切口局部感觉神经。

（七）临床效果评价

该手术优点之一在于能够保留尺腕关节整体结构，既提供尺腕关节骨性支撑，使经腕轴向应力传导顺畅，

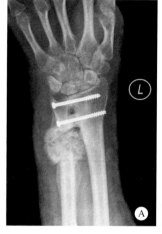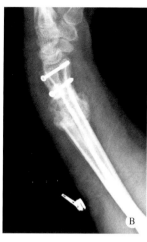

图 2-10-9　术后 4 个月复查，截骨间隙内生长骨桥，妨碍腕关节旋转功能

又维持了尺腕关节韧带、TFCC 等软组织的完整性，对保护腕关节稳定性至关重要。术后患者疼痛减退明显，康复训练后屈腕、伸腕及桡偏、尺偏活动度均接近对侧。旋前、旋后活动度较对侧有 5°～10° 差距，仍足以满足患者日常生活及一般工作需求。手术效果良好。

五、尺骨头切除术 (Darrach 手术)

（一）适应证

1. 下尺桡关节炎或退行性变，陈旧性下尺桡关节脱位或先天性半脱位，致关节疼痛。

2. 老年患者，桡骨远端骨折并畸形愈合，关节僵硬，对术后功能要求不高。

（二）禁忌证

下尺桡关节不稳或 Colles 骨折畸形愈合的年轻患者。

（三）术前准备

术前准备详见本节四、尺骨假关节成形术 (Sauve Kapandji 手术)。

（四）手术要点、难点及对策

1. 体位与切口

(1) 体位：患者取仰卧位，患肢外展 90°，置于手术台旁的手术桌上。

(2) 切口：前臂下段尺背侧纵切口 3～4cm，切开皮肤及皮下组织时，注意保护尺神经背侧支及尺侧腕伸肌腱鞘。

2. 自尺侧腕伸肌与小指固有伸肌间隙进入，纵向切开并剥离尺骨远端骨膜 1～2cm，显露尺骨头及尺骨颈部，注意保留骨膜。

3. 短斜面截除 1～2cm 的远端尺骨头，斜面偏向尺侧，截断平面恰位于桡骨切迹以近，

并将断端磨平，预防残端凸起。使用摆锯锯断尺骨时须小心保护掌侧尺动脉、尺神经，以免锯断瞬间锯片深入掌侧，损伤重要组织结构。截骨长度尽可能少于 2cm，术中以恢复腕关节活动度为准，以最大程度保留旋前方肌止点，保持尺骨远端稳定性。必要时采用 X 线透视，调整尺骨下段角度。

4. 缝合骨膜切口，同时将尺腕关节韧带的游离部分向尺骨远端缝合，以固定尺骨远端。如尺骨头切除后尺侧腕伸肌腱松弛，可将其止点向远侧推移，并锚定在腕骨上。或者于尺骨远端钻孔，将尺侧腕伸肌腱逆向纵行劈开1/2，将其穿过钻孔后与自身缝合，用以加固尺腕关节。

（五）术后监测与处理

术后前臂石膏固定 3 周，拆除石膏后在医师密切指导下开始前臂被动屈伸、尺桡偏及旋转训练。

（六）术后常见并发症的预防与处理

1. 桡尺撞击综合征　尺骨头截断过长，尺骨远端软组织松弛，断端撞击桡骨，用力抓握时加剧。可通过尺侧腕伸肌悬吊固定或紧缩缝合，能够稳定尺骨远端，同时术中尽可能避免截骨长度超过 2cm，在保证腕关节良好活动度的前提下，尽可能少截骨。

2. 腕关节尺偏或掌倾畸形　术中注意保留 TFCC 腕骨附着点，截骨后将 TFCC 尺侧附着点拉紧后与腕关节囊缝合，紧固尺腕关节。术后逐步进行康复锻炼。

3. 尺神经背侧支损伤，神经瘤形成，支配区感觉异常。切开皮肤，避免过深，保护切口局部感觉神经。

（七）临床效果评价

尺骨头切除术是治疗下尺桡关节陈旧性损伤或退行性病变的成熟方案之一，能够明显改善患者疼痛及活动受限的症状。但与尺骨假关节成形术相比，尺骨头切除术患者握力下降明显，有报道指出可能较术前减小 25%，因而该手术仅建议用于对肢体功能要求不高的高龄患者，不推荐年轻患者使用。并且在实施该方案之前，应首先考虑尺骨头部分切除术是否也能够满足治疗需要。

（陈振兵）

第十一节　手部骨折不愈合

一、指骨、掌骨骨折不愈合的手术

（一）适应证

1. 闭合性骨折超过 6 ~ 8 周未愈，开放骨折超过 6 ~ 10 周未愈者。

2.X 线可见骨折端硬化，髓腔封闭，间隙增宽或形成假关节者。

3.骨折存在较明显的症状及功能障碍者。

（二）禁忌证

1.患者全身情况差，无法耐受手术者。

2.局部存在皮肤感染、炎性破溃、骨髓炎等感染灶者。

3.假关节形成后有一定功能，且患者对功能要求较低，无手术意愿者。

（三）术前准备

1.血常规、心电图、胸部 X 线片、肝肾功能检查。

2.骨折部位 X 线正侧位检查，必要时加行 CT 检查。

（四）手术要点、难点及对策

1.体位与切口

(1) 体位：患者取仰卧位，患肢外展置于手术台旁的手术桌上。

(2) 切口：一般采用手指背侧纵行切口。

2.切开皮肤及皮下组织，注意保护指伸肌腱等结构，如需切开指伸肌腱，在骨折固定完成后应予以良好修复。显露不愈合的骨折断端。

3.清理骨折端的肉芽瘢痕组织，判断骨质活性后去除死骨。凿除断端硬化骨，搔刮髓腔至其通畅，显露出新鲜骨端或髓腔有新鲜渗血即可。

4.取自体骨移植（或结合部分异体骨）　适当修整骨折断端，如需进行骨移植时，根据情况选择松质骨或带皮质骨块。一般取用髂骨，如选用松质骨注意填实断端髓腔，且缺损间隙不大，松质骨能够有效固定于缺损位置（图 2-11-1）；或选用骨块时根据间隙形态修剪为块状、楔状或片状进行固定（图 2-11-2）；如骨缺损较大时，可采用髂骨块植骨（图 2-11-3）。

5.采用钢板螺钉或克氏针等方法进行固定，此时应注意纠正骨的成角和旋转畸形。纠正成角旋转畸形，应注意正常情况下手指屈曲时有轻度的向桡侧旋后，有利于与拇指对掌，可根据屈曲手指时是否指向舟状骨结节进行判断。

121

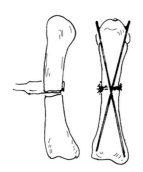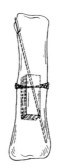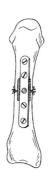

图 2-11-1　松质骨植骨　　　图 2-11-2　骨块植骨克氏针或钢板固定

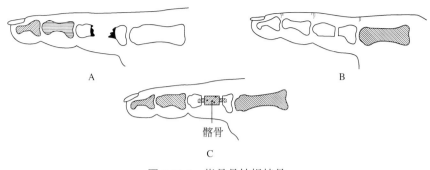

髂骨

图 2-11-3 指骨骨缺损植骨

6. 术中多角度 X 线透视确认复位及固定满意。

7. 逐层缝合手术切口，无菌敷料包扎，必要时辅以石膏或夹板固定。

（五）术后监测与处理

术后规范换药，避免伤口感染，观察有无血肿形成，必要时在内固定的同时应予以外固定以保证固定效果。随访过程中拍摄 X 线片复查。

（六）术后常见并发症的预防与处理

1. 感染 严格的无菌操作、规范的换药及抗生素应用是预防感染的关键。对于采用经皮克氏针固定的患者，应注意钉道消毒。

2. 功能障碍 关节僵硬和肌腱粘连是可能造成手指活动功能障碍的主要原因。早期功能锻炼可以预防这种情况的发生。

（七）临床效果评价

指骨、掌骨骨折不愈合非手术治疗难以达到愈合，通过清理断端短缩固定或植骨内固定能够取得满意的疗效，愈合率高，并能恢复手指功能。

二、舟骨骨折不愈合的手术

（一）适应证

1. 损伤时限超过 4 周，X 线或 CT 检查显示远折块掌屈、近折块背伸、断端骨质硬化、髓腔封闭、存在囊性变等表现，需手术治疗。

2. 腕关节桡偏活动尚可，桡骨茎突无冲撞者，采用植骨内固定术。

3. 桡偏活动产生冲撞，疼痛明显者，采用植骨内固定、桡骨茎突切除术。

4. 舟骨近折块小于舟状骨全长 1/4，有坏死而无进行性舟骨骨折不愈合性塌陷（SNAC）者，采用舟骨近折块切除术。

5. Ⅳ期 SNAC 但桡月关节完好者，采用舟骨切除或四角融合术。

6. 出现腕关节创伤性关节炎，但桡骨远端月骨窝关节面及头状骨近端关节面尚好者，采用近排腕骨切除术。

上述治疗失败，全腕关节炎或患者对运动功能要求不高者，可采用腕关节融合术。

（二）禁忌证

1. 患者全身情况差，无法耐受手术者。
2. 局部存在皮肤感染、炎性破溃、骨髓炎等感染灶者。

（三）术前准备

1. 血常规、心电图、胸部 X 线片、肝肾功能检查。
2. 伤侧腕部正侧位 X 线片及腕关节 CT 检查。
3. 麻醉　臂丛神经阻滞麻醉。

（四）手术要点、难点及对策

合理选择手术适应证，对于损伤时限超过 4 周但无移位的舟骨骨折，可以先行石膏固定。需手术的病例，应在体格检查和影像学检查的基础上，充分征求患者意见，选择手术方案。一般采用舟骨植骨内固定。

1. 体位与切口

(1) 体位：患者取仰卧位，患肢外展置于手术台旁的手术桌上。

(2) 切口：腕掌侧切口（图 2-3-2B）。

2. 在切开皮肤、皮下组织及深筋膜后，注意保护桡动脉及其分支，避免损伤舟骨背侧的血供。采用鼻烟窝切口时，除桡动脉腕背支外，还应着重解剖保护桡神经浅支。术中可将拇长展肌、拇短伸肌和拇长伸肌腱分别牵拉向两侧，以利视野。

3. 显露并搔刮骨折断端，去除硬化骨　舟骨陈旧骨折常存在纤维连接，骨折位置显露不满意，术中应注意清除断端死骨及纤维连接等组织。切开关节囊显露腕舟骨后，可将腕关节置于极度背屈位，此时活动腕关节可见舟骨骨折处存在假关节异常活动，从而确认骨折位置。充分清理纤维瘢痕组织显露骨折断端。

4. 采用自体骨移植并予以复位　纠正驼背畸形，恢复腕高及舟月正常解剖关系方能恢复腕关节功能。断端牢固固定，足量植骨是愈合的关键。可于桡骨茎突处或髂骨处取新鲜自体骨进行移植。

5. Herbert 螺钉及克氏针固定　腕关节与拇指关节结构复杂，活动方向多，且日常使用频繁，固定不牢极易产生微动，造成骨折难以愈合。因此舟骨骨折必须固定牢固，才能获得良好的骨性愈合。但舟骨形状特殊，结节部、腰部、近极在正侧位片可发现不在同一直线上，给骨折复位与内固定螺钉的置入造成困难。螺钉置入应位于舟骨中央位置。手术固定方法应灵活，视术中情况采用一枚 Herbert 螺钉和若干根克氏针固定相结合，保证内固定的牢固性（图 2-11-4）。

6. 术中多角度透视确认骨折复位固定满意　术中应在多角度进行 X 线检查，确认骨折解剖复位，保证螺钉及克氏针位于舟状骨内，而未进入关节腔内，以免造成腕关节活动损害。

123

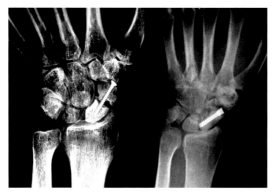

图 2-11-4　舟骨骨折不愈合植骨 Herbert 螺钉固定

7. 充分止血后缝合伤口，无菌敷料包扎，辅以适当的外固定。应当注意的是，内固定不能代替外固定，舟骨植骨内固定术手术后，建议继续采用人字形管状石膏继续固定，每月复查，直至骨折愈合。

（五）术后监测与处理

内固定不能代替外固定，术后必须予以牢固的外固定，采用短臂支具固定或拆线后管型石膏固定，定期复查直至骨折愈合后去除外固定。

（六）术后常见并发症的预防与处理

1. 感染　严格的无菌操作、规范的换药及抗生素应用是预防感染的关键。对于采用经皮克氏针固定的患者，应注意钉道消毒。

2. 功能障碍　长期固定可能导致一定程度的腕关节活动障碍，在骨折愈合后早期进行康复锻炼。

（七）临床效果评价

陈旧性的舟骨骨折不愈合除单纯的舟骨断端硬化、近极坏死等问题外，还可能导致腕关节撞击或腕关节炎等问题，非手术治疗无法解决疼痛和活动障碍，通过植骨内固定、部分融合、腕骨摘除等方法，辅以适合的内、外固定，能够获得较为满意的手术疗效，愈合率高，早期功能训练有利于恢复手部功能。

第十二节　指骨、掌骨骨折畸形愈合截骨矫正术

一、适应证

1. 指骨、掌骨骨折畸形愈合存在成角畸形，造成手指尺偏或桡偏。

2. 指骨、掌骨骨折畸形愈合存在旋转畸形，造成对指功能障碍。

3. 近节指骨、掌骨骨折畸形愈合导致掌指关节过伸、侧副韧带挛缩、掌指关节屈曲受限，可行侧副韧带切除，切开关节囊后再行截骨矫形手术。

二、禁忌证

1. 全身条件较差无法耐受手术者。

2.局部皮肤条件差或存在感染灶者。

3.畸形愈合对功能的影响，患者可以接受者。

三、术前准备

1.血常规、心电图、胸部 X 线片、肝肾功能检查。

2.伤指 X 线检查，必要时行 CT 检查。

3.麻醉 臂丛神经阻滞麻醉。

四、手术要点、难点及对策

1.体位与切口

(1) 体位：患者取仰卧位，患肢外展置于手术台旁的手术桌上。

(2) 切口：采用手指背侧或掌背切口。

2.切开皮肤及皮下组织，显露伸指肌腱并将其牵开或将其纵行切开，显露骨折畸形愈合位置。手术切口的瘢痕可能会影响手指的活动功能，因而皮肤、骨膜切口要避免在同一直线上，否则可能导致术后粘连。术中如纵行切开伸肌腱，可有利于视野，矫形固定后，注意修复伸肌腱。

3.打断畸形愈合部位，去除硬化骨，依计划截骨，特别是指骨细小，截骨时易产生偏差。应做好术前规划，设计好截骨的角度、长度等。术中再依具体情况适当进行调整或完善。将原骨折处凿断后应打通髓腔，以利于愈合。截骨前，建议根据设计线用微型钻头定点钻孔，再依标记点进行截骨。应根据畸形的状况分别采用畸形的凸面截骨，矫正畸形后予以固定(图 2-12-1)，或采用畸形的凹面截骨，并予以髂骨块植骨 (图 2-12-2)。

4.复位固定 与新鲜骨折相比，矫形后的骨折端对位难度较大。矫形后应先行临时复位，多角度透视，确认复位满意，被动活动手指无屈指障碍后，再行固定。

5.术中 X 线多角度透视确认复位固定满意。

6.仔细止血，缝合伤口，无菌敷料包扎，必要时辅以外固定。

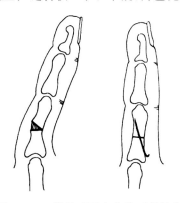 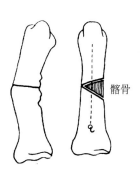

图 2-12-1 指骨畸形愈合凸面截骨术　　　图 2-12-2 掌骨畸形愈合凹面截骨术

五、术后监测与处理

术后规范换药，避免伤口感染，观察有无血肿形成。必要时在内固定的同时应予外固定保证固定效果。随访过程中 X 线拍片复查确认有无移位及骨愈合状况。

六、术后常见并发症的预防与处理

1. 感染　术后感染可能导致手术失败，严格的无菌操作、规范的换药及抗生素应用是预防感染的关键。对于采用经皮克氏针固定的患者，应注意钉道消毒，防止钉道感染。

2. 功能障碍　关节僵硬和肌腱粘连可能造成手部活动功能障碍。应注意术后功能锻炼，预防这种情况的发生。

七、临床效果评价

指骨、掌骨畸形愈合通常会导致手指屈曲功能障碍，致使相邻手指在屈曲时产生相互干扰。采用手术治疗，纠正畸形愈合，良好的对位对线能够最大程度地恢复手部功能。

（于亚东）

第十三节　月骨无菌性坏死

月骨无菌性坏死又称为 Kienböck 病或月骨缺血性坏死，是一种病因不明的，以月骨碎裂、进行性塌陷为主要表现的腕关节疼痛性疾病。1843 年 Peste 首次报道该病。1910 年，奥地利医生 Robert Kienböck 详细描述了该病的临床症状和体征，故称为 Kienböck 病。该病好发于 20 ～ 40 岁青壮年男性体力劳动者，多为单侧发病。

该病的诊断和分期是基于 X 线检查，根据月骨坏死的影像学表现，Lichtman 将该病分为四期 (图 2-13-1)。

Ⅰ期：X 线片表现正常，可能出现线样骨折；MRI 上表现 T_1 加权像信号为广泛降低；骨扫描阳性。

Ⅱ期：X 线片上月骨出现硬化，无月骨塌陷、碎裂，可见多发骨折线。

Ⅲ$_A$ 期：出现月骨塌陷，但腕骨高度仍保持；Ⅲ$_B$ 期：月骨塌陷合并头状骨向近端移位，舟骨表现为高度弯曲，舟骨结节出现环形征。

Ⅳ期：Ⅲ$_B$ 期继续发展，出现腕部骨关节炎，表现为关节面粗糙、不光滑，关节间隙变窄、骨赘形成，关节软骨出现硬化或囊变。

针对该病的治疗，目前尚无统一的标准。手术方法虽多，但疗效不确定，目前尚无任何一种手术方法能使坏死、塌陷、碎裂的月骨恢复原有的高度和形状。Lichtman 分期对治疗具有重要的指导意义，现有治疗方案大多数是依据 Lichtman 分期制订，共分为五大类：通过非甾体抗炎药物；带血管蒂的骨瓣移植重建血运；月骨摘除 – 带血管蒂的头状骨移位术；关节减压；关节融合。Ⅰ 期：制动，并用非甾体抗炎药物，若无效，参照Ⅱ期手术治疗。Ⅱ期：治疗目标是减少月骨负荷，防止塌陷，重建血液循环，选用带血管蒂的骨瓣移植术重建血运、桡骨短缩术、桡骨楔形截骨术或尺骨延长术。Ⅲ_A 期：月骨摘除 – 带血管蒂的头状骨移位术、舟骨 (scaphoid)- 大多角骨 (trapezium)- 小多角骨关节(trapezoid)(STT) 融合术、桡骨短缩术或尺骨延长术；Ⅲ_B 期：月骨摘除 – 带血管蒂的头状骨移位术、近排腕骨切除术或 STT 融合术。Ⅳ期：近排腕骨切除术或腕关节融合术。本书重点介绍四种手术方法：带血管蒂的骨瓣移植术（月骨摘除 – 带血管蒂的头状骨移位术）、桡骨短缩术、STT 融合术、近排腕骨切除术。

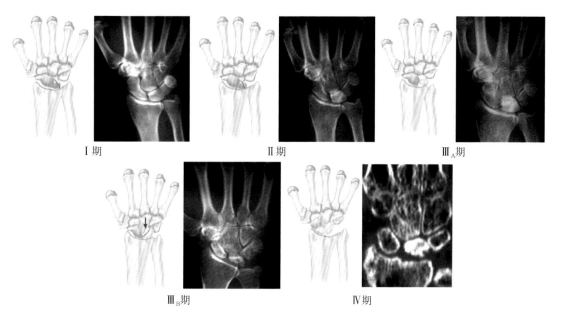

图 2-13-1　月骨无菌性坏死 Lichtman 分期示意图

（引自 Allan CH, Joshi A, Lichtman DM, 2001. J Am Acad Orthop Surg, 9: 128）

一、月骨摘除 - 带血管蒂的头状骨移位术

（一）适应证

Lichtman 分期Ⅰ期经保守治疗无效者；Ⅱ期和Ⅲ期的患者；Ⅳ期尚无腕骨完全破坏者。

（二）禁忌证

1. Lichtman 分期Ⅳ期已出现骨质破坏者。
2. 患者多病，难于承受手术者。

（三）术前准备

1. 血常规、凝血功能、术前感染性标志物（外科综合）、心电图、胸部 X 线片、腕部 X 线正侧位片和 MRI。

2. 老年患者应注意是否合并有高血压和糖尿病。

3. 麻醉　臂丛神经阻滞麻醉或全身麻醉。

4. 心电监护。

（四）手术要点、难点及对策

1. 体位与切口

(1) 体位：患者取仰卧位，患肢外展于手术台旁的手术桌上，手背侧面向上。手术在上臂止血带控制下进行。

(2) 切口：腕背侧自第三掌骨基底至前臂桡骨 Lister 结节做"S"形切口。

2. 依次切开皮肤、皮下组织和腕背横韧带远侧半，向两侧分别牵开拇长伸肌腱和指总伸肌腱。

3. 游离血管筋膜蒂　从桡骨远侧缘至头状骨基底，以骨间前动脉背侧支及伴行静脉为轴心线切取宽约 1.5cm 的血管筋膜蒂，注意保护好筋膜与头状骨体部的连接。

4. 切骨　在头状骨基底缘近侧 0.2cm 水平垂直切断头状骨体部，并在腕掌侧韧带下分离开韧带，以近端为轴掀开头状骨。

5. 切除坏死月骨。

6. 桡头关节成形　顺行将截断的头状骨近侧部分移向近端，使头状骨头部球形关节面与桡骨远端关节面嵌合。切取髂骨 0.8cm×1.8cm×1.5cm，植于头状骨体部与基底间，克氏针交叉固定桡骨远端、头状骨体部、植入髂骨块、头状骨基底及第三掌骨基底，并在舟骨、头状骨和三角骨间用 1.0mm 克氏针横行固定（图 2-13-2、图 2-13-3）。

7. 修复腕骨背侧韧带，将伸肌腱复位，修复腕背横韧带。

8. 仔细止血，缝合皮下组织，闭合手术切口。

（五）术后监测与处理

1. 术后将腕关节固定于中立位 6 周，6 周后复查腕关节 X 线正侧位片，根据骨愈合情况决定是否去除内、外固定物。去除内、外固定后主动进行腕关节屈伸活动功能锻炼。

2. 术后注意抬高患肢以防止肿胀。

3. 鼓励患者早期活动指间关节，避免肌腱粘连。

（六）术后常见并发症的预防与处理

1. 切口感染　术前、术后使用抗生素预防感染。

2. 骨不连、植骨坏死　术中要保证内固定确切可靠，以及指骨的外形适中，术后内固定的时间保证在 6 周以上。

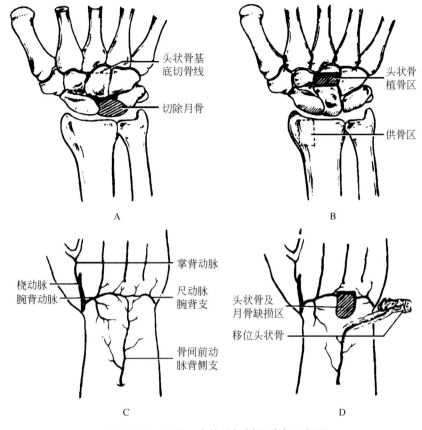

图 2-13-2　月骨、头状骨解剖及手术示意图

A.头状骨基底切骨线；B.两断端间植入髂骨块；C.腕背动脉网的构成；D.以骨间掌侧动脉背侧支为蒂头状骨移位替代月骨手术模拟图

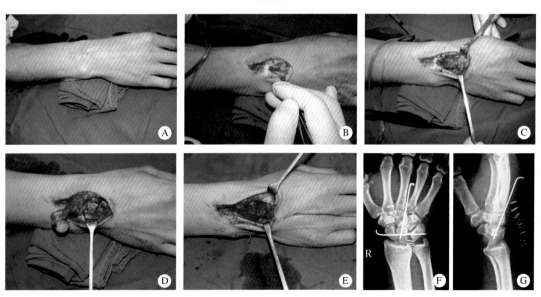

图 2-13-3　月骨摘除 – 带血管蒂的头状骨移位术

A、B.手术切口与显露；C.游离血管筋膜蒂；D.切骨；E ～ G.桡头关节成形

3.腕关节疼痛复发　这是腕关节不稳定所致,可通过局部的制动和限制活动予以纠正。

4.腕关节功能下降　手术后腕关节功能可恢复至健侧腕关节功能的 75% ~ 80%,握力达到健侧的 80% 以上。

(七)临床效果评价

6 周时 X 线显示头状骨骨密度正常,植入的骨块成活。4 个月时腕关节功能有明显改善,X 线显示桡骨远端与头状骨嵌合紧密,头状骨密度正常,植入骨块已骨性愈合。6 个月时,手的握力和腕关节功能平均可达到健侧的 70% 以上,均能恢复原有工作。X 线显示桡腕关节可掌屈 35°、背伸 45°。术后 1 年以上 63.64% 的患者腕关节功能均保持在健侧功能的 80% 以上,腕痛消失,并能恢复原有工作。

应用头状骨替代坏死碎裂的月骨,既能重建桡腕关节、保持了关节面的正常嵌合、腕骨的排列和腕高指数,保证了腕骨的应力传导和桡腕关节功能,又消除了由于坏死月骨刺激和继发的滑膜炎所引起的剧烈腕痛,防止了创伤性腕关节炎的发生。针对 Lichtman 分期Ⅰ期、Ⅱ期和Ⅲ期的患者,作者推荐首选本手术方法。

二、桡骨短缩术

(一)适应证

月骨无菌性坏死伴有尺骨负变异。但此手术方法还存在很大的争议。

(二)禁忌证

尺骨正变异和无变异的腕关节或是可能的远端尺桡关节撞击。

(三)术前准备

术前准备详见本节一、月骨摘除 – 带血管蒂的头状骨移位术。

(四)手术要点、难点及对策

1.体位与切口

(1)体位:患者取仰卧位,患肢外展置于手术台旁的手术桌上。手术在上臂止血带控制下进行。

(2)切口:前臂远端桡侧腕屈肌腱桡侧做纵行切口,远端至腕横纹。

2.切开皮肤、皮下组织。分离牵开桡侧腕屈肌腱,此时注意保护桡动脉。

3.显露旋前方肌的桡侧止点,向近端解剖辨认拇长屈肌。剥离旋前方肌和拇长屈肌,显露桡骨远段 1/3。

4.截骨与固定　在桡骨掌侧面用动力性加压接骨板做标记,确定截骨水平和桡骨旋转的方向。在近端钻 2 ~ 3 个孔,接骨板暂用一枚螺钉固定,但不拧紧。接骨板旋转 90º,开始截骨。采用摆锯切除 2mm 厚的桡骨切片,注意摆锯锯片的厚度。截骨板旋回,将桡骨远近端紧贴在一起，根据截骨术的标准加压固定。

5. 松开止血带，仔细止血，缝合手术切口。

（五）术后监测与处理

1. 术后于前臂中立位用石膏固定 3 周，3 周后去除外固定，开始进行主动活动功能锻炼。

2. 抬高患肢防止肿胀。

3. 鼓励患者早期活动手指间关节，避免肌腱粘连。

（六）术后常见并发症的预防与处理

1. 截骨端延迟愈合、骨不连　术中注意截骨端的紧密接触，必要时可在 6 个月后再行植骨术。

2. 腕关节疼痛不能缓解　由于原发病灶未切除，继发的滑膜炎刺激所致，可导致疼痛加剧。

3. 月骨坏死的病程加重，可导致腕关节的疼痛、功能障碍等症状，必要时改用其他手术方法。

（七）临床效果评价

基于个人经验和技术及腕内手术可达到相似的月骨减负效果，作者一般不推荐使用本手术方法。

三、舟骨－大多角骨－小多角骨关节融合术（STT 融合术）

（一）适应证

Ⅱ期和Ⅲ$_B$期月骨无菌性坏死和月骨骨折的患者。

（二）禁忌证

预先存在腕关节僵硬时，不能选用此种方法。

（三）术前准备

术前准备详见本节一、月骨摘除－带血管蒂的头状骨移位术。

（四）手术要点、难点及对策

1. 体位与切口

(1) 体位：患者取仰卧位，患肢外展于手术台旁的手术桌上。手术在上臂止血带控制下进行。

(2) 切口：腕背侧以舟骨－大多角骨－小多角骨关节为中心做弧形切口。

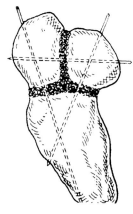

图 2-13-4　舟骨 - 大多角骨 - 小多角骨关节融合示意图

2. 切开皮肤及皮下组织，沿拇长伸肌腱切开伸肌支持带，在第 1、2 伸肌间室间显露并切开腕背关节囊。牵开桡动脉，显露舟骨 - 大多角骨 - 小多角骨关节的邻近关节面，此时应特别注意保护桡动脉。

3. 显露舟骨近侧的关节面，若有明显的桡舟关节骨性关节炎应禁止行 STT 融合术。在 X 线透视下矫正舟骨半脱位、舟骨分离，但桡骨中轴与舟骨掌侧皮质切线之间的夹角应 ≥ 45°，由舟骨穿入 2 根克氏针至头状骨，暂维持复位。用微型摆锯切除舟骨 - 大多角骨 - 小多角骨的关节软骨及皮质下骨，为了维持腕骨的高度，保留掌侧 1/3 的接触面。

4. 于桡骨茎突近侧或髂骨切取相应大小的骨块，嵌塞于舟骨 - 大多角骨 - 小多角骨之间，然后由大多角骨穿针至小多角骨，由大、小多角骨穿针至舟骨远端，完成交叉、多轴固定 (图 2-13-4)。拔出固定舟头关节的克氏针。

5. 松止血带，彻底止血，必要时放置引流、关闭手术切口。

（五）术后监测与处理

术后保持加压包扎 7 ~ 10 天，将腕关节用石膏固定于中立位 4 ~ 6 周，6 ~ 8 周时拍摄 X 线片确定是否已经骨融合，根据 X 线片和患者的主诉决定是否拆除内外固定物，并主动进行功能练习。

（六）术后常见并发症的预防与处理

1. 骨不愈合、固定失败　可视情况延期拔出克氏针和去除外固定物、行功能锻炼。

2. 桡骨茎突和舟骨之间发生骨性关节炎后引起的撞击。切除桡骨茎突，目的是为了减少桡舟关节骨性关节炎的发生概率。

（七）临床效果评价

Trumble、Werner 等的研究显示，将舟骨与大、小多角骨融合，使之成为一个功能单位，可使舟骨承载更多的轴向负荷，并能大量减少月骨的负荷，效果犹如桡骨短缩或尺骨延长。同时，还能矫正舟骨桡背侧的移位、头状骨近端移位，恢复关节原有的高度。STT 融合是一种疗效肯定的治疗方法，也是目前应用最多的腕关节部分融合术。

四、近排腕骨切除术

（一）适应证

1. 月骨无菌性坏死 Lichtman 分期Ⅳ期。

2. 晚期的月骨周围脱位和舟骨缺血性坏死。

3.舟骨、月骨进行性塌陷和舟骨骨折不愈合进行性塌陷。

4.各类滑膜炎所致的近排腕骨的继发性损伤。

（二）禁忌证

头状骨头部和（或）桡骨远端的月骨窝有关节软骨磨损的表现，但软骨损伤到什么程度不能进行近排腕骨切除存在争议，Imbriglia 等报道关节面的周缘性磨损或中心全层软骨病变直径大于 3mm 时，禁止行近排腕骨切除术。

相对禁忌证是炎性关节的病变（大多数是类风湿关节炎）和 35 岁以下的年轻患者。

（三）术前准备

1.血常规、凝血功能、术前感染性标志物（外科综合）、心电图、胸部 X 线片、腕部 X 线正侧位片和 CT 检查。

2.老年患者应注意是否合并有高血压和糖尿病。

3.麻醉　臂丛神经阻滞麻醉或全身麻醉。

4.心电监护。

（四）手术要点、难点及对策

1.体位与切口

(1)体位：患者取仰卧位，患肢外展于手术台旁的手术桌上，手背侧面向上。手术在上臂止血带控制下进行。

(2)切口：腕背侧，由桡骨茎突至尺骨茎突背侧做横行切口。

2.切开皮肤、皮下组织至伸肌支持带，此时注意保护桡神经和尺神经背侧感觉支。

3.在指总伸肌肌腱的桡侧纵行切开伸肌支持带，应注意避免损伤斜行穿过切口的拇长伸肌腱。倒 T 形切开腕背侧关节囊，横臂从桡骨远端的桡侧到尺侧边界，纵臂位于第 2 和第 4 背侧纤维鞘管之间，充分显露近排腕骨的背面。

4.摘除近排腕骨　将 1 根克氏针插入月骨，通过该针牵拉月骨并切除与之连接的关节囊，将骨块切除。此时可用摆锯将月骨切碎以便于切除。然后将针插入三角骨，采用同样的方法将其切除，先切除月骨和三角骨，可为舟骨的切除提供更多的空间。采用同样的方法，经关节囊的桡侧切口切除舟骨，切除舟骨时注意保护桡动脉。

5.固定与缝合　将头状骨置于月骨窝，必要时用克氏针固定稳定头状骨。用 2-0 不可吸收线缝合背侧关节囊。3-0 不可吸收线缝合伸肌支持带，拇长伸肌腱皮下复位。3-0 可吸收线缝合皮下组织和皮肤，留置引流（图2-13-5、图 2-13-6）。

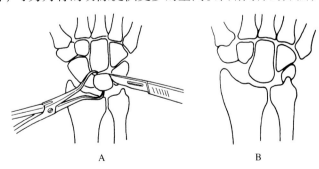

图 2-13-5　近排腕骨切除示意图

A.逐个切除近排腕骨；B.术毕

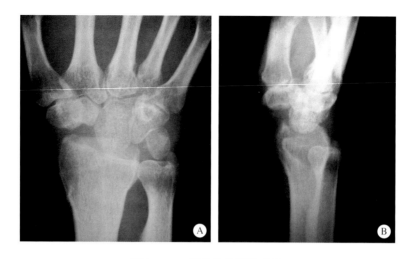

图 2-13-6　近排腕骨切除术后

A.正位 X 线片；B.侧位 X 线片

（五）术后监测与处理

1.腕关节于中立位用石膏固定 3 周。

2.术后每 3 ~ 5 天更换一次无菌敷料，术后 1 周开始活动手指，术后 3 周去掉外固定行腕关节主动伸屈活动，术后 6 周加强锻炼的力量，术后 3 个月可无限制的活动。

（六）术后常见并发症的预防与处理

1.症状缓解不彻底，仍有持续的腕关节疼痛是最常见的并发症。然而，Cohen 和 Kozin 发现，即使是持续的疼痛，也要比术前的疼痛等级有明显的改善，可采用对症治疗。

2.具有损伤周围重要血管、神经、肌腱和韧带的可能。术者应掌握手术区解剖的三维结构，有助于避免这些并发症。

3.手的握力下降为其主要并发症，通过积极地功能锻炼，多可恢复原有的握力。

（七）临床效果评价

近排腕骨切除术是一种经过时间检验的可靠的手术方法，大多可以持续缓解疼痛，改善腕关节退行性关节炎的功能。握力下降虽是其主要并发症，但经 3 ~ 6 个月即能恢复。

Crabbe 的疗效满意标准：①用力时无痛或轻微疼痛；②握力达正常侧的 3/4；③腕关节伸屈活动范围达正常侧的 63.5%；④大多数病例能从事体力劳动。

（路来金　李秀存）

参 考 文 献

常青，黄迅悟，关长勇，等，2002.应用 Herbert 螺钉内固定治疗腕舟骨骨折.中华手外科杂志，18(4):217-218.

陈超斌，陈振兵，王忠仁，等，2010.Herbert 螺钉微创治疗腕舟骨骨折.实用骨科杂志，16(2):90-92.

陈振兵，洪光祥，王发斌，等，2005.加压螺钉治疗舟骨骨折的临床疗效.中华手外科杂志，21:28-30.

丛晓斌，李涛，季伟，等，2013. 尺骨短缩截骨治疗特发性尺骨撞击综合征的疗效分析. 中华手外科杂志，29(1):7-9.

冯少俊，陈振兵，翁雨雄，2009. Sauvé-Kapandji 手术治疗下尺桡关节脱位和关节炎. 中国当代医药，16(23):24-25.

顾玉东，王澍寰，侍德，2010. 手外科手术学. 第 2 版. 上海：复旦大学出版社.

洪光祥，2010. 中华骨科学手外科卷. 北京：人民卫生出版社.

李忠哲，易传军，田文，等，2011. 非创伤性尺腕撞击综合征的诊断和治疗. 中华手外科杂志，27:273-276.

刘杰，杨舒，雍宜民，2005. 两种术式对类风湿性下尺桡关节紊乱的中远期疗效. 中国矫形外科杂志，13(3):173-176.

路来金，王首夫，尹维田，等，1988. 晚期月骨无菌性坏死一种新的治疗方法（附 3 例报告）. 白求恩医科大学学报，(05).

路来金，张志新，刘志刚，等，1999. 头状骨移位替代坏死月骨的解剖研究及其临床应用. 中华手外科杂志，(03):141-143.

马炜，田文，2014. 尺骨撞击综合征诊断与治疗. 中国骨与关节杂志，(3):213-215.

孙广峰，金文虎，聂开瑜，等，2016. 尺骨短缩术治疗尺骨撞击综合征体会. 中华手外科杂志，32(2):149-150.

田光磊，2007. 用于舟骨骨折的桡骨瓣及其血管. 中华手外科杂志，23:321-326.

王澍寰，2011. 手外科学. 第 3 版. 北京：人民卫生出版社.

王云亭，林朋，史振才，2000. Sauve - Kapandji 手术治疗桡尺远侧关节脱位的疗效. 中华手外科杂志，(3):146-148.

韦加宁，2003. 韦加宁手外科手术图谱. 北京：人民卫生出版社.

杨明，王天兵，姜保国，等，2009. 掌侧入路 AO 双螺纹空心加压螺钉治疗舟骨骨折. 中华手外科杂志，25(1):12-14.

张英泽，2011. 骨科手术径路. 第 4 版. 北京：人民卫生出版社.

张英泽，2013. 临床骨折分型. 北京：人民卫生出版社.

郑怀远，刘娟，洪光祥，等，2012. 经皮 Herbert-Whipple 空心螺钉固定治疗无移位腕舟骨骨折. 中国骨与关节损伤杂志，7:652-653.

朱波，赵力，赵金岩，2016. 尺骨撞击综合征的关节镜治疗. 中华骨科杂志，36(15):980-987.

沃尔夫，2012. 格林手外科手术学. 第 6 版. 田光磊，蒋协远，陈山林，主译；北京积水潭医院，译. 北京：人民军医出版社.

Afifi AM, Medoro A, Salas C, et al, 2009. A cadaver model that investigates irreducible metacarpophalangeal joint dislocation. J Hand Surg Am, 34(8):1506-1511.

Baek GH, Chung MS, Lee YH, et al, 2005. Ulnar shortening osteotomy in idiopathic ulnar impaction syndrome. J Bone Joint Surg Am, 87:2649-2654.

Basar H, Basar B, Erol B, et al, 2014. Isolated volar surgical approach for the treatment of perilunate and lunate dislocations. Indian J Orthop, 48(3):301-305.

Beaty JH, Canale ST, 2012. Campbell's, Operative Orthopaedics. 12ed. New York: Mosby, 3324-3332,3395-3468.

Carpenter CR, Pines JM, Schuur JD, et al, 2014. Adult scaphoid fracture. Acad Emerg Med, 21(2):101-121.

Constantine K J, Tomaino M M, Herndon J H, et al, 2000. Comparison of ulnar shortening osteotomy and the wafer resection procedure as treatment for ulnar impaction syndrome. The Journal of hand surgery, 25(1):55-56.

Dinh P, Franklin A, Hutchinson B, et al, 2009. Metacarpophalangeal joint dislocation. J Am Acad Orthop Surg, 17(5):318-324.

Filippitzi F, Dallaudiere B, Omoumi P, et al, 2014. Lunate dislocation. JBR-BTR, 97(5):318.

Glowacki K A, 2005. Hemiresection arthroplasty of the distal radioulnar joint. Hand Clinics, 21(4):591.

Gong X, Lu LJ, 2006. What is the implication of scaphoid ring sign in advanced Kienbock's disease? Is it a sign of advanced carpal collapse or rotary scaphoid subluxation. J Plast Reconstr Aesthet Surg, 59(7):726-729.

Green RN, Rushton PR, Cloke DJ, 2015. Complex anterior dislocation of the metacarpophalangeal joint of the index finger: the 'reverse-Kaplan' injury. J Hand Surg Eur Vol, 40(8):863-864.

Hackney LA, Dodds SD, 2011. Assessment of scaphoid fracture healing. Curr Rev Musculoskelet Med, 4(1):16-22.

Iwasaki N, Ishikawa J, Kato H, et al, 2007. Factors affecting results of ulnar shortening for ulnar impaction syndrome. Clin Orthop Relat Res, 465:215-219.

Jeon IH, Micic ID, Oh CW, et al, 2009. Percutaneous screw fixation for scaphoid fracture: a comparison between the dorsal and the volar approaches. J Hand Surg Am, 34(2):228-236.

Jia XY, Gong X, Lu LJ, 2011. Contact pressures in radiocarpal and triquetrohamate joints after vascularized capitate transposition. Ann Plast Surg, 67(5):534-538.

Jochen-Frederick H, Pouyan Y, Khosrow BA, et al, 2016. Long-term functional outcome and patient satisfaction after ulnar head resection. Journal of Plastic Reconstructive & Aesthetic Surgery Jpras, 69(10):1417-1423.

Katz DI, Seiler JG, Bond TC, 2010. The treatment of ulnar impaction syndrome: a systematic review of the literature. J Surg Orthop Adv, 19:218-222.

Kloss BT, Patierno SR, Sullivan AM, 2010. Transscaphoid perilunate dislocation. Int J Emerg Med, 3(4):501-502.

Krief E, Appy-Fedida B, Rotari V, et al, 2015. Results of perilunate dislocations and perilunate fracture dislocations with a minimum 15-year follow-up. J Hand Surg Am, 40(11):2191-2197.

Lal H, Jangira V, Kakran R, et al, 2012. Two stage procedure for neglected transscaphoid perilunate dislocation. Indian J Orthop, 46(3):351-355.

Lluch A, 2010. The Sauvé-Kapandji procedure: indications and tips for surgical success. Hand Clinics, 26(26):559-572.

Lluch A, 2013. The Sauvé-Kapandji procedure. Journal of Hand Surgery British & European Volume, 17(2):125-126.

Lu L, Gong X, Liu Z, et al, 2003. Capitate transposition to replace necrotic lunate bone with a pedicle for Kienbock's disease: review of 30 cases. Chin Med J (Engl), 116(10):1519-1522.

Lu LJ, Gong X, Wang KL, 2006. Vascularized capitate transposition for advanced Kienbock disease: application of 40 cases and their anatomy. Ann Plast Surg, 57(6):637-641.

Marzouki A, Almoubaker S, Hamdi O, et al, 2013. Transscaphoid perilunate dislocation with proximal displacement of the lunate and proximal scaphoid. A case report. Chir Main, 32(2):96-99.

Meermans G, Verstreken F, 2012. Influence of screw design, sex, and approach in scaphoid fracture fixation. Clin Orthop Relat Res, 470(6):1673-1681.

Menapace KA, Larabee L, Arnoczky SP, et al. 2001. Anatomic placement of the Herbert-Whipple screw in scaphoid fractures: a cadaver study. J Hand Surg Am, 26(5):883-892.

Meyer C, Chang J, Stern P, et al, 2013. Complications of distal radial and scaphoid fracture treatment. J Bone Joint Surg Am, 95(16):1517-1526.

Minami A, Iwasaki N, Ishikawa J, et al, 2005. Treatments of osteoarthritis of the distal radioulnar joint: long-term results of three procedures. Hand Surg, 10(2-3):243-248.

Moser VL, Krimmer H, Herbert TJ, 2003. Minimal invasive treatment for scaphoid fractures using the cannulated herbert screw system. Tech hand up extrem surg, 7(4):141-146.

Muhldorfer-Fodor M, Hohendorff B, Saalabian AA, et al, 2014. Median nerve neuropathy after perilunate dislocation injuries. Handchir Mikrochir Plast Chir, 46(3):163-168.

Muppavarapu RC, Capo JT, 2015, Perilunate dislocations and fracture dislocations. Hand Clin, 31(3):399-408.

Nishiwaki M, Nakamura T, Nagura T, et al, 2008. Ulnar-shortening effect on distal radioulnar joint pressure: a biomechanical study. J Hand Surg Am, 33:198-205.

Orozco JR, Rayan GM, 2008. Complex dorsal metacarpophalangeal joint dislocation caused by interosseous tendon entrapment: case report. J Hand Surg Am, 33(4):555-557.

Ota N, Nakamura T, Iwamoto T, et al, 2013. Radiographic parameter analysis on modified sauvé-kapandji procedure. J Wrist Surg, 2(1):19-26.

Pillukat T, Van S J, 2009. The hemiresection-interposition arthroplasty of the distal radioulnar joint. Operative Orthopädie Und Traumalologie, 21(21):484-497.

Polsky MB, Kozin SH, Porter ST, et al, 2002. Scaphoid fractures: dorsal versus volar approach. Orthopedics, 25:817-819.

Sammer D M, Rizzo M, 2010. Ulnar impaction. Hand Clinics, 26(4):549-557.

Shah J, Jones WA, 1998. Factors affecting the outcome in 50 cases of scaphoid nonunion treated with Herbert screw fixation. J Hand Surg Br, 23(5):680-685.

Siddiqui N, Sarkar S, 2012. Isolated dorsal dislocation of the lunate. Open Orthop J, 6:531-534.

Slutsky DJ, 2009. Principles and Practice of Wrist Surgery. New York:Saunders, 403-410, 473-484, 571-578.

Stiles BM, Drake DB, Gear AJ, et al, 1997. Metacarpophalangeal joint dislocation: indications for open surgical reduction. J Emerg Med, 15(5):669-671.

Trumble T, Verheyden J, 2004. Treatment of isolated perilunate and lunate dislocations with combined dorsal and volar approach and intraosseous cerclage wire. J Hand Surg Am, 29(3):412-417.

Vitale MA, Seetharaman M, Ruchelsman DE, 2015. Perilunate dislocations. J Hand Surg Am, 40(2):358-362.

Wolfe SW, Hotchkiss RN, Pederson WC, et al, 2010. Green's, Operative Hand Surgery. 6ed. New York:Churchill Livingstone, ,311-315, 472, 510-520.

第三章 手部感染

第一节 手部感染的特点和治疗原则

手是人类最重要的劳动器官，因此手受伤及感染的机会也较高。了解手部感染的特点，掌握正确的处理方法在临床工作中十分重要。手部掌侧皮肤厚且坚韧，皮肤移动性低，有利于捏、握、抓持等动作；手掌背侧皮肤菲薄、松弛，有利于手指屈曲活动。当手部背侧组织感染时，感染易迅速扩散，累及整个手背并迅速向近端蔓延；而当掌侧感染时，易导致掌侧张力过高而产生剧烈疼痛，同时引起手背部红肿发生。手部感染发生后，经常通过一些手的特殊解剖结构进行扩散，如掌中间隙、鱼际间隙、前臂掌侧间隙、桡侧滑囊、尺侧滑囊等。导致手部感染的菌种多以金黄色葡萄球菌、葡萄球菌和链球菌的混合感染为主。在人及动物咬伤后，以及鱼、禽、畜肉类加工过程产生的伤口中，其感染的发生概率也较高。

手部感染的细菌种类分为化脓性感染、特殊感染（如结核、气性坏疽）、立克氏体感染、真菌感染等。依据病程可分为急性、亚急性及慢性感染。

手部感染的治疗，早期且未形成脓肿阶段，可采用非手术治疗：即局部制动、抬高患肢；全身使用抗生素；热敷或理疗；也可外用鱼石脂软膏、如意金黄散等药物促进局限性脓肿形成。对于保守治疗效果不佳的，局部或全身症状严重的患者，需采用手术治疗：准确寻找到压痛点最强烈的部位或者波动感最明显的部位，进行手术切开，尽早将脓肿引流，减轻手部间隙内的压力，从而缓解疼痛，避免感染的加剧及扩散。脓腔内组织尽量彻底清理，避免残留；术后充分引流。

第二节 常见手部化脓性感染的手术

一、甲沟炎切开引流术

甲沟是指甲侧皱襞和甲后皱襞与指甲之间的空隙。早期炎症多位于一侧（图 3-2-1、图 3-2-2），如未能及时得到控制，炎症还可向甲下蔓延形成甲下脓肿（图 3-2-3），也可蔓延至两侧甲沟（图 3-2-4）。

（一）适应证

手指甲沟明显肿胀，疼痛明显，且有脓肿形成迹象或已有脓肿形成。

（二）术前准备

1.血常规、出凝血时间检查。

2.麻醉 指神经阻滞麻醉。

（三）手术要点、难点及对策

1.体位与切口

(1)体位：患者取仰卧位，患肢外展置于手术台旁的手术桌上。

(2)切口：根据脓肿部位，在手指脓肿的上方做切口（图3-2-1、图3-2-2）。切勿将甲后皱襞全程切开，防止术后的收缩及甲根外露。

2.将切口两侧皮缘翻起，放出脓液，清除脓腔。脓腔清除后以凡士林纱条填充。

3.如炎症已蔓延至甲下和两侧甲沟，则应拔除指甲以达充分引流（图3-2-3、图3-2-4）。拔甲时勿应用尖锐剥离器分离指甲与甲床，避免对甲床及甲根造成损伤，导致指甲畸形。拔甲后需仔细检查，确认无甲碎片残留。

4.单纯甲下脓肿，只需将脓肿顶部的指甲去除，引流脓肿，则可很快愈合。

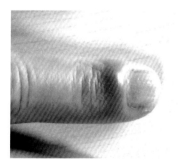

图 3-2-1 中指甲沟炎

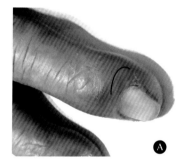
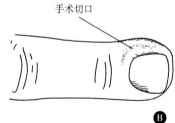

图 3-2-2 右中指甲沟炎

A.右中指甲沟炎；B.手术切口示意图

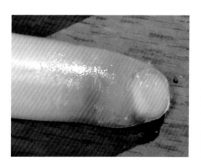
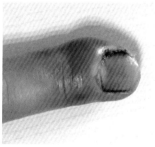
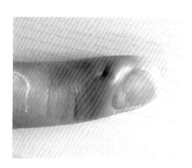

图 3-2-3 甲沟炎脓肿蔓延至甲下　　图 3-2-4 甲沟炎脓肿蔓延至甲下及两侧甲沟　　图 3-2-5 甲沟炎术后脓肿复发

（四）术后监测与处理

1. 术后定时换药，至切口完全愈合。

2. 根据患者的具体情况，适当应用抗感染药物。

（五）常见并发症的预防与处理

1. 为追求显露充分而使切口过长、过多，导致皮缘组织坏死。为避免此类情况，要兼顾显露与血运，注意术前脓肿定位。

2. 脓肿切排后引流不畅，导致反复发作，病程迁延。因此，术中进行仔细探查，避免脓腔残留。

3. 术后换药不规律、不规范，导致切口闭合过早，再次形成脓肿（图 3-2-5）。术者需叮嘱患者定期换药，同时相对固定换药人员，熟悉患者的病情变化过程。

4. 切口设计不合理导致指端瘢痕形成。有鉴于此，需做好术前准备，合理设计切口。

（六）临床效果评价

在良好掌握手术适应证的前提下，甲沟脓肿的手术效果良好。其操作方法相对简单，并发症较小，是临床工作中较为理想的手术方式。其临床效果主要取决于以下几点：手术是否及时；术中是否充分进行了脓腔清洗；术后引流是否彻底；换药是否合理规范。

二、脓性指头炎切开引流术

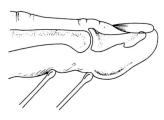

图 3-2-6　脓性指头炎，指腹肿胀、压痛

（一）适应证

1. 指腹张力高，有脓肿形成迹象（图 3-2-6）。

2. 指腹张力高，疼痛剧烈影响工作及生活，即使尚未形成脓肿亦应切开减压。

3. 患者有明显的全身症状。

（二）术前准备

1. 血常规、出凝血时间检查。

2. 麻醉　指神经阻滞麻醉。

（三）手术要点、难点及对策

1. 体位与切口

(1) 体位：患者取仰卧位，患肢外展置于手术台旁的手术桌上。

(2) 切口：根据脓肿部位，在手指侧方做纵行切口（图 3-2-7）。

2. 切除少量切口皮缘皮肤，用止血钳小心分离直达脓腔，彻底清除脓腔内的脓液及坏死组织。

3.利用血管钳将脓腔轻柔撑开，勿使用暴力，有利于冲洗及引流。

4.切口内放置引流条。

（四）术后监测与处理

1.根据情况适当应用抗感染药物。

2.术后定期换药，直至伤口愈合。

（五）常见并发症的预防与处理

1.为追求显露充分,行鱼口状切口,术后形成指端阶梯状瘢痕。因此,忌行鱼口状切口(图3-2-8)。

2.脓肿切开后引流不畅，导致反复发作，病程迁延。因此，术中应仔细探查，避免脓腔残留。

3.术后换药不规律、不规范，导致切口闭合过早，再次形成脓肿。因此，应尽量由参与手术人员进行有效、规律的换药。

4.术中需操作轻柔，准确。避免扩创过度，导致损伤腱鞘，术后感染沿腱鞘扩散。

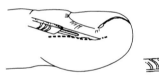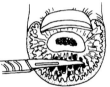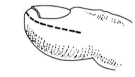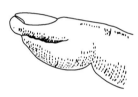

图 3-2-7 脓性指头炎切开引流　　　　图 3-2-8 脓性指头炎鱼口状切口形成指端
阶梯状瘢痕

（六）临床效果评价

正确掌握手术适应证、规范的手术和术后处理，脓性指头炎切开引流术的手术效果良好。

三、化脓性腱鞘炎切开引流术

（一）适应证

1.手指掌侧张力高，红肿明显。

2.疼痛剧烈，活动时疼痛加剧，严重影响工作及生活。

3.患者有明显的全身症状。

（二）术前准备

1.血常规、出凝血时间检查。

2.麻醉　臂丛神经阻滞麻醉。

（三）手术要点、难点及对策

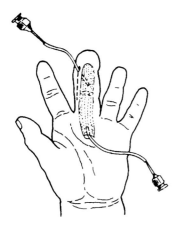

图 3-2-9　化脓性腱鞘炎切开引流

1. 体位与切口

(1) 体位：患者取仰卧位，患肢外展置于手术台旁的手术桌上。

(2) 切口：根据脓肿部位，在手指侧方做纵行切口，注意保护位于手指侧方的血管神经束。

2. 充分显露屈肌腱鞘，并于腱鞘上开一小窗。放出脓液后，将一硅胶管或塑胶管插入腱鞘内，将硅胶管另一端留于伤口外，缝合切口，固定硅胶管。

3. 于患指的掌横纹处做一横切口，显露鞘管近端并于其上开一小窗，放出脓液。从远端的插管充分冲洗腱鞘，再将一硅胶管或塑胶管经此插入小窗腱鞘内。闭合切口，并将硅胶管另一端留于伤口外，固定硅胶管（图 3-2-9）。

4. 如鞘管内脓液较多且黏稠，需将大部分鞘管切除，仅保留关键滑车。如切开时发现肌腱已发生变性或坏死，则需彻底清除坏死组织，反复冲洗后伤口敞开，以凡士林纱条填充。

（四）术后监测与处理

根据脓液内细菌培养结果使用抗生素，每小时冲洗鞘管，一般持续 3～7 天。感染控制后，依次拔除引流管，伤口换药直至伤口痊愈。

（五）常见并发症的预防与处理

1. 术中清理及冲洗不彻底，导致感染慢性化，迁延不愈。术中需认真处理感染区域，避免病灶残留。

2. 术中如将所有滑车均行切除，导致术后需进行滑车重建。因此，腱鞘切除时，需首先确认要保留的滑车范围，避免过度切除。

3. 术中损伤指神经及血管，影响术后血运及感觉。为预防此类现象，切口设计时需避开血管神经。

4. 术后引流不畅，导致感染反复发作。建议术后引流长期维持，定期监测冲洗管内水流的通畅情况。

（六）临床效果评价

在良好掌握手术适应证的前提下，化脓性腱鞘炎的手术效果比较确定。重要的是掌握正确的治疗方法和术后的处理。

四、手部间隙脓肿切开引流术

手部间隙脓肿包括指蹼间隙脓肿、鱼际间隙脓肿、小鱼际间隙脓肿和掌中间隙脓肿。

142

（一）适应证

1. 手指指蹼间隙、鱼际间隙、小鱼际间隙和掌中间隙组织红肿明显。
2. 疼痛剧烈，活动时疼痛加剧，严重影响工作及生活。
3. 患者有明显的全身症状。
4. 患者全身情况良好，无严重的系统性疾病。

（二）禁忌证

有严重的全身系统性疾病，如糖尿病、肾功能衰竭，以及长期使用免疫抑制剂等。

（三）术前准备

1. 血常规、心电图、手掌部 B 超检查。
2. 应注意是否有糖尿病、肾功能衰竭，以及是否使用免疫抑制剂。
3. 麻醉　采用臂丛神经阻滞麻醉。

（四）手术要点、难点及对策

1. 体位　患者取仰卧位，患肢外展置于手术台旁的手术桌上。

2. 指蹼间隙脓肿切开引流

(1) 指蹼间隙掌侧做横行切口或背侧做纵行切口（图 3-2-10）。

(2) 切开皮肤，用止血钳直接分离软组织直达到脓腔，彻底清除坏死组织，反复冲洗后伤口敞开，以凡士林纱条填充。此手术操作过程相对简单，但需要注意避免损伤脓肿两侧的指神经及伴行血管束。

(3) 如有必要，可根据脓液内细菌培养结果选择性局部使用抗生素，定期换药直至伤口愈合。

3. 鱼际间隙脓肿切开引流

(1) 掌侧沿鱼际尺侧缘切口，将掌腱膜桡侧切开时，须避免损伤指神经及正中神经返支。如有必要，可结扎掌浅弓。将示指指深浅屈肌腱向尺侧牵开后即可显露鱼际间隙（图 3-2-11A）。

(2) 如鱼际间隙脓腔偏背侧，可在第一背侧骨间肌桡侧做切口，于骨间肌及拇内收肌横头间进行分离直达脓腔（图 3-2-11B）。

4. 小鱼际间隙脓肿切开引流

(1) 手掌部尺侧，小鱼际桡侧缘做切口。

(2) 切开皮肤及小鱼际筋膜，即可进入脓腔，清除脓液，放置引流。

5. 掌中间隙脓肿切开引流

(1) 于手掌中部可沿掌中横纹做弧形切口（图 3-2-11C）。

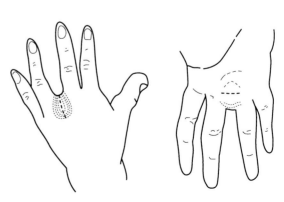

图 3-2-10　指蹼间隙脓肿切开引流切口

143

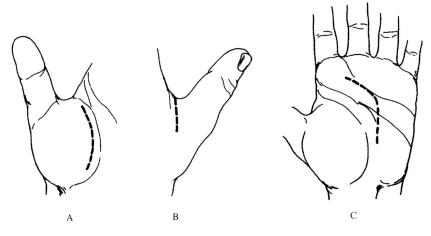

图 3-2-11　手部间隙感染的手术切口

A、B.鱼际间隙感染的手术切口；C.掌中间隙感染的手术切口

(2) 切开皮肤、皮下组织，切开掌腱膜，如有必要，可结扎掌浅弓。注意保护手掌的血管、神经分支。将指屈肌腱向桡侧牵开即可显露脓腔。

（五）术后监测与处理

术后定期换药，保证引流通畅，直至伤口愈合。

（六）常见并发症的预防与处理

1. 术中清理及冲洗不彻底，导致感染慢性化，迁延不愈。因此，术中需认真处理感染区域，避免坏死组织残留。

2. 手掌部神经血管丰富，术中应注意避免损伤指神经及血管。为此，手术切开皮肤后即以止血钳钝性分离至脓腔。

（七）临床效果评价

在良好掌握手术适应证和正确处理的前提下，手部间隙脓肿的手术效果良好。其临床效果主要取决于以下几点：①及时而正确的手术；②彻底引流，合理规范的换药；③术后及时进行手指充分的功能锻炼。

五、化脓性滑囊炎切开引流术

滑囊炎可分为桡侧滑囊炎或尺侧滑囊炎，分别多见于拇指或小指的化脓性腱鞘炎扩散而来。如尺侧、桡侧化脓性滑囊炎穿通，则形成为一"V"形脓肿，并且还可向前臂蔓延（图3-2-12）。

（一）适应证

1. 手掌侧张力高，红肿明显。
2. 疼痛剧烈，活动时疼痛加剧，严重影响工作及生活。
3. 患者有明显的全身症状。
4. 患者全身情况良好，无严重的系统性疾病。

（二）禁忌证

有严重的全身系统性疾病，如糖尿病、肾功能衰竭，以及长期使用免疫抑制剂等。

（三）术前准备

1. 血常规、心电图、手掌部 B 超、胸部 X 线片、肝肾功能检查。
2. 应注意是否有肾功能衰竭，糖尿病应适当控制。
3. 麻醉　采用臂丛神经阻滞麻醉。
4. 必要时心电监护。

（四）手术要点、难点及对策

1. 体位与切口
(1) 体位：患者取仰卧位，患肢外展置于手术台旁的手术桌上。
(2) 切口：根据脓肿部位，在手掌尺侧或桡侧做切口（图 3-2-13）。
2. 切开桡侧滑囊进行引流过程中，在拇短屈肌的深、浅两头指间显露桡侧滑囊即可进入脓腔。在此过程中须特别注意保护拇指指神经及正中神经的鱼际支。
3. 切开尺侧滑囊进行引流过程中，在小鱼际桡侧做切口，通常较难将掌浅弓保留，必要时可将其切断结扎，即可显露尺侧滑囊直达脓腔。注意保护尺侧的指神经。
4. 分别在桡侧、尺侧滑囊内放入一根塑料管，再分别在拇指和小指远端做侧正中切口，

145

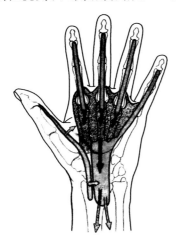

图 3-2-12　化脓性滑囊炎的
蔓延

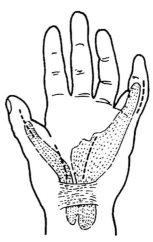

图 3-2-13　化脓性滑囊炎的
手术切口

显露腱鞘，切开腱鞘放入一根塑料管。彻底清除坏死组织及受累滑膜后，经塑料管反复冲洗伤口，清除脓液，直至炎症消退。

5.如有必要，可根据脓液内细菌培养结果选择性局部使用抗生素。

（五）术后监测与处理

术后定时冲洗，直至炎症完全消退，伤口愈合。

（六）常见并发症的预防与处理

1.冲洗不彻底，导致感染慢性化，迁延不愈。

2.术中损伤指神经或正中神经返支，影响术后运动及感觉。

3.术后引流不畅，导致感染反复发作。建议术后引流长期维持，定期监测管内水流的通畅情况。

（七）临床效果评价

在良好掌握手术适应证的前提下，化脓性滑囊炎的手术效果比较确定，其临床效果良好。

六、化脓性骨髓炎切开引流术

（一）适应证

1.手指肿胀严重、张力高、疼痛剧烈。

2.X线片显示指骨破坏、破溃或有窦道形成。

3.患者有明显的全身症状。

（二）禁忌证

有严重的全身系统性疾病，如糖尿病、肾功能衰竭，以及长期使用免疫抑制剂等。

（三）术前准备

术前准备详见本节五、化脓性滑囊炎切开引流术。

（四）手术要点、难点及对策

1.体位与切口

(1) 体位：患者取仰卧位，患肢外展置于手术台旁的手术桌上。

(2) 切口：手指侧正中切口。

2.切开皮肤皮下组织，直达指骨，注意保持将指血管神经束位于切口的掌侧，避免损伤。

3.显露骨髓炎脓腔位置，破开皮质后，进行充分扩创，清洗。彻底清除坏死组织，如有死骨应予以去除，切除窦道。

4. 伤口敞开，以凡士林纱条填充。

5. 如有必要，可根据脓液内细菌培养结果选择性局部使用抗生素，定期换药直至伤口愈合。

（五）术后监测与处理

术后制动，定期换药，直至伤口愈合。

（六）并发症的预防及处理

1. 术中清理及冲洗不彻底，导致感染慢性化，迁延不愈。

2. 术后引流不畅，导致感染反复发作。

（七）临床效果评价

化脓性骨髓炎治疗由于病程不同治疗效果存在差异。早期减压治疗效果良好。一旦出现骨质较广泛破坏，或有窦道形成则治疗较为困难。因此，指骨、掌骨化脓性骨髓炎应及早诊断及时治疗。

（陈江海）

第四章　手部肌腱损伤

第一节　肌腱缝合方法

肌腱的修复分为直接端端缝合、肌腱移植及肌腱和骨交接处重建三种情况。这三种情况的修复是手外科肌腱缝合技术的基础。本节首先介绍基本要求和手术要遵从的基本原则，再分别介绍三种情况下的修复方法。

一、基本要求和修复原则

1. 牢固　肌腱修复基本要求为牢固可靠，因此要选用强而牢固的方法，使用的缝线也应该牢固，应为不吸收的缝线。为了修复牢固，缝线在肌腱断端的抓持长度也要足够，一般来说应该不少于1cm，太短则由于肌腱断端软化缝线容易撕脱。

2. 肌腱表面应相对平滑　肌腱缝合后表面不可能十分平滑，但要做到尽量比较光滑，因为肌腱的基本功能为滑动，表面不平则滑动时阻力大。对于在腱鞘外的肌腱缝合，平滑度差对滑动阻力影响比较少，但在腱鞘内，则要求肌腱滑动面相当平滑。在腱鞘内的肌腱表面不平整时，则容易拉断肌腱或致缝合处卡压。因此，在腱鞘内不能进行肌腱编织缝合，只能作端端缝合。

3. 滑动床要平整　有充分的脂肪组织作为肌腱的滑动床垫，则肌腱滑动好，粘连少而轻。如果将肌腱紧贴骨面或肌腱周围有很多瘢痕，则肌腱粘连形成机会大，修复效果差。这时要注意保护肌腱床，避免骨面和肌腱直接接触，可将周围皮下组织游离作为分隔和床垫，或移植一个组织（如脂肪或腱鞘床垫在骨面上）起分隔作用。如果有粘连或瘢痕，则要切除清理。

4. 保持较为良好的手指滑车系统　在手指上做肌腱修复，滑车一定要保护好，但又不是一点不可以切开，在其他滑车完整情况下，A4滑车可以完全切开，或A2滑车可切开1/2 ~ 2/3长度，这样既有利于手术暴露，又利于手术后肌腱滑动。当然手术中要尽量保留多的滑车和腱鞘完整，能连续切开的腱鞘和滑车的总长度为2cm之内；损伤或切开的腱鞘如果在2cm之内，不需要做腱鞘修复。现在并不主张做腱鞘完全关闭修复，关闭不关闭腱鞘对修复肌腱的滑动是一样的，并不明显增强肌腱愈合。紧紧地关闭腱鞘，压迫肌腱反而不利于肌腱滑动及肌腱愈合。屈肌腱滑车系统复杂，功能重要，在手指屈肌腱滑车的大多数结构都破坏的情况下,则要重建重要的滑车,即 A2 和 A4 滑车,这两个滑车功能最为重要,要首先考虑重建。重建方法有伸肌腱支持带移植,或用残留的一束浅腱包绕,缝到对侧 A2 滑车残端上等方法。在重建滑车时,一般不同时做自体肌腱移植,方法是首先在滑车重建同时植入硅胶棒,3 个月后再取出硅胶棒,代之以自体移植肌腱。

二、肌腱端端缝合法

1. **肌腱 2 束中心缝合方法**　适用于指屈肌腱 4 区、5 区的肌腱缝合和伸肌腱缝合 (图 4-1-1)。一般采用 4-0 或 3-0 缝线。这些方法不适用于 1 区、2 区屈肌腱修复,因为这些方法缝合的肌腱强度较弱,不宜进行早期主动活动功能锻炼。

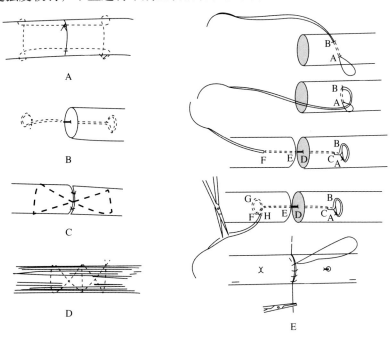

图 4-1-1　肌腱 2 束中心缝合方法

A. 改良 Kessler 法;B. 津下方法;C. 8 字缝合法;D. Bunnell 法;E. 津下方法的两肌腱段打结详细方法

在儿童 (12 ~ 15 岁以下) 进行 2 区屈肌腱修复后,并不一定要进行早期主动锻炼,故可以采用 2 束缝合方法。在 2 束缝合方法中,屈肌腱缝合可用改良 Kessler 法、津下方法,基本上不用 8 字缝合方法。但在伸肌腱修复时,则用 8 字缝合、改良 Kessler 法,很少用津下方法。

2. **肌腱多束中心缝合方法**　常用的肌腱多束缝合方法有多种 (图 4-1-2)。这些方法从

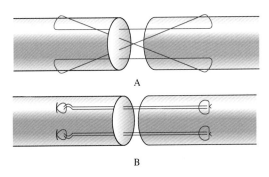

图 4-1-2　肌腱多束中心缝合方法

A. Cruciate 缝合;B. 双津下方法

4 束到 8 束不等，是目前推荐使用的修复成人 1 区和 2 区屈指肌腱损伤的方法。这些方法尤以 4 束和 6 束使用者为多，笔者主张 1 区和 2 区肌腱修复应至少用 4 束的中心缝合，笔者常用的是 6 束缝合（图 4-1-3A）。临床上，4 束缝合法基本上能满足术后主动活动的需要，但 6 束缝合法的牢固度和抗断端间间隙形成能力强。临床上，大家采用哪一个方法并没有太大关系，各人有各人喜欢和常用的方法，但采用这些方法时，重要的是应遵从共同原则。这些原则有：①在肌腱断端保持足够的抓持长度，即为 1cm 左右，至少不少于 7mm；②做锁式缝合时，锁圈应不小于 2mm，如太小则不能锁住肌腱组织；③应采用 4-0 或 3-0 缝线，缝线太细则不牢固，太粗则不易打结；④缝合打结应为 3 个结；⑤保持缝线上有一定张力，缝合肌腱时应稍拉紧，拉紧后肌腱段缩短 10% 左右。如果仅松松地将肌腱两断端拉到一起，则没有足够的抗间隙形成张力。是否做锁式缝合，现在的观点尚存争议。肌腱缝合时遵从上述几点原则，比是否做锁式缝合更为重要。做锁式缝合不一定增加多少抗张力，可能仅增加几个牛顿，重要的是无论锁式或抓式缝合都要遵从上述原则，才能牢固，并能抗间隙形成。

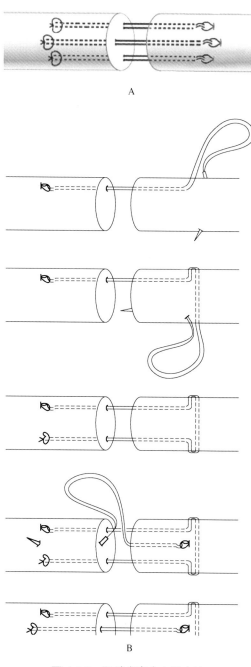

图 4-1-3　肌腱多束中心缝合法
A. Tang 法；B. M-Tang 法

3. 肌腱周边缝合方法　肌腱周边缝合法亦有多种方法（图 4-1-4），这几种方法中以简单周边缝合最常用，尤其在使用 4 ~ 8 束中心缝合后，周边缝合仅需十分简单的单纯连续缝合，用 6-0 缝线完成，抓握长度 1 ~ 2mm，其作用仅仅是帮助断端对合良好。伸肌腱修复时，常仅可做周边缝合，尤其是交锁周边或褥式周边缝合方法，使其抓握长度为 5mm。伸肌腱的这几种周边缝合一般用 5-0 缝线，有时可用 4-0 缝线缝合，伸肌腱在做了周边缝合，则不需要再做中心缝合。伸肌腱很少用 6-0 缝线做周边缝合，因为 6-0 缝线不能抗张力，因而不能单独使用。

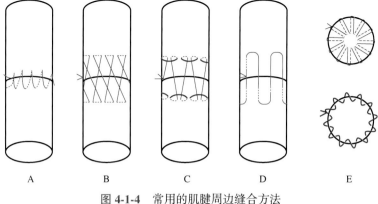

图 4-1-4　常用的肌腱周边缝合方法

A.简单连续；B.交叉；C.锁式交叉；D.褥式；E.周边缝合有深浅两种深度

三、腱骨交接处的修复方法

手指末端肌骨交接处的修复，传统的方法是在骨上凿洞，用针带钢丝穿入，在指甲上打结（图 4-1-5A）。这种方法有时损伤指甲，现在已经很少采用。近年来多采用将残端肌腱和断裂肌腱牢固缝合或用锚钉将肌腱牢固固定两种方法（图 4-1-5B、C），目前我们也主张采用后两方法中的任何一种方法予以修复。

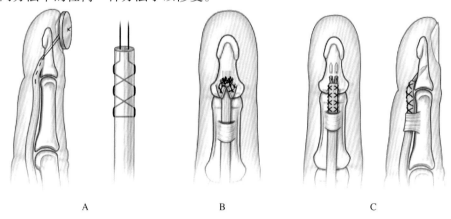

图 4-1-5　腱骨交接处的修复方法

A.传统方法；B.加强缝合方法；C.锚钉方法

四、肌腱编织缝合法

肌腱的编织缝合法用于肌腱和移植肌腱的连接，编织缝合处必须位于手掌或前臂。在手指部位不能做肌腱编织缝合。编织缝合时肌腱穿入另一肌腱，以 4-0 或 3-0 尼龙缝线做缝合固定（图 4-1-6）。肌腱和肌腱再连续相互交织 2 ~ 3 次。这种编织缝合一般都很牢固，因此，肌腱可以做早期主动活动。在编织缝合时，缝合张力很重要，一般在手的功能位置，稍微拉紧一点儿，但不能过紧或过松。肌腱编织缝合也用于神经功能不能恢复时的肌腱转位手术。

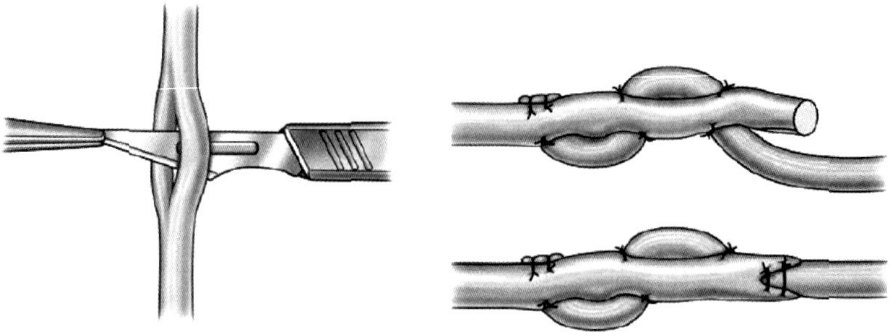

图 4-1-6　肌腱的编织缝合法

肌腱转位或二期肌腱移植都不采用肌腱端端直接缝合，而是做编织缝合。

第二节　指屈肌腱损伤

指屈肌腱损伤是手外科临床的常见损伤。熟练掌握其治疗原则、修复技术和康复锻炼方案是获得良好疗效的基本条件。本节中笔者根据本单位的研究资料和临床实践经验，结合当今指屈肌腱治疗的进展，叙述指屈肌腱修复的相关知识。

一、指屈肌腱的分区及治疗原则

（一）指屈肌腱的分区

1. Verdan 在解剖上将指屈肌腱分为 5 个区，便于对不同区域指屈肌腱损伤的治疗（图 4-2-1）。

示指、中指、环指、小指的分区：Ⅰ区为指深屈肌腱止点至指浅屈肌腱止点；Ⅱ区为指浅屈肌腱止点至指屈肌腱滑膜鞘的反折处，即腱鞘起始部；Ⅲ区为手指滑膜鞘的反折处至腕横韧带远侧缘；Ⅳ区为腕横韧带覆盖部分，即腕管内；Ⅴ区为腕横韧带近侧缘至前臂中下 1/3 的肌腱肌腹交界处。

拇长屈肌腱的分区：Ⅰ区为指间关节以远部分；Ⅱ区为指间关节到 A1 滑车近侧缘；Ⅲ区为大鱼际肌下部分；Ⅳ区为腕横韧带覆盖部分，即腕管内；Ⅴ区为腕横韧带近侧缘至前臂中下 1/3 的肌腱肌腹交界处。

2. Moiemen 和 Elliot 将Ⅰ区又分为 3 个亚区（图 4-2-2）：ⅠA 区为指深屈肌腱的最远端（<1cm）；ⅠB 区为ⅠA 区近端至 A4 滑车的远侧缘；ⅠC 区为 A4 滑车处的指深屈肌腱。

3. Tang 等根据指屈肌腱系统的解剖和功能特点将Ⅱ区又分成 4 个亚区（图 4-2-2）。ⅡA

区为指浅屈肌腱止点区域；ⅡB 区为指浅屈肌腱止点近侧缘到 A2 滑车的远侧缘；ⅡC 区为 A2 滑车覆盖区域；ⅡD 区为 A2 滑车近侧缘至手指滑膜鞘反折处。

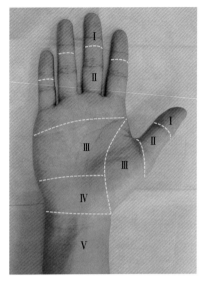

图 4-2-1　Verdan 手部指屈肌腱系统分区

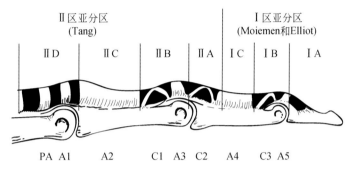

图 4-2-2　指屈肌腱 Ⅰ 区和 Ⅱ 区亚分区

（二）指屈肌腱的治疗原则

1. 修复时机的选择

(1) 早期修复 (伤后 24 小时内)：伤口污染较轻，能一期闭合，同时术者具有较好的肌腱修复技术时，只要病情允许，手术条件具备，均应进行早期修复。

(2) 延迟早期修复 (伤后 24 小时至 3 周)：适用于伴有可能危及治疗结果等复杂因素的肌腱损伤；①术者不具有熟练的肌腱修复技术或手术室条件不完备；②合并有危及生命的损伤；③伤口污染严重有感染可能或不能一期闭合；④肌腱损伤部位皮肤缺损需行皮瓣覆盖；⑤肌腱损伤部位有严重的骨与关节损伤而需要较长时间固定等。延迟早期修复也应尽早进行，待条件适宜时立即手术，以免时间过久，肌腱断端回缩过多或肌肉挛缩导致直接端端缝合困难。

(3) 二期修复：伤后 1 个月还未修复的肌腱，断端通常回缩较远，不易拉拢直接缝合，且腱鞘已经塌陷和瘢痕化，应在受伤 3 个月后做二期肌腱移植等其他手术。

2. 指浅屈肌腱的处理　指浅屈肌腱的修复，可根据肌腱不同损伤部位指浅屈肌腱的结构特点和损伤程度来决定。条件允许时要尽量同时修复指深、指浅屈肌腱。肌腱断端条件差时 (如断端参差不齐、损伤节段较长、损伤严重伴污染等)，可不缝合或切除指浅屈肌腱而仅修复指深屈肌腱，以减少术后肌腱粘连。ⅡC 区的指浅深屈肌腱同时断裂时，指浅屈肌腱可不予修复或切除，仅修复指深屈肌腱，减少指深屈肌腱通过鞘管的体积。手指骨 - 纤维鞘区的肌腱断裂，必要时也可切除一束指浅屈肌腱，而修复另一束，利于肌腱滑行和简化修复过程。在只能修复指浅屈肌腱时，可行指深屈肌腱残端固定或远侧指间关节融合术。

3. 肌腱部分断裂的处理　肌腱部分断裂如不进行处理可能会发展为迟发性肌腱断裂、

153

肌腱嵌顿或扳机指。单独的指浅屈肌腱部分断裂通常无须手术修复。指深屈肌腱的横断面50% 及以上发生断裂时，处理方法与完全断裂相同；肌腱小于 50% 断裂时，应修剪撕裂处或修复肌腱使之平滑，或加周边缝合，以防止肌腱嵌顿或扳机指的形成。

4. 腱鞘的处理　仅在损伤腱鞘影响修复肌腱的滑动且容易修复时才给予修复。当其他腱鞘完整时，为保证肌腱的滑动也可部分打开腱鞘 (小于 2.0cm)(图 4-2-3)。

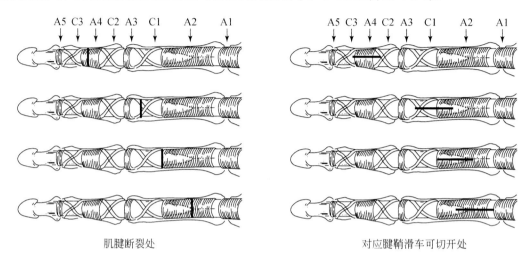

肌腱断裂处　　　　　　　　　　　　对应腱鞘滑车可切开处

图 4-2-3　指屈肌腱修复时不同区域的肌腱损伤可切开的腱鞘滑车部分

(修改自 Tang JB, 2007. J Hand Surg Br, 32: 118-129.)

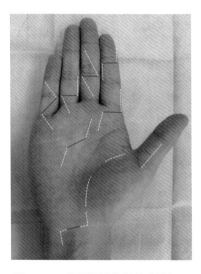

图 4-2-4　指屈肌腱修复的皮肤切口

5. 肌腱修复时的注意事项　①手术切口应精心设计，避免垂直跨越关节或导致皮肤坏死 (图 4-2-4)；②尽量在手术放大镜下无创操作，避免腱外膜的损伤。③彻底清创，杜绝感染，但要注意保留重要滑车结构 (A2 和 A4)，防止指屈肌腱呈弓弦畸形和影响滑动幅度；④肌腱挫伤严重且断端不整时，应修整肌腱断端，但应避免切除整段或太多肌腱组织；⑤如果指深屈肌腱缺损超过 1.5 ~ 2.0cm，切忌强行直接缝合而造成 Quadriga 效应；⑥合并骨、神经和血管损伤时，应首先固定骨折和复位关节，再处理血管、神经、肌腱的损伤；⑦肌腱修复处的局部组织缺损不应行皮片移植，而应使用血供良好的皮瓣覆盖；⑧肌腱损伤处有瘢痕时应切除瘢痕再行肌腱修复。

二、指屈肌腱损伤一期缝合术

（一）适应证

指屈肌腱损伤可行端端缝合的早期修复和延迟早期修复者 (指屈肌腱损伤的远端残端

长度应 >1cm)。

(二)禁忌证

1. 肌腱损伤超过 1 ~ 2 个月，断端回缩无法直接端端缝合者。
2. 肌腱有较长段 (超过 1cm) 缺损者。
3. 肌腱损伤伴广泛腱周组织挫压、污染，解剖学结构难以修复者。

(三)术前准备

1. 询问病史；体格检查；评估皮肤、骨骼、韧带、神经、血管、肌腱的损伤情况。
2. X 线检查排除骨、关节损伤。
3. 麻醉　臂丛神经阻滞麻醉。

(四)手术要点、难点及对策

1. 体位与切口

(1) 体位：患者取仰卧位，患肢肩关节外展 90°，平放于手术台旁的手术桌上。

(2) 切口：伤口彻底清创清洗后，延长原创口。手指掌侧做 Bruner 的 "zig-zag" 切口；手掌侧沿掌纹切口；腕部纵行切口。避免切口垂直指横纹、掌横纹和腕横纹 (图 4-2-5)。

2. 肌腱断端的暴露　在手指掌侧切口，分离皮肤和皮下组织并掀起，向两侧牵开，注意保护手指两侧的血管神经束。显露屈肌腱鞘及其伤口，探查肌腱远侧断端。必要时屈曲伤口远侧指间关节，使肌腱远侧断端滑入伤口内，获得肌腱缝合所需的断端长度，以便进行肌腱修复。如果仍无法显露远侧肌腱断端或获得合适长度的肌腱断端，特别是在伤口远端，在其他滑车完整时，可将 A4 滑车完全切开。如肌腱损伤在手指近节，同样在其他滑车完整时，可以将 A2 滑车切开 2/3 长的一段。将肌腱远侧断端行中心缝合固定肌腱，使用缝线引导肌腱穿过滑车，使肌腱两断端对合予以缝合，完成修复。

Ⅲ、Ⅳ或Ⅴ区为寻找肌腱断端或修复肌腱可能需切开部分或全部腕横韧带。通常采用 "Z" 形延长切口松解和修复腕横韧带，以防发生指屈肌腱弓弦畸形。在Ⅳ区腕管内应注意避免压迫正中神经 (图 4-2-6)。

155

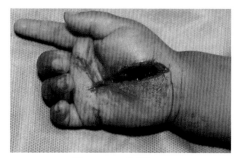

图 4-2-5　手部切口

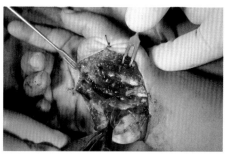

图 4-2-6　拇指、示指屈肌腱Ⅲ、Ⅳ区损伤合并正中神经断裂。切开腕横韧带，显露肌腱和正中神经

肌腱近侧断端回缩者，可采取屈曲伤口近侧的指间关节并附加挤压的方法，通常可将回缩的肌腱近侧断端显露于伤口内，还可使用无创镊子夹紧近侧肌腱断端的腱膜并向远端牵出（指深浅屈肌腱一般可同时牵出）。并在肌腱断端的近侧暂时用注射针头（25 号）穿过，将肌腱固定于周围软组织，便于与肌腱远侧断端对合，并在无张力状态下缝合（图 4-2-7）。在延迟早期肌腱修复时，肌腱近侧断端回缩较远或与周围组织粘连，屈曲关节仍不能显露断端者，需在伤口以近另做切口探寻近端肌腱。

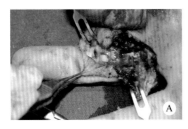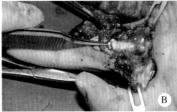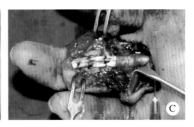

图 4-2-7　显露肌腱近远端，缝合肌腱

A. 显露伤口；B. 拉出肌腱近端；C. 无张力下缝合肌腱

如在指屈肌腱手指伸指位断裂时，伸直手指时肌腱远端保持在伤口内，肌腱近端则回缩至手掌部。此时需在手掌中部 (A1 滑车近端) 另做一切口寻找回缩的肌腱，再通过腱鞘伤口由远及近插入一细塑胶管至手掌部切口内，并将肌腱近侧断端暂时固定在塑胶管上，向远侧牵拉出塑胶管，将肌腱近侧断端引入手指近端的术野内，再将肌腱两断端缝合（图 4-2-8 ）。

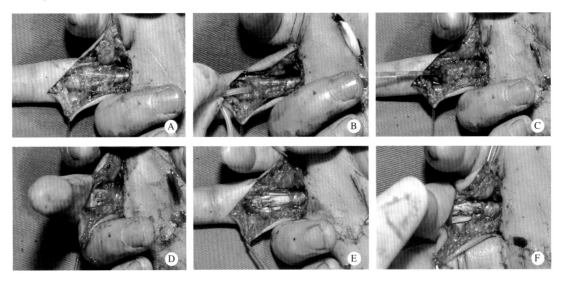

图 4-2-8　手指部指深屈肌腱断裂修复术

A. 手指指屈肌腱断裂；B. 手掌切口显露肌腱近端，插入塑胶管；C. 抽出塑胶管；D. 显露两肌腱断端；E、F. 肌腱缝合后，手指伸屈试验，修复肌腱滑动通畅，无间隙形成

拇指部拇长屈肌腱断裂常回缩至鱼际深面和腕管处，需延长切口或在腕横纹处另做切口。肌腱近端通常位于桡侧腕屈肌腱和桡动脉的下方。探寻肌腱断端时，避免用止血钳等

器械反复钳夹并牵拉肌腱断端，以免加重损伤，增加术后肌腱粘连的机会。

3.指屈肌腱的缝合　必要时修整肌腱残端，并使用 3-0 或 4-0 的肌腱缝线遵循肌腱的缝合原则，采用中心缝合法缝合肌腱。缝合的方法较多，但现在应该采用多组 (4 或 6 束中心缝合)、抗张力强的缝合方法 (Kessler 法、Cruciate 法、双津下方法和 Tang 法)。

笔者单位最常应用的方法为 M-Tang 法，此方法使用两根 4-0 圈套缝线完成 6 束中心缝合，抗张力强 (Ⅲ、Ⅳ、Ⅴ区肌腱可使用 4 束缝合)。重要的是中心缝合一定要保持边距为 0.7 ~ 1.0cm，并要有一定张力。中心缝合完成后，使用 6-0 缝线再环绕肌腱一周加用简单的周边缝合。缝合完成后确保肌腱有足够的强度、光滑的肌腱滑动表面、在一定的张力下无间隙形成。儿童指屈肌腱细小，术中可采用 2 束或 4 束中心缝合法，并不影响手术效果。

指浅屈肌腱的修复根据其直径选择是否行中心缝合。Camper 交叉近端的指浅屈肌腱多采用中心缝合 (双津下方法、Cruciate 法、双 Kessler 法等)；Camper 交叉远端的指浅屈肌腱完全分成 2 束包绕指深屈肌腱 (ⅡB 或 ⅡC 区的远侧半)，肌腱单薄、扁平、修复困难，可采用褥式或单股津下式缝合法腱内缝合修复。修复时要防止指浅屈肌腱的桡、尺束在旋转位缝合。Ⅲ区指屈肌腱断裂，同时断裂的蚓状肌一般不予修复，以防止蚓状肌张力过大而形成蚓状肌阳性指畸形。

4.手指伸屈试验　臂丛神经阻滞麻醉下指屈肌腱修复完成后，被动全幅度伸和屈手指以检查：①修复的指屈肌腱断端处是否产生间隙；②修复的肌腱在骨 - 纤维鞘管内是否能通畅滑行。如果滑行阻碍或卡压，应将阻挡滑动的腱鞘及滑车适当切开 (图 4-2-9)。要注意在其他滑车完整情况下，A4 滑车可以完全切开，或 A2 滑车可切开 1/2 到 2/3 长度；连续切开的腱鞘和滑车的总长度应小于 2cm。拇长屈肌腱修复后也可切开 1 个或 2 个滑车。伸屈试验还要检查肌腱的修复断端是否有足够的强度可行早期功能锻炼。术中手指屈伸试验，如果肌腱断端产生间隙应该重新进行缝合，直到屈伸试验时无间隙形成和肌腱滑行通畅。应用无止血麻醉清醒状态下手术，手指能主动伸屈，对肌腱修复强度和滑动性判断更为有利。

5.仔细止血，如果出血较多，则应放置引流片，最后缝合皮肤。

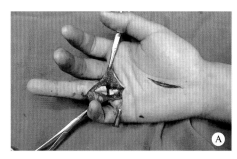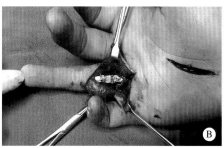

图 4-2-9　右环指屈肌腱断裂

A.右环指指屈肌腱断裂；B.A2 滑车卡压肌，切开约 1/2 A2 滑车，被动伸直手指未见明显卡压

(五) 术后监测与处理

术后早期康复锻炼对指屈肌腱的功能恢复十分重要。目前术后患肢的固定方式和锻炼

方案有多种，笔者单位通常选择较为成熟的南通方案进行康复功能锻炼，并得到了较好的效果。

术后 3 周内用支具固定腕关节于屈曲 20°～30°，掌指关节屈曲 50° 左右，指间关节完全伸直位。术后 3～5 天开始活动。每天早、中、晚和临睡前共 4～6 组活动，但可根据情况做适当增减。每组手指活动 30 次左右，前 10 多次仅做手指全幅被动活动，后 20～30 次做有控制的主动活动 (图 4-2-10)。主动屈指仅在手指不需要较大主动屈曲力量的状态下进行 (舒适为宜，可 1/3、1/2、2/3 弧度)，阻力较大时仅主动屈曲至中度屈曲位，从中度屈曲位至完全屈曲位可由健侧手协助做被动屈指。并不鼓励全幅主动屈曲，除非患者较轻易地完成。在进行锻炼时，要保证较大的鞘内肌腱滑动幅度，而不强调活动频率和强度。在整个活动过程中，对于手肿胀明显、原来损伤较严重、肌腱修复张力较大者，要减少主动屈曲幅度，增加被动活动的比重，不要过于要求全幅主动屈曲而导致肌腱断裂。

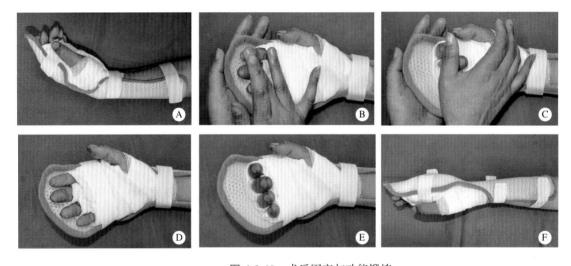

图 4-2-10　术后固定与功能锻炼

A. 术后 3 周内支具的固定位置；B、C. 术后全幅被动屈指锻炼；D. 术后主动限制伸直锻炼；E. 主动限制屈指锻炼；F. 术后 5 周后支具的固定位置，逐步进行全幅主动屈伸锻炼

术后 5 周可继续于腕关节功能位固定 1～2 周，进行全幅度主动屈曲锻炼。术后 6～8 周后去除外固定锻炼，在此期间夜间仍需要佩戴外固定。术后 7～8 周后恢复正常使用患指。

对于儿童病例，可将腕关节和手制动固定 4 周。腕关节中立，掌指关节屈曲 50°，指间关节伸直位。4 周后开始活动关节。小儿术后固定还是早期活动，其功能恢复没有差异，可以无须早期活动。

(六) 术后常见并发症的预防与处理

1. 肌腱断裂　肌腱愈合不良，肌腱缝合欠牢固，术后功能锻炼不当等，均会引起肌腱断裂 (图 4-2-11)。无创操作，尽量保护腱周组织；彻底清创避免感染；采用肌腱多束中心缝合；术后高质量的早期康复可预防肌腱断裂。及时发现肌腱断裂者可尝试进行再次缝合

（通常术后 3 周内），如发现较晚且无法直接断端缝合者，应考虑行肌腱移植术。

2. 肌腱粘连　术后肌腱粘连与肌腱的损伤程度、修复方式、术后是否早期康复功能锻炼及锻炼的方式有明显关系。如果发生肌腱粘连，应及时进行正规的术后功能锻炼或辅以其他康复治疗措施，多数患者尚能恢复较好的手指功能。如果康复治疗 3 ~ 6 个月后，手指主动活动仍然受限且不再进一步恢复，则需行肌腱粘连松解手术（图 4-2-12）。因此，严格遵守指屈肌腱的修复原则，早期进行正规的康复锻炼，可最大限度地减少肌腱粘连的发生概率。

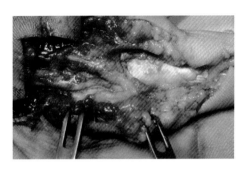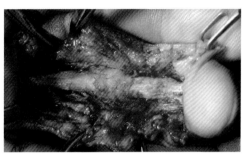

图 4-2-11　两束中心缝合，术后功能锻炼不　　　　图 4-2-12　术后康复效果不佳肌腱粘连
　　　　　　　当发生肌腱断裂

3. 指间关节僵硬　常发生于术后指间关节长时间固定的患者。术后将指间关节于伸直位固定和早期的被动手指活动，可预防指间关节僵硬的发生。如早期无法功能锻炼，而后期行功能锻炼又无法取得满意的指间关节活动度时，可行指间关节松解术。

4. 创口感染　常由于清创不彻底所致，特别是伤口污染较重时，应在保护血管神经、保留重要腱鞘和滑车的情况下，彻底清创是预防感染的重要措施。

5. 皮肤坏死　彻底清创、正确选择手术切口和术中注意保护双侧指动脉可避免术后皮肤的坏死。

（七）临床效果评价

指屈肌腱修复术后的疗效评价一般是按照手指总主动度评价法（TAM 法），即掌指关节、近侧指间关节和远侧指间关节屈曲度之和，减去掌指关节、近侧指间关节和远侧指间关节伸直受限度之和，并与健侧进行对比。分为优——活动范围正常；良—— 活动范围 > 健侧的 75%；可——活动范围是健侧的 50% ~ 75%；差——活动范围 < 健侧的 50%。

指屈肌腱损伤修复术后的疗效取决于以下因素：①肌腱损伤是否合并其他组织损伤，合并有其他组织损伤者，术后效果差；②肌腱损伤的部位，腱鞘内的指屈肌腱损伤修复术后发生肌腱粘连的机会较多；③肌腱修复的质量；④术后功能锻炼和康复治疗的质量等。因此，在评价指屈肌腱损伤修复术后的疗效时，应考虑到多方面的因素，客观地进行评价。

159

三、肌腱固定术

(一) 适应证

指深屈肌腱止点撕脱或指深屈肌腱 I A 区损伤远端残端长度 ≤ 1cm 的早期修复和延迟早期修复。

(二) 禁忌证

肌腱缺损超过 1cm。

(三) 术前准备

1. 评估皮肤、骨骼、韧带、神经、血管、肌腱的损伤情况。
2. X 线检查排除或评估骨折与关节损伤,必要时 MRI 检查评估近端肌腱的回缩程度。
3. 麻醉 臂丛神经阻滞麻醉。

(四) 手术要点、难点及对策

1. 体位与切口
(1) 体位:患者取仰卧位,患肢外展平放于手术台旁的手术桌上。
(2) 切口:手指掌侧 "Z" 形切口或手指侧正中切口 (有伤口时在原伤口上延长),避免损伤双侧指动脉和指神经。

2. 指屈肌腱止点和断端的显露 将皮肤和皮下组织同时掀起并牵拉向两侧,显露指深屈肌腱止点及近端部分腱鞘 (A4 滑车水平)。根据指屈肌腱止点的损伤情况初步评估肌腱损伤类型。屈曲切口近端的指间关节,探寻近端肌腱。如果肌腱近侧断端回缩较少即可见近端的肌腱 (I A 区损伤;Leddy 和 Packer 分型的 Ⅲ 型和部分 Ⅱ 、Ⅳ 型损伤),可使用精细组织镊将其牵出,并使用 25 号注射器针尖将其固定于滑车或周围软组织上。

如果肌腱近侧断端回缩较远 (Leddy 和 Packer 分型的 Ⅰ 型和部分 Ⅱ 、Ⅳ 型损伤),首先在 A2 滑车远侧缘水平切开皮肤,横行切开腱鞘,探查指深屈肌腱的回缩程度。肌腱回缩至 A2 滑车以远,可在此切口内牵出,并临时缝合于腱鞘下由远及近导入的橡皮管。向远端牵拉橡皮管引导肌腱通过腱鞘和指浅屈肌腱的交叉至止点处,并给予针尖固定。肌腱回缩至 A2 滑车下或以近者,则需在 A1 滑车的近侧缘水平切开皮肤和腱鞘,探寻指深屈肌腱并将其牵出,同样使用橡皮管腱鞘下牵引指屈肌腱至止点处并使用针尖临时固定。有时肌腱较难通过 A4 滑车,可修剪断端以缩小体积或打开 A4 滑车。

3. 指屈肌腱止点重建 对于 I A 区损伤,由于残端较短无法直接端端缝合。近端肌腱可使用 Bunnell 或改良 Becker 法 3-0 缝线缝合固定。近端肌腱在腱鞘切口处通过远端完整腱鞘后与肌腱残端行鱼嘴状切开缝合;对于 I A 区损伤或 Leddy 和 Packer 分型的 Ⅰ 、Ⅱ 型损伤还可利用微型骨锚钉直接将肌腱固定在远节指骨的屈肌腱止点上。首先使用 5-0 Prolene 线将肌腱断端和末节指骨两侧缘的骨膜缝合,再将锚钉导入指屈肌腱止点处,使用锚钉尾线行改良 Becker 法缝合固定近端肌腱;对于指屈肌腱止点撕脱伤 Leddy 和 Packer 分型的 Ⅲ 型损伤 (图

4-2-13)，骨块较大时首先直视下复位骨块，过关节的骨块要解剖复位关节面，然后使用克氏针，小螺钉或门型钉等将骨块固定。小的骨块无法固定时需先行骨折块去除，再使用微型骨锚钉固定肌腱；Leddy和Packer分型Ⅳ型损伤需要同时行骨折块的固定或切除加微型骨锚钉肌腱固定术。

4.仔细止血，如果出血较多，则需放置引流皮片，最后缝合皮肤包扎伤口。

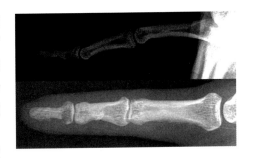

图 4-2-13　指屈肌腱止点撕脱伤 Leddy 和 Packer 分型的Ⅲ型损伤

（五）术后监测与处理

采用支具固定腕关节于微屈，掌指关节屈曲 60°～70°，指间关节伸直位。无骨折固定时，术后第 2 天起每天做主动伸指、被动屈指活动（早、中、晚各半小时），3 周后去除外固定开始主动功能锻炼。伴有骨折固定时，术后根据骨折愈合情况在 3～4 周内去除外固定，开始被动手指屈伸活动，骨折愈合后才能开始主动屈伸手指锻炼。术后 4～6 个月均能完全恢复手指活动。

（六）术后常见并发症的预防与处理

1.如果肌腱前移过多，可能会发生手指屈曲挛缩和 Quadriga 效应，可考虑行腕部肌腱延长术，过度缩短可行肌腱移植术。因此术中要精确定位重建的指屈肌腱止点和评估肌腱的前移距离。

2.肌腱可能在止点处发生断裂，需要再次手术重新修复。术中应采用合适的缝合方法牢固固定肌腱并在术中采用手指屈伸实验评估肌腱固定的稳定性。术后应根据肌腱固定的稳定程度进行固定和功能锻炼。

3.肌腱可能和周围产生瘢痕粘连，滑动受阻，使远侧指间关节成为固定关节。牢固固定和早期功能锻炼可减少术后肌腱粘连。

（七）临床效果评价

早期诊断，牢固固定，正规康复功能锻炼可取得较好的临床效果。

四、游离肌腱移植术

基于对肌腱修复机制的认识及康复技术的进步，肌腱移植成为指屈肌腱功能重建的常用方法。包括一期肌腱移植和两期肌腱移植。

（一）一期游离肌腱移植术

1.适应证

(1)指深、浅屈肌腱均断裂，因肌腱缺损、早期未及时修复或修复失败等原因引起指深屈肌腱断端无法直接缝合的患者。

(2) 仅指深屈肌腱断裂但无法直接缝合，对远侧指间关节屈曲有要求 (年轻人、技术工人、音乐家)、远侧指间关节过伸或近侧指间关节主动屈曲功能 (指浅屈肌腱不能正常滑动) 受限的患者。

(3) 术前患者伤口应完全愈合，创面获得皮瓣修复，骨折得到愈合，畸形得到矫正，关节被动活动功能良好。

2. 禁忌证　局部皮肤或肌腱基床有广泛瘢痕；手指关节被动活动障碍；滑车广泛损伤；小于 3 岁的幼儿及老年人；手指血供差者。

3. 术前准备　询问病史；术前常规检查和体格检查；评估皮肤、骨骼、关节、韧带、神经、血管、肌腱的损伤情况；X 线检查评估骨折与关节损伤。麻醉采用臂丛神经阻滞或无止血带局部止血麻醉技术。

4. 手术要点、难点及对策　Ⅲ、Ⅳ、Ⅴ区肌腱游离移植常采用嵌入移植法，即调节手指处于休息位后评估所需移植肌腱的长度。动力肌腱采用 Bunnell 十字交叉缝合，缝线直接将移植的桥接肌腱穿过。对合远端肌腱断端，通过修剪其长度调整肌腱张力。远端断端肌腱同样采用 Bunnell 十字交叉缝合固定肌腱。Ⅰ、Ⅱ区肌腱游离移植常采用掌 - 指肌腱移植法 (图 4-2-14)，每个手指移植一条肌腱，对其具体操作步骤详细介绍如下几点。

(1) 体位与切口

体位：患者取仰卧位，患肢外展平放于手术台旁的手术桌上。

切口：在手指的掌侧做 "Z" 形切口 (Bruner 切口) 或侧正中线切口。手掌部切口选择视修复的肌腱而定，示指由其根部连至鱼际部斜纹，中指与环指连至掌横纹，小指连至小鱼际斜纹。

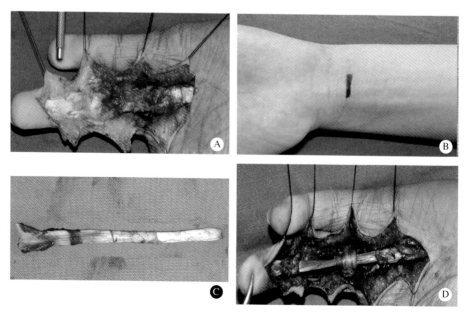

图 4-2-14　指屈肌腱损伤肌腱移植术

A. 环指指深屈肌腱损伤保留远端肌腱残端；B、C. 切取掌长肌腱；D. 游离肌腱植入，A4 滑车重建，调整张力后缝合肌腱

(2) 肌腱及瘢痕切除、腱鞘修整：将皮肤和皮下组织同时掀起并牵拉向两侧，显露腱鞘及其瘢痕。将瘢痕和损伤的肌腱切除，避免与游离肌腱接触而产生粘连，影响肌腱滑动。切除肌腱时，应保留指深屈肌腱远端残端约1cm，剩余损伤肌腱于蚓状肌起点远端锐性切断；保留指浅屈肌腱远端残端 1 ~ 2cm，以防止近侧指间关节产生过伸畸形。向远端牵拉近侧断端并切除其余肌腱，使近侧断端回缩。切除损伤腱鞘时，应保留未损伤的腱鞘，A2和A4滑车或其他环形滑车要尽量保留。

(3) 移植肌腱的选择：生理盐水湿纱布覆盖伤口，等待移植肌腱的切取。可选择的移植肌腱有：掌长肌腱、跖肌腱、趾长伸肌腱、同种异体肌腱等。手掌区到指端的肌腱移植或单个手指的肌腱移植通常选择掌长肌腱，前臂到指端的肌腱移植或多个手指的肌腱移植选择跖肌腱或趾长伸肌腱。

(4) 移植肌腱止点重建：游离肌腱取出后，在生理盐水湿纱布的保护下，将游离肌腱的一端缝合固定于指深屈肌腱止点处，并给予加强缝合。如果指深屈肌腱残端条件良好，长度足够，可将移植物直接与之缝合；如果指深屈肌腱残端不适宜做直接修复可使用鱼嘴状缝合或微型骨锚钉固定移植肌腱；也可在远节指骨横行钻孔，将移植肌腱自孔道穿出绕一周与移植肌腱自身缝合，但要求移植肌腱要足够细可穿出骨隧道；如果指深屈肌腱止点处无残端，可使用微型骨锚钉或骨隧道自身环绕固定移植肌腱。对于儿童患者为了不伤及骺板，倾向于选择肌腱鱼嘴状缝合，无残端时在骺板远端植入锚钉或钻孔固定。

(5) 移植肌腱植入和动力肌腱选择：使用橡胶管由远及近导引移植肌腱穿过腱鞘到达A1滑车以近，使移植肌腱的近端与掌部的动力肌腱相吻合。通常使用指深屈肌腱近端作为动力肌腱，但如果指深屈肌腱近端质量不佳也可选用指浅屈肌腱，如果患指的两根肌腱均不能采用，则可选择健指的指浅屈肌腱。

(6) 近端缝合和张力调整：指深屈肌腱的近端缝合点位于蚓状肌起点的远端。蚓状肌应给予保留，仅在明显瘢痕时予以切除，如果存在大量瘢痕组织应进行两期分期肌腱重建术。移植肌腱和动力肌腱的吻合常使用改良 Pulvertaft 编织缝合法，因为端端缝合不利于调节肌腱张力，且有时两肌腱吻合端不匹配。

将移植肌腱穿插临时缝合后，固定腕关节于中立位，完全放松手指后，评估所需移植肌腱的长度。手指应置于半屈曲位，自尺侧向桡侧较临近手指屈曲度依次减小（图 4-2-15）。调整肌腱张力满意后，肌腱结合处加强缝合。拇指的移植肌腱张力调整为腕关节中立位时，拇指掌侧外展位于示指掌骨的前方，拇指指间关节屈曲30°时，张力恰好。近侧端缝合避免将蚓状肌缝入，引起蚓状肌阳性指。使用清醒状态无止血带局部止血麻醉技术时，可通过手指主动全幅度伸屈试验调整移植肌腱张力。

(7) 仔细止血，缝合皮肤，包扎伤口。

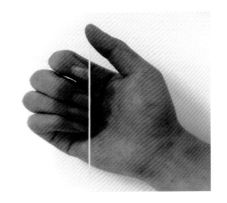

图 4-2-15 游离肌腱移植调整张力时手的
参照位置

5. 术后监测与处理 术后使用背侧支具固定腕关节于屈曲 30° ～ 40°，掌指关节屈曲 50° ～ 60° 和指间关节放松呈近伸直位。可以做和早期修复相同的早期活动锻炼，也可以从 3 周起开始做保护性的康复功能锻炼，4 ～ 5 周去除外固定加强有效的康复锻炼，6 周开始抗阻力练习。

6. 术后常见并发症的预防与处理

(1) 肌腱粘连：严格把握手术指征，术中使用精细器械轻柔操作，完善术后治疗计划可减少粘连的发生。康复锻炼后关节活动度达到平台期，无明显改善，可行肌腱粘连松解术，肌腱粘连松解术应在手术后 3 个月后才考虑进行。

(2) 移植肌腱断裂：牢固的固定、缝合和正规的术后康复锻炼可避免移植肌腱断裂。如果发生移植肌腱断裂应尽早重新修复。发生于远端结合处且难以拉至原始止点重新修复时，可固定于中节指骨，重建指浅屈肌腱。

(3) Quadriga 效应或蚓状肌阳性指：移植肌腱过短，引起相邻手指的屈曲幅度降低为 Quadriga 效应。移植肌腱过长使其张力不足，当肌腱向近侧滑动时，过度牵拉蚓状肌起点同向运动，引起近侧指间关节反常过伸为蚓状肌阳性指。术中应精确调整肌腱张力，使移植肌腱的长度适合所需肌腱的长度。Quadriga 效应或蚓状肌阳性指的处理可采用肌腱延长术和切断受累蚓状肌。

(4) 近侧指间关节过伸：如果掌板损伤则易形成近侧指间关节过伸，术中应予以注意。

(5) 手指屈曲畸形：术后出现手指屈曲畸形与制动不佳、切口形成挛缩等因素有关。康复锻炼间期和夜间佩戴伸直位支具，同时辅助牵拉练习有助于矫正畸形，必要可行关节囊或屈肌腱松解术。

(6) 滑膜炎：表现为皮温高、摩擦音及滑液在腱鞘内积聚形成肿胀。一旦发生应行关节制动，限制功能锻炼。

7. 临床效果评价 游离肌腱移植的修复效果比早期或延迟早期修复效果差，常由于肌腱粘连影响手术效果。正确的手术方法和术后的康复治疗是改善手术疗效重要条件。

（二）分期指屈肌腱重建术

指屈肌腱重建分两次完成，首次手术先植入指屈肌腱假体，第二次手术进行游离肌腱移植。

1. 适应证 指屈肌腱系统损伤严重，肌腱基床瘢痕过多或滑车系统广泛损伤，估计直接做游离肌腱移植术预后不良者。

2. 禁忌证 伤口愈合不良、手指或掌部皮肤瘢痕挛缩者；手指关节被动活动不良，预计关节松解和康复锻炼不能达到满意效果；患者不易接受艰苦的康复锻炼，依从性较差；小于 3 岁的幼儿及老年人。

3. 术前准备 术前常规检查和体格检查；评估皮肤、骨骼、关节、韧带、神经、血管、肌腱的损伤情况；X 线检查评估骨折与关节损伤；患者知晓术后康复锻炼的复杂与辛苦；术前关节活动练习和瘢痕软化治疗，以获得最大术前活动范围。麻醉采用臂丛神经阻滞麻醉。

4.手术要点、难点及对策

(1) 一期手术

1) 体位与切口

体位：患者取仰卧位，患肢外展平放于手术台旁的手术桌上。

切口：①手指掌侧"Z"形切口显露指屈肌腱系统，切口延至蚓状肌起点；②前臂远端切口（腕横纹近侧 5cm）。

2) 指深屈肌腱远端保留残端 1cm，将其近端于蚓状肌起点处切断。如果蚓状肌瘢痕形成，可一并切除。

3) 指浅屈肌腱远端保留残端使之附于近节指骨（还可用来重建滑车），在前臂远端切口内，于肌腱与肌腹联合处切断指浅屈肌腱。关节仍有屈曲畸形者需松解掌板和侧副韧带予以矫正。仔细解剖保留重要滑车，切除瘢痕组织。滑车损伤严重时应使用切除的指浅屈肌腱重建关键滑车 (A2 和 A4)。

4) 用硅胶假体试模测量出所需肌腱的硅胶假体型号，使假体与腱鞘相适应并平滑通过滑车。将假体通过滑车，远端缝合于指深屈肌腱残端下方，再重叠缝合于局部骨膜加强固定。假体远端也可使用特制的金属终端固定。牵拉假体近端观察假体是否顺利通过滑车及手指的活动范围。如果出现弓弦畸形，则需重建更多滑车；如果滑车过紧，则需用弯钳扩张或切除后重建。假体近端与指深屈肌腱缝合。

5) 仔细止血，缝合皮肤。

(2) 二期手术

1) 一期手术后约 3 个月后。手指远端原切口显露假体与指深屈肌腱残端结合处（远侧指间关节水平），不要打开远侧指间关节以近的腱鞘，以免损伤 A4 滑车。

2) 前臂原切口，切开前臂筋膜，显露假体周围形成的假鞘，选择并切取合适长度的移植肌腱（掌长肌腱、跖肌腱等）。

3) 将移植肌腱一端与假体近端临时缝合固定。从手指远端切口内牵拉假体远端，将移植肌腱从手指远端切口拉出腱鞘。

4) 将移植肌腱远端固定于原肌腱止点处，并将移植肌腱近端于前臂切口内，调整好张力，采用 Pulvertaft 交叉编织法缝于指屈肌腱上。中指、环指、小指肌腱移植选择指深屈肌腱为动力肌腱，示指选择指深屈肌腱或指浅屈肌腱，拇指可选用拇长屈肌腱或指浅屈肌腱为动力肌腱。在前臂移植肌腱近端与动力肌腱行编织缝合时，既要保证腕和手指同时完全伸直，又要避免与屈肌支持带撞击。手掌部无损伤和瘢痕时，移植肌腱应尽可能在手掌部蚓状肌起点处，采用 Pulvertaft 编织法与动力肌腱，即指深屈肌腱或指浅屈肌腱近端缝合。

5. 术后监测与处理　一期手术后将腕关节于屈曲 30° ～ 40°，掌指关节屈曲 50° ～ 60°，指间关节伸直位固定。术后 7 天开始手指和腕部的被动活动，术后 8 周开始主动活动，术后 12 周再开始用力主动活动。进行滑车重建者，必须佩戴支具加以保护。

二期手术后使用背侧支具固定腕关节于屈曲 30° ～ 40°，掌指关节屈曲 50° ～ 60° 和指间关节放松呈近伸直位。3 周后开始保护性的康复功能锻炼。4 ～ 5 周去除外固定加强有效的康复锻炼。6 周开始抗阻力练习。

6.术后常见并发症的预防与处理　同本节四、游离肌腱移植术。

7.临床效果评价　术后效果影响因素较多，应严格掌握适应证，合理选择病例。

第三节　指伸肌腱损伤

一、指伸肌腱的分区及治疗原则

(一) 指伸肌腱的分区

指伸肌腱从前臂向手指延伸，其肌腱的形态和复杂的组成不断发生变化，对指伸肌腱解剖分区有助于制订合理的治疗计划，现今最常采用的分区标准源于 Kleinert 和 Verdan 描述的分区方法，后来经 Doyle 加以修改。该分区标准从远侧指间 (DIP) 关节的 I 区到腕关节的Ⅶ区，每个关节对应一个相应的奇数分区。

指伸肌腱的具体分区为：I 区为远侧指间关节背侧，包括伸肌腱末端；Ⅱ区为中节指骨背侧部分；Ⅲ区为近侧指间关节 (PIP) 区域；Ⅳ区为近节指骨区域；Ⅴ区为掌指关节 (MCP) 区域；Ⅵ区为掌骨背侧区域；Ⅶ区为腕背伸肌支持带覆盖区域；Ⅷ区为前臂远侧 1/3，腕背伸肌支持带近侧至肌肉肌腱交界处；Ⅸ为前臂伸肌的肌腹部。

拇指由于只有一个指间关节，相应的 I 区代表拇指的指间关节区域；Ⅱ区为拇指近节指骨区域；Ⅲ区即为拇指的掌指关节区域；Ⅳ区为拇指的掌骨区域；Ⅴ区为腕部区域。

(二) 治疗原则

指伸肌腱位置表浅，常伴有皮肤、筋膜、骨折、甚至神经血管束损伤。手部背侧皮肤不规则挫伤、逆行撕脱、污染等情况均会增加伸肌腱损伤修复的难度，并且增加其粘连的机会，因此在首次处理开放性复合损伤时，彻底的清创、去除坏死或失活组织、防止感染显得尤为重要。虽然伸肌腱手术大多为急诊完成，但如果遇到创口污染较重、患者全身营养状况较差、血糖控制不良，或者经治医生肌腱缝合技术不成熟时，可以留待二期待一般情况或创面条件许可后，转交给专科医生处理。

如果伸肌腱损伤伴有其他复合损伤，需要骨移植、创面皮瓣修复，那伸肌腱修复重建应该在骨及皮肤修复后进行。伸肌腱转位或移植重建手术应该在软组织床条件许可及关节活动度良好的前提下进行。如果指伸肌腱缺损，可以通过肌腱转位实现肌腱端端缝合 (示指固有伸肌腱常为首选供体) 或者肌腱移植重建 (掌长肌腱首选)，有时伸肌腱缺损同时伴有皮肤缺损，可以选用复合组织皮瓣移植同时修复肌腱和皮肤。

指伸肌腱全长扁平，大部分区域都容易粘连，如果术后粘连明显，常导致手指关节屈曲活动受限，一般需要通过二次手术松解粘连的伸肌腱及松解挛缩的手指关节囊。

（三）修复方法

1. 麻醉方法　伸肌腱手术一般在局部麻醉或臂丛神经阻滞麻醉下实施。Ⅰ~Ⅲ区使用指根部的橡皮筋止血，对Ⅳ~Ⅷ区采用上臂气囊止血带止血。最近，完全清醒（wide-awake）手术广泛应用于手外科手术，该方法对肌腱修复手术有着极大的优势，在术中即可以通过患者的主动活动来检查缝合肌腱的质量，适用于伸肌腱Ⅰ~Ⅵ区甚至Ⅶ区损伤。而且采用wide-awake手术，可以避免使用止血带，减少了患者术中及术后的很多不适，患者满意度极高。目前wide-awake手术方式在笔者科室已经广为使用。

2. 修复方法　对指伸肌腱缝合方法的研究远不如对指屈肌腱的研究广泛。其实对指伸肌腱缝合要求在某些方面来讲，要比对指屈肌腱要求更高。指总伸肌腱滑动距离约为5cm，而指深屈肌腱滑动距离约为7cm，因此指伸肌腱损伤后，断端回缩距离通常也不会很长，同样指伸肌腱修复也不容许有肌腱短缩缝合，指伸肌腱轻度短缩会不可避免引起手指掌指关节和近节指间关节屈曲受限。因此，应特别注意如下几点：①由于手指部位的指伸肌腱很小的缩短会引起很大的力学变化，手指指伸肌腱缝合方法除了要有较强强度，还需要缝合不引起肌腱短缩或很少缩短；②虽然目前指伸肌腱缝合方法较多，很多沿用的是指屈肌腱修复理念，但术者应该注意根据不同分区采用适宜的方法修复；③不管采取何种缝合方法，缝合的肌腱断端不能有间隙形成，而且缝合的肌腱又不能过分短缩，肌腱缝合完毕后，可以通过手指被动屈曲来检查肌腱缝合的强度和张力。

Ⅰ~Ⅳ区指伸肌腱完全断伤，由于这些区域肌腱扁平而薄，缝合时要求将肌腱解剖对合，而且不能有短缩或者广泛的瘢痕形成。因此，肌腱的缝合大多采用指屈肌腱损伤的周边缝合方法，或者"8"字缝合法。一般选用3-0或4-0不可吸收缝线，手术后采用保护性外固定或动力性支具开始早期活动锻炼。

Ⅵ~Ⅷ区指伸肌腱损伤，其肌腱的形状近似于指屈肌腱，一些医生采用和指屈肌腱缝合相同的方法，即做中心缝合加周边缝合，如采用改良Bunnell法、改良Kessler法、改良Becker法（或MGH法）或者M-Tang法等缝合（图4-3-1）。也有仅采用周边缝合法、褥式缝合法、连续交叉缝合法、连续锁式缝合法、Halsted法、连续Silfverskiöld法或者"8"字缝合法等。从缝合强度角度而言，褥式缝合法和"8"字缝合法相对较弱，而改良Becker法（MGH法）力学强度较大。Ⅵ区、Ⅶ区指伸肌腱损伤，4-0不可吸收缝线的强度即可，对

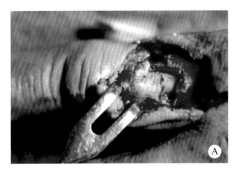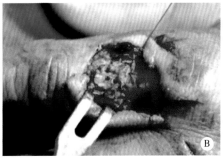

图4-3-1　M-Tang法修复伸肌腱Ⅳ区损伤

A. 左示指近节开放性指伸肌腱损伤；B.4-0套圈缝线M-Tang法外加连续锁式周边缝合

Ⅷ区通常需要 3-0 不可吸收缝线。

Lee 等描述了一种新的指伸肌腱缝合方法，即连续交锁水平褥式缝合法 (running-interlocking horizontal mattress，RIHM) 适用于Ⅳ区及Ⅵ区以上区域的伸肌腱损伤修复 (图 4-3-2)，其离体的生物力学强度达到 51N，完全能满足术后早期活动的要求。作者对其力学性能与改良 Bunnell 法和改良 Becker 法进行了比较，发现其修复强度、造成的肌腱短缩距离及手术耗时均明显优于其他两种方法。其他学者也报道其力学性能要优于其他几种缝合方法。Altobelli 等采用这种方法缝合Ⅳ区和Ⅴ区及拇指Ⅰ区和Ⅳ区 9 例伸肌腱损伤的病例，最终 7 例功能恢复优，余 2 例恢复良。因此，这种方法是一种非常适宜的指伸肌腱缝合方法。

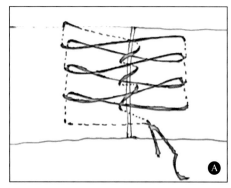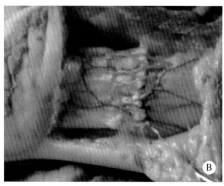

图 4-3-2　连续交锁水平褥式缝合法 (RIHM) 缝合Ⅳ区伸肌腱

A. RIHM 缝合法示意图；B. RIHM 缝合法 (尸体标本)

二、锤状指的手术治疗

伸肌腱终末端（Ⅰ区）损伤或中节指骨远段背侧损伤，均会导致远侧指间关节不能主动背伸，早期则形成"锤状指"畸形。多见于远侧指间关节在外力作用下突然屈曲所致。可能引起伸肌腱末端断裂 (腱性锤状指)，有时伴有末节指骨撕脱骨折 (骨性锤状指，图 4-3-3)。随着时间推移，近节指间关节处伸肌力量增加，掌板逐渐松弛，伸肌腱帽向近侧移行，晚期则形成鹅颈畸形。

骨性锤状指，根据 Wehbe & Schneider 分类标准，将锤状指分为三型，每型根据涉及关节面的情况又分为三个亚型 (表 4-3-1)。

表 4-3-1　骨性锤状指 Wehbe & Schneider 分型

类型	表现
分型	
1	无 DIP 关节半脱位
2	DIP 关节半脱位
3	骨骺、骺板损伤
亚型	
1	累及关节面骨折不足 1/3
2	累及关节面骨折超过 1/3，不足 2/3
3	累及关节面骨折超过 2/3

Doyle 根据损伤机制对锤状指进行分型：Ⅰ型为闭合损伤导致肌腱撕脱，伴有或不伴有小骨块骨折；Ⅱ型为开放性切割伤导致肌腱断裂；Ⅲ型为深度擦伤导致肌腱断裂，伴有皮肤或软组织缺损；Ⅳ型为其他损伤，包括 3 个亚型：A 型经骺端骨折，B 型为过度屈曲损伤伴有 20% ~ 50% 关节面骨折，C 型为过伸型损伤伴超过 50% 关节面损伤。临床上所见多为Ⅰ型闭合损伤导致肌腱撕脱，伴有或不伴有小骨块骨折。对于闭合性伸肌腱终末端损伤所致锤状指，可先考虑行非手术治疗，即夹板固定术。通常采用夹具固定 6 ~ 8 周，笔者通常是持续固定 6 周，接着间断固定 1 周，然后过渡到白天不固定、夜间固定 1 ~ 2 周；只需要固定远侧指间关节于轻度过伸位，而近侧指间关节可以自由活动；固定支具可以使用热塑板或铝条夹具，可以固定在掌侧，也可以固定于背侧，Pike 等对几个不同固定部位的支具进行了比较，发现固定结果无差异，笔者常使用自制的铝条夹具，在铝条和背侧皮肤间加一薄层泡沫海绵 (图 4-3-4)。亦可采用特制的 Stack 夹板固定，可根据手指的大小选择合适型号的 Stack 夹板 (图 4-3-5)。

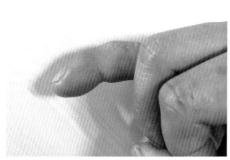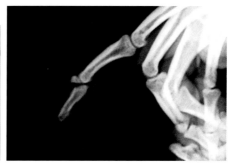

图 4-3-3　骨性锤状指

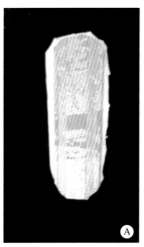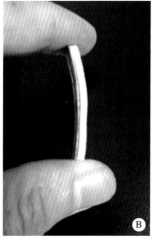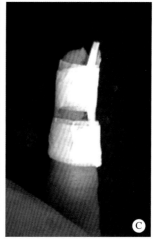

图 4-3-4　铝条支具固定

A. 自制铝条 (加一层薄层泡沫敷料)，长度为中节与末节手指长度之和，不超过手指宽度；B. 铝条轻度过伸；C. 右小指中末节固定在轻度过伸位，PIP 关节可以活动

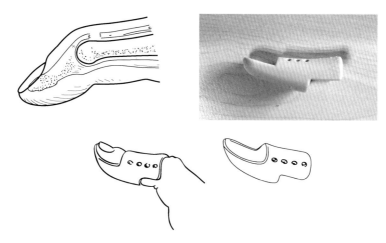

图 4-3-5　Stack 夹板固定

（一）适应证

1.闭合性伸肌腱终末端损伤所致锤状指。

2.闭合性伴有末节指骨撕脱骨折的骨性锤状指。

3.闭合性伸肌腱终末端损伤所致锤状指，经非手术治疗效果不佳者。

4.中节指骨远段伸肌腱断伤。

5.锤状指伴有远侧指间关节关节炎者。

（二）禁忌证

1.闭合性伸肌腱终末端损伤所致锤状指，患者无手术愿望者。

2.陈旧性腱性锤状指，自觉无明显功能障碍者。

3.老年人的锤状指，对手指功能无明显影响者。

（三）术前准备

术前体格检查和常规实验室检查；X 线检查了解是否存在手指末节撕脱性骨折；检查手指远侧指间关节被动活动范围是否正常。麻醉采用臂丛神经阻滞。

（四）手术要点、难点及对策

锤状指的修复方法较多，以下介绍两种方法。

1.体位与切口

(1) 体位：患者取仰卧位，患肢外展平放于手术台旁的手术桌上。

(2) 切口：远侧指间关节背侧 "Y" 形、"S" 形或 "Z" 形切口。

2.远侧指间关节背侧切口内，显示指伸肌腱远侧部分，探查肌腱的损伤情况，并根据不同情况采用相应的处理方法。

3.两枚克氏针固定法　即撕脱骨折块较大，累及远侧指间关节关节面的 30% 以上，关节常不稳定,可选择两枚1.2mm的克氏针背伸阻挡固定方法,即两枚1.2mm的克氏针固定法。其具体方法为:①首先屈曲远侧指间关节,在C形臂机引导下置入第一枚克氏针,克氏针头位于中节指骨远端背侧近远侧指间关节处中间,恰好位于骨块的近端,与中节指骨近端纵轴成45°角;②然后将远侧指间关节放在完全伸直位,自手指末端纵向贯穿另一枚1.2mm的克氏针至中节指骨(图4-3-6、图4-3-7)。

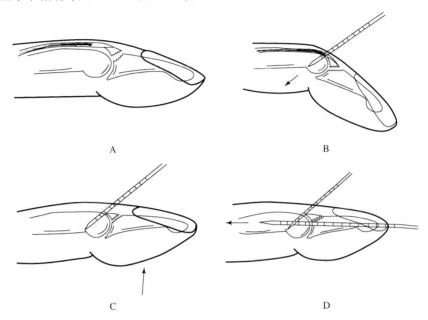

图 4-3-6　背侧阻挡克氏针治疗骨性锤状指示意图

A.骨性锤状指;B.屈曲远侧指间关节,一枚1.2mm的克氏针于中节指骨远端靠近骨块近段,向近侧斜45°插入;C.伸直远侧指间关节,使克氏针发挥阻挡作用;D.第二枚1.2mm克氏针纵向贯穿远侧指间关节

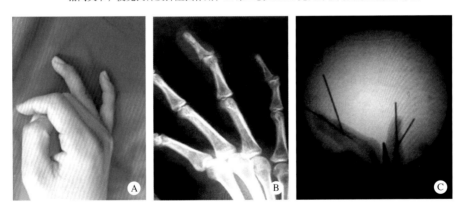

图 4-3-7　右手环指、小指骨性锤状指背伸阻挡克氏针固定

A.右手环指、小指锤状指畸形;B.X线显示末节指骨有撕脱骨折;C.C形臂X线机引导下,分别应用两枚1.2mm克氏针采取背侧阻挡法固定

4. 双固定螺钉系统止点重建法　①手指背侧“Z”形、“H”形、“Y”形切口,显露远侧指间关节处伸肌腱,去除瘢痕。游离皮肤时注意包括皮下组织一起分离,防止术后皮肤坏死或者切口裂开不愈合;切口可以适当改良,避开肌腱断端,尽量使缝线不直接位于

手术切口下方。②于末节指骨近关节面约 2.0mm 处置入 2.0mm 钛合金铆钉 (Twinfix，型号：MA 01810，Smith & Nephew 有限公司，美国)。铆钉放置位置应该距关节面约 2.0mm，避免离甲基质过近，防止破坏甲床影响指甲生长；铆钉植入后应试着牵拉缝线、检查其固定的牢靠程度；③该铆钉系统包括两根 2 号 Ultrabraid 缝线 (图 4-3-8)，采用"8"字缝合法或 MGH 法与近段肌腱缝合。对于肌腱质量差或者肌腱部分短缩、缝合张力比较大者，可以切取少许掌长肌腱移植修复。将部分近 II 区伸肌腱进行逆行翻转与远端肌腱缝合，可增强肌腱断端的缝合强度 (图 4-3-9)。

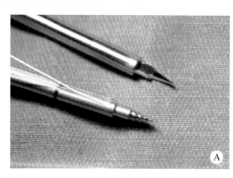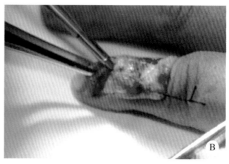

图 4-3-8　2.0mm 双固定螺钉系统止点重建

A. 图中上方为骨预攻导针，图中下方为 2.0mm 钛合金铆钉系统，带有两根 2 号 Ultrabraid 缝线；B. 采用 2.0mm 钛合金铆钉进行止点重建

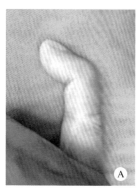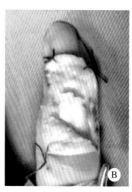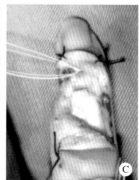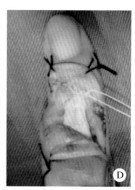

图 4-3-9　铆钉修复右小指慢性锤状指

A. 右小指锤状指；B. 远侧指间关节背侧伸肌腱断裂；C. 于末节指骨背侧置入一枚 2.0mm 铆钉；D. 缝合近侧伸肌腱，将部分近侧肌腱逆行翻转缝合，增加缝合强度

5. 肌腱缝合或肌腱移植　中节指骨背侧部分伸肌腱断裂，则会出现类似于 I 区损伤的锤状指表现，可以采用 4-0 不吸收缝线"8"字缝合法、"Silfverskiöld"十字交叉法或其他相似的简单缝合方法。手指中节指背深度擦伤有时会导致 II 区伸肌腱挫伤缺损，无法直接缝合，则需要移植肌腱 (掌长肌腱首选，图 4-3-10)；如果同时伴有指背皮肤缺损，则可以选取含肌腱的复合组织皮瓣 (足背微皮瓣) 同时修复肌腱和皮肤缺损。

6. 远侧指间关节融合　适用于远侧指间关节退行性关节炎，出现远侧指间关节僵硬、持续疼痛者。远侧指间关节背侧切开皮肤，显露远侧指间关节的关节面，去除游离骨折碎块及关节面，可以采用克氏针、微型螺钉、加压空心钉或螺纹钉融合固定远侧指间关节于伸直位，通常不需要植骨。笔者常采用2.0mm Herbert钉进行远侧指间关节融合（图4-3-11）。

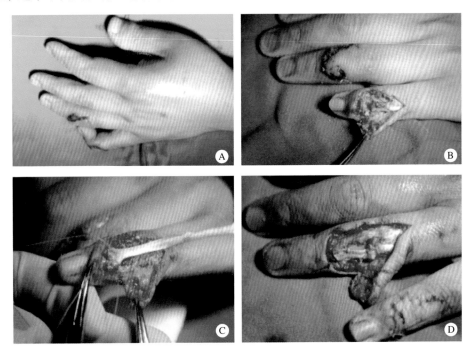

图 4-3-10　移植掌长肌腱修复左环指、小指Ⅱ区伸肌腱缺损

A.左环指、小指中节指背皮肤深度擦伤，左小指呈锤状指畸形；B.肌腱挫伤严重缺损；C.游离掌长肌腱移植修复伸肌腱；
D.游离掌长肌腱移植修复左环指Ⅱ区伸肌腱尺侧束缺损，桡侧束完好

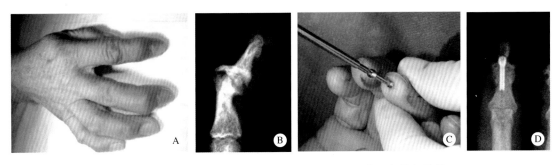

图 4-3-11　右中指晚期锤状指畸形，Herbert钉融合远侧指间关节

A、B.右中指锤状指，畸形远侧指间关节破坏；C、D.2.0mm Herbert钉固定远侧指间关节

7.还可选用螺钉固定、纽扣牵拉固定、"8"字钢丝固定、张力带钢丝固定等。

8.仔细止血，缝合皮肤。注意保护皮肤的血液供应，以防皮肤坏死。

（五）术后监测与处理

1.两枚克氏针固定法，术后不加外固定。6周时X线片示骨折愈合，则拔除两枚克氏针。

2.铆钉修复锤状指者，术后采用支具固定4~6周。

3.去除外固定或拔除克氏针后，应进行远侧指间关节活动功能锻炼。

4.远侧指间关节融合者，骨愈合后拔除内固定。

（六）术后常见并发症的预防与处理

锤状指手术虽然不大，也并不复杂，但手术后可能出现远侧指间关节不同程度地伸展受限和远侧指间关节完全屈曲障碍，而且手术的并发症发生概率较高，有文献报道以下不同的并发症，包括感染、指甲畸变、关节僵直、植入物失败、疼痛等。因此，术前应向患者明确交代。远侧指间关节融合可以使远侧指间关节牢固稳定融合，达到纠正畸形、缓解疼痛的目的。

（七）临床效果评价

近年来，随着铆钉用于腱骨接合修复技术的出现，不少学者应用此技术修复锤状指，Ulker 等对 22 例锤状指患者采用铆钉技术进行了修复，术后 22 例中有 15 例患者获得极其优良的效果，术区未见任何不适，外表美观，关节活动度及功能与健侧相当。近 5 年来，笔者所在医院每年采用这种方法治疗 10 ~ 15 例锤状指患者，其中约 2/3 的患者可以获得相当满意的效果，有 1/2 以上患者出现远侧指间关节屈曲活动度降低，有超过 20% 的患者术后会有不同程度的远侧指间关节伸展受限，其中约有 5% 的患者与术前相当，此外还有部分患者出现切口裂开、缝线排异、指甲畸形变等并发症。骨性锤状指导致远侧指间关节退行性关节炎，行关节牢固稳定融合后，可达到纠正畸形、缓解疼痛的目的。

三、鹅颈畸形的手术

（一）适应证

锤状指病程过久，常继发明显的手指鹅颈畸形，即远侧指间关节屈曲、近侧指间关节过伸畸形。严重的手指鹅颈畸形，尤其是年轻患者，则需手术治疗。

对轻微的手指鹅颈畸形，可以仅治疗锤状指畸形，纠正远侧指间关节屈曲畸形即可。否则需要采用肌腱移植重建，平衡近侧指间关节的伸、屈力量，同时纠正远侧指间关节和近侧指间关节畸形。

（二）术前准备

术前准备详见本节二、锤状指的手术治疗。

（三）手术要点、难点及对策

目前常采用的是 Thompson 等报道的掌长肌腱移植重建斜行支持韧带方法，即移植掌长肌腱、螺旋斜行支持韧带 (spiral oblique retinacular ligament, SORL) 重建术（图 4-3-12、图 4-3-13）。具体操作为以下几点。

1.手指背侧做 "S" 形切口，显露远侧指间关节和近侧指间关节及中节、近节手指的桡侧、尺侧，切取掌长肌腱。

2. 于末节指骨近远侧指间关节处植入 2.0mm 钛合金铆钉，缝合固定移植的掌长肌腱。

3. 在中节指骨桡侧沿肌腱侧束向近端牵拉移植肌腱至近侧指间关节。在近侧指间关节掌侧，移植肌腱穿过神经血管束和屈肌腱鞘掌面之间的隧道，到达近节指骨尺侧中段偏基底部。

4. 牵拉移植肌腱近端，使远侧指间关节和近侧指间关节伸直，调整肌腱张力使两个指间关节处于中立伸直位，用 2.0mm 钛合金铆钉固定移植肌腱。术中肌腱张力调节是手术成功的关键，移植肌腱通过牵拉，可使指间关节处于伸直位置，但应避免过度牵拉，否则可导致近侧指间关节屈曲而远侧指间关节伸直的钮孔状畸形。近来笔者采用了 wide-awake 的手术技术，患者在手术过程中完全清醒可以主动活动患指，因此术中可以通过患者的主动活动来评价移植肌腱的张力，达到了较好的效果。

5. 仔细止血，闭合伤口。

（四）术后监测与处理

术后用石膏托于腕关节轻度背伸、掌指关节屈曲、指间关节完全伸直位固定。一周后改支具固定 4 ~ 6 周。

一般术后 4 周可开始手指主动辅助屈曲练习，并辅以物理治疗。

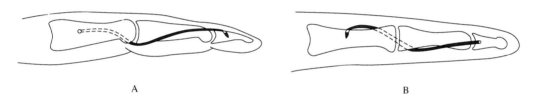

图 4-3-12　螺旋斜行支持韧带重建术治疗鹅颈畸形术示意图

A．侧面观；B．背侧观

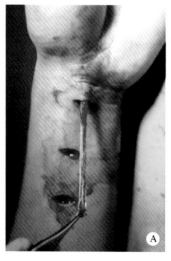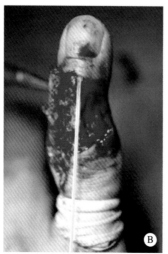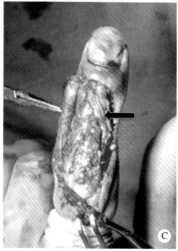

图 4-3-13　移植掌长肌腱、螺旋斜行支持韧带重建术

A．切取移植掌长肌腱；B．用 2.0mm 铆钉重建移植肌腱止点；C．斜行支持韧带螺旋形重建，黑箭头所示即为重建韧带

四、中央腱束损伤修复术

Ⅲ区伸肌腱损伤为近侧指间关节背侧区域，为伸肌腱中央腱束断裂，表现为近侧指间关节屈曲，继发引起远侧指间关节过伸，形成纽孔畸形（又称扣眼状畸形），导致手指近侧指间关节伸展受限，严重影响手指的功能。

（一）适应证

1. 开放性损伤，清创的同时应修复断裂的中央腱束。
2. 闭合性中央腱束损伤，经非手术治疗效果不佳者。
3. Ⅲ区伸肌腱中央腱束损伤导致手指的纽孔畸形者。

（二）禁忌证

1. 晚期纽孔畸形，近侧指间关节被动活动明显受限，虽经功能锻炼未能改善者。
2. 老年患者，缺乏功能锻炼能力，且自觉手部功能已适应者。

（三）术前准备

术前应充分评估近侧指间关节被动活动度情况。手指近侧指间关节活动受限者，术前应进行有效的功能锻炼，使近侧指间关节的被动伸屈功能，特别是近侧指间关节伸直功能应基本达到正常。麻醉采用臂丛神经阻滞。

（四）手术要点、难点及对策

1. 体位与切口
(1) 体位：患者取仰卧位，患肢外展平放于手术台旁的手术桌上。
(2) 切口：手指以近侧指间关节为中心，做弧形或"S"形切口。
2. 切开皮肤皮下组织，分离牵开皮瓣，注意保护皮瓣的血液供应。
3. 显露指背伸肌腱，仔细评估中央腱束和两侧的侧腱束的状况，以便确定对中央腱束的修复方法。
4. 新鲜的中央腱束断伤，无肌腱缺损者，最好采用克氏针穿经近侧指间关节，将近侧指间关节牢固固定，限制其活动，再将断裂的中央腱束予以缝合。如伴有骨块的中央腱束止点撕脱，可根据骨块的大小，采用铆钉固定进行止点重建；骨块较大者，则可以采用克氏针或小螺钉固定骨块，并且牢固修复中央腱束止点。
5. Aiache 侧腱束转位术　如中央腱束缺损不能直接修复者，可以采取松解双侧伸肌腱侧腱束向背侧移位予以修复 (Aiache 侧腱束转位术)，即将两侧的侧腱束从中央切开，各自分成相等的两束，并将内测的两束向中央靠拢，近侧指间关节处于伸直位予以缝合（图 4-3-14、图 4-3-15）。笔者所在医院术中常通过屈伸近侧指间关节来检查修复肌腱的张力。
6. 中央腱束肌腱条翻转修复术　对于侧腱束挛缩的纽孔畸形患者，无法通过侧腱束移位来修复中央腱束者，可采用中央腱束近端部分肌腱条逆行翻转，即在中央腱束近段切取一肌腱条，将其向远端翻转，并将近段的腱束予以缝合。再于近侧指间关节伸直位，将翻转的腱条与中央腱束远侧部分用铆钉缝合固定（图 4-3-16）。

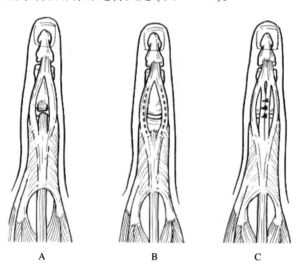

图 4-3-14　侧腱束部分转位修复中央腱束损伤（Aiache 侧腱束转位术示意图）

A. 中节指骨背侧处掀起斜行和横行韧带；B. 双侧侧腱束沿纵轴方向分成 2 束，中间形成裂隙；C. 双侧侧腱束的内侧部分移至中线与关节囊缝合在一起（引自王岩，主译，2009. 坎贝尔骨科手术学. 第 11 版. 北京：人民军医出版社：3063.）

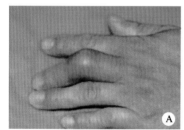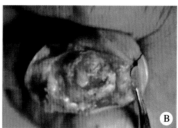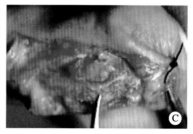

图 4-3-15　左中指纽孔畸形，侧腱束背侧移位修复术（Aiache 侧腱束移位修复术）

A. 左中指纽孔畸形，近侧指间关节屈曲畸形；B. 中央腱束损伤，部分缺损；C. 松解伸肌腱双侧侧腱束，并各分成两部分，中间部分向背侧移位修复缺损中央腱束

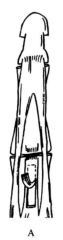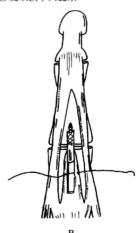

图 4-3-16　中央腱束损伤近端肌腱条翻转重建中央腱束止点示意图

A. 于近节手指体中央腱束近端，切取逆行肌腱条；B. 逆行翻转肌腱条至中央腱束止点，用铆钉缝合固定

　　如中央腱束于近止点处断裂，则可将中央腱束的近端适当游离，顺行切取肌腱条。并将其向前推进至中央腱束止点，应用2.0mm钛合金铆钉固定，重建中央腱束止点（图4-3-17、图4-3-18）。

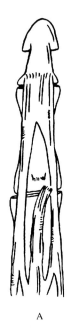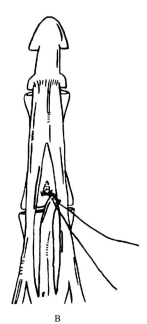

A B

图4-3-17　中央腱束损伤近端肌腱条向前推进重建中央腱束止点

A.游离近节指体中央腱束至近基底部，顺行切取肌腱条；B.向前推进肌腱条至中央腱束止点，铆钉缝合固定

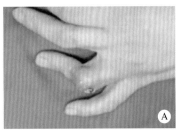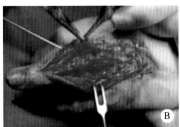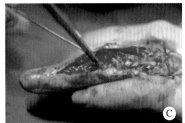

图4-3-18　中央腱束近端腱条推进重建中央腱束止点

A.左环指纽孔畸形；B.中央腱束止点缺损，无法原位缝合固定；C.近端中央腱束肌腱条推进至中央腱束止点，2.0mm铆钉固定重建中央腱束止点

　　中央腱束损伤重建手术有时比较困难，主要难点在于：①涉及范围较广，包括中央腱束、侧腱束、支持韧带、关节囊、掌板等结构，均可能影响术后的功能恢复；②晚期纽孔畸形，伸肌结构大多粘连明显，腱性部分游离后有时相当菲薄，不适合重建，如果伸肌装置存在明显的缺损，无法重建，则必须要通过移植肌腱来重建；③近侧指间关节发生退变或关节炎，则通常效果不佳，对那些近侧指间关节已经僵硬或者要求重体力劳动患指，尤其是尺侧的第4、5指，可以仅行中央腱束切断，使远侧指间关节恢复部分屈曲活动功能，必要时晚期可以行近侧指间关节融合手术。

7.仔细止血，缝合手术切口。

（五）术后监测与处理

术后应采取支具或用克氏针将近侧指间关节于伸直位关节固定4～6周。远侧指间关节和掌指关节应该尽早主动活动。

五、伸肌腱帽损伤修复术

伸肌腱帽损伤，即V区伸肌腱位于掌指关节处，损伤分为开放性和闭合性。致使患指掌指关节不能完全伸直，主动屈曲时手指会产生尺偏。

（一）适应证

1.新鲜开放性伸肌腱帽损伤。
2.陈旧性伸肌腱帽损伤。
3.闭合性伸肌腱帽损伤，伸肌腱滑脱者。

（二）禁忌证

伸肌腱帽损伤的修复手术并不复杂，全身无特别严重的疾病者，原则上无绝对禁忌证。

（三）术前准备

一般术前体格检查和常规实验室检查，麻醉采用臂丛神经阻滞。

（四）手术要点、难点及对策

1.体位与切口
(1) 体位：患者取仰卧位，患肢外展平放于手术台旁的手术桌上。
(2) 切口：手指掌指关节背侧做"S"形或弧形切口。开放性损伤则以原伤口适当延长即可。

2.切开皮肤及皮下组织，将其向两侧牵开，显露损伤的伸肌腱帽。

3.术中常见一侧的矢状束损伤，伸肌腱滑向对侧。如桡侧矢状束撕裂缺损不大，可采用"8"字缝合法或"十"字交叉缝合法将其缝合（图4-3-19）。

4.矢状束撕裂常较大，缺损肌腱质量较差，常无法直接缝合。则需要通过进行矢状束重建手术，可以切取部分V区伸肌腱束转位修复重建矢状束,将切取的伸肌腱束与蚓状肌缝合（图

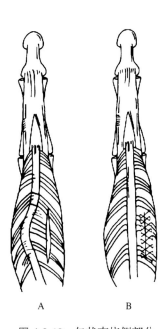

A   B

图 4-3-19 矢状束桡侧部分撕裂修复方法示意图

A.矢状束桡侧撕裂，向尺侧半脱位；
B.直接原位缝合修复

4-3-20、图 4-3-21),使伸肌腱处于掌指关节背侧。

(五)术后监测与处理

术后用支具固定 3～4 周,然后改邻指并指固定 2 周,一起伸屈活动,6～8 周内注意避免手指扭曲。

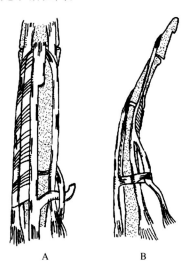

图 4-3-20　矢状束损伤局部肌腱条转位修复方法示意图

A.中央束桡侧部分劈开成肌腱条,向桡掌侧包裹蚓状肌,背侧观;B.侧面观

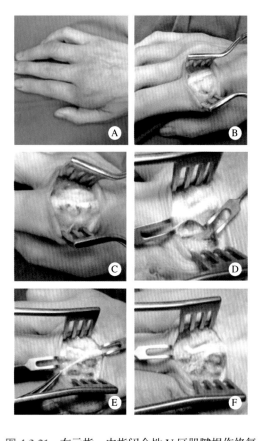

图 4-3-21　右示指、中指闭合性 V 区肌腱损伤修复

A.右示指、中指掌指关节尺偏畸形;B.右示指伸肌腱桡侧矢状束撕裂;C."十"字交叉法间断缝合撕裂的矢状束;D.右中指伸肌腱桡侧矢状束撕裂,肌腱缺损较大,无法直接缝合;E.取 V 区伸肌腱部分束条转位;F.转位肌腱与蚓状肌缝合修复重建损伤桡侧矢状束

六、手及前臂伸肌腱损伤修复术

手及前臂伸肌腱损伤位于手背部和前臂远段,可为单根伸指肌腱损伤,也可为多根伸指肌腱同时损伤,导致单个或多个手指伸指功能障碍。

(一)适应证

手背部和前臂远段伸肌腱损伤均应予以修复。

(二)禁忌证

除患者全身情况不宜手术外,无其他禁忌证。

(三)术前准备

一般术前体格检查和常规实验室检查,麻醉采用臂丛神经阻滞。

（四）手术要点、难点及对策

1. 体位与切口

(1) 体位：患者取仰卧位，患肢外展平放于手术台旁的手术桌上。

(2) 切口：手背或前臂远段背侧做"S"形或弧形切口。开放性损伤则以原伤口适当延长即可。

2. 切开皮肤及皮下组织，将其向两侧牵开，显露损伤肌腱的远端。并于近端切口内找到损伤肌腱的近端。有时近端肌腱回缩较远，必要时需要另加切口。

3. 将近端肌腱牵至手术切口内，为防止肌腱回缩，可用针头临时固定（图 4-3-22 A）。

4. 用 3-0 不吸收缝线，采用连续交锁水平褥式缝合法将肌腱予以缝合（图 4-3-22 B）。手背部伸肌腱位置极为表浅，表面仅覆盖一层疏松结缔组织和皮肤，肌腱损伤时可能伴有皮肤缺损，有时需要通过皮瓣修复创面。

5. 如伸肌腱损伤处位于腕背支持带韧带覆盖处，该区域较为狭窄，容易发生缝合肌腱的卡压和粘连，修复该区肌腱时，可采用"Z"形切开腕背伸肌支持带，扩大缝合，以缓解肌腱滑动压力。

6. 如前臂多条伸肌腱损伤，条件许可时，建议一期修复所有损伤的伸肌腱。如果无法直接修复每一条伸肌腱，要优先考虑拇指和腕关节的独立背伸功能，其他四个手指可以联合一起背伸。注意肌腱张力的调整，笔者张力调节的标准：在腕关节背伸时，手指可以屈曲握拳，在腕关节屈曲时，手指掌指关节、指间关节可以自然伸直。

7. 仔细止血，缝合皮肤。肌腱缝合处最好不要直接位于皮肤切口缝合处，以免皮肤与肌腱在手术切口处粘连。

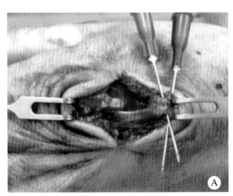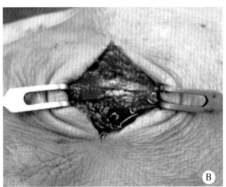

图 4-3-22 RIHM 缝合法修复左示指伸肌腱Ⅵ区损伤
A. 左示指指总伸肌腱及固有伸肌腱切割伤；B. RIHM 缝合法修复伸肌腱

（五）术后监测与处理

术后采用石膏托或夹板将伤手于腕关节背伸、掌指关节伸直位指间关节轻度屈曲位固定 4 周。拆除外固定后开始手指屈伸功能锻炼，其活动强度逐渐增加。

七、拇长伸肌腱 损伤修复术

手背部拇长伸肌腱损伤，近端肌腱常回缩较远。新鲜损伤可行肌腱直接缝合予以修复。陈旧性损伤，常因近端肌腱挛缩而需行肌腱转位予以修复，常用的方法是：示指固有伸肌腱转位修复术（图4-3-23、图4-3-24）。

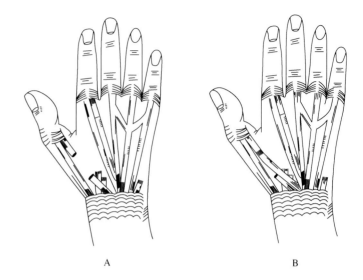

图 4-3-23　拇长伸肌腱断裂，示指固有伸肌腱转位修复术示意图

A.拇长伸肌腱在手背部断裂；B.示指固有伸肌腱转位与拇长伸肌腱进行编织缝合

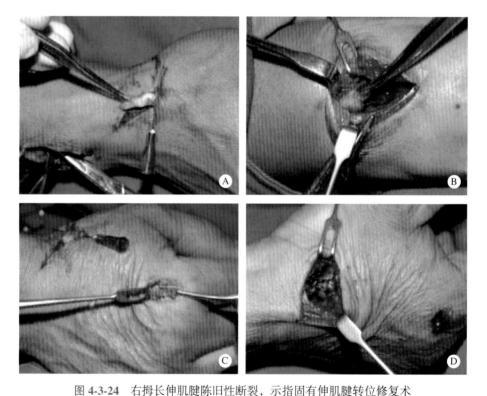

图 4-3-24　右拇长伸肌腱陈旧性断裂，示指固有伸肌腱转位修复术

A.拇长伸肌腱在腕部断裂；B.断裂肌腱近段回缩，无法直接缝合；C.游离示指固有伸肌腱；D.转位的示指固有伸肌腱与拇长伸肌腱进行编织缝合

（一）适应证

手背部拇长伸肌腱损伤。

（二）禁忌证

除患者全身情况不宜手术外，无其他禁忌证。

（三）术前准备

一般术前体格检查和常规实验室检查，麻醉采用臂丛神经阻滞。

（四）手术要点、难点及对策

1. 体位与切口

(1) 体位：患者取仰卧位，患肢外展平放于手术台旁的手术桌上。

(2) 切口：拇指掌指关节背侧做"S"形或弧形切口、示指掌指关节背侧横切口、腕部桡侧横切口。

2. 在拇指掌指关节背侧切口内显露拇长伸肌腱远侧端。

3. 在示指掌指关节背侧切口内找到示指固有伸肌腱，应注意示指固有伸肌腱位于示指指总伸肌腱的尺侧和深面。于近止点处将示指固有伸肌腱和示指指总伸肌腱缝合，于其缝合处的近端切断示指固有伸肌腱。

4. 于腕部桡侧横切口内找到示指固有伸肌腱近端，将切断的示指固有伸肌腱远端从切口中拉出。

5. 于拇指掌指关节背侧切口与腕部桡侧横切口指间形成皮下隧道，将示指固有伸肌腱经隧道引至拇指掌指关节背侧切口内。

6. 调整张力，采用 3-0 不吸收缝线，将示指固有伸肌腱近端与拇长伸肌腱远端行编织缝合。术中调整肌腱张力，可以根据拇指完全背伸及屈曲时，拇长伸肌腱的活动距离而定，一般选择该距离的中点偏近段点，使拇指背伸肌张力稍高一些。腕关节背伸时拇指指尖可以触及示指指尖，腕关节屈曲时，拇指指间关节可以完全伸直。

7. 仔细止血，缝合手术切口。

（五）术后监测与处理

术后采用石膏托或支具固定 4 周，保持腕关节 20° ～ 30° 背伸及拇指腕掌关节及指间关节伸直，掌指关节在中立位。4 周后拆除外固定，开始拇指主动活动功能锻炼。

（六）临床效果评价

本手术方法简单，术后效果良好。

（邢树国　谭　军　汤锦波）

参 考 文 献

汤锦波，邓爱东，邢树国，2015. Ⅱ区指屈肌腱早期修复方法及主动活动锻炼. 中华创伤杂志，31(8): 726-728.
汤锦波，侍德，顾永强，等，1995. 肌腱修复时机及腱鞘处理的实验研究. 中华外科杂志，33: 532-535.

183

汤锦波 , 侍德 , 1991. 手部无人区及亚分区肌腱损伤的不同处理方法 . 中华外科杂志 , 29:608-611.

汤锦波 , 2006. 手屈指肌腱损伤的临床修复效果 . 中华创伤骨科杂志 , 8:5-8.

汤锦波 , 2014. 无血无止血带局麻手术的应用和推广价值 . 中华创伤杂志 , 30:488-490.

邢树国 , 谢仁国 , 汤锦波 , 等 , 2014. 完全清醒 (wide-awake) 手外科手术的应用 . 中华手外科杂志 , 30(3): 173-177.

张友乐 , 朱伟 , 孙燕琨 , 等 , 2006. 手指鞘管区异体滑膜肌腱与非滑膜肌腱移植的比较学研究 . 中华手外科杂志 , 22:131-135.

Altobelli GG, Conneely S, Haufler C, et al, 2013. Outcomes of digital zone IV and V and thumb TI to TIV extensor tendon repairs using a running interlocking horizontal mattress technique. J Hand Surg Am, 38: 1079-1082.

Amirtharajah M, Lattanza L, 2015. Open extensor tendon injuries. J Hand Surg Am, 40(2): 391-397.

Canham CD, Hammert WC, 2013. Rehabilitation following extensor tendon repair. J Hand Surg Am, 38(8):1615-1617.

Cao Y, Tang JB, 2005. Biomechanical evaluation of a four-strand modification of the Tang method of tendor repair. J Hand Surg Br, 30: 374-378.

Cheung JP, Fung B, Ip WY, 2012. Review on mallet finger treatment. Hand Surg, 17(3):439-447.

Chinchalkar SJ, Pipicelli JG, 2010. Complications of extensor tendon repairs at the extensor retinaculum. J Hand Microsurg, 2(1): 3-12.

Chung KC, Jun BJ, Mcgarry MH, et al, 2012. The effect of the number of cross-stitches on the biomechanical properties of the modified becker extensor tendon repair. J Hand Surg Am, 37: 231-236.

Crosby CA, Wehbe' MA, 1999. Early protected motion after extensor tendon repair. J Hand Surg Am, 24: 1061-1070.

Doyle JR, 1999. Extensor tendons-acute injuries. In: Wolfe SW, Hotchkiss RN, Pederson WC, et al. Green's operative hand surgery. 4th ed. New York: Elsevier, 195.

Dy CJ, Rosenblatt L, Lee SK, 2013. Current methods and biomechanics of extensor tendon repairs. Hand Clin, 29: 261-268.

Earp BR, Blazar PE, 2012. Extensor tendon injuries-primary management. In: Tang JB, Amadio PC, Guimberteau JC, et al. Tendon surgery of the hand. Philadelphia: Elsevier, 347-353.

Henderson J, Sutcliffe M, Gillespie P, 2011. Epitendinous suture techniques in extensor tendon repairs--an experimental evaluation. J Hand Surg Am, 36: 1968-1973.

Hofmeister EP, Mazurek MT, Shin AY, et al, 2003. Extension block pinning for large mallet fractures. J Hand Surg Am, 28:453-459.

Howard RF, Onsrovic L, Greenwald DP, et al, 1997. Biomechanical analysis of four-strand extensor tendon repair techniques. J Hand Surg Am, 22: 838-842.

Howell JW, Merritt WH, Robinson SJ, 2005. Immediate controlled active motion following zone 4–7 extensor tendon repair. J Hand Ther,18:182-190.

Hunter JM, Salisbury RE, 1971. Flexor-tendon reconstruction in severely damaged hands. A two-stage procedure using a siliconedacron reinforced gliding rosthesis prior to tendon grafting. J Bone Joint Sure, 53(5): 829-858.

Hunter JM, 1983. Staged flexor tendon reconstruction. J Hand Surg Am, 8:789-793.

Ishiguro T, Itoh Y, Yabe Y, et al, 1997. Extension block with Kirschner wire for fracture dislocation of the distal interphalangeal joint. Tech Hand Up Extrem Surg, 1:95-102.

Kang L, Carlson MG, 2010. Extensor tendon centralization at the metacarpophalangeal joint: surgical technique. J Hand Surg Am, 35: 1194-1197.

Kitis A, Ozcan RH, Bagdatli D, et al, 2012. Comparison of static and dynamic splinting regimens for extensor tendon repairs in zones V to VII. J Plast Surg Hand Surg, 46(3-4):267-271.

Kleinert HE, Verdan C, 1983. Report of the committee on tendon injuries (International Federation of Societies for Surgery of the Hand). J Hand Surg Am, 8: 794-798.

Kochevar A, Rayan G, Angel M, 2009. Extensor tendon reconstruction for zones II and IV using local tendon flap: a cadaver study. J Hand Surg Am, 34(7):1269-1275.

Lee SK, Duby A, Kim BH, et al, 2010. A biomechanical study of extensor tendon repair methods: introduction to the running-interlocking horizontal mattress extensor tendon repair technique. J Hand Surg Am, 35: 19-23.

Matzon JL, Bozentka DJ, 2010. Extensor tendon injuries. J Hand Surg Am, 35(5): 854-861.

Newport ML, Tucker RL, 2005. New perspectives on extensor tendon repair and implications for rehabilitation. J Hand Ther, 18:175-181.

Newport ML, Williams CD, 1992. Biomechanical characteristics of extensor tendon suture techniques. J Hand Surg Am, 17: 1117-1123.

Sameem M, Wood T, Ignacy T, et al, 2011. A systematic review of rehabilitation protocols after surgical repair of the extensor tendons in zones V-VIII of the hand. J Hand Ther, 24(4): 365-372.

Strickland JW, 1989. Flexortendonsurgery. Part 2: freetendongrafts and tenolysis. J Hand Surg Br, 14:368-382.

Strickland JW, 2005. Delayed treatment of flexortendoninjuries including grafting. Hand Clin, 21:219-243.

Tang JB, 1994. Flexor tendon repair in zone 2C. J Hand Surg Br, 19:72-75.

Tang JB, 1995. The-strand flexor tenorrhaphy (Adelaide repair). J Hand Surg Eur, 36:467-475.

Tang JB, 2013. Outcomes and evaluation of flexor tendon repair. Hand Clin, 29:251-259.

Tang JB, 2013. Uncommon methods of flexor tendon and tendon-bone repairs and grafting. Hand Clin, 29: 215-221.

Tetik C, Gudemez E, 2002. Modification of the extension block Kirschner wire technique for mallet fractures. Clin Orthop Relat Res, 404:284-290.

Wang B, Tang JB, 2003. Embedded cross-stitch suture: an alternative to current cross-stitch peripheral suture. J Hand Surg Br, 28: 471-474.

Wang B, Xie RG, Tang JB, 2003. Biomechanical analysis of a modification of Tang method of tendon repair. J Hand Surg Br, 28:347-350.

Woo SH, Tsai TM, Kleinert HE, et al, 2005. A biomechanical comparison of four extensor tendon repair techniques in zone IV. Plast Reconstr Surg, 115: 1674-1681.

Wu YF,Wu YF, Tang JB, 2014. Recent developments in flexor tendon repair techniques and factors influencing strength of the tendon repair. J Hand Surg Eur, 39:6-19.

Tang JB, Amadio PC, Boyer MI, et al, 2013. Current practice of primary flexoror tendon committee (chairman: jin bo tang). J Hand Surg Eur, 39: 107-115.

Zubovic A, Egan C, O'Sullivan M, 2008. Augmented (Massachusetts General Hospital) Becker technique combined with static splinting in extensor tendons repairs zones III to VI: functional outcome at three months. Tech Hand Up Extrem Surg, 12(1):7-11.

第五章　上肢神经损伤

第一节　神经修复方法

周围神经损伤较常见，周围神经损伤多发生于尺神经、正中神经、桡神经、坐骨神经和腓总神经等。与下肢神经比较，上肢神经损伤较多，占四肢神经损伤的 60% ~ 70%。周围神经损伤后病理过程复杂，涉及多种因素：神经再生速度缓慢、术后神经粘连卡压、神经肌肉萎缩，均影响着损伤神经的修复及靶器官的功能恢复，使神经修复后肢体功能恢复不够理想。随着显微修复技术不断地提高，周围神经修复的质量明显提升，周围神经损伤如果早期处理，多数可获得较好的疗效。

一、神经端端缝合术

神经端端缝合术即将神经断端修整后，神经两断端相对缝合。神经端端缝合法有神经外膜缝合法、神经束膜 (束组) 缝合法、神经外膜束膜联合缝合法。

（一）适应证

1. 神经主干的连续性中断所致完全性神经功能丧失。
2. 医源性的神经损伤或神经内注射引起的完全性神经功能障碍。
3. 神经完全性断伤，残端修整后神经两端可在无张力下缝合者。

（二）禁忌证

1. 患者的一般情况差，存在危及生命的手术风险，难以耐受长时间手术。
2. 缺乏周围神经修复专业的技术、设备和人员，可急转有条件医院处理。
3. 无法证实神经干的活力和功能状态，常见于神经干撕脱变长。
4. 开放性损伤，具有局部感染风险者。

（三）术前准备

1. 血常规、凝血功能、心电图、胸部 X 线片、肝肾功能、血糖检查等。

2.肌电图、神经 B 超检查。

3.麻醉　臂丛神经阻滞麻醉。

（四）手术要点、难点及对策

1.体位　患者取仰卧位，上肢外展置于手术台旁的手术桌上。

2.根据神经损伤的部位选择适当的手术切口，显露神经，从神经正常部位分离至断裂部位，注意勿损伤神经分支。

3.修整神经残端　用手术刀或剃刀片截除假性神经瘤或修整原已完全断裂的神经远、近断端，至神经切面出现突起的正常神经束且无明显的神经内瘢痕为止。应从神经断端的神经瘤和瘢痕处开始，逐渐切向正常的神经。特别是快接近正常神经断端时，每次仅能切除 1 ～ 2mm，同时每切一次都要仔细观察神经断面神经束的状况直至正常的神经束完全显露，若神经外膜仍然很厚，仅见少数神经束镶嵌于神经断面的瘢痕中，则仍属不正常，还需继续切除。并应观察神经束的形态，如果神经断面虽为神经束所充满，而个别的神经束仍增粗，断面色泽灰暗、呈胖胀状，断面平滑厚实而不呈颗粒状突起，应继续切除少许直至正常为止。即正常神经断面上见神经外膜已很薄，整个断面均为神经束所充满，且神经束均呈均匀一致淡黄色清晰的乳头状微突起，束膜很薄，边界清晰，束间组织疏松（图 5-1-1）。

神经残端修整时，既要达到神经断面正常，又不能切除过多，以免导致因神经缺损使神经缝合张力过大。神经切端如有出血可用明胶海绵轻轻压迫，几分钟后可将明胶海绵冲去，通常不会再出血。

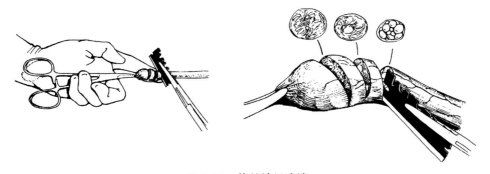

图 5-1-1　修整神经残端

4.神经外膜缝合法　神经缝合最好在手术显微镜下进行。周围神经均为混合神经，感觉神经纤维和运动神经纤维相互交织，且难以区分，因此应通过以下方法尽量将其两端的断面对齐：①神经的自然外形；②神经断面神经束的分布状况；③神经外膜上的血管分布。

缝合方法：根据神经的粗细选用适当的缝合线，用 5-0 或 8-0 尼龙线缝合，在神经断端两侧神经外膜上各缝一针定点牵引线，再在神经的前面，根据神经的粗细决定缝合的针数，对称性的加缝数针。然后将一根定点线绕过神经后面，牵引定点线将神经翻转 180°，缝合神经的后面。缝合时神经应准确对位，不可扭转。缝合完毕再将神经翻转回来，恢复正常的位置（图 5-1-2）。

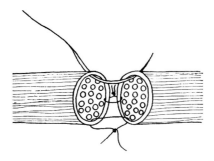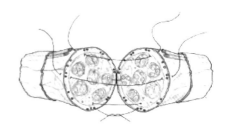

图 5-1-2　神经外膜缝合法

5.神经束膜（束组）缝合法　在手术显微镜下，将神经的残端修整达到正常后，再分别在神经两断端环形切除 1 ~ 2cm 神经外膜。然后根据两神经断端神经束的粗细和分布情况，分离出若干组相对应的神经束（束组）。用单股 10-0 或 11-0 的尼龙线，将神经两断端各对应神经束（组）做束膜缝合，只缝合神经束膜。每一束（组）缝合的针数以能使两神经束（组）断端对齐为度，一般每束（组）缝合 2 ~ 3 针即可（图 5-1-3）。

神经束膜（束组）缝合法可应用于神经部分断裂缝合术。即在手术显微镜或放大眼镜下，仔细辨认神经损伤部分和正常部分，在二者之间沿神经纵轴纵行切开神经外膜，分离出正常部分的神经束加以保护，切除断裂神经的病变部分，用神经束膜（束组）缝合法准确缝合。此时有时可能需要行神经移植桥接。

6.神经外膜束膜联合缝合法　即在手术显微镜下，将神经的残端修整达到正常后，手术过程是上述两种方法的综合应用。缝合神经时，一针既穿过神经外膜也穿过神经干周边的神经束的束膜，然后打结。前面缝合完毕后牵引固定线，将神经翻转 180°，同法缝合后面神经外膜和各神经束（组）的束膜（图 5-1-4）。

188

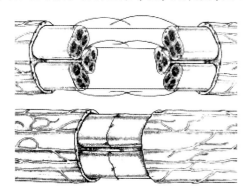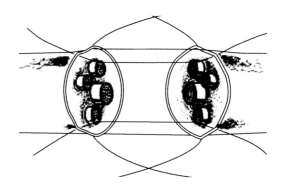

图 5-1-3　神经束膜（束组）缝合法　　　图 5-1-4　神经外膜束膜联合缝合法

（五）术后监测与处理

1.用石膏或支具固定保持关节于屈曲位，减少神经缝合部位的张力。一般在 4 ~ 6 周后去除石膏，逐渐进行关节屈伸训练，切忌暴力拉伸，以免吻合口断裂。

2.适当应用神经营养药物，如甲钴胺片、维生素 B_1 等神经营养性药物。

3. 重视术后功能康复，注意保护患肢。在神经感觉功能未恢复之前，应特别注意防止患肢外伤、烫伤及冻伤，力争达到最佳功能恢复。

（六）术后常见并发症的预防与处理

1. 缝合的神经断裂　缝合的神经张力过大、术后患肢固定不牢、过早拆除外固定、关节活动时对缝合神经的牵拉，均可导致缝合的神经断裂。因此，神经缝合时应避免张力过大，术中可采取必要的措施加以克服；术后要求在缝合的神经处于松弛位固定，固定的时间应根据缝合神经的部位和张力固定 4 ~ 6 周，以保证缝合的神经达到良好的愈合，且在拆除外固定后的功能锻炼应循序渐进。

2. 术后功能恢复不良　神经缝合术后的功能恢复虽然与神经的结构有一定关系，但不恰当的手术也可能影响缝合神经的术后功能恢复，如神经残端的瘢痕切除不彻底、缝合的神经断端发生扭转和错位、神经缝合处的神经束因打结过紧形成迂曲或重叠、神经缝合不良使神经束外露等。因此，缝合神经时手术操作应予以注意。

（七）临床效果评价

神经外膜缝合术和神经束缝合术各有优缺点及适应证，神经外膜缝合术较简便易行，但神经功能束的对合稍差。神经束膜缝合术较复杂、技术难度较大，如能达到神经功能束对接，将会提高修复效果，但临床实践上，至今术中仍无鉴别神经两断端神经束功能性质的快速可靠方法，因此束膜缝合可能存在错与对的可能，且广泛束间分离易损伤束间交通支，术后束间瘢痕也较多。根据作者长期临床实践，证实神经外膜缝合术在多数情况下可取得较满意效果。周围神经近中段多为混合神经纤维，宜用外膜缝合术。神经远侧段运动束与感觉束已分开者，或神经断端神经束较稀少、结缔组织较多者宜采用束膜（束组）或外膜束膜（束组）联合缝合术。对部分神经损伤，在分出正常与损伤的神经束后，可采用束膜（束组）缝合法。

二、神经移植术

周围神经的弹性有一定限度，如缝合时张力过大或需过度屈曲关节才能缝合，手术后缝合处易发生分离或损伤，或因过度牵拉而可能引起神经缺血坏死，致神经束间纤维组织增生，影响神经功能的恢复。因此，如神经缺损过大，用游离神经两端或屈曲关节等方法，仍不能达到神经在无张力下缝合时，应考虑行神经移植术。

（一）适应证

1. 神经缺损大于该神经干直径的 4 倍及以上者，应行神经移植术。
2. 神经缺损在 10cm 以上或神经缺损同时伴有肢体血管损伤者，应采用吻合血管的神经移植。
3. 两根较大的神经同时又大段缺损时，可将较为次要的神经近侧段分期与另一重要的神经缝接，修复其神经缺损。

（二）禁忌证

禁忌证详见本节一、神经端端缝合术。

（三）术前准备

术前准备详见本节一、神经端端缝合术。

（四）手术要点、难点及对策

1.体位　患者取仰卧位，上肢外展置于手术台旁的手术桌上。

2.根据神经损伤的部位选择适当的手术切口，显露神经，从神经正常部位分离至神经断裂部位，注意勿损伤神经分支。根据神经损伤的状况和神经缺损的大小选择适当的神经移植方法。

3.单股神经游离移植术　用于较细的神经的神经缺损，移植的神经和修复的神经应直径相仿，包含纤维数因尽量相近。如利用皮神经或残指的神经修复指神经缺损，可采用神经外膜缝合法，将移植神经与修复神经的外膜缝合（见图 5-1-2），移植神经的长度应稍长于修复神经缺损的长度，使神经修复后缝合处无张力。

4.电缆式游离神经移植术　如果缺损的神经直径较粗，需将数股移植的神经合并起来进行修复。根据缺损神经的直径，将移植神经分成 2 ~ 4 股，将每股移植神经的神经外膜缝合，使其形成为一较大的神经移植体，然后分别与修复的神经进行缝合（图 5-1-5）。电缆式神经移植法，因神经束对合不够准确，可能对术后效果有一定影响。术中应尽量达到对合准确。随着显微外科技术的发展和应用，已逐渐被神经束间游离移植法所取代。

5.神经束间游离神经移植术　适用于部分神经损伤。手术在手术显微镜下进行。操作技术与神经束膜缝合术相同，即先将神经两断端外膜切除 1 ~ 2cm，分离出相对应的神经束，切除神经束断端的瘢痕组织直至神经的正常部分，然后将移植的神经束置于相对应的神经束间做束膜缝合，以达到与两端的神经束对合尽可能准确（图 5-1-6）。

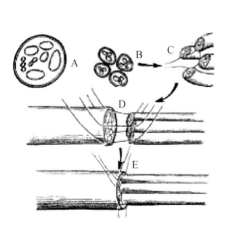

图 5-1-5　电缆式游离神经移植术

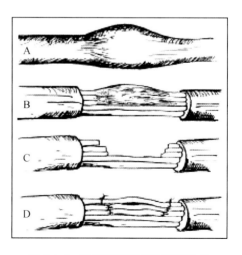

图 5-1-6　神经束间游离神经移植术

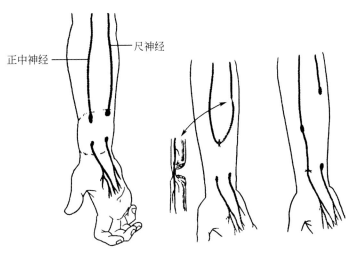

正中神经　尺神经

图 5-1-7　带蒂神经移植术示意图

6. 带蒂神经移植术　较细的神经行游离移植后，一般不会发生神经坏死，而采用粗大的神经行移植时，由于神经的游离段缺血，通常发生神经中心性坏死，导致束间瘢痕化，将严重影响手术效果。带蒂神经移植术保留了移植段神经的血供，可保持施万细胞的活力和避免神经坏死。如正中神经与尺神经同时断裂，并且神经缺损过大，无法修复，可以用尺神经带蒂移植修复正中神经缺损，即将正中神经和尺神经近段的假性神经瘤切除并做端端吻合，再根据所需的移植长度切断尺神经近侧段，并尽量保留尺神经的血供，6 周后游离尺神经近段翻转缝合于正中神经远断端 (图 5-1-7)。

7. 吻合血管的游离神经移植术　由于移植的神经带有血液供应，可保证移植神经的存活，有利于神经功能的恢复。全臂丛神经根性撕脱伤行健侧颈 7 神经转位术，利用患侧尺神经进行桥接，可同时携带尺动脉、静脉与健侧血管进行吻合。使用腓肠神经作为移植神经时，可携带小隐静脉作为营养血管，即将切取的腓肠神经切成几股，修复神经缺损，将神经血管蒂倒置，将小隐静脉与接受的动脉吻合，再将移植的神经与修复的神经行束膜缝合 (图 5-1-8)。

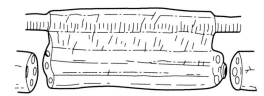

图 5-1-8　吻合血管游离神经移植术

191

（五）术后监测与处理

1. 用石膏或支具适当固定患肢。术后 4 周后去除石膏，逐渐进行关节屈伸训练。

2. 适当应用抗凝解痉药物，保持吻合的血管通畅。适当应用神经营养药物，如甲钴胺片、维生素 B_1 等神经营养性药物。

3. 重视术后功能康复，注意保护患肢。在神经感觉功能未恢复之前，应特别注意防止患肢外伤、烫伤及冻伤，力争达到最佳功能恢复。

（六）术后常见并发症的预防与处理

术后常见并发症为术后功能恢复不良。神经移植的功能恢复，由于移植的神经与损伤的神经粗细不一、神经束的分布不一、神经移植有两个吻合口，均对神经功能的恢复有一定影响。因此，神经移植的病例术后可能出现功能恢复不良。

（七）临床效果评价

尽管神经移植术后可能对神经功能的恢复有一定影响，但在神经损伤不能直接修复的情况下，仍然是修复神经缺损的重要手段。

（郑怀远）

第二节　臂丛神经损伤

臂丛由颈 5 ~ 颈 8 神经前支和胸 1 神经前支所组成，颈 5 与颈 6 组成臂丛上干、颈 7 独立形成臂丛中干，颈 8 与胸 1 组成臂丛下干。每干又分前后 2 股，上干与中干前股合成外侧束，下干前股单独形成内侧束，3 个干的后股共同组成后束。外侧束分出胸前外侧神经、肌皮神经和正中神经外侧头。内侧束分出胸前内侧神经、尺神经和正中神经内侧头，后束分出胸背神经、腋神经和桡神经。此外，臂丛可发生多种变异，如颈 4 或胸 2 神经根的参与，需在临床诊疗中注意。

臂丛损伤多由暴力外伤导致，最常见的原因为对撞伤和牵拉伤。高速运动中的头肩撞击及重物坠肩产生的头肩分离暴力常致上干损伤，而运输皮带对上肢水平位的持续牵拉常使颈 8 胸 1 神经根或下干损伤。

临床上，有下列情况之一的应考虑臂丛损伤的存在：①上肢五大神经（腋神经、肌皮神经、正中神经、尺神经、桡神经）中任何两大神经支配肌功能的联合损伤（非同一平面的切割伤）；②手部三大神经（正中神经、尺神经、桡神经）中任何一根合并前臂内侧皮神经损伤（非切割伤）；③手部三大神经（正中神经、尺神经、桡神经）中任何一根合并肩关节或肘关节功能障碍（被动活动正常）。

对常见牵拉性臂丛损伤，按传统治疗观点，早期以应用神经营养药保守治疗为主，即维生素 B_1、维生素 B_6、地巴唑、甲钴胺等，并积极主被动进行康复功能锻炼，以保持患肢被动活动度。但随着磁共振、神经 B 超等诊疗手段的进步，亦推荐早诊断、早发现、早期手术介入治疗。开放性臂丛神经损伤，如刺伤、切割伤等应尽早手术探查，做 I 期缝合修复或神经移植术。臂丛撕脱伤患者恢复时间长，预后不佳，也应该尽早行神经移位手术，尽可能恢复功能。下面介绍几种目前临床上最常用的手术方案。

一、臂丛神经探查术

（一）适应证

1. 邻近臂丛神经的切割伤、穿刺伤，并有神经损伤症状者。
2. 臂丛神经损伤，早期保守治疗 3 个月后，没有自发恢复希望者或没有继续恢复希望者。
3. 已明确诊断完全性的臂丛神经根性撕脱伤或神经断裂伤者。

（二）禁忌证

臂丛探查修复没有绝对的禁忌证，相对禁忌证为以下几点。

1. 对治疗效果的期望值过高，不切实际者。

2. 损伤神经处于自发恢复进展中者。

3. 年老且臂丛神经损伤时间过长的患者，一般不建议再行高位神经探查术。

（三）术前准备

1. 血常规、凝血功能、心电图、胸部 X 线片、肝肾功能、血糖检查等。

2. 肌电图、神经 B 超或臂丛神经磁共振检查。

3. 膈神经功能测定、肺功能检查、斜方肌功能评估、上肢肌力评估等。

4. 麻醉　全身麻醉。

（四）手术要点、难点及对策

1. 体位与切口

(1) 体位：患者取仰卧位，肩部垫高。头斜向健侧，患肢消毒后置于胸腹旁侧。

(2) 切口：根据病情，包括锁骨上入路、锁骨下入路和锁骨上、下联合入路。

2. 锁骨上区探查　沿锁骨上横行切开皮肤、皮下和颈阔肌，此时注意保护颈丛皮支。切断或牵开颈外静脉，将胸锁乳突肌牵向内侧。辨认肩胛舌骨肌并向近端牵开，必要时可将其切断。切开颈部深筋膜浅层和脂肪组织，必要时结扎颈横动脉，显露臂丛上干。在切口内侧前斜角肌表面找到膈神经并加以保护，电刺激可帮助明确膈神经。如需进一步显露神经根，在保护好膈神经的基础上，可以小心地切断前斜角肌。沿上干向远端分离，辨识上干前后股及肩胛上神经。将上干向外侧牵开，可在前、中斜角肌之间找到颈 7 神经根（中干）。更靠后下侧的是颈 8 和胸 1 神经根及两者组成的下干，此处因与锁骨下动脉毗邻，分离时需特别小心（图 5-2-1）。

3. 锁骨下区探查　沿锁骨下胸大肌三角肌间隙切开皮肤，向外侧牵开头静脉。于其间隙内钝性分离胸大肌和三角肌，并将胸大肌和三角肌分别向两侧牵开，显露其深面的胸小肌。向远端牵开胸小肌，切开胸锁筋膜，则可显露臂丛神经外侧束。其深面是腋动脉，小心向内侧牵开腋动脉，显露其下方的臂丛神经后束。内侧束位于腋动脉内侧深面。注意保护该处支配胸大、小肌的胸内侧神经及胸外侧神经。向近端牵开胸小肌，显露"M"形的神经结构，自外侧向内识别肌皮神经、正中神经和尺神经（图 5-2-2）。桡神经在腋动脉深层由内向外侧走形，沿桡神经向近端追踪，可探及腋神经。沿腋神经钝性向远端分离，可扪及四边孔。如遇锁骨下臂丛神经损伤伴严重瘢痕增生者，可再取腋部切口进一步探查。

4. 术中神经损伤状况的判断和处理

(1) 臂丛神经连续性存在，但被周围组织粘连压迫者需解除压迫因素，如血肿机化后的瘢痕、骨痂骨刺、纤维化的肌肉组织等。如果神经外膜明显增粗变硬，还需进一步在手术显微镜下进行外膜切开松解，松解后可在瘢痕段神经外膜下注射少量糖皮质激素。对于难以判断神经连续性者，术中肌电图检查可以辅助提示，包括体感诱发电位(SEP)、运动诱发

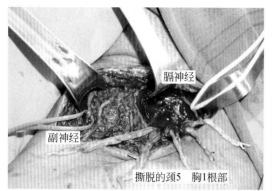

图 5-2-1　锁骨上臂丛神经探查，见臂丛颈 5 ~ 胸 1 撕脱的马尾状根丝，术中行膈神经、副神经移位

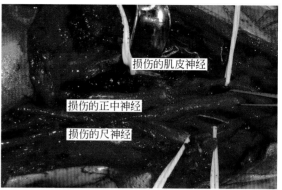

图 5-2-2　锁骨下臂丛神经探查，见肌皮神经、正中神经及尺神经均严重损伤

电位 (MEP) 和神经干动作电位 (NAP) 等。

(2) 臂丛神经断裂或判断为瘢痕连接者，应该将远近端充分显露，切除断端瘢痕组织，直至断面神经乳头清晰可见。再在无张力下进行神经缝合，对于神经有缺损者，需移植腓肠神经、桡浅神经或臂、前臂皮神经等予以桥接。神经长段缺损者，需谨慎评估术后恢复的效果，以便确定是否首选远端神经移位或功能重建。

(3) 臂丛神经根性撕脱伤，常造成神经元不可逆损害。因此，臂丛神经的该类损伤需进行神经移位术。常用的移位供区神经有副神经、肋间神经、膈神经及正中神经、尺神经等的部分肌支等。后文将进一步详述相关方法和注意点。

（五）术后监测与处理

神经松解术后需固定 1 ~ 2 周，以减轻神经组织的水肿。神经直接修复或神经移位者，需将患肢固定于神经无张力位 3 ~ 4 周。常规应用营养神经药物，并辅以神经电刺激疗法 (低频) 促进神经再生。

（六）并发症的预防与处理

除出血、感染、损伤周围重要组织等一般手术并发症外，神经松解术和神经修复术常见的并发症还包括移植失败、供神经区皮肤感觉障碍及神经功能恢复不良等。预防上应紧密结合肌电图、神经 B 超及术中神经质地的判断，明确神经损伤程度，避免误将完全瘢痕化、失用的神经束进行松解术，因而延误病情。另外神经移植区软组织床条件很差时，移植神经应另行选择条件好的软组织床，以利于移植神经的成活及防止术后严重的瘢痕卡压而造成手术失败。神经移位术的并发症后文进一步描述。

（七）临床效果评价

高位神经损伤术前需与患者详细沟通，避免因不切实际的期望值过高产生不良影响。臂丛神经损伤的修复要有所取舍，修复重点取决于以下三个因素，即功能的重要性、恢复的可能性和Ⅱ期手术功能重建的困难程度。

二、膈神经移位术

(一) 适应证

1.臂丛神经根性撕脱伤病程在 2 年以内者。

2.受区神经所支配的肌肉萎缩不严重者。

3.膈神经功能健全者。

(二) 禁忌证

1.3 岁以下的患儿禁用此手术。

2.未成年人及 50 岁以上的患者,应谨慎权衡其手术利弊。

3.伴有血气胸等胸部外伤史者慎用。

(三) 术前准备

1.血常规、凝血功能、心电图、胸部 X 线片、肝肾功能、血糖检查等。

2.肌电图、神经 B 超或臂丛神经磁共振检查。

3.注意询问胸、肺部相关病史。

4.术前应检查膈肌功能、肺功能,并进行膈神经功能测定、肺功能检查、上肢肌力评估等

5.麻醉　全身麻醉。

(四) 手术要点、难点及对策

1.体位与切口

(1) 体位:患者取仰卧位,肩部垫高。头斜向健侧,患肢消毒后置于胸腹旁侧。

(2) 切口:锁骨上横行或沿胸锁乳突肌后缘做 "L" 形切口。

2.膈神经移位术包括锁骨上膈神经移位和胸腔镜下全长膈神经移位术,既往也有开胸取全长膈神经的报道。膈神经可作为多种神经修复的动力来源,此处主要介绍两种术式的膈神经切取。

(1) 锁骨上膈神经移位术:锁骨上区臂丛神经探查入路 (见臂丛神经探查术),于前斜角肌表面即可见膈神经。观察膈神经有无瘢痕粘连或神经变性,术中电刺激观察膈肌运动情况,以判断膈神经功能是否良好。将膈神经充分游离,向颈根部分离直达斜角肌肋骨止点处,将其用利多卡因封闭后切断备用。

(2) 胸腔镜下全长膈神经移位术 (图 5-2-3):①单肺通气使患侧肺萎缩满意后,于腋前线第 5 或第 6 肋间做 1cm 小切口,用血管钳钝性分离皮下组织和肋间肌,血管钳突入胸腔后扩张该切口,插入 10mm 胸腔镜。如肺萎陷良好,可以清晰地辨认走行于纵隔侧方的膈神经及其伴行的心包膈血管;②分别于第 2 肋间胸骨旁线外侧 2cm 处、第 3 肋间锁骨中线处做 1cm 的小切口,用长直角分离钳在心包、膈肌夹角处分离膈神经,将膈神经挑起,全长无创游离膈神经,不需要带其伴行血管;③于锁骨下切口胸大肌下缘,第 4 肋间隙约腋

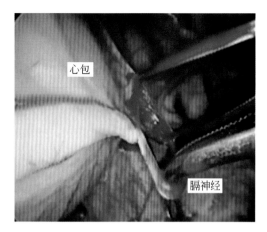

心包

膈神经

图 5-2-3　胸腔镜视下取全长膈神经移位修复
臂丛神经损伤

中线位置，用长血管钳于此处引出膈神经至腋窝备用。仔细止血，在确认胸腔内无出血的情况下，请麻醉医师膨肺，镜视下确认肺扩张良好后，缝合胸部切口。于第 6 肋间切口内常规置入胸腔闭式引流管。如全长膈神经移位用来修复肌皮或正中神经，可根据膈神经的长度，尽可能在靶神经的远端与膈神经缝合，以缩短神经再生所需的时间，提高手术效果。

（五）术后监测与处理

1. 胸腔镜下全长膈神经移位术，一般应在术后 24 ~ 48h 拍摄胸片，以确认肺完全扩张后拔去胸腔闭式引流管。

2. 采用头臂支架制动 4 周后，积极进行康复训练。

3. 服用维生素 B_1、维生素 B_6、地巴唑、甲钴胺等神经营养药物。

（六）术后常见并发症的预防与处理

临床应用和实验研究均证实切断一侧膈神经，并不会造成患者呼吸功能的障碍，该手术安全有效。但如果患者存在双侧膈神经损伤，可能引起膈肌麻痹，术前需谨慎检查予以排除，否则手术会导致不良后果。

（七）临床效果评价

通过既往临床随访及动物实验证实，膈神经移位的效果优于副神经、肋间神经移位，可能与其有持续自发电活动及含有较多粗大运动神经纤维有关。

三、肋间神经移位术

（一）适应证

1. 臂丛神经根性撕脱伤病程在 2 年以内者，以伤后 6 ~ 9 个月以内的手术效果较好。

2. 受区神经所支配的肌肉萎缩程度不严重者。

3. 无肋骨骨折史，肋间神经无损伤迹象者。

（二）禁忌证

谨慎选择有肋骨骨折、开胸手术或有胸腔引流史的患者。

（三）术前准备

1. 血常规、凝血功能、心电图、胸部 X 线片、肝肾功能、血糖检查等。

2.肌电图、神经 B 超或臂丛磁共振检查。

3.注意询问胸部相关病史，检查肺功能。

4.麻醉　全身麻醉。

（四）手术要点、难点及对策

肋间神经作为动力神经最早被用于修复肌皮神经，目前已扩展到修复桡神经、肩胛上神经、腋神经、胸背神经和作为游离肌肉移位的动力神经等。只要切取尽可能长的肋间神经，多可在无张力下与接受神经直接缝合。此处主要介绍肋间神经的切取要点。

1.体位与切口

(1) 体位：患者取侧卧位，患侧朝上，胸部垫高。

(2) 切口：于腋下做"Z"形切口并纵行沿腋中线延伸。

2.切开皮肤、皮下组织，显露前锯肌，沿前锯肌肌纤维方向切开，注意保护至乳头区的肋间神经感觉支。

3.钝性分离，显露所需节段的肋骨及肋间隙。用骨膜剥离子剥离肋骨骨膜。沿肋骨下缘向肋骨内表面小心剥离肋间肌，此时应注意避免伤及胸膜。

4.于肋间隙内，向下牵开肋间肌，即可显露肋间神经，注意尽量避免损伤肋间动脉，以减少出血。

5.沿肋间神经向远端分离，找到运动支，此时可用电刺激以确定其为运动支。可继续向远端分离到肋骨与软骨交界处。

6.用利多卡因封闭后，于肋骨与软骨交界处切断该运动支。再将运动支尽量向近端游离，并与较其粗大的感觉支分离，使该运动支有足够的长度用于移位至接受的神经。

7.第 3 ~ 6 肋间神经可游离的长度最长，可用于修复肌皮神经、桡神经等上臂神经(图5-2-4)。而第 1、2 肋间神经可用于修复肩胛上神经。

8.根据需要，将切取的肋间神经移位于需修复的神经，仔细予以缝合。肋间神经移位对神经缝合技术有较高要求，应予以认真对待。

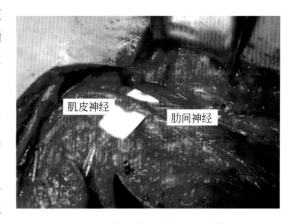

图 5-2-4　肋间神经移位至肌皮神经

（五）术后监测与处理

1.术后注意是否存在气胸，如有应及时处理。

2.术后应用胸带于肩内收位制动 4 周，并应积极行康复训练。

3.服用维生素 B_1、维生素 B_6、地巴唑、甲钴胺等营养神经药物。

197

（六）并发症预防与处理

1. 胸膜损伤　术中分离过深，可能出现胸膜损伤。出现胸闷气急、皮下气肿等表现。因此，术中应注意仔细操作避免损伤胸膜。如果已经发生，应放置胸腔闭式引流。

2. 神经未充分分离，导致神经长度受限，神经缝合张力过高。术中应注意耐心操作，仔细分离，充分估计所需移位的神经长度。

（七）临床效果评价

一般术后 6 ~ 10 个月出现神经再生表现。

四、副神经移位术

（一）适应证

1. 臂丛神经根性撕脱伤病程在 2 年以内者，以伤后 6 ~ 9 个月以内者效果较好。
2. 受区神经所支配的肌肉萎缩程度不严重者。
3. 副神经无损伤征象者。

（二）禁忌证

副神经严重损伤或丧失功能的患者。术前体检及肌电图检查可帮助了解副神经功能状况，术中采用电刺激可进一步明确副神经的功能。

（三）术前准备

1. 血常规、凝血功能、心电图、胸部 X 线片、肝肾功能、血糖检查等。
2. 肌电图、神经 B 超或臂丛神经磁共振检查。
3. 注意检查副神经功能。
4. 麻醉　全身麻醉。

（四）手术要点、难点及对策

副神经移位术包括锁骨上副神经移位和后路副神经移位术，另外也有锁骨下副神经移位术的报道。

1. 传统锁骨上副神经移位术

(1) 体位与切口

1) 体位：患者取仰卧位，肩部垫高。头斜向健侧，患肢消毒后置于胸腹旁侧。

2) 切口：锁骨上二横指横行切口。

(2) 锁骨上二横指横行切口与斜方肌的交点即为副神经探寻的标志点。

(3) 切开皮肤、皮下组织，于斜方肌深面表面，深约 2cm 处可探及与血管束伴行的副神经。将其尽量继续向远端分离，以便保留支配斜方肌上部的肌支。

(4) 副神经移位多数用于修复肩胛上神经，将其用利多卡因封闭后，于所需长度处予以切断。在臂丛神经上干的远端分离肩胛上神经，可在同一切口内将副神经与损伤段远端正常的肩胛上神经无张力直接缝合。

(5) 副神经移位亦可作为修复肌皮神经等其他臂丛神经的动力神经。

2. 后路副神经移位术 在怀疑肩胛上切迹处有损伤的患者建议行后路副神经移位。

(1) 体位与切口

1) 体位：患者取俯卧位，肩部垫高。头斜向健侧。

2) 切口：肩胛冈上方 1cm 处做横切口。

(2) 切开皮肤、皮下组织，向上牵开斜方肌显露冈上肌。

(3) 向上分离牵开冈上肌，显露肩胛上切迹，保护肩胛上动脉。切开肩胛上横韧带，找到位于肩胛上切迹处的肩胛上神经。

(4) 在肩胛冈与肩胛骨内侧缘交点附近，顺斜方肌肌纤维方向分开，可在斜方肌深面筋膜下找到副神经降支，在切口内可将副神经降支与肩胛上神经无张力直接缝合（图5-2-5）。

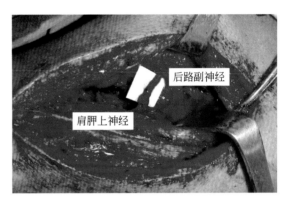

图 5-2-5 后路副神经移位术

（五）术后监测与处理

将肩关节于内收位制动 4 周后开始康复训练。服用维生素 B_1、维生素 B_6、地巴唑、甲钴胺等神经营养药物。

（六）术后常见并发症的预防与处理

切取副神经时如果保留了副神经近端肌支，可保留其部分功能而无明显并发症；如果副神经近端肌支未予保留或受到损伤，则可出现肩下垂和耸肩受限。因此，分离切取副神经时，应尽可能保留副神经近端肌支，于副神经近端肌支以远切断。

（七）临床效果评价

副神经一般在术后 6～8 个月出现肌电图上的再生表现，术后效果良好。

五、健侧颈 7 神经移位术

（一）适应证

1. 臂丛神经根性撕脱伤，患侧可供移位的动力神经不足。

2. 臂丛神经根性撕脱伤，已进行多组神经移位，随访 2 年以上神经功能恢复欠佳，拟用健侧颈 7 神经作为功能重建的动力神经者。

（二）禁忌证

1. 健侧颈 7 神经切断后可能出现健侧肢体感觉肌力一过性下降或对术后少数肢体功能损失不能充分理解的患者。

2. 双侧臂丛损伤的患者。

（三）术前准备

1. 血常规、凝血功能、心电图、胸部 X 线片、肝肾功能、血糖检查等。

2. 肌电图、神经 B 超或臂丛神经磁共振检查。

3. 注意检查健侧肢体功能。

4. 麻醉　全身麻醉。

（四）手术要点、难点及对策

1. 体位与切口

(1) 体位：患者取仰卧位，肩部垫高，头斜向患侧。

(2) 切口：锁骨上做横行切口。

2. 同锁骨上臂丛探查方法（见臂丛神经探查术），显露健侧颈 7 神经根。术中肌电检查确认颈 7 神经根的功能良好，并进一步确认除颈 7 神经根外，所存在的支配伸腕伸肘功能的神经。用利多卡因封闭颈 7 神经根后，尽可能靠远端，即于臂丛中干分出前后股处将颈 7 神经根切断。

健侧颈 7 神经根移位至患侧主要包括以下两大类方法，即患侧尺神经桥接和游离腓肠神经移植桥接（经皮下、胸锁乳突肌下或颈椎前路）。

3. 患侧尺神经桥接　①将患侧尺神经（包括主干及手背支）自腕部水平切断，并将尺神经近侧断端向近端游离至尺侧上副动脉处，应保护好尺侧上副动脉，以便保留尺侧上副动脉对尺神经的血供；②将已游离的尺神经近侧断端经皮下隧道送至健侧锁骨上切口，在显微镜下与健侧颈 7 神经根的近侧断端行端端缝合；③同时应将尺神经于其起始部切断，以便健侧颈 7 神经根的神经向移植的尺神经生长；④待健侧颈 7 神经再生至患侧腋部移植的尺神经时，再行二期手术，将尺神经移位。其可根据需要用于修复患侧正中神经、肌皮神经、桡神经、腋神经或作为游离肌肉移植的动力神经。

4. 游离腓肠神经移植桥接　即在健侧颈 7 神经根近端和患侧受区神经之间，采取腓肠神经移植直接进行缝合。如果从皮下或胸锁乳突肌下隧道进行桥接，其距离为 8 ~ 15cm。切断前斜角肌可明显缩短移植神经的长度，但在术中应特别注意保护膈神经。

近年来随着颈椎前路的推广应用，即将健侧颈 7 神经根近端经过颈椎前从健侧至患侧，神经移植的距离可缩短至 6cm 以内，甚至在有些患者能够直接与接受神经缝合，可以明显缩短神经再生的时效。

（五）术后监测与处理

术后应用头臂支架或头胸石膏将颈肩部制动 4 周，此后积极进行康复训练。服用维生

素 B_1、维生素 B_6、地巴唑、甲钴胺等神经营养药物。

（六）术后常见并发症的预防与处理

急性并发症主要包括术后一过性的健肢伸肘伸腕无力、肩内收后伸无力、桡侧三指麻木等。这些症状一般在术后 1 ~ 3 个月开始恢复，术后 6 个月基本可获得完全恢复。罕见有永久性的健侧上肢功能障碍。另外有国外文献报道，本手术后少数患者可出现健侧神经痛的表现。

（七）临床效果评价

本手术因神经再生距离长、时间久，部分患者可获得较好功能恢复，也有部分患者因靶肌肉萎缩，功能恢复不佳。

在有些患者经颈椎前路，将健侧颈 7 神经根近端与接受神经直接缝合，明显缩短了神经再生的时间，其治疗效果将更佳。

六、患侧颈 7 神经移位术

（一）适应证

1. 单纯臂丛神经上干根性撕脱伤或单纯臂丛神经下干根性撕脱伤者。
2. 患侧臂丛神经颈 7 神经根健全者。

（二）禁忌证

术前或术中判断患侧臂丛神经颈 7 神经根已损伤者。

（三）术前准备

1. 血常规、凝血功能、心电图、胸部 X 线片、肝肾功能、血糖检查等。
2. 肌电图、神经 B 超或臂丛磁共振检查。
3. 特别注意检查患侧颈 7 神经根的功能是否正常。

（四）手术要点、难点及对策

1. 体位与切口
(1) 体位：患者取仰卧位，肩部垫高。头斜向健侧。
(2) 切口：锁骨上做横行切口。
2. 锁骨上臂丛探查入路，在斜角肌间隙显露患侧颈 7 神经根。术中首先需采用肌电检查确认颈 7 神经根的功能正常，然后用利多卡因封闭，根据需要将其从颈 7 神经根干部或颈 7 神经前股或颈 7 神经后股处切断备用。
3. 在无张力下将颈 7 神经根干或股部切断，将其与损伤的臂丛神经上干或下干的远端缝合。也可根据损伤情况，进行单独的颈 7 神经前股或后股移位与所需修复的神经缝合。

（五）术后监测与处理

术后应用头臂支架或头胸石膏将颈肩部制动 4 周，此后积极进行康复训练。服用维生素 B_1、维生素 B_6、地巴唑、甲钴胺等神经营养药物。

（六）术后常见并发症的预防与处理

参考前述健侧颈 7 移位术。由于臂丛神经上干或下干已从根部撕脱，缺少神经代偿作用，因此该术式早期对肢体的功能影响较大。但一般在术后 1～3 个月开始恢复，逐渐可恢复至原功能水平。因此本手术安全有效。

（七）临床效果评价

一般术后 6～8 个月出现 EMG 上的再生表现。根据损伤神经的情况及修复的时间，功能恢复的程度有所不同，如病例选择适当则效果良好。

七、尺神经部分神经束移接肌皮神经 (Oberlin 术)

法国的 Oberlin 等于 1994 年首次报道采用患侧正常尺神经约 10% 的神经束移位修复肌皮神经的肱二头肌支，用以恢复肱二头肌的肌力，取得良好效果，而且术后供区尺神经的支配区无明显感觉和运动功能障碍，其后大量临床研究证实本方法是一种安全有效的手术方法。

（一）适应证

1. 适用于颈 5～颈 7 神经根损伤患者的屈肘功能重建，下干功能正常，尺神经支配肌肌力在 4 级以上者。

2. 受区神经所支配的肌肉萎缩不严重者。

3. 臂丛神经根性撕脱伤病程在 2 年以内，伤后 6～9 个月以内的效果最好，伤后 9～15 个月者亦可作为补救性手术。

（二）禁忌证

尺神经功能有所受损，所支配的肌肉有明显肌力下降者。

（三）术前准备

1. 血常规、凝血功能、心电图、胸部 X 线片、肝肾功能、血糖检查等。

2. 肌电图、神经 B 超或臂丛磁共振检查。

3. 特别注意检查尺神经功能。

（四）手术要点、难点及对策

1. 体位与切口

(1) 体位：患者取仰卧位，患肢外展置于手术台旁的手术桌上。

（2）切口：上臂上段内侧肌间沟处切口。

2. 切开皮肤及皮下组织，在内侧肌间沟内首先显露肱二头肌。

3. 在肱二头肌长头与短头肌腹间找到肌皮神经主干，沿主干向远端分离，找到进入肱二头肌的肌支。

4. 在内侧肌间沟内，肱动脉的内侧，于肌皮神经肱二头肌的肌支水平找到尺神经主干。

5. 根据肌皮神经肱二头肌肌支的直径，从尺神经主干内分离出相应直径的神经束，约占尺神经主干直径的1/6。此时应十分仔细，避免损伤尺神经束。并以电刺激测定该神经束主要为屈腕肌或屈指肌功能，而非手内肌的功能。然后用利多卡因封闭后，将其切断备用。

6. 将肌皮神经肱二头肌肌支封闭后切断，将切断的尺神经束近端移位至肌皮神经肱二头肌肌支的远端，在显微镜下无张力行端端缝合（图5-2-6）。

7. 该术式可与下一节正中神经部分神经束移位联合进行。肌皮神经肌支除肱二头肌肌支外，亦可移位至肱肌肌支。

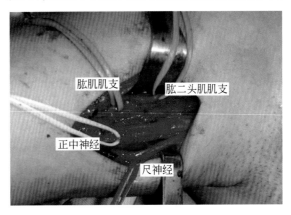

图 5-2-6　尺神经部分神经束移位至肱二头肌肌支，
正中神经部分神经束移位至肱肌肌支

（五）术后监测与处理

1. 术后于患肢肩关节内收，肘关节屈曲位制动4周。

2. 拆除固定后积极康复训练，服用神经营养药物。

3. 1～3个月定期进行肌电图检查及功能随访，以观察手术效果。

（六）常见并发症的预防与处理

术中正确选择移位的尺神经的部分束支为本手术的关键。如果尺神经的束支选择不合适，可能造成尺神经部分一过性或永久性神经功能缺陷，应特别注意予以避免。

（七）临床效果评价

究竟切取多少尺神经束为好，Oberlin等推荐根据肱二头肌肌支直径来匹配，笔者的实践也证明切取尺神经1/6束组是安全的。一般术后3～6个月可出现早期神经恢复征象，并可取得良好效果。

八、正中神经部分神经束移接肌皮神经

（一）适应证

适应证同 Oberlin 术，要求正中神经功能完好，所支配肌肉的肌力4级以上者。

（二）禁忌证

正中神经支配肌术前有明显肌力下降者。

（三）术前准备

术前准备同 Oberlin 术，注意检查正中神经功能。

（四）手术要点、难点及对策

1. 体位与切口

(1) 体位：患者取仰卧位，患肢外展置于手术台旁的手术桌上。

(2) 切口：上臂上段内侧肌间沟处切口。

2. 切开皮肤及皮下组织，在内侧肌间沟内首先显露肱二头肌。

3. 在肱二头肌长头与短头肌腹间找到肌皮神经主干，沿主干向远端分离，找到进入肱二头肌的肌支。

4. 在内侧肌间沟内，肱动脉的内侧，于肌皮神经肱二头肌的肌支水平找到正中神经主干。根据肌皮神经肱二头肌肌支的直径，设计正中神经主干内相应直径的神经束，约占正中神经主干的 1/6 直径，此时应十分仔细，避免损伤正中神经束（图 5-2-6），并以电刺激测定主要为桡侧屈腕肌功能。用利多卡因封闭后，将其切断移位。在显微镜下与肌皮神经肱二头肌肌支无张力端端缝合。

5. 该术式可与上一节尺神经部分神经束移位联合进行。肌皮神经肌支除肱二头肌肌支外，亦可移位至肱肌肌支。

（五）术后监测与处理

1. 术后于患肢肩关节内收，肘关节屈曲位制动 4 周。

2. 拆除固定后积极康复训练。服用神经营养药物。

3. 1 ~ 3 个月定期进行肌电图检查及功能随访，以观察手术效果。

（六）常见并发症的预防与处理

本手术与 Oberlin 手术一样，术后大多数患者可有正中神经支配区一过性麻木，数天或数月后改善。偶尔会出现正中神经支配肌无力，但几乎没有出现永久性肌无力的报道。

（七）临床效果评价

一般术后 3 ~ 6 个月可出现早期神经恢复征象，并可取得良好效果。

九、肱肌肌支移位修复下干损伤

（一）适应证

1. 臂丛下干根性撕脱伤，屈指功能障碍，但屈指肌萎缩尚未达到不可逆者。

2.臂丛上干功能健全，肱肌肌力在 4 级以上。

（二）禁忌证

肱肌肌力小于 4 级者。

（三）术前准备

1.血常规、凝血功能、心电图、胸部 X 线片、肝肾功能、血糖检查等。

2.肌电图、神经 B 超或臂丛磁共振检查。

3.特别注意检查臂丛神经上干及肱肌肌力情况。

（四）手术要点、难点及对策

1.体位与切口

(1) 体位：患者取仰卧位，患肢外展置于手术台旁的手术桌上。

(2) 切口：上臂中下段内侧肌间沟处切口。

2.切开皮肤及皮下组织，在内侧肌间沟内首先显露肱二头肌。

3.在肱二头肌长头与短头肌腹间找到肌皮神经主干，沿主干向远端分离，找到进入肱肌的肌支。术中并以电刺激测定肱肌肌支的功能。肱肌肌支功能正常者，用利多卡因封闭，将肱肌肌支切断备用。

4.在上臂内侧肌间沟内，肱动脉的内侧，在肱二头肌肌间沟内，于肌皮神经肱肌的肌支水平找到正中神经主干。将切断的肱肌肌支近端与正中神经后 1/3 束组（支配屈指肌）或前骨间神经在无张力下缝合（图 5-2-7）。

5.如为单纯臂丛神经下干损伤，颈 5 ～ 颈 7 神经根功能健全时，正中神经尚保留支配屈腕肌及 1 ～ 3 指的感觉功能，术中应注意鉴别并加以保护。

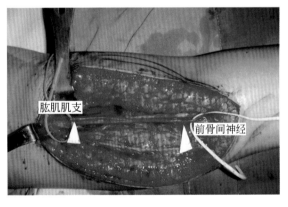

图 5-2-7　肱肌肌支移位至骨间前神经

（五）术后监测与处理

术后用支具或石膏将患肢于屈肘位制动 4 周，拆除固定后积极康复训练，服用神经营养药物。

（六）常见并发症的预防与处理

术中应特别注意鉴别正中神经支配屈腕肌及 1 ～ 3 指感觉的束支，并加以保护，防止术后出现功能障碍。

205

（七）临床效果评价

一般术后 3 ～ 6 个月可出现早期神经恢复征象，并可取得良好效果。术后原正中神经已存的功能未受影响。

十、肱三头肌肌支移位至腋神经

（一）适应证

1. 单独臂丛神经上干根性损伤，或腋神经长段缺损者。
2. 肱三头肌肌力 4 级以上，长头、内侧头和外侧头肌力均正常者。

（二）禁忌证

肱三头肌肌力小于 4 级。术前发现肱三头肌肌力来源于肱三头肌单个头者。

（三）术前准备

1. 血常规、凝血功能、心电图、胸部 X 线片、肝肾功能、血糖检查等。
2. 肌电图、神经 B 超或臂丛磁共振检查。
3. 特别注意检查肱三头肌各个头的肌力情况

（四）手术要点、难点及对策

1. 体位与切口
(1) 体位：患者取侧卧位，患肢在上。

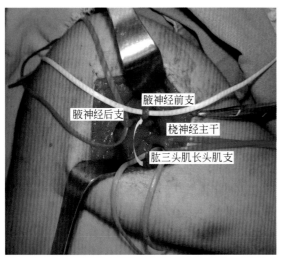

腋神经前支
腋神经后支
桡神经主干
肱三头肌长头肌支

图 5-2-8　肱三头肌长头肌支移位至腋神经前支

(2) 切口：上臂后侧三角肌后缘至上臂中段做纵切口。

2. 切开皮肤及皮下组织，向外牵开三角肌，显露在四边孔，在四边孔内分离腋神经，并分辨出腋神经前支。

3. 在肱三头肌长头和外侧头之间显露桡神经及其分支，移位的肱三头肌肌支要有足够的直径，不要选择过细的肌支。由于目前对于肱三头肌各个头的重要性仍有争议，一般推荐将肱三头肌长头的肌支移位。因此，注意标记肱三头肌长头肌支。将其游离足够长度，利多卡因封闭后将其切断，在无张力下将肱三头肌长头肌支的近端与腋神经前支缝合 (图 5-2-8)。

4. 仔细止血，缝合切口。

（五）术后监测与处理

将肩关节于内收位制动3～4周，拆除固定后积极进行康复治疗。服用营养神经药物。

（六）术后常见并发症的预防与处理

术前颈5～颈8神经损伤或肱三头肌肌力小于4级的患者，手术效果不佳。术前应仔细检查肱三头肌三个头的肌力，以防止术后伸肘功能障碍。

（七）临床效果评价

定期进行肌电图检测及功能随访，以观察神经功能恢复情况。一般在术后6～8个月可出现早期神经恢复征象。

（徐文东）

第三节　肌皮神经损伤

肌皮神经在胸小肌下缘发自臂丛神经外侧束，其神经主要来自颈5、颈6的神经纤维，部分也有来自颈4、颈7的神经纤维。起初位于腋动脉和正中神经的外侧，喙肱肌的内侧，在背阔肌腱平面穿喙肱肌，斜向外下方，于肱二头肌和肱肌之间达臂外侧缘。之后于肱二头肌外侧肌间沟下行，在肘关节上2～5cm于肱二头肌腱外侧穿固有筋膜，继续下降支配前臂成为前臂外侧皮神经。

肌皮神经分为：①喙肱肌肌支，其在神经穿过喙肱肌之前就从神经主干发出，也可以直接来源于臂丛神经外侧束，有时没有单独肌支，在神经穿过主干时直接支配该肌；②肱二头肌肌支和肱肌肌支，肌皮神经行走于肱二头肌和肱肌之间，神经发出分支支配相应肌肉，二者多为多只支配，肱肌肌支由神经内侧发出，肱二头肌肌支常常在肱肌之下、上臂中点上下发出；③关节支，支配肘关节的关节支，来自于肱二头肌或肱肌肌支；④皮支，前臂外侧皮神经分出许多皮支支配肘管关节外侧一条皮肤的感觉（图5-3-1）。

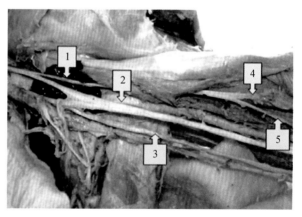

图 5-3-1　肌皮神经的分支及毗邻

1.肌皮神经；2.正中神经；3.前臂内侧皮神经；4.肌皮神经肱二头肌肌支；5.肌皮神经皮支

肌皮神经可因肱骨头骨折或脱位、腋动脉瘤的压迫、臂丛神经损伤及刺伤或火器伤所致。表现为前臂旋后位时，屈曲无力或障碍，前臂外侧感觉消失。由于肱桡肌参与屈肘，即使

207

肱肌和肱二头肌瘫痪，当前臂处于旋前位时，患者仍能屈肘。

一、手术适应证

1. 合并软组织损伤的肌皮神经损伤，如切割伤、火器伤及手术损伤等，进行软组织手术时，根据神经损伤情况进行神经修复。
2. 肱骨骨折并发肌皮神经损伤，特别是由于骨折碎片压迫所致者。

二、手术禁忌证

1. 陈旧性损伤超过 1 年者。
2. 年老体弱或合并其他疾病不易耐受手术者。

三、术前准备

1. 血常规、心电图、胸部 X 线片、肝肾功能检查。
2. 有高血压和糖尿病史者，应在其病情控制良好的情况下手术。
3. 麻醉　气管插管全身麻醉。
4. 心电监护。

四、手术要点、难点及对策

1. 体位与切口
(1) 体位：患者取仰卧位，患肢外展外旋，置于手术台旁的手术桌上。
(2) 切口：沿锁骨下外侧经胸大肌、三角肌间沟及肱二头肌上端内侧做切口。
2. 切开皮肤及皮下组织，在喙突处显露出喙肱肌，牵开喙肱肌，显露肱二头肌与肱肌间隙，向外侧牵开肱二头肌，在其间隙内显露出肌皮神经，并可见肌皮神经沿途发出的肱二头肌肌支和肱肌肌支。
3. 在肱二头肌与肱肌间隙内，找到损伤的神经，并根据神经损伤的具体情况，采取相应的处理方式。如肱二头肌合并肌皮神经肌支断裂时，修复肌肉同时，也应修复较大的神经肌支。
4. 仔细止血，逐层缝合手术切口，放置引流条。
5. 于肘关节屈曲位，根据修复神经的张力，将上臂紧贴于躯干固定 4 ~ 6 周。

五、术后监测与处理

1. 术后 24 ~ 48 小时拔除引流条，上肢固定期间保持手及腕部活动。

2.适当使用神经营养药物。

3.解除固定后，局部理疗、按摩，促进肩、肘关节活动功能恢复。

4.定期观察肱二头肌功能恢复状况。

六、术后常见并发症的预防与处理

避免局部血肿形成，术后放置引流管，并应充分引流。

七、临床效果评价

肌皮神经损伤处距肌腹较近，如能直接修复，神经再生至肌肉的距离较短，术后功能恢复良好。

第四节　腋神经损伤

腋神经起源于臂丛神经后束，是后束两个终末支较小的一支。其纤维主要有颈5、颈6纤维组成，自后束发出后，起初位于桡神经外侧，腋动脉后方，肩胛下肌前方，继之与旋肱后动脉伴行，穿四边孔至臂后侧。在孔内腋神经分为前后两支，支配三角肌与小圆肌。感觉支分布于肩部皮肤。

腋神经分支：①关节支，腋神经位于关节囊下方时，发出1～2支关节支，于肩胛下肌下面进入肩关节；②小圆肌肌支，该支于神经通过四边孔前后分出，分支向后进入小圆肌的下部。神经出三角肌后缘后形成臂上外侧皮神经，支配三角肌表面的臂上外侧皮肤感觉；③前支，分支后转向外侧，与旋肱后动脉伴行，连续发出6～8支细肌支，支配三角肌前部和中间部纤维。其余分支支配其上皮肤感觉；④后支，出四边孔后向内侧下行，至三角肌后缘，发出数支支配三角肌后部纤维和小圆肌。神经出三角肌后缘后，形成臂上外侧皮神经，支配三角肌表面的臂上外侧皮肤感觉(图5-4-1)。

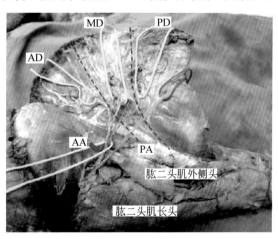

图 5-4-1　腋神经的分支及其毗邻

AA.腋神经前支；PA.腋神经后支；AD.三角肌前部；MD.三角肌中部；PD.三角肌后部

腋神经损伤多因脊髓或臂丛神经损伤、拐杖压迫、肩关节脱位、肱骨外科颈骨折、刺伤或火器伤造成，致使肩外展障碍、

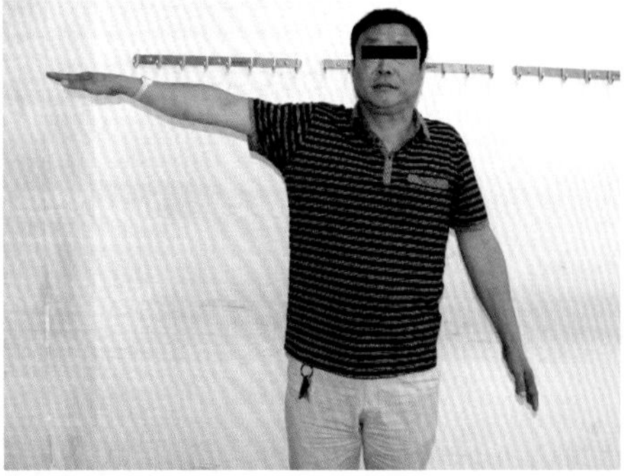

图 5-4-2　左侧腋神经损伤，肩外展障碍

肩关节不能外展至水平位、三角肌萎缩、肩关节外侧下陷、肩关节外侧和三角肌区感觉障碍（图 5-4-2）。

一、手术适应证

各种原因所致的腋神经损伤均应予以手术治疗，如切割伤、火器伤及手术损伤等，应根据神经损伤情况进行神经修复手术。

二、手术禁忌证

年老体弱或合并其他严重疾病不能耐受手术者。

三、术前准备

术前准备详见本章第三节肌皮神经损伤。

四、手术要点、难点及对策

1. 体位与切口　根据手术目的不同，采用不同的体位，如探查腋神经主干采用仰卧位，探查四边孔或肌支采用侧卧位。

2. 腋神经主干的修复　①在锁骨外侧端下缘，沿胸大肌、三角肌间隙向下至腋前皱襞做皮肤切口；②切开皮肤皮下组织显露头静脉，将其游离加以保护；③分离胸大肌、三角肌间隙，向外侧切开腋筋膜，游离胸大肌止腱，保留 1cm 左右的腱性部分，切断胸大肌，连同头静脉一起拉向内侧；④显露胸小肌，在喙突上的止点处切断胸小肌，向下牵开，分离疏松组织，即可显露出锁骨下区神经血管束，此处神经血管密集，注意切莫损伤周围的神经和血管；⑤在锁骨下动脉后方可找到由臂丛神经后束发出的腋神经，向远端追寻可显露腋神经主干。根据神经病变的情况，选择相应的修复方式。

腋神经主干损伤可同时合并四边孔处神经卡压，探查发现神经主干连续性存在，粘连较轻，神经内未扪及明显硬结时，应同时探查四边孔腋神经。腋神经损伤时通常伴有其他的神经损伤，在术前检查时应注意判断神经合并伤，术中应同时修复，避免遗漏。

3. 腋神经四边孔段的修复　①在肩后方近腋后皱襞处做弧形皮肤切口，切开皮肤、皮下组织及深筋膜，显露出背阔肌止腱；②在背阔肌止腱的上方可发现大圆肌、小圆肌及肩胛下肌，可见由四边孔穿出的腋神经。注意保护好腋神经的皮支，避免术后肩区感觉功能障碍；③向三角肌后部解剖，即可发现腋神经的肌支，根据神经病变的情况，选择相应的修复方式（图 5-4-3）。

4. 仔细止血，逐层缝合手术切口，放置引流条，将上臂紧贴于躯干固定。

五、术后监测与处理

术后监测与处理见本章第三节肌皮神经损伤。

六、术后常见并发症的预防与处理

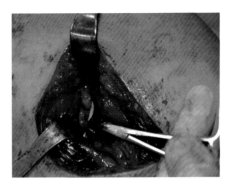

图 5-4-3 背侧入路显露腋神经

1. 腋神经位置较深，显露腋神经时注意保护其周围的重要血管神经免受损伤。
2. 局部血管丰富，术中应彻底止血，术后放置引流管，防止血肿形成。
3. 检测肩关节外展、前屈和后伸活动，了解三角肌肌力恢复情况。通过神经传导速度和动作电位评级腋神经恢复情况。

七、临床效果评价

腋神经损伤致使肩外展功能障碍，严重影响患者的工作和生活。腋神经距肌腹的距离短，修复后功能恢复良好。

第五节 正中神经损伤

正中神经由外侧束的外侧头和内侧束的内侧头组成。于腋动脉下部相当于胸小肌的下缘处，内侧头在腋动脉的前面或前外侧与外侧头汇合成正中神经主干。正中神经继续下行在腋窝出口至肘窝段，正中神经与腋动脉、肱动脉关系紧密伴行。正中神经与肱动脉的关系也不断发生变化：开始正中神经位于肱动脉外侧，至喙肱肌止点处其与肱动脉相交，约85% 的人正中神经从肱动脉前面成锐角斜穿过肱动脉后方，达其内侧。正中神经在上臂部仅有至肱动脉的分支。其分支主要集中于肘横纹下至前臂下段和腕以下两个部分。正中神经在前臂段至肌肉的分支均从神经内侧发出，而腕以下分支均从神经外侧发出。探查分离神经时，必须注意神经分支进入的部位（图 5-5-1）。

正中神经损伤在各种神经损伤中居第二位。常见损伤的部位为：①上臂部正中神经与腋动脉或肱动脉伴行，神经损伤可同时伴有血管损伤；②肘部正中神经损伤可因肱骨远端骨折或肘关节后脱位所致，可伴有肱动脉损伤；③腕部是正中神经最易受损的部位，常由切割伤、桡骨下端骨折所致。

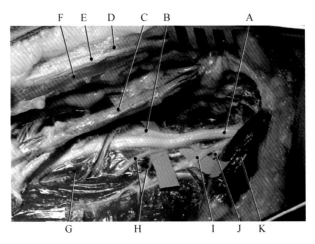

图 5-5-1　前臂近端正中神经的分支及其毗邻

A.正中神经；B.骨间前神经；C.桡动脉；D.头静脉；E.前臂外侧皮神经；F.肱桡肌；G.指浅屈肌；H.指浅屈肌神经肌支；I.桡侧腕屈肌神经支；J.掌长肌神经支；K.旋前圆肌浅头

一、手术适应证

各种原因所致的正中经损伤均应予以手术治疗，如切割伤、火器伤、骨折及手术损伤等，应根据神经损伤情况进行神经修复手术。

二、手术禁忌证

年老体弱或合并其他严重疾病不能耐受手术者。

三、术前准备

术前准备详见本章第三节肌皮神经损伤。麻醉可采取全身麻醉或臂丛神经阻滞。

四、手术要点、难点及对策

1.体位　患者取仰卧位，患肢外展置于手术台旁的手术桌上。

2.正中神经起始部的显露　①沿三角肌与胸大肌的间隙做切口至腋前皱襞；②切开皮肤及皮下组织，于其间找到头静脉，将其与胸大肌一起牵向内侧；③将其下的胸小肌从喙突处切断，并用粗丝线缝合牵引，将其牵向内侧。即可见来自臂丛外侧束的正中神经的外侧头和来自内侧束的正中神经的内侧头，两者在腋动脉前合成正中神经主干，此处正中神经与腋动脉紧密相邻，分离神经时应特别注意保护腋动脉。

3.臂部正中神经的显露　①臂内侧做纵切口，根据损伤部位其切口的位置可位于上臂的近端、中段或远端；②切开皮肤及皮下组织，适当向两侧游离；③切口位于上臂近端者，可将喙肱肌及肌皮神经向外侧牵开，小心分离其深面的脂肪组织，剪开神经血管鞘，即可显露肱动脉及位于其上方的正中神经及其下方的尺神经；④切口位于上臂中下段者，应注意与上臂中下 1/3 交界处有贵要静脉注入肱静脉，予以主要保护。

4. 肘部及前臂近端正中神经的显露　①于肘窝前方向前臂近端做"S"形切口，切开皮肤及皮下组织，注意保护肘前的贵要静脉；②切开肱二头肌腱膜，即可见位于肱二头肌肌腱内侧的正中神经和肱动脉，此处正中神经和肱动脉紧密相邻，分离神经时，避免损伤肱动脉；③继续向远端分离，可见正中神经跨过尺动脉前方进入旋前圆肌的肱骨头与尺骨头之间，沿指深屈肌、指浅屈肌之间下行 (图 5-5-2)。

5. 腕掌部正中神经的显露　①沿鱼际纹经腕部至前臂远端做"S"形切口；②于掌长肌腱与桡侧腕屈肌腱之间分离，显露腕部正中神经，注意显露和保护正中神经的掌皮支；③必要时向远端切开腕横韧带，显露腕管内的正中神经，并向远端于掌部显露正中神经鱼际支和指总神经。应特别注意正中神经的鱼际支和掌皮支的位置变异，以防损伤。

6. 修复神经残端　直接采用端端神经外膜缝合修复正中神经；神经缺损较小时，可将神经两断端适当游离，屈曲腕或肘关节的情况下，予以直接缝合；神经缺损较大，采用以上方法仍不能直接缝合者，则需行神经移植修复。

7. 仔细止血，逐层缝合手术切口。放置引流条。

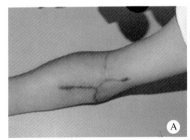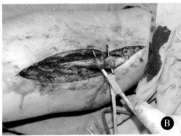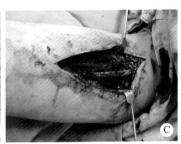

图 5-5-2　肘部正中神经损伤
A. 术前伤口瘢痕；B. 显露损伤的正中神经；C. 正中神经已修复

五、术后监测与处理

术后监测与处理见本章第三节肌皮神经损伤。石膏托固定患肢于屈肘或屈腕位，根据神经缝合的状况固定 4 ~ 6 周。

六、术后常见并发症的预防与处理

1. 神经功能恢复欠佳　腋部或上臂近端的高位正中神经损伤，术后神经功能恢复所需时间较长，均可能功能恢复不佳。

2. 关节活动功能不良　前臂远端正中神经张力较大，腕部屈曲固定时间较长，术后可能出现关节活动不良，应在拆除固定后积极地进行腕关节活动功能锻炼。

七、临床效果评价

正中神经是手部的重要神经，对手部功能十分重要。正中神经修复后，损伤的部位不同对术后功能恢复有一定影响。总体来看正中神经损伤修复术后效果良好。

第六节　尺神经损伤

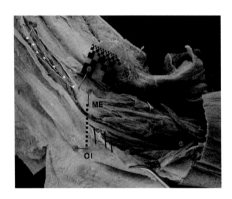

图 5-6-1　肘部尺神经

ME. 内上髁；OI. 尺骨鹰嘴；箭头所指尺神经尺
侧腕屈肌肌支

尺神经起于臂丛神经内侧束，臂丛内侧束在腋部分出组成正中神经的内侧头后即分出尺神经，其纤维包括颈 8 和胸 1 神经纤维。尺神经自胸小肌下缘发出后，在腋窝行于腋动静脉之间稍后方。至上臂上部，尺神经位于肱动脉内侧，与正中神经、血管、臂内侧皮神经和前臂内侧皮神经共同行于神经血管鞘内。在上臂中上部喙肱肌止点处，尺神经离开神经血管鞘，进入肱骨内上髁及鹰嘴之间的尺神经沟（图 5-6-1）。在前臂上半部，尺神经位于指深屈肌的表面，附于尺侧屈腕肌上，于前臂中上 1/3 交界处，尺神经位于尺动脉桡侧，共同行于神经血管束内。尺神经至前臂下半部位于尺侧腕屈肌的桡侧，行于尺侧腕屈肌和指浅屈肌之间。尺神经经腕尺管后分为掌深支和掌浅支。掌浅支支配小指尺侧、环指和小指相对缘皮肤。掌深支支配小鱼际肌、骨间肌、第 3、4 蚓状肌和拇短屈肌内侧头。

一、手术适应证

各种原因所致的尺神经损伤均应予以手术治疗，如切割伤、火器伤、骨折及手术损伤等，应根据神经损伤情况进行神经修复手术。

二、手术禁忌证

年老体弱或合并其他严重疾病不能耐受手术者。

三、术前准备

术前准备详见本章第三节肌皮神经损伤。

四、手术要点、难点及对策

1. 体位：患者取仰卧位，患肢外展置于手术台旁的手术桌上。

2. 尺神经起始部的显露　①沿三角肌与胸大肌间隙做切口至腋前皱襞；②切开皮肤及皮下组织，于其间找到头静脉，将其与胸大肌一起牵向内侧；③将其下的胸小肌从喙突处切断，并用粗丝线缝合将其牵向内侧，即可见来自臂丛内侧束的尺神经主干。腋部神经血管集中，神经损伤后局部瘢痕粘连，分离尺神经时勿损伤其附近的重要血管神经。

3. 臂部尺神经的显露　①臂内侧做纵切口，根据损伤部位其切口的位置可位于上臂的近端、中段或远端；②切开皮肤及皮下组织，将其适当向两侧游离；③位于上臂近端者，则将喙肱肌及肌皮神经向外侧牵开，小心分离其深面的脂肪组织，剪开神经血管鞘，即可显露肱动脉，及其位于其下方的尺神经。上臂段的尺神经没有分支，断裂后会向两端退缩，造成较大的神经缺损，一般 2 ~ 4cm 的缺损；④位于臂中下段者，应注意与上臂中下 1/3 交界处有贵要静脉注入肱静脉，予以保护。尺神经穿出神经血管鞘后向后下行，转入肱骨内髁后的尺神经沟。

4. 肘部及前臂近端尺神经的显露　①肱骨内上髁后尺神经沟的上方做纵行切口；②切开皮肤及皮下组织，于肱骨内上髁与鹰嘴之间摸到尺神经，切开尺神经沟上的腱膜，即可显露尺神经。注意保护好位于尺神经沟远端的尺神经尺侧腕屈肌的肌支，尺神经沟内尺神经有一静脉紧密相伴，分离易于损伤出血；③尺神经从尺神经沟直接进入前臂掌面内侧，于尺侧腕屈肌与指深屈肌之间，尺神经在尺神经沟附近损伤时，应将尺神经游离前移至肘窝前的皮下、筋膜下或肌肉的表面予以缝合。

5. 前臂中、下段尺神经的显露　①在前臂尺侧腕屈肌的桡侧做纵行或弧形切口；②切开皮肤及皮下组织，于尺侧腕屈肌的桡侧切开筋膜，显露并切开尺动脉的神经血管鞘，即可分离出尺神经，注意保护相伴行的尺动脉；③尺神经背侧皮支在尺骨小头近端约 9cm 处从尺神经主干分出，绕过尺骨小头的背侧，穿过腕关节至手背侧。显露尺神经背侧皮支，可在尺骨小头处另做 "L" 形切口。

6. 腕掌部尺神经的显露　①在腕部尺侧做 "Z" 形切口；②切开皮肤及皮下组织，在掌短肌起点处分离，切开腕掌韧带，便进入 Guyon 管，显露尺神经及伴行的尺动脉及静脉。

7. 根据神经损伤的情况，行神经松解、神经缝合或神经移植 (图 5-6-2)。

8. 仔细止血，逐层缝合手术切口，必要时放置引流条。

五、术后监测与处理

肘部以上尺神经损伤修复后，患肢用石膏托固定于伸肘位。肘部尺神经损伤前置后，患肢用石膏托固定于屈肘位。前臂及腕部损伤修复后，患肢用石膏托固定于屈腕位。尺神经腕背支损伤修复后，患肢用石膏托固定于腕尺偏、背伸位。固定时间视神经缝合的张力大小分别为 4 ~ 6 周。

215

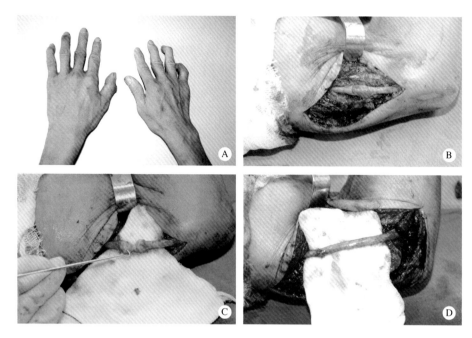

图 5-6-2　肘部尺神经损伤

A.右侧尺神经损伤术前；B、C.术中见尺神经瘢痕连接；D.尺神经前置修复

六、术后常见并发症的预防与处理

尺神经损伤后常出现手内部肌萎缩及环指、小指爪形畸形。因此，尺神经损伤应早期进行神经探查或修复，术后应尽早进行功能锻炼，尽可能延缓手内部肌萎缩。

七、临床效果评价

尺神经损伤，特别是高位的尺神经损伤，神经再生的时间较长，常可见严重的手内部肌萎缩且难以恢复，治疗效果较差。因此，尺神经损伤应尽早手术以争取较好的治疗效果。

第七节　桡神经损伤

桡神经为臂丛神经中较长的终末支，来源于臂丛神经后束。桡神经自腋后壁起始，于腋动脉后侧下降、在达到肱腋角前，位于肱动脉的后方。之后，桡神经和肱深动脉相伴行，斜向外下方，行于肱三头肌内侧头和长头之间，继之向深部进入肱骨后方的桡神经沟内。沿桡神经沟在肱骨肌管内绕肱骨成螺旋形行走于肱骨表面，达到肱骨外侧缘。穿出外侧肌间隔，进入肱肌和肱桡肌之间的肘前外侧沟。外侧依次与肱桡肌、桡侧腕长伸肌、桡侧腕短伸肌相邻。随后，桡神经离开肱肌，穿过肘关节囊，至旋后肌，在此桡神经分为桡神经浅支和骨间背神经。

　　骨间背神经在旋后肌的肱、尺骨起点之间的 Frohse 弓进入两层纤维之间，于前臂背面穿出旋后肌。骨间背神经与骨间背动脉相伴行，支配伸肌群最后到达腕背，支配腕背皮肤和腕关节 (图 5-7-1)。

　　桡神经浅支在肱桡肌深面下行，与桡动脉相密切。在前臂中下 1/3，转到前臂背面，支配拇指背侧、大鱼际肌桡侧、示指、中指和环指桡侧半中节指骨以远的指背皮肤。

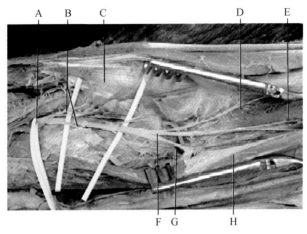

图 5-7-1　骨间背神经及其毗邻

A. 骨背侧神经；B. 旋后肌支；C. 桡侧腕短伸肌；D. 拇长展肌；E. 拇短伸肌；F. 骨间背侧神经深支；
G. 骨间背侧神经浅支；H. 指总伸肌

一、手术适应证

　　各种原因所致的桡神经损伤均应予以手术治疗，如切割伤、火器伤、骨折及手术损伤等，特别是桡骨中、下段骨折所致的桡神经损伤，应根据神经损伤情况进行神经修复手术。

二、手术禁忌证

　　年老体弱或合并其他严重疾病不能耐受手术者。

三、术前准备

　　术前准备见本章第三节肌皮神经损伤。

四、手术要点、难点及对策

　　1. 体位　患者取仰卧位，患肢外展置于手术台旁的手术桌上。

　　2. 上臂中下段桡神经的显露　①采用自三角肌后缘 1/3 交界处，沿肱三头肌外侧头内缘斜向外下,沿肱桡肌前缘至肘上的手术切口;②切开皮肤及皮下组织,显露肱三头肌长头、外侧头及肱桡肌;③沿肱三头肌长头和外侧头分离,分别将其向两侧牵开,于肱三头肌外侧头深面,桡神经沟内即可显露桡神经;④向远端于肱肌与肱桡肌之间分离,于肱桡肌深面即可见桡神经,并可见桡神经的肱桡肌肌支和桡侧腕长伸肌的肌支(图 5-7-2)。

3. 前臂桡神经深支显露 ①于肘前沿肱桡肌内缘绕过肱骨外髁伸肌起点的下方至前臂上 1/3 的掌面做切口;②切开皮肤及皮下组织,沿肱桡肌前缘分离,于其深面即可见桡神经及其分出的深浅支;③于前臂的切口内,沿桡侧腕长、短伸肌与指总伸肌之间分离,将其向两侧牵开,即可显露旋后肌,并可见桡神经深支经旋后肌的 Frohse 弓进入旋后肌。桡神经深支表面有小血管跨过其上,分离桡神经深支时应仔细将其切断结扎。

4. 根据神经损伤的情况,行神经松解、神经缝合或神经移植。仔细止血,逐层缝合手术切口,必要时放置引流条。

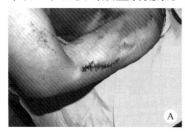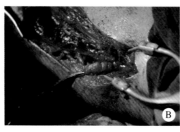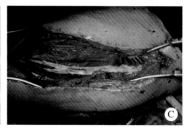

图 5-7-2 上臂桡神经损伤
A.手术切口;B.桡神经损伤,近端神经瘤;C.神经移植修复

五、术后监测与处理

肘部及肘部以上桡神经损伤,术后用石膏托将患肢于屈肘位固定。前臂桡神经损伤术后将患肢于腕关节背伸位固定。固定时间根据神经缝合的张力大小分别为 4 ~ 6 周。

六、术后常见并发症的预防与处理

肘部附近的桡神经损伤缝合时张力过大,拆除固定后如肘关节过快伸直,有影响神经缝合处撕脱的危险,应予以高度注意,可缓慢伸直肘关节或术中应根据情况考虑行神经移植。

七、临床效果评价

桡神经对手部的功能十分重要,桡神经损伤如能直接缝合修复,其术后功能恢复大多良好。如遇桡神经主干损伤均应争取直接缝合。前臂背侧的骨间背神经在穿出旋后肌后立即分成为多根分支,如在此处损伤一般均难以行神经修复,而多主张直接行肌腱转位修复其功能。

(黄启顺)

参 考 文 献

顾玉东, 2011. 臂丛神经损伤的分型与手术方案. 中华手外科杂志, 27: 131-133.

顾玉东, 2011. 臂丛神经损伤的功能评定标准与治疗方案. 中华手外科杂志, 27: 130.

顾玉东, 2012. 影响健侧颈 7 移位术疗效的因素. 中华手外科杂志, 28(3):129.

顾玉东，张丽银，王涛，等, 2005. 肱肌肌支移位重建屈指功能的远期疗效. 中华手外科杂志, 21: 271-272.

朱家凯，罗永湘，陈统一, 2007. 现代周围神经外科学. 上海：上海科学技术出版社.

Bertelli JA, Kechele MA, Santos PR, et al, 2009. Anatomical feasibility of transferring supinator motor branches to the posterior interosseous nerve in C7–T1 brachial plexus palsies. J Neurosurg, 111:326-331.

Cambon-Binder A, Leclercq C, 2015. Anatomical study of the musculocutaneous nerve branchingpattern: application for selective neurectomy in the treatment of elbow flexors spasticity. Surg Radiol Anat, 37:341-348.

Davidge KM, Yee A, Kahn LC, et al, 2013. Median to radial nerve transfers for restoration of wrist, finger, and thumb extension. J Hand Surg, 38A:1812-1827.

Giuffre JL, Bishop AT, Spinner RJ, et al, 2015. The best of tendon and nerve transfers in the upper extremity. Plast Reconstr Surg, 135(3):617e-e630.

Isla A, Pozuelos J, 2011. Anatomic study in cadaver of the motor branchof the musculocutaneous nerve. Acta Neurochirurgica Supplementum, 108(108): 227-232

Leechavengvongs S, Witoonchart K, Uerpairojkit C, et al, 2003. Nerve transfer to deltoid muscle using the nerve to the long head of the triceps, part II: a report of 7 cases. J Hand Surg Am, 28(4):633-638.

Ng ZY, Mitchell JH, Fogg QA, et al, 2013. The anatomy of ulnar nerve branches in anterior transposition. Hand Surgery, 3 : 301-306.

Oberlin C, Beal D, Leechavengvongs S, et al, 1994. Nerve transfer to biceps muscle using a part of ulnar nerve for C_5-C_6 avulsion of the brachial plexus: anatomical study and report of four cases. J Hand Surg Am, 19(2):232-237.

Teboul F, Kakkar R, Ameur N, et al, 2004. Transfer of fascicles from the ulnar nerve to the nerve to the biceps in the treatment of upper brachial plexus palsy. J Bone Joint Surg Am, 86-A(7):1485-1490.

Witoonchart K, Uerpairojkit C, Malungpaishrope K, et al, 2015. Surgical anatomy of the axillary nerve branches to the deltoid muscle. Clinical Anatomy, 28:118-122.

Xu WD, Gu YD, Xu JG, et al, 2002. Full-length phrenic nerve transfer by means of video-assisted thoracic surgery in treating brachial plexus avulsion injury. Plast Reconstr Surg, 110(1):104-109.

第六章　上肢神经卡压综合征

第一节　胸廓出口综合征

胸廓出口综合征即由于前斜角肌、中斜角肌、小斜角肌的腱性纤维、过长的第 7 颈椎横突、颈肋等因素对臂丛神经的根干部的压迫所产生的一系列症候群。胸廓出口综合征较为常见，但正确诊断常有困难。因此，正确诊断是手术治疗的关键。

一、手术适应证

1.手及前臂内侧感觉异常伴手内在肌、前臂屈肌或肩部肌萎缩者。
2.颈肩部不适、疼痛、手麻痛严重影响工作和休息者。
3.颈肩不适、手麻伴有颈 7 横突过长、颈肋及其他骨性异常或血管异常者。
4. 颈肩部不适、手麻痛虽无影像学异常，经反复非手术治疗好转但很快又复发者。
5.电生理检查提示颈神经根部分损伤，前臂内侧皮神经传导速度减慢者。

二、手术禁忌证

1.严重循环系统疾病、肝肾功能不良、糖尿病不宜手术者。
2.患者对手术不理解者，暂不宜手术。

三、术前准备

1.血常规、出凝血时间、心电图、胸部 X 线片、肝肾功能检查。
2.老年患者特别应注意是否合并有高血压和糖尿病。
3.麻醉　全身麻醉。
4.心电监护。

四、手术要点、难点及对策

根据产生臂丛神经卡压的主要原因，分别选择经颈部手术或经腋部手术。

(一)经颈部手术

经颈部入路可行下列手术：①前斜角肌、中斜角肌和小斜角肌切断术；②第7颈椎横突切除术；③颈肋切除术；④第1肋切除术。

1.体位与切口

(1) 体位：患者取仰卧位，肩下垫枕颈部呈过伸位，头偏向非手术侧，使颈根部隆起。

(2) 切口：沿颈根部皮纹做横切口，根据患者颈部的粗细及肥胖程度做 5 ~ 10cm 长的切口。如患者颈根部存在一较深的皮纹，可完全沿该皮纹做切口。切口内侧端超过胸锁乳突肌后缘 1.5 ~ 2.0cm。

2.切开皮肤达真皮下层后，用电刀切开皮下脂肪直至颈阔肌深面，即达疏松结缔组织层，切口内侧端应达胸锁乳突肌浅层。沿疏松结缔组织向头部分离，达到颈外侧压痛最显著点，向下分离疏松结缔组织致锁骨上缘。此时小心保护颈外静脉和颈丛的锁骨上皮支避免损伤。

3.沿胸锁乳突肌后缘，切开颈部脂肪垫。对直径大于 1mm 的血管或淋巴管应予结扎。充分游离肩胛舌骨肌，应能无张力向上下牵拉，如牵拉有张力时则应将其切断。小心结扎切断颈横动静脉，并于胸锁乳突肌后缘在锁骨的止点处切断 1 ~ 2cm，此时即可见前斜角肌、中斜角肌及臂丛神经上干。并可见行走于前斜角肌表面的膈神经。

4.小心游离并保护膈神经。在中斜角肌的外侧面找到从该肌肌腹穿出的肩胛背神经。于颈 5 神经根旁近椎间孔处切断前中斜角肌的腱性起始，此时应注意斜跨颈 5 神经根的膈神经，再于近椎间孔处的颈 6 神经根旁切断前中斜角肌的腱性起始。

5.前斜角肌、中斜角肌和小斜角肌切断术 (图 6-1-1)

(1) 沿前斜角肌与臂丛神经间隙分离，找到锁骨下动脉，于锁骨下动脉浅层完全切断前斜角肌止点。此时可完全显露锁骨下动脉的起始段，如发现有穿经臂丛神经的分支，应予结扎切断，并环形切断 2cm 一段锁骨下动脉的外膜。

(2) 如同时存在肩胛背神经卡压，此时应沿肩胛背神经从中斜角肌穿出处向其近端分离，切断其浅层的中斜角肌，直到肩胛背神经在颈 5 神经根近椎间孔旁的起始处，同时将与该神经交叉的腱性纤维均予以切断。

(3) 向下方拉开锁骨下动脉，即可见颈 8、胸 1 神经根和两者合并成的下干，轻轻牵开下干，即可见一束或一片腱性组织，此为小斜角肌的前缘，颈 8、胸 1 神经根或下干跨越该肌的腱性前缘。于下干跨越处，切断小斜角肌前缘及其后方的肌肉即可见第 1 肋后部的内侧缘。

(4) 此时还应仔细检查 Sibson 筋膜有无从前方对下干的压迫，如该筋膜肥厚亦应切断。切断 Sibson 筋膜后即可见在透明菲薄的胸膜顶下方随着呼吸活动的肺尖。如见下干有神经瘤形成或颈 8、胸 1 神经根或下干变硬，可做切开外膜的松解术。用复方倍他米松 7mg 或曲安奈德 40mg 与 2% 利多卡因 3ml 相混合，注入显露的神经根外膜下方。

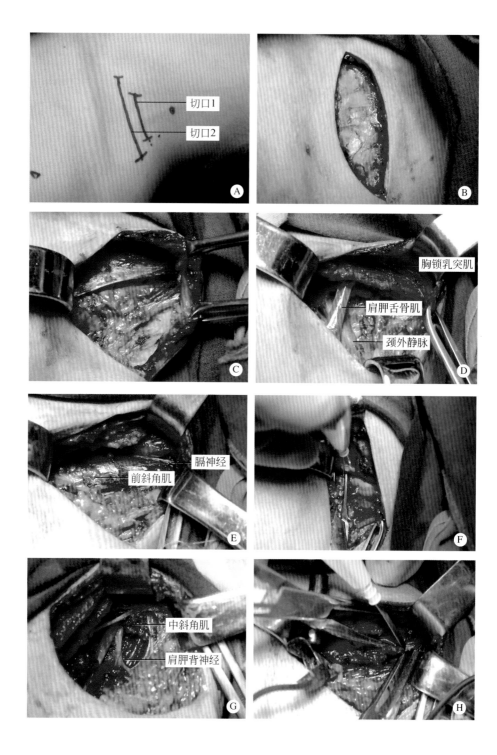

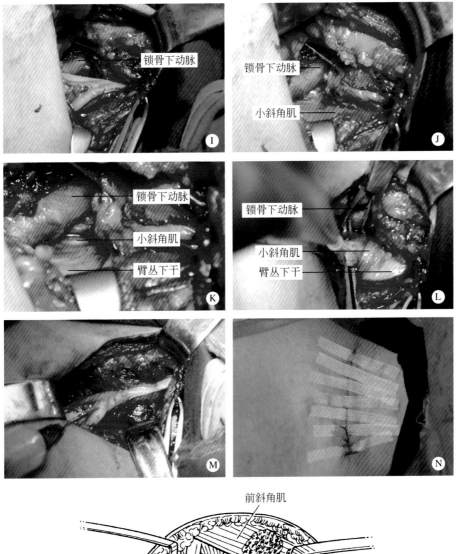

图 6-1-1　斜角肌切断术

A.手术切口；B.切开皮肤、皮下组织；C.自颈阔肌深面游离切口两侧皮瓣；D.显露肩胛舌骨肌；E.显露前斜角肌及其表面的膈神经；F.切断前斜角肌起点处交叉纤维；G.显露中斜角肌和肩胛背神经；H.切断中斜角肌起点处交叉纤维；I.显露锁骨下动脉；J.牵开臂丛，显露小斜角肌；K.显露小斜角肌；L.切断小斜角肌；M.臂丛神经外膜下注射复方倍他米松；N.逐层闭合伤口并放置引流；O.切断前斜角、中斜角、小斜角肌示意图

6. 第 7 颈椎横突切除术 如第 7 颈椎横突过长，对上干、中干神经有影响，则在保护好上干、中干神经后，用电刀切开附着到第 7 颈椎横突上的残留肌肉组织，用骨膜剥离器推开骨膜，用咬骨钳咬除第 7 颈椎横突，要求残留端不得顶压神经根。骨创面用旁边的软组织覆盖。

近年来，作者发现过长的第 7 颈椎横突产生胸廓出口综合征的原因是附着在横突后下方的腱性部分，特别是小斜角肌的肌起点随着横突的向外延伸而外移，从臂丛神经的后下方对臂丛神经产生压迫。骨性本身对神经并无影响。过长的第 7 颈椎横突本身并不直接压迫神经，而切除后难免要产生骨创面渗血，彻底止血常难达到，术后凝血块的机化可能造成对神经根的刺激。因此，对术中未发现臂丛神经被过长的第 7 颈椎横突顶压时，仅行前斜角肌、中斜角肌、小斜角肌切断，可不切除第 7 颈椎横突。

7. 颈肋切除术 如存在颈肋 (图 6-1-2)，可见抬高的锁骨下动脉和臂丛神经上中干，应行颈肋切除术 (图 6-1-3)。切断跨越臂丛神经的血管和纤维组织，充分显露锁骨下动脉和臂丛神经。将锁骨下动脉游离并向枕部牵拉可见位于下方、止点于颈肋的小斜角肌，切断前斜角肌、中斜角肌、小斜角肌的止点，即可显露颈肋。在切断斜角肌止点时应小心结扎锁骨下动脉在斜角肌间隙内和周围的分支，保护好锁骨下动脉。切开颈肋骨膜，应保护好臂丛神经中干、下干，在骨膜下游离颈肋。用骨膜剥离刀剥离骨膜，在骨膜下尽可能完全游

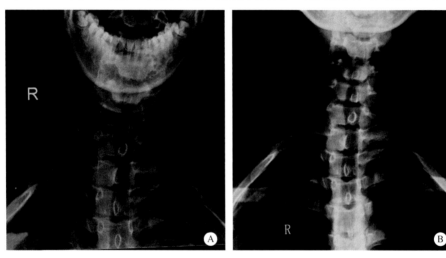

图 6-1-2 右侧颈肋

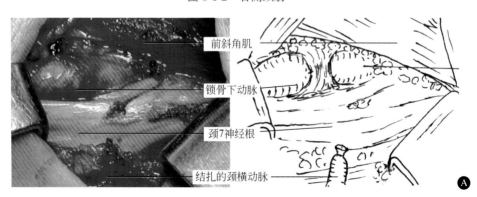

前斜角肌

锁骨下动脉

颈7神经根

结扎的颈横动脉

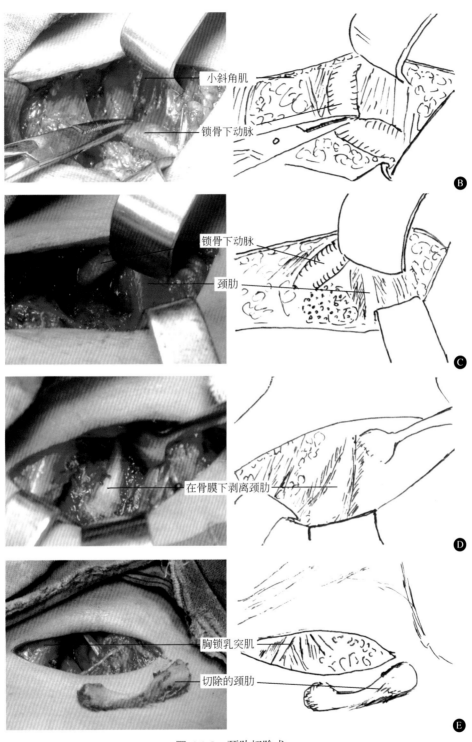

225

图 6-1-3　颈肋切除术

A.切开颈部脂肪垫即可见抬高的锁骨下动脉和臂丛神经上干、中干，切断跨越臂丛神经的血管和纤维组织；B.将锁骨下动脉游离并向枕部牵拉可见位于下方、止于颈肋的小斜角肌；C.切断前斜角肌、中斜角肌、小斜角肌即可显露颈肋；D.切开颈肋骨膜小心用电刀剥离，完全游离颈肋；E.切除颈肋

离颈肋。将颈肋近端用枪状咬骨钳咬断，尽可能完全地将其切除。残留在臂丛神经下方的坚韧结缔组织亦应清除之。本例颈肋近端做关节解脱。

8. 第1肋切除术　如术中发现第1肋明显抬高，切断前斜角肌、中斜角肌、小斜角肌后第1肋对下干仍有顶压，则应将其切除。保护好臂丛神经根干部，用电刀切开第1肋骨膜，小心剥离，特别是在剥离第1肋深面的骨膜时，小心不要分破胸膜，用枪状咬骨钳于第1肋颈部咬断第1肋近端，距臂丛下干2cm以上，咬断第1肋远端。要求被动活动上肢，残留远端骨端不与臂丛神经和锁骨下动脉相接触。

9. 仔细止血后伤口灌生理盐水，如系气管内插管请麻醉医师做正压呼吸，观察伤口有无气泡出现，以了解胸膜顶是否被分破。查无异常后，缝合伤口放置橡皮引流。

（二）经腋部手术

1. 体位与切口

(1) 体位：患者取90°侧卧位，患侧在上方，患肢外展上举位。

(2) 切口：经腋部正中沿皮纹做8～10cm切口，切口后端过背阔肌前缘，切口前端超过胸大肌外侧缘。

2. 切开皮肤，达真皮下层后，用电刀切开皮下脂肪，直至深筋膜，此处距腋动静脉及臂丛神经束支部非常近，用电刀时应非常小心，接近神经血管处可用双极电凝电灼后切开。

3. 将胸大肌和背阔肌向两侧拉开，紧贴胸壁向第1肋分离解剖，并止血。将臂丛神经血管向浅层牵拉。

4. 在第1肋上缘处分离出前中斜角肌止点，两止点间即为臂丛神经下干。将上肢向上牵拉，即可见下干与第1肋之间的间隙，并可见位于下干深层的小斜角肌（图6-1-4）。

5. 在臂丛神经和前斜角肌止点之间用直角钳轻轻分离，将前斜角肌止点用电刀或双极电凝完全切断，注意保护其深层的锁骨下动脉和臂丛神经下干（图6-1-5）。同样分离臂丛神经和中斜角肌间隙，完全切断中斜角肌的止点。此时应能看清小斜角肌的腱性神经面与颈8、胸1及下干的关系，保护好颈8、胸1和下干神经，小心切断小斜角肌的腱性前缘部分（图6-1-6）。

6. 神经松解术　如下干有神经瘤形成，可做切开神经外膜松解，并在未切开的神经外膜下注入复方倍他米松7.5mg或曲安奈德40mg与2%利多卡因3ml的混合液。如不切除第1肋，手术到此结束。

7. 第1肋切除术　如需切除第1肋，先用电刀切开第1肋表面骨膜，用骨膜剥离器将骨膜剥离到第1肋的上下缘，然后小心剥离第1肋深面骨膜（图6-1-7）。

用骨剪或咬骨钳切除大部分第1肋。近端于第1肋颈部，远端应尽量靠近胸骨。要求被动活动肩关节，两肋骨残端不与臂丛神经血管相触。

8. 用可吸收缝线缝合腋部深筋膜、皮下脂肪及皮肤。可用可吸收缝线做真皮内缝合。腋部软组织以疏松结缔组织为多，淋巴结淋巴管多，术后容易积液积血，所以伤口应置负压引流管为妥。

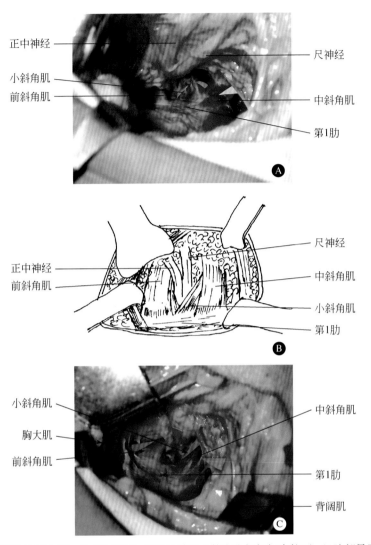

正中神经　　尺神经
小斜角肌　　中斜角肌
前斜角肌　　第1肋

正中神经　　尺神经
前斜角肌　　中斜角肌
　　　　　　小斜角肌
　　　　　　第1肋

小斜角肌　　中斜角肌
胸大肌
前斜角肌　　第1肋
　　　　　　背阔肌

图 6-1-4　紧贴胸壁向第 1 肋分离解剖，将臂丛神经血管向头侧轻轻牵拉开，经腋部暴露前、中、小斜角肌及臂丛

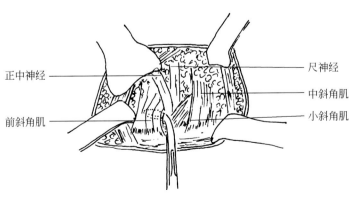

正中神经　　尺神经
　　　　　　中斜角肌
前斜角肌　　小斜角肌

图 6-1-5　分离切断前斜角肌

227

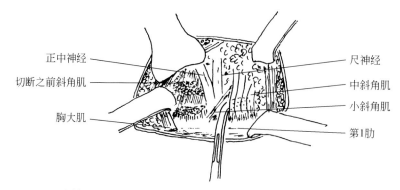

图 6-1-6　在第 1 肋上缘处分离并用直角钳分离切断中斜角肌、小斜角肌止点

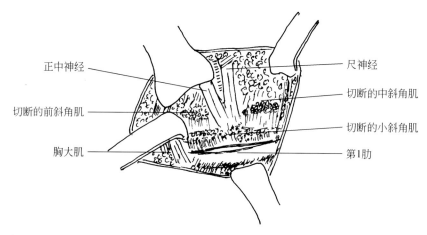

图 6-1-7　小心切开剥离第 1 肋骨膜，枪状咬骨钳近小头处咬断第 1 肋近远两端，小心取出切下的第 1 肋

五、术后监测与处理

1. 适当静脉补液 2 ~ 3 天，每日 1000 ~ 1500ml 液体，用甲泼尼龙 40mg 或地塞米松 10mg 加入液体中滴入。如术中患者易出血，可立即用适当止血药，如巴曲酶（立止血），术后可继续用、氨甲苯酸（止血芳酸），预防组织粘连的药物如糜蛋白酶等。

2. 颈部伤口可放置 1.0 ~ 1.5kg 小沙袋压迫，以减小伤口出血和水肿，注意伤口引流物的性质，是血性的还是淋巴性的，如在左侧还应注意是否可能是乳糜液，如引流物不多，24 小时后可拔除引流条。

3. 术前患肢麻痛，感觉有障碍者，可给予神经营养药，如甲钴胺，神经再生冲剂，维生素 B_1、维生素 B_6，地巴唑等药，对术后早期手麻痛加重的患者可用甲钴胺 0.5 ~ 1.0 mg 在避光的条件下加入液体中静脉滴入。

4. 术前如颈肩部疼痛较重者，术后可适当给予镇痛剂，彻底阻断疼痛的恶性循环，如塞来昔布胶囊、曲马多（奇曼丁）等药。

5. 如血管受压，动脉瘤形成，术中切开血管取栓、剥离增生的内膜或切除病变段血管做血管移植修复之，术后可用低分子右旋糖酐 500 ~ 1000ml/d，并同时滴入复方丹参。

六、术后常见并发症的预防与处理

1. 血肿　颈部软组织疏松，血管丰富，如止血不彻底，术后易因渗血而形成血肿。术中特别注意仔细止血，术毕伤口内放置引流、术后局部用沙袋压迫，必要时术后适当使用止血药物等措施以防止血肿的发生。

2. 气胸　在切断下干下方的有关束带时，分离部位较深，有可能损伤胸膜顶，而可能发生气胸。应予以高度重视。一旦发生应行胸腔引流。

3. 淋巴积液或乳糜漏　颈部切口内有丰富的淋巴管和淋巴结，切开后如结扎不完全，可能出现淋巴积液。损伤了胸导管的分支，可能导致乳糜漏。作者10余年中曾遇到5例少量乳糜积液达5～8ml，2例需手术的乳糜漏。因此，术中应予以特别注意。

4. 神经损伤　术中分离牵拉臂丛神经时用力过大，可能导致神经牵拉伤。作者曾遇到2例，经治疗2～3个月，有关的功能逐渐恢复。

七、临床效果评价

胸廓出口综合征的病因较为复杂，有骨性、肌性多种。术前难以确定具体发生的原因。作者认为胸廓出口综合征的手术效果并不很理想，其优良率仅有70%～80%，虽然绝大多数患者术后症状有不同程度的改善，但约40%的患者术后还需不同程度地做一些辅助治疗。患者术后均会立即感到症状明显好转，但可能在3～4天后症状又会出现，3～4周后症状又会逐渐消失。因此，一定要严格掌握适应证，并征得患者的慎重选择。

229

第二节　肩胛背神经卡压综合征

肩胛背神经来自颈5神经根，近端与胸长神经合干。从中斜角肌穿出后即发出肩胛提肌肌支。行走于背部及肩部的脂肪组织中。肩胛背神经卡压主要表现为颈、肩、背、腋及胸壁酸痛和不适。保守治疗以局部封闭为主，近期效果较好，但易于复发。

一、手术适应证

1. 颈肩背疼痛，沿肩胛背神经行径明显压痛，反复发作者。
2. 非手术治疗无效，症状严重，影响患者的工作和生活。
3. 如合并胸廓出口综合征或颈5、颈6神经根卡压，则可同时手术治疗。

二、手术禁忌证

经保守治疗症状缓解或消失者。

三、术前准备

1. 血常规、出凝血时间、心电图、胸部 X 线片、肝肾功能检查。
2. 老年患者特别应注意是否合并有高血压和糖尿病。
3. 根据患者全身情况可选择全身麻醉、颈丛阻滞麻醉或局部麻醉。
4. 心电监护。

四、手术要点、难点及对策

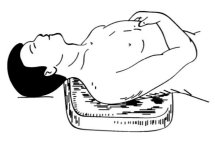

图 6-2-1　体位

1. 体位与切口

(1) 体位：患者取仰卧位，肩下垫枕，颈部呈过伸位 (图 6-2-1)。

(2) 切口：锁骨上沿皮纹做 6 ~ 7cm 切口，内侧端止于胸锁乳突肌后缘。

2. 切开皮肤、皮下脂肪直至颈阔肌深面，即达疏松结缔组织层，切口内侧应达胸锁乳突肌浅层，向下分离疏松结缔组织至锁骨上缘。分离该层时小心保护颈外静脉和颈丛的锁骨上皮支避免损伤。

3. 沿胸锁乳突肌后缘，切开颈部脂肪垫，充分游离肩胛舌骨肌，应能无张力向上下牵拉，如牵拉有张力则应将其切断。小心结扎切断颈横动静脉，并于胸锁乳突肌在锁骨的止点处切断 1 ~ 2cm 该肌的后缘，此时向两旁拉开颈脂肪垫可见前斜角肌、中斜角肌及臂丛神经上干，并可见行走于前斜角肌表面的膈神经，将其小心游离并加以保护。

4. 在中斜角肌的外侧面找到从该肌肌腹穿出的肩胛背神经。找到肩胛背神经是本手术的关键，笔者的经验是从中斜角肌外侧面轻轻分离，仔细观察。当看到有一小支直径 1.0 ~ 1.5mm 的神经，约膈神经大小，从中斜角肌裂隙中穿出，大多数就是肩胛背神经 (图 6-2-2A、B)。然后顺肩胛背神经向中斜角肌内分离切断中斜角肌浅层，直至近椎间孔的颈 5 神经根，肩胛背神经的起始处 (图 6-2-2C、D)。常常在这段神经处可见到从肩胛背神经发出的起源于颈 5 神经根的胸长神经，向远端分离解剖还可能见到提肩胛肌肌支，这两个神经均应小心保护。

5. 在手术显微镜下切开神经外膜行神经松解术，松解肩胛背神经和颈 5 神经根 (图 6-2-2E、F)。

6. 在未切开的神经外膜下和暴露的神经根外膜下注入复方倍他米松 7.5mg 或曲安奈德 40mg 与 2% 利多卡因 3ml 的混合液。

7. 止血缝合切口，伤口应置皮条引流，或负压引流管。

如合并胸廓出口综合征或颈 5、颈 6 神经根卡压，则可同时手术治疗。切断肩胛背神经浅层的中斜角肌及周围的纤维腱性组织，并将颈 5、颈 6 神经根旁的前中斜角肌部分腱性组织切断即可，无须做大范围的剥离。

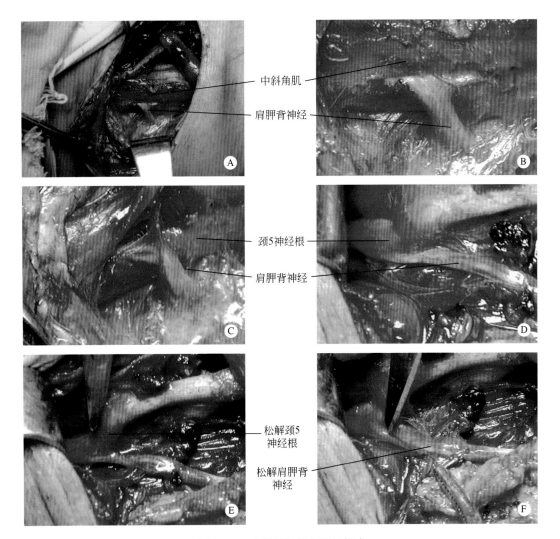

中斜角肌

肩胛背神经

颈5神经根

肩胛背神经

松解颈5
神经根

松解肩胛背
神经

图 6-2-2　肩胛背神经卡压松解术

五、术后监测与处理

1. 术后平卧，伤口处用沙袋压迫 2 ~ 3 天，沙袋约重 1kg。

2. 术后 3 天逐渐活动患侧肩关节。

3. 给予甲钴胺、维生素 B_1、维生素 B_6、地巴唑等神经营养药物。

六、术后常见并发症的预防与处理

1. 伤口血肿或淋巴漏　颈部组织疏松，血管、淋巴管丰富，术中止血不彻底易形成血肿，或产生淋巴漏。因此，手术中应特别注意止血，并于术中一定要在伤口中放置引流。

2. 神经损伤　颈丛皮支在颈部呈扇形分布，注意保护以免引起颈部感觉改变。分离臂丛神经及其分支时，特别是在神经附近使用电凝时，应避免神经损伤。

七、临床效果评价

由于肩胛背神经起于颈 5 神经根，颈 5 神经根受压可出现肩胛背神经受压症状，肩胛背神经在其行程中受到解剖因素的压迫，如中斜角肌的腱性起始部纤维。因此，手术效果取决于正确的诊断。作者治疗 22 例，术后颈肩背部症状完全或大部分消失，效果良好。

第三节　肩胛上神经卡压综合征

肩胛上神经卡压是指肩胛上神经在肩胛切迹处受压所产生的一系列症状。如颈肩部酸痛、冈上肌萎缩、肩外展无力等。Clein 于 1975 年报道了此症。

一、手术适应证

1. 颈背部不适、疼痛、肩外展特别是开始 30° 外展无力，肩外旋无力。
2. 冈上肌、冈下肌萎缩。
3. 电生理提示肩胛上神经传导速度明显减退，低于健侧 30% 以上，冈上肌、冈下肌有纤颤电位。
4. 颈肩部不适、肩部无力，作肩胛切迹处封闭后症状消失、肌力增加，但维持时间短，一次封闭仅能维持一周左右，症状体征又复发者。

二、手术禁忌证

年迈或有严重慢性疾病者，经保守治疗症状缓解或消失者。

三、术前准备

1. 血常规、出凝血时间、心电图、胸部 X 线片、肝肾功能检查。
2. 老年患者特别应注意是否合并有高血压和糖尿病。
3. 麻醉　根据患者全身情况可选择全身麻醉、颈丛阻滞麻醉或局部麻醉。
4. 心电监护。

四、手术要点、难点及对策

（一）后入路手术

1. 体位与切口

(1) 体位：患者取俯卧位，患侧肩下垂，头偏向非手术侧。

(2) 切口：肩胛冈上缘做 7 ~ 8cm 切口（图 6-3-1）。

2. 切开皮肤、皮下脂肪，切至深筋膜时，紧贴肩胛冈上缘用电刀切开斜方肌在肩胛冈的附着处，直至冈上肌浅层，可切开 8 ~ 9cm，以利于暴露（图 6-3-2）。要注意的是背部皮肤很厚，真皮内渗血比较多，甚至会出现小动脉的搏动出血，应该用双极电凝仔细止血，以免浅层的出血影响深层组织的分离与解剖。

3. 将斜方肌向头部方向牵拉，将冈上肌向臀部方向牵拉，此时可用手指伸入肩胛骨前沿向外侧扣及肩胛切迹及肩胛上横韧带。稍将肩胛上横韧带浅层的软组织分离，即可见到肩胛上动脉、静脉，并将其拉向外侧，小心加以保护（图 6-3-3）。

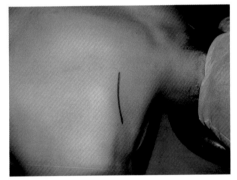

图 6-3-1 手术切口

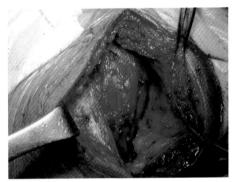

图 6-3-2 切断斜方肌在肩胛冈上的止点，显露冈上肌

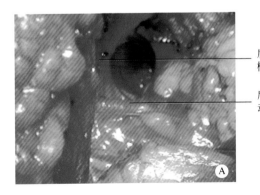
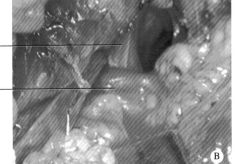

肩胛上横韧带

肩胛上动静脉

图 6-3-3 显露肩胛上横韧带和肩胛上动静脉

4. 继续分离肩胛上横韧带浅层的软组织，用弯血管钳紧贴韧带下方轻轻深入，将肩胛上横韧带向上挑起，小心地在血管钳上方用电刀切断肩胛上横韧带（图 6-3-4）。

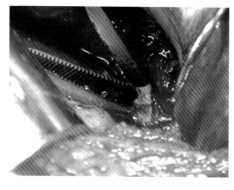

图 6-3-4　切断肩胛上横韧带

5. 切断肩胛上横韧带即可见到肩胛上神经,沿肩胛上神经行径分离,以解除肩胛上神经的卡压(图6-3-5)。用尖头刀小心切开暴露段的肩胛上神经外膜,松解神经。

6. 在肩胛上神经还完整的外膜下及周围组织内注入复方倍他米松 7mg 或曲安奈德 40mg 与 2% 利多卡因 3ml 的混合液(图6-3-6)。

7. 仔细止血,缝合切口。伤口应放置皮条引流,或负压引流管。

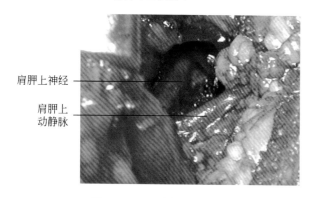

肩胛上神经

肩胛上动静脉

图 6-3-5　显露肩胛上神经

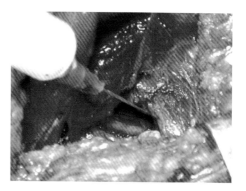

图 6-3-6　松解肩胛上神经,在神经外膜下注入复方倍他米松

(二)前入路手术

1. 体位与切口

(1)体位:患者取仰卧位,患侧肩下垫枕,头转向对侧。

(2)切口:颈根部偏外侧横切口。

2. 切开皮肤及皮下组织,分开颈部脂肪,结扎颈横动静脉,显露臂丛神经上干,在其外侧找到肩胛上神经。再沿肩胛上神经向远端追踪,找到肩胛上横韧带(图6-3-7)。

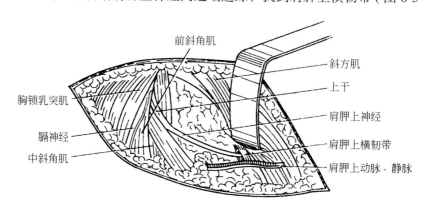

前斜角肌

胸锁乳突肌

膈神经

中斜角肌

斜方肌

上干

肩胛上神经

肩胛上横韧带

肩胛上动脉、静脉

图 6-3-7　前入路肩胛上神经松解术

3. 在直视下保护肩胛上动静脉，切断肩胛上横韧带松解其对肩胛上神经的卡压 (图 6-3-8)。必要时需切开神经外膜减压。

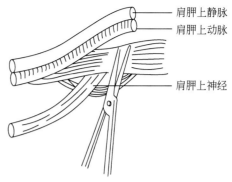

肩胛上静脉
肩胛上动脉

肩胛上神经

4. 在肩胛上神经还完整的外膜下及周围组织内注入复方倍他米松 7mg 或曲安奈德 40mg 与 2% 利多卡因 3ml 的混合液。

5. 仔细止血，缝合切口。伤口应放置皮条引流或负压引流管。

图 6-3-8　切断肩胛上横韧带

五 、术后监测与处理

1. 伤口处可用沙袋压迫，注意观察是否有出血或血肿形成。

2. 术后 3 天开始进行肩外展和上举，14 天拆除缝线。

六 、临床效果评价

肩胛上神经卡压较为少见，笔者曾查阅文献报告 45 例，其中 35 例手术，肩部疼痛术后消除，大部分患者肩外展、外旋、易疲劳感消失，肌力显著恢复。虽然肌萎缩状况改善并不明显，但肌电图显示肩胛上神经传导速度恢复正常，冈上肌、冈下肌有再生电位。

第四节　腋神经卡压综合征——四边孔综合征

四边孔综合征是指腋神经或腋神经的一个主要分支在四边孔，即由小圆肌、大圆肌、肱三头肌长头和肱骨颈内侧缘组成的解剖间隙内受压所产生的一系列症候群，主要表现为肩外展主动活动受限，肌力下降。三角肌可能出现不同程度的萎缩。从后方按压四边孔处可有局限性压痛点。

一 、手术适应证

1. 原则上一旦确诊，应考虑手术治疗。

2. 如有三角肌萎缩，电生理提示三角肌有失神经支配应及早手术。

3. 系统非手术治疗包括：四边孔封闭、神经营养药物及电刺激治疗无效。肩部疼痛不适，肩外展肌力改善不明显可考虑手术治疗。

二、手术禁忌证

经保守治疗症状缓解或消失者。

三、术前准备

1.血常规、出凝血时间、心电图、胸部 X 线片、肝肾功能检查。
2.老年患者特别应注意是否合并有高血压和糖尿病。
3.麻醉　臂丛神经阻滞麻醉。
4.心电监护。

四、手术要点、难点及对策

四边孔综合征手术有两种入路，即后入路和前入路。

（一）后入路手术方法

1.体位与切口
(1) 体位：患者取侧卧位，患侧上肢放于侧方。
(2) 切口：以四边孔为中心做"S"形切口 (图 6-4-1A、图 6-4-2)。
2.切开皮肤、皮下脂肪及肩后深筋膜即可见到三角肌后缘，将三角肌后缘向肩峰方向牵拉即可显露四边孔，并可见腋神经 (图 6-4-1B、C 和图 6-4-3)。
3.切断小圆肌，切断部分三头肌长头，沿腋神经向深层解剖，切断四边孔内围绕腋神经的纤维组织直至手指能无阻力的通过四边孔。若腋神经质地变硬,应做神经外膜松解术 (图 6-4-1E)。
4.在腋神经外膜还完整的下方及周围组织内注入复方倍他米松 7mg 或曲安奈德 40mg 与 2% 利多卡因 3ml 的混合液 (图 6-4-1F)。
5.仔细止血，缝合切口。伤口应放置皮条引流，或负压引流管。

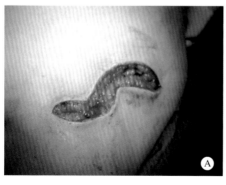
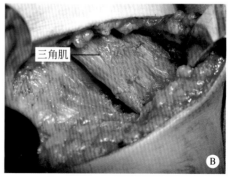

三角肌

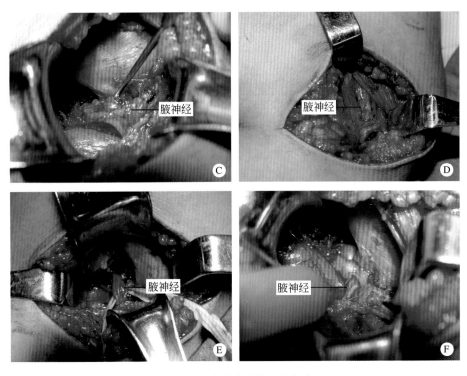

图 6-4-1 腋后路腋神经松解术

A.以四边孔为中心做"S"形切口；B.暴露萎缩的三角肌及其后缘；C.向肩峰方向拉开三角肌后缘即可见腋神经；D.用神经拉钩拉起腋神经；E.在放大镜下切开神经外膜；F.在腋神经的束间注入复方倍他米松

237

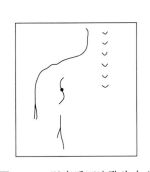

图 6-4-2 以肩后四边孔为中心做"S"形切口

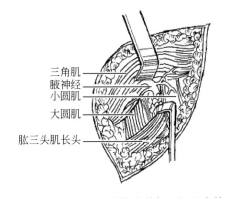

三角肌
腋神经
小圆肌
大圆肌
肱三头肌长头

图 6-4-3 将三角肌后缘拉向外侧，切开肩外深筋膜，即可显露四边孔及腋神经

（二）前入路手术方法

1. 体位与切口

(1) 体位：患者取平卧位，肩下垫枕。

(2) 切口：胸大肌与三角肌间隙切口，从锁骨下至胸大肌外侧缘。

2. 切开皮肤皮下组织，沿胸大肌与三角肌间隙切开深筋膜，充分游离头静脉并将其牵开，此处注意小心保护头静脉。结扎、切断穿过切口的胸肩峰动脉、静脉。

3. 沿臂丛神经行径切开胸锁筋膜，如胸锁筋膜内的脂肪层肥厚，可于胸小肌止点处切断胸小肌。肩内收位，牵开胸大肌与三角肌，充分显露臂丛神经束支部。

4. 在锁骨下，锁骨下动脉后方找到臂丛神经后侧束，轻轻分离神经周围的脂肪组织，在后侧束外侧找到腋神经，顺腋神经行径向外后方分离，小心保护旋肱后动脉、静脉，万一损伤该动脉、静脉，应予以结扎。

5. 用示指沿腋神经向深处一直扪到四边孔后，以了解腋神经质地状况。

6. 在头镜下切开腋神经外膜，尽可能向远端松解，如腋神经远端质地变硬，而不能在直视下松解时，则应将体位改成侧卧位，再经后路进一步松解腋神经。

7. 在腋神经外膜还完整的下方及周围组织内注入复方倍他米松 7mg 或曲安奈德 40mg 与 2% 利多卡因 3ml 的混合液。逐层缝合切口。

8. 仔细止血，缝合切口。伤口应放置皮条引流或负压引流管。

五、术后监测与处理

1. 术后 1 周内适当限制患侧上肢活动，术后 2 周拆除缝线。

2. 适当服用神经营养药物。

3. 定期复查，观察神经功能恢复情况。

六、术后常见并发症的预防与处理

1. 腋神经损伤 四边孔间隙狭小，使用电凝不当或术中损伤旋肱后血管止血时，可能误伤腋神经，术中应予以特别注意。

2. 血肿 旋肱后动脉从腋动脉发出，即使是其分支，损伤出血的压力也很高，应仔细止血。

七、临床效果评价

四边孔综合征少见，而且诊断常较困难。如诊断正确，临床报告的手术病例效果良好。笔者曾手术 6 例，术后 1 ～ 2 小时症状完全消失，肌力恢复接近正常，经 1 ～ 5 年随访，效果良好。

第五节　旋前圆肌综合征

旋前圆肌综合征是正中神经在旋前圆肌的两个头之间及指浅屈肌形成的弓处受压所致正中神经受损的一系列症候群。

一、手术适应证

1.对症状较重、保守治疗无效、特殊试验阳性的患者应考虑行手术治疗。特殊试验包括：①Tinel 征的确切部位，一般在肘部附近、旋前圆肌深面；②抗阻屈肘120°～135°时，出现手部麻木，是 Struthers 韧带卡压正中神经；③肱二头肌腱膜卡压，抗阻力屈肘时前臂旋前可诱发症状；④旋前圆肌卡压，屈腕、伸指、伸肘抗阻力旋前时，诱发症状，为旋前圆肌所致的正中神经卡压；⑤指浅屈肌腱弓卡压，抗阻力屈中指诱发前臂疼痛则病因在指浅屈肌腱弓。

2.肌电图检查提示正中神经损伤并能定位在旋前圆肌处者可考虑进行手术治疗。

3.B 超发现正中神经有损伤，如神经瘤形成，压迹明显，神经束中断。

二、手术禁忌证

年迈或慢性疾病不能耐受手术者。

三、术前准备

1.血常规、出凝血时间、心电图、胸部 X 线片、肝肾功能检查。

2.老年患者特别应注意是否有高血压和糖尿病。

3.麻醉　臂丛神经阻滞麻醉。

4.心电监护。

四、手术要点、难点及对策

1.体位与切口

(1) 体位：患者取仰卧位，患肢外展置于手术台侧方的手术桌上，驱血后上臂空气止血带充气。

(2) 切口：前臂近段做"S"形或多个"Z"形切口 (Mackinnon 切口)，以便向上臂、前臂中段延伸。如考虑有 Struthers 韧带存在，切口可高于肘横纹上 5cm，以便处理该韧带 (图 6-5-1)，或另做上臂内侧切口，将长切口分为两个较短的切口。

2.显露正中神经　切开皮肤及皮下组织，在上臂远端肱二头肌腱内侧神经血管鞘里找到正中神经。在分离正中神经的过程中，应该注意保护前臂外侧皮神经，该神经位于肘横纹远端 1.5～2.0cm，与头静脉伴行。当切口偏于内侧时，还应

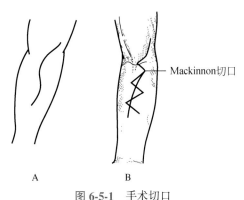

图 6-5-1　手术切口

A.前臂近端弧行切口；B.Mackinnon 切口

注意保护前臂内侧皮神经。

3. Struthers 韧带的处理　探查发现该韧带时,可将其切断,解除对正中神经与肱动脉的压迫。但韧带附着处的肱骨髁上骨刺可以处理也可不处理。

4. 肱二头肌腱膜的处理(图 6-5-2)　沿上臂筋膜进入肱二头肌的内侧,沿正中神经行径向远端将肱二头肌腱膜切断,显露肘部正中神经。向远端分离正中神经时,注意保护正中神经的运动支(图 6-5-3)。同时检查有无肱骨内上髁炎,如有也应予以部分切除。

5. 旋前圆肌的处理　首先探查旋前圆肌的肱骨头是否是高位起点(即起点高于内上髁),如其起点高则将该起点切断,并沿正中神经的外侧(正中神经于肘部的肌支均从内侧发出,向后、背侧走行)向远端探查,直至旋前圆肌的尺骨头,如该处肌肉与其肱骨头汇合形成腱弓卡压正中神经,则应将其切断(图 6-5-4)。并将可能卡压正中神经的所有腱弓予以解除。

6. 指浅屈肌的处理　探查完旋前圆肌后,将其向外侧牵开,显露出指浅屈肌。探查是否存在指浅屈肌腱弓卡压正中神经,如存在则予以切除。探查到指浅屈肌的部位,旋前圆肌综合征的正中神经探查手术才为完成。

7. 正中神经的处理　正中神经受压部位以远的神经纤维变性或变硬,近端则多有神经瘤形成。可用显微外科技术切开神经外膜予以松解。有肌肉萎缩或感觉持续性障碍的患者应考虑行神经束膜间松解。

8. 对其他不明病因引起的旋前圆肌综合征,应仔细探查显露正中神经,可借助术中电生理、B 超等寻找病因,必要时延长切口,进一步对卡压的神经进行松解。

9. 在外膜还完整的下方及周围组织内注入复方倍他米松 7mg 或曲安奈德 40mg 与 2% 利多卡因 3ml 的混合液。

10. 止血、缝合手术切口。伤口应放置皮条引流或负压引流管。

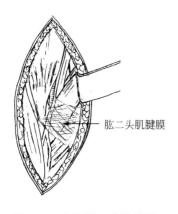

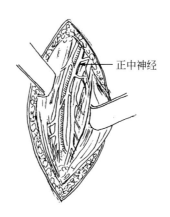

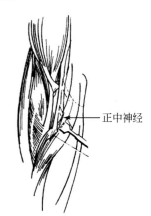

图 6-5-2　切开肱二头肌腱膜,沿肱二头肌内侧分离找到正中神经

图 6-5-3　在旋前圆肌上下沿正中神经向远段分离,注意保护正中神经的运动支

图 6-5-4　正中神经穿经旋前圆肌两个头,切断旋前圆肌两个头内的腱性组织,指浅屈肌两个头之间的腱弓

(五)术后监测与处理

1. 术后用石膏托固定患肢于屈肘 135° 位,前臂于正中位 3 ~ 5 天,以利于止血。

2. 给予神经营养药物，如甲钴胺、维生素 B_1、维生素 B_6、地巴唑等。观察神经功能恢复情况。

（六）术后常见并发症的预防与处理

手术后应及早进行手指屈伸活动功能锻炼，以防止肌腱粘连。

（七）临床效果评价

旋前圆肌综合征的预后较好，手术治疗的缓解率为 90%，一般在手术后 8 ~ 10 周可以恢复原工作。

第六节　骨间前神经卡压综合征

骨间前神经为正中神经的一个重要分支，主要支配拇长屈肌、示指、中指指深屈肌和旋前方肌。骨间前神经的感觉支支配腕关节掌侧关节囊。Kiloh 和 Neyin 于 1952 年对其卡压进行了描述，并提出了"骨间前神经卡压综合征"的概念，主要表现为拇长屈肌、示指指伸屈肌肌力下降。

一、手术适应证

1. 拇长屈肌、示指指深屈肌无力，Forment 征 (+)。
2. 电生理提示上述两肌存在失神经支配。
3. B 超提示骨间前神经可能存在压迹。
4. 非手术治疗 1 ~ 2 月无好转趋势者。

二、手术禁忌证

年迈或慢性疾病不能耐受手术者。

三、术前准备

1. 血常规、出凝血时间、心电图、胸部 X 线片、肝肾功能检查。
2. 老年患者特别应注意是否合并有高血压和糖尿病。
3. 麻醉　臂丛神经阻滞麻醉。
4. 心电监护。

四、手术要点、难点及对策

1.体位与切口

(1) 体位：患者取仰卧位，患肢外展置于手术台侧方的手术桌上，驱血后上臂空气止血带充气。

(2) 切口：以前臂掌侧中线中、上 1/3 交界处为中点，做直线或"S"形切口，长 10 ~ 12cm(图 6-6-1)。

2. 切开皮肤、皮下组织及前臂深筋膜。暴露旋前圆肌并将其向桡侧牵开，显露出指浅屈肌。于指浅屈肌和指深屈肌肌腹之间小心轻柔分离肌肉组织，找到正中神经近端 (图 6-6-2)。沿正中神经尺侧向近、远端分离，寻找正中神经的分支，再顺该分支向远端分离，如该分支进入指浅屈肌两头之间的腱性腱弓，则能够肯定该分支即为骨间前神经 (图 6-6-3)。

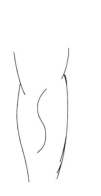

图 6-6-1 肘掌侧正中 "S"形切口

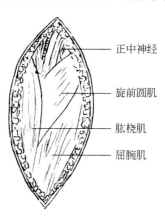

图 6-6-2 暴露旋前圆肌 近端正中神经

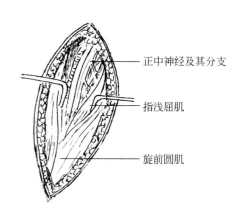

图 6-6-3 将旋前圆肌向远段拉开，向远端深层分离显露正中神经发出至指浅屈肌的分支

242

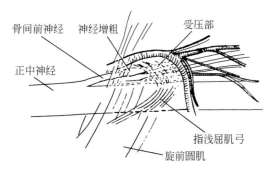

图 6-6-4 骨间前神经在指浅屈肌腱弓处受压

3. 探查是否存在腱弓卡压正中神经。有时骨间前神经在正中神经较高处发出，单独行走 6 ~ 7cm 后又与正中神经主干一起行经指浅屈肌两个头之间的纤维组织下方，此处常可能是卡压骨间前神经的部位 (图 6-6-4)。术中还需探查有无变异的肌肉、血管和腱性组织，切断或切除发现的任何可能压迫正中神经及骨间前神经的组织，解除神经卡压。

4. 如神经有明显压迹或外膜增厚，应在放大镜或手术显微镜下松解骨间前神经及正中神经。

5. 在神经外膜还完整的下方及周围组织内注入复方倍他米松 7mg 或曲安奈德 40mg 与 2% 利多卡因 3ml 的混合液。

6.止血、缝合切口。伤口应放置皮条引流或负压引流管。

五、术后监测与处理

术后用石膏托固定患肢于屈肘 135°，前臂于正中位 3 ~ 5 天，以利于止血。

（陈德松）

第七节 腕管综合征

腕管综合征 (carpal tunnel syndrome，CTS) 是较常见的周围神经卡压综合征，以手部麻木疼痛、桡侧三指感觉改变、晚期出现大鱼际肌萎缩及肌力减退为特点。

根据腕管综合征的相关症状、体征，顾玉东院士将腕管综合征分为轻度、中度、重度 3 型 (表 6-7-1)。

表 6-7-1 腕管综合征的临床分型与治疗方案

分型	麻木	感觉	肌肉萎缩	对掌受限	2-PD	肌电图潜伏期	治疗方案
轻度	+	正常	−	−	<4mm	<4.5ms	保守
中度	++	减退	−	−	>4mm	>4.5ms	手术
重度	+++	消失	++	+	>10mm	>10ms	手术

腕管综合征的治疗方案包括保守治疗和手术治疗两方面，其疗效评定依据患者症状和功能的改善及肌电图神经传导的恢复情况。保守治疗与手术治疗的疗效比较，总体上手术治疗高于保守治疗。

对严重腕管综合征患者 (中度、重度) 或经保守治疗无效的腕管综合征患者，应选用手术治疗。手术治疗方案分为常规手术治疗和内镜下微创治疗腕管综合征 (ECTR)。手术的最终目的是切断腕管横韧带 , 开放腕管 , 解除对正中神经的压迫。

一、腕管切开神经松解术

（一）适应证

1.经保守治疗无效者。

2.腕管综合征临床分型为中度、重度患者。

3.出现鱼际肌萎缩或对掌功能受限者。

4.继发性病例 如类风湿关节炎引起的腕管内滑膜肿胀、增生；腕骨骨折后畸形；腕管内存在的囊肿、肿瘤等造成的腕管内容积变小者。

（二）禁忌证

患者年迈、基础疾病复杂、晚期病例术后症状改善有限者。

（三）术前准备

1. 血常规、心电图、胸部 X 线片、肝肾功能检查、肌电图检查。
2. 老年患者特别应注意是否合并有高血压和糖尿病。
3. 心电监护。
4. 麻醉 臂丛神经阻滞麻醉。

（四）手术要点、难点及对策

1. 体位与切口
(1) 体位：患者取仰卧位，患肢外展置于手术台旁的手术桌上。
(2) 切口：根据病变的情况，自鱼际纹的近端部分至腕横纹尺侧做一 5cm 的小"S"形切口（图 6-7-1）。

2. 切开皮肤、皮下组织并向两侧牵开直达腕横韧带。找出腕横韧带近端用钳子伸向腕管内挑起腕横韧带，用手术刀或手术剪由近端向远端，靠近腕横韧带尺侧将其完全切开（图 6-7-2）。并将与腕横韧带远端相连的掌侧支持带亦切开 1 ～ 2cm。此时应注意正中神经的掌皮支和返支存在的变异，避免造成损伤。并可将腕横韧带部分切除，以完全显露出腕管内的肌腱和正中神经（图 6-7-3）。

3. 充分显露正中神经并寻找受压原因，如正中神经质地变硬或存在明显压迹，应在放大镜下做切开神经外膜的神经松解术（图 6-7-4）。若有增厚的滑膜或新生物如囊肿等则需予以切除。增厚的滑膜多包绕于肌腱周围，切除应尽量彻底，但不要伤及肌腱。将肌腱、神经牵向桡侧并探查腕管深面，若有骨突出亦应切除。正中神经若受压增厚，可用显微操作方法切除增厚的神经外膜，如有必要并适当行束间松解。此时应特别注意勿损伤神经束。

4. 放松止血带止血后，清洗伤口，分层缝合皮下、皮肤，包扎伤口。

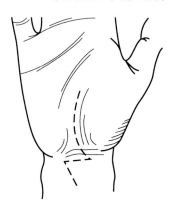 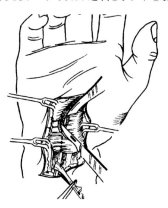 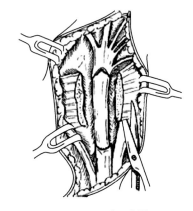

图 6-7-1　手术切口　　　　图 6-7-2　切开腕横韧带　　　　图 6-7-3　显露正中神经

244

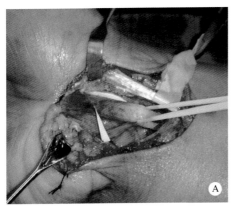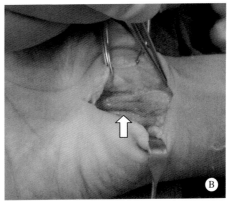

图 6-7-4　正中神经卡压处

A.正中神经卡压处变性；B.正中神经卡压处明显变细

（五）术后监测与处理

术后用支具或石膏托将腕关节固定 2 ~ 3 周。抬高患肢，并鼓励患者进行手指活动。

（六）术后常见并发症的预防与处理

1.正中神经损伤　行松解神经时勿损伤神经束。

2.正中神经掌皮支及返支损伤　应熟悉正中神经掌支及返支的解剖位置及其变异，术中注意保护正中神经及其分支。

3.掌浅动脉弓损伤　应熟悉手掌部动脉的解剖位置，特别是在切开腕横韧带远端的掌侧支持带时，术中注意保护掌浅弓及其他动脉。

4.腕管内血肿形成　注意止血彻底，避免血肿形成再次压迫正中神经。

5.瘢痕压痛、小鱼际疼痛、握力降低、罕见的反射性交感性营养不良和屈肌腱弓弦样畸形等偶有发生。

（七）临床效果评价

常规手术入路是将皮肤与腕横韧带之间的组织完全切断，然后切断腕横韧带，行正中神经松解。手术的最终目的是切断腕管的腕横韧带，开放腕管，解除对正中神经的压迫。大多数病例术后效果良好。

按照顾玉东院士提出的腕管综合征术后功能评定标准（表 6-7-2），对患者术后功能进行评分，优：13 ~ 15 分；良：8 ~ 12 分；可：3 ~ 7 分；差：<3 分。

表 6-7-2　腕管综合征术后功能评定标准

级别与分值	优（3 分）	良（2 分）	可（1 分）	差（0 分）
麻痛症状	完全消失	明显缓解	仍有部分	持续存在
感觉检查	S4	S3	S2	S1 ~ S0

续表

级别与分值	优（3分）	良（2分）	可（1分）	差（0分）
肌肉萎缩（大鱼际肌）	（-）	（-）	（+）	（++）
对掌功能	正常	轻度受限	中度受限	严重受限
捏力（握力）	正常	明显增加	增加	无变化或减退
瘢痕痛	（-）	（-）	（+）	（++）

二、内镜下腕管切开神经松解术

目前内镜下微创治疗腕管综合征在国内外开展的手术方法主要包括：Okutsu 为代表的单切口法 (one-portal technique)、以 Chow 为代表的双切口法 (two-portal technique) 及手掌侧入路单点法。

（一）适应证

1. 经保守治疗无效者。
2. 临床分型为中度、重度患者。
3. 出现肌萎缩或对掌受限者。

（二）禁忌证

患者年迈、基础疾病复杂、术后症状改善有限者。继发性病例，如类风湿关节炎引起的腕管内滑膜肿胀、增生，腕骨骨折后畸形，腕管内存在的囊肿、肿瘤等造成的腕管内容积变小者。

（三）术前准备

1. 血常规、心电图、胸部 X 线片、肝肾功能检查。
2. 老年患者特别应注意是否合并有高血压和糖尿病。
3. 麻醉　臂丛神经阻滞麻醉。
4. 心电监护。

（四）手术要点、难点及对策

1. 单切口法
(1) 体位：患者取仰卧位，患肢外展置于手术台旁的手术桌上。
(2) 切口：根据病变的情况，在前臂掌侧，距远端腕横纹 3cm 的近侧，沿掌长肌腱尺侧做 1cm 皮肤横切口。
(3) 套管插入：切开皮肤，钝性分离皮下组织至前臂筋膜层，尺侧可见到掌长肌腱，扩张导管从小号到大号按顺序插入，屈伸手指的同时随屈肌腱一同进入腕管内，然后换插外

246

套管，一般从皮肤切口到腕管的出口处需插入 7cm。

(4) 内镜镜视下插入外套管，从皮肤切口的皮下组织到腕管出口处，能清楚地观察到皮下脂肪组织、前臂筋膜、屈肌腱、腕横韧带为确定插入的位置，被动屈曲中指、环指，可见到位于尺侧的环指指浅屈肌腱和位于桡侧的中指指浅屈肌腱，有时可观察到位于桡侧的正中神经，向远侧进入观察，可见与纵行的屈肌腱垂直横行的腕横韧带的纤维，如腕横韧带难以确认，通常是因为外套管插入过深，此时可将外套管向近端退出少许，前端向上抬高使之接近腕管横韧带。若仍观察不清，可拔出外套管调整方向后重新插入，避免外套管向远端插入过深而损伤掌浅动脉弓。内镜在外套管内活动时，纵轴需与外套管保持一致。

(5) 腕横韧带的切断：镜视下钩刀 (Hook knife) 沿外套管壁的尺侧，刀刃垂直向上慢慢向远位推进，若少许偏离外套管壁，钩刀常可被筋膜或屈指总腱鞘缠阻而难以向前进入。所以，钩刀紧贴外套管壁是顺利插入腕管内的关键。正中神经位于外套管壁的桡侧受到保护。当钩刀行至腕管横韧带的入口处时，前端可稍向一侧偏斜即能顺利地进入腕管内。通过腕管出口后，可观察到腕横韧带的远侧缘，刀刃向上抬起确认勾住腕横韧带后向近端用力牵拉的同时即可切断腕横韧带，腕横韧带的远侧缘较厚，完全切断需重复切割数次。腕管完全开放，需同时切断掌腱膜和前臂筋膜层。

(6) 松止血带止血后，清洗伤口，分层缝合皮下、皮肤，包扎伤口。

2. 双切口法

(1) 体位：患者取仰卧位，患肢外展置于手术台旁的手术桌上。

(2) 切口：根据病变的情况，在以下部位：该双切口法手术入路选择为近侧腕横纹水平沿掌长肌腱尺侧 1cm 处为手术入口，手术出口的选择为患者拇指呈最大桡侧外展位，沿其掌指关节尺侧取一平行线，于中指、环指间的长轴线交叉点处向尺侧 1cm 成 45° 做切口。

(3) 外套管插入，钝性分离皮下组织切开筋膜层，微型拉钩牵开以显露腕横韧带近端，并剪开腕横韧带近端以近的全部腱性组织，由其下方插入半开放式套管及锥形头管芯制作隧道。对准中环指间隙进入腕管，然后外套管芯从腕管出口处插出，向上顶起皮肤，用刀片将出口处皮肤切开约 1cm。钝性分开皮下组织，即可看到管芯的头端。向远端继续将套管插出约 2cm 后拔出管芯。

(4) 内镜镜视下插入外套管，从皮肤切口的皮下组织到腕管出口处，能清楚地观察到皮下脂肪组织、前臂筋膜、屈肌腱、腕横韧带。为确定插入的位置，被动屈曲中指、环指，可见到位于尺侧的环指指浅屈肌腱和位于桡侧的中指指浅屈肌腱，有时可观察到位于桡侧的正中神经，向远侧进入观察，可见与纵行的屈肌腱垂直横行的腕横韧带的纤维，如腕横韧带难以确认，通常是因为外套管插入过深，此时可将外套管向近端退出少许，前端向上抬高使之接近腕管横韧带。若仍观察不清，可拔出外套管调整方向后重新插入，避免外套管向远端插入过深而损伤掌浅动脉弓。内镜在外套管内活动时，纵轴需与外套管保持一致。

(5) 切断腕横韧带：采用的是两点钩切法，直接用钩刀或推刀切开腕横韧带。由近端切口置入内镜镜头，由远端切口内插入钩刀。内镜视下将钩刀钩到腕横韧带近端，保持刀刃向上垂直于套管壁，然后逐渐向远端钩切腕横韧带，内镜随之前行至全程切开。使用推刀时，内镜头由远端切口置入，近端切口插入推刀。在内镜镜视下用推刀将腕横韧带由近端至远端全程切开。切开后可见淡黄色脂肪组织突入套管，再次用探针确认腕横韧带是否切开完全。

(6) 松止血带止血后，清洗伤口，分层缝合皮下、皮肤，包扎伤口。

3.手掌侧入路单点法

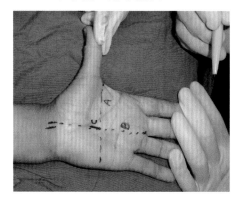

图 6-7-5　手掌侧入路单点法手术入路点

(1) 体位：患者取仰卧位，患肢外展置于手术台旁的手术桌上。

(2) 切口：根据病变的情况，在以下部位：拇指呈最大外展位，沿其掌指关节尺侧取一平行线，与中环指间的长轴线交叉点处向尺侧 1cm 成 45° 行纵切口约 1cm。

手术操作标志线：标记掌长肌腱与远侧腕横纹的交点，将手术入路点与该交点用直线连接，作为内镜下手术操作的标志线 (图 6-7-5)。

(3) 隧道撑开器插入：切开皮肤，钝性分离皮下组织至手掌部掌腱膜后，钝性分离手掌浅筋膜层和掌腱膜之间的组织，沿手掌浅筋膜层和掌腱膜之间的腔隙置入隧道撑开器，一般从皮肤切口到腕管需插入 4cm。

(4) 内镜沿隧道撑开器腔隙进入，从皮肤切口的皮下组织到腕管处，能清楚地观察到皮下脂肪组织、掌腱膜及腕横韧带为确定插入的位置 (图 6-7-6)。如腕横韧带难以确认，通常是因为外套管插入过深或过浅，此时可将隧道撑开器向远端退出少许，调整位置使之接近腕管横韧带。若仍观察不清，可拔出隧道撑开器调整方向后重新插入。

(5) 腕横韧带的切断：镜视下钩刀沿外套管壁的尺侧。刀刃垂直向上慢慢向近侧推进。当钩刀行至腕管横韧带的入口处时，前端可稍向一侧偏斜即能顺利地进入腕管内。钩刀通过腕管出口后，可观察到腕横韧带的远侧缘，刀刃向上抬起确认勾住腕横韧带后向近端用力牵拉的同时即可切断腕横韧带，腕横韧带的远侧缘较厚，完全切断需重复切割数次 (图 6-7-7)。腕管完全开放，需同时切断掌腱膜和前臂筋膜层。

(6) 松解正中神经：腕管完全开放后，可观察到正中神经 (图 6-7-8)。并可在镜视下，

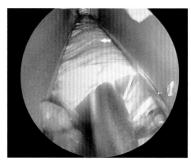 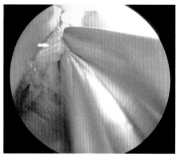 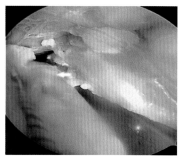

图 6-7-6　内镜下观察腕横韧带　　图 6-7-7　内镜下剪开腕横韧带　　图 6-7-8　内镜下观察正中神经

使用生理盐水或 2% 利多卡因注入神经束内，使神经外膜隆起，使用显微器械松解神经外膜。

(7) 松止血带止血后，清洗伤口，分层缝合皮下、皮肤，包扎伤口。

（五）术后监测与处理

肢体抬高 24h，并鼓励患者进行手指活动。

（六）常见并发症的预防与处理

1. 正中神经损伤　应熟悉正中神经掌皮支及返支的解剖位置，术中注意保护正中神经及其分支，松解神经时勿直接损伤神经束。

2. 手掌部动脉弓损伤　应熟悉手掌部动脉的解剖位置，术中注意保护掌浅弓及其他动脉。

3. 腕管内血肿形成　注意止血彻底，避免血肿形成再次压迫正中神经。

（七）临床效果评价

内镜下腕管松解术治疗腕管综合征 (ECTS) 是通过手掌侧皮肤单孔小切口，内镜插入腕管内，从腕管内直接切断腕管横韧带，开放腕管，通过微创技术达到同样减压效果。因为内镜下手术是通过很小的皮肤切口、在较轻的组织侵袭下进行，从而减轻了术中创伤的痛苦、明显缩短了治疗时间，术后无手掌部痛性瘢痕及皮神经瘤形成。随着内镜微创治疗技术的逐渐兴起，内镜下手术治疗腕管综合征也获得了广泛的开展。近年的文献表明，内镜下腕管松解术与传统开放手术具有相同的根治效果。

按照顾玉东院士提出的腕管综合征术后功能评定标准（表 6-7-2），患者术后功能进行评分，优：13 ~ 15 分；良：8 ~ 12 分；可：3 ~ 7 分；差：<3 分。

第八节　肘管综合征

肘管综合征 (cubital tunnel syndrome) 是尺神经在肘部受到卡压所产生的一组临床综合征，1958 年 Feirtdel 及 Stratford 将其称为肘管综合征。

肘管综合征临床表现及诊断：尺侧一个半手指及手背尺侧半的感觉异常，手内肌肌力下降并出现 Froment 征（拇收肌肌力下降导致对指时指间关节代偿性屈曲）和 Warnberg 征（小指内收不能）。激发试验包括尺神经挤压试验或内上髁、内上髁后方及长期屈肘后的 Tinel 征，其阳性表现为尺神经分布区域严重的感觉异常或疼痛。爪形手是尺神经严重卡压的后期表现，电生理检查有助于确诊。

根据肘管综合征的相关症状、体征，顾玉东院士将肘管综合征分为轻度、中度、重度 3 型（表 6-8-1）。

表 6-8-1　肘管综合征的临床分型与治疗方案

分型	感觉	运动	爪形手	NCV	治疗方案
轻度	间歇性振动觉敏感	自觉无力, 灵活性差	−	>40m/s	保守
中度	间歇性刺痛觉减退	捏握力差, 手指内收及外展受限	−	40～30m/s	手术 (减压)
重度	续性 2-PD 异常	肌肉萎缩, 手指内收外展不能	++	<30m/s	手术 (前置)

注：NCV 为肘部神经传导速度, 2-PD 为两点辨别觉。

治疗分为：① 非手术疗法, 垫托保护, 夹板持续或者夜间固定, 神经营养药物治疗, 神经肌肉电刺激治疗；② 手术治疗, 肘管尺神经松解术、尺神经松解前置术、内镜下肘管尺神经松解前置术。

一、尺神经松解术

（一）适应证

1. 非手术治疗无效的轻度患者, 环指、小指及手掌手背尺侧麻痛、感觉异常。
2. 电生理检查提示尺神经肘段受压。
3. 中重度肘管综合征患者。

（二）禁忌证

1. 伴有全身性疾病、不能耐受手术者。
2. 局部有感染灶、术后可能感染者。

（三）术前准备

1. 血常规、心电图、胸部 X 线片、肝肾功能及上肢神经肌电图检查。
2. 老年患者特别应注意是否合并有高血压和糖尿病。
3. 麻醉　臂丛神经阻滞麻醉。
4. 心电监护。

（四）手术要点、难点及对策

1. 体位与切口
(1) 体位：患者取仰卧位, 患肢外展置于手术台旁的手术桌上。上臂使用止血带。
(2) 切口：肘内侧做纵向弧形切口约 15cm。
2. 切开皮肤皮下组织, 小心保护切口内的前臂内侧皮神经。
3. 在内侧肌间隔后侧切开弓状韧带, 打开肘管即可显露尺神经。仔细分离与尺神经伴行的血管, 并松解切除周围可能与尺神经粘连的组织。
4. 放松止血带, 创面止血, 全层缝合手术切口, 无菌敷料包扎。

（五）术后监测与处理

1. 术后掌侧石膏固定于屈肘 45° 位，前臂旋后位 1 周。
2. 甲钴胺、维生素 B_1 等神经营养药物，神经肌肉电刺激治疗。

（六）术后常见并发症的预防与处理

术后症状改善不佳、术后复发的可能，故术中尺神经松解时，周围卡压组织需清理要彻底，并仔细观察清理后神经有无受压情况，必要时改行前置术。

（七）临床效果评价

按照顾玉东院士提出的肘管综合征术后功能评定标准（表 6-8-2），患者术后功能进行评分，优：13 ~ 15 分；良：8 ~ 12 分；可：3 ~ 7 分；差：<3 分。

表 6-8-2　肘管综合征术后功能评定标准

级别与分值	优 (3 分)	良 (2 分)	可 (1 分)	差 (0 分)
麻痛症状	完全消失	明显缓解	仍有部分	持续存在
感觉检查	S4	S3	S2	S1 ~ S0
肌萎（骨间肌）	(-)	(-)	(+)	(++)
捏力（握力）	正常	明显增加	增加	无变化或减退
爪形手	(-)	(-)	(+)	(++)

二、尺神经松解前置术

（一）适应证

肘管综合征中度、重度患者（见表 6-8-1、图 6-8-1A）。

（二）禁忌证

1. 伴有全身性疾病、不能耐受手术者。
2. 局部有感染灶、术后可能感染者。

（三）术前准备

1. 血常规、心电图、胸部 X 线片、肝肾功能及上肢神经肌电图检查。
2. 老年患者特别应注意是否合并有高血压和糖尿病。
3. 麻醉　臂丛神经阻滞麻醉。
4. 心电监护。

（四）手术要点、难点及对策

1. 体位与切口

(1) 体位：患者取仰卧位，患肢外展置于手术台旁的手术桌上，上臂使用止血带。

(2) 切口：肘内侧做纵行或弧形切口约 15cm（图 6-8-1B）。

2. 切开皮肤、皮下组织，小心保护切口内的前臂内侧皮神经。在内侧肌间隔后侧打开肘管，小心分离找到尺神经（图 6-8-1C）。

3. 沿尺神经浅层逐渐向远段分离，切开尺神经浅层的纤维结缔组织，切开弓状韧带，仔细分离与尺神经伴行的血管，并松解切除周围可能与尺神经粘连压迫的组织，使尺神经完全游离（图 6-8-1D）。游离尺神经时，注意保护尺神经的关节支，如尺神经的关节支和其他分支对尺神经前置有牵拉，则将其分支与尺神经行干支分离。直至尺神经主干能够在肘关节伸直位向肘前移位 2cm 以上。

4. 如尺神经有明显受压变性或呈瘤样改变，则应切开神经外膜予以松解，如有必要可

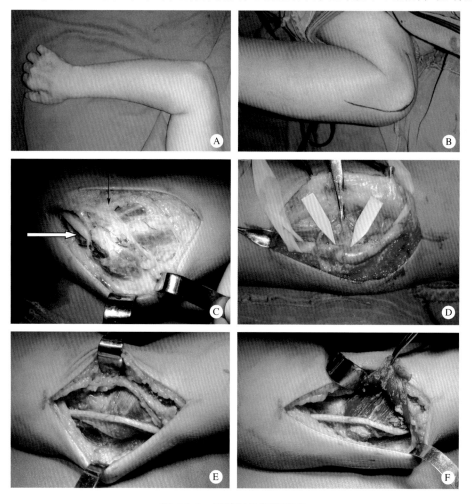

图 6-8-1　尺神经松解前置术

A. 肘管综合征骨间背侧肌萎缩；B. 手术切口；C. 打开肘管，找到尺神经，注意保护前臂内侧皮神经；D. 解除尺神经的压迫；
E. 尺神经皮下前置；F. 尺神经肌内前置

显微镜下行束间松解。

5. 切除内侧肌间隔 2 ~ 4cm，松解尺侧屈腕肌肱骨和尺骨的腱膜，以免对移位的尺神经形成新的卡压。

6. 小心、充分游离尺神经远、近端约 15cm，并将尺神经前置于皮下，游离肱骨内髁以远的深筋膜，将尺神经移位至肘前，并将筋膜近端与前臂近端肌群中的纤维腱性组织缝合，预防尺神经滑回原位（图 6-8-1E）。前移时注意保护前臂内侧皮神经，如误伤须及时修复。或将尺神经前置于肌内，神经肌内前置时在屈肌起点处掀起一片深筋膜，将移位的尺神经控制在肘前部，翻转的深筋膜要有一定的宽度及长度，防止对尺神经形成新的卡压（图 6-8-1F）。前移时勿使神经出现折角，以免造成新的卡压。

7. 放松止血带，创面止血，冲洗创面后，置引流后全层缝合各伤口，无菌敷料包扎。

（五）术后监测与处理

1. 术后掌侧石膏固定于屈肘 45° 位，前臂旋后位 2 ~ 3 周。
2. 服用甲钴胺、维生素 B_1 等神经营养药物，并可行神经肌肉电刺激治疗。
3. 定期复查，了解神经功能恢复情况。

（六）术后常见并发症的预防与处理

1. 尺神经前置术后外固定 2 ~ 3 周，会在新的位置形成粘连，如创面止血不佳，引流不畅容易引起严重的粘连而成为症状复发的原因之一。因此，术中应仔细止血并冲洗创面，术后放置引流条。

2. 游离松解尺神经不够充分，或者变性神经未行显微松解，引起术后症状改善不佳甚至加重。

3. 尺神经前移时，没有切除内侧的肌间隔、腱膜，或者神经折角，造成新的卡压。

4. 尺神经前置于皮下后的皮下筋膜通道可因为血肿压迫、脂肪堆积造成新的嵌压。因此，术中应合理地游离皮下，缝合固定神经时预留足够空间的隧道。

（七）临床效果评价

按照顾玉东院士提出的肘管综合征术后功能评定标准（表 6-8-2)，患者术后功能进行评分，优：13 ~ 15 分；良：8 ~ 12 分；可：3 ~ 7 分；差：<3 分。

三、内镜尺神经松解前置术

（一）适应证

肘管综合征轻度、中度、重度患者。

（二）禁忌证

1. 伴有全身性疾病、不能耐受手术者。

253

2.局部有感染灶、术后可能发生感染者。

（三）术前准备

1.血常规、心电图、胸部 X 线片、肝肾功能及上肢神经肌电图检查。

2.老年患者特别应注意是否合并有高血压和糖尿病。

3.麻醉　臂丛神经阻滞麻醉。

4.心电监护。

（四）手术要点、难点及对策

1.体位与切口

(1)体位：患者取仰卧位，患肢外展置于手术台旁的手术桌上，上臂使用止血带。

(2)切口：在肱骨内上髁与尺骨鹰嘴间的肘管做长约 2cm 的纵行切口。

2.手术轴线设计　前臂轴线为肱骨内上髁与尺骨鹰嘴之间的中点与豌豆骨连线上约 7cm 的轴线；上臂轴线为肱骨内上髁与尺骨鹰嘴之间的中点与肱二头肌内侧肌间隔中点的连线上长约 8cm 的轴线 (图 6-8-2A)。

3.肘管远段操作　用卵圆钳在尺神经上的腱膜组织层面进行钝性分离，形成隧道后，使用鼻窥器进一步扩大隧道，再将内镜插入隧道，将尺神经上的腱膜组织用梅岑鲍姆剪刀剪开，尺神经上的肌肉组织用电切剪切断，尺神经周围组织用电钩钩断，然后用探钩游离尺神经约 4cm，尺神经压迫严重处用梅岑鲍姆剪刀松解尺神经外膜 (图 6-8-2B)。

4.肘管近段操作　沿切口处尺神经上的腱膜组织用卵圆钳进行钝性分离，形成隧道后，使用扩张器进一步开隧道，将内镜插入隧道，将尺神经上的腱膜组织用梅岑鲍姆剪刀剪开，电钩切断尺神经周围的组织，用探钩游离尺神经约 4cm，尺神经压迫严重处用梅岑鲍姆剪刀松解尺神经外膜。

5.在肱骨内上髁前方的深筋膜层用卵圆钳进行钝性分离出一适合尺神经通过的通道，将游离后的尺神经前移到这一新的通道，然后将这一新的通道的皮下浅筋膜与深筋膜缝合固定，内镜下检查尺神经通过这一新的通道松弛，而在肘管远、近端均无新的卡压点后，自隧道内注射曲安奈德浸润尺神经 (图 6-8-2C)。

6.内镜检查无明显出血点，缝合切口各层，弹性绷带适当加压包扎伤口 (图 6-8-2D)。石膏托将肘部固定屈肘 90° 位。

（五）术后监测与处理

1.术后掌侧石膏将患肢固定于屈肘 45°，前臂旋后位 2 ～ 3 周。

2.服用甲钴胺、维生素 B_1 等神经营养药物，神经肌肉电刺激治疗。

3.定期复查，观察神经功能恢复情况。

（六）术后常见并发症的预防与处理

1.术后症状加重　内镜下游离尺神经时动作应轻柔，防止过度牵拉神经。止血时，预

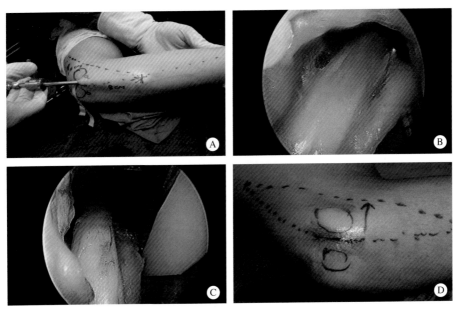

图 6-8-2 内镜尺神经松解前置术

A.内镜手术轴线设计；B. 术中见尺神经第一肌支；C.尺神经前移；D.内镜术后伤口

防电钩及电凝灼伤神经。

2. 术后症状复发 术中神经前置的皮下隧道需要适当的空间，不宜过紧。缝合前置的隧道时，可以利用两根注射器针头由皮肤垂直刺入肌内，以临时阻挡神经滑回尺神经沟。缝合时避免误伤神经，缝合完毕后拔出注射器针头。

（七）临床效果评价

按照顾玉东院士提出的肘管综合征术后功能评定标准（表 6-8-2），对患者术后功能进行评分，优：13 ~ 15 分；良：8 ~ 12 分；可：3 ~ 7 分；差：<3 分。

（庄永青　姜浩力）

第九节　腕尺管综合征

腕尺管综合征又称 Guyon 管综合征，是尺神经通过腕部狭窄的骨纤维管受到嵌压而产生的神经损伤症状。

临床解剖腕尺管为一骨性纤维鞘管（图 6-9-1）。尺侧为豌豆骨及尺侧腕屈肌腱，桡侧为腕横韧带及钩骨钩，底为豌钩韧带，浅层为掌短肌的背侧筋膜，近端为前臂远侧筋膜，远端为小指屈肌附着于豌豆骨和钩骨沟之间形成的一桥状肌性腱弓。尺神经及尺动脉通过腕尺管，尺神经在管内分成深浅两支，深支为运动支，浅支为感觉支。

255

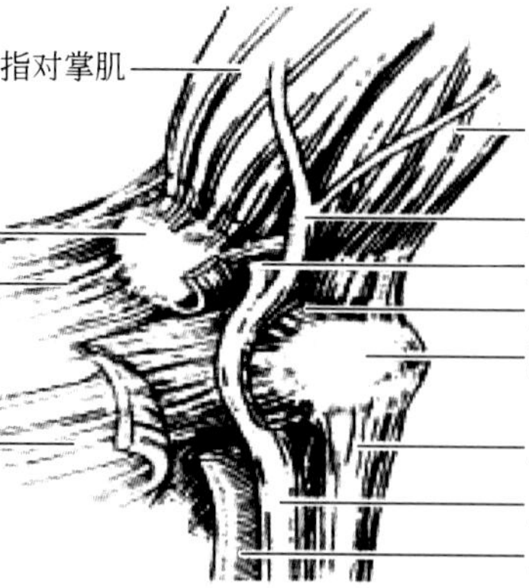

图 6-9-1 腕尺管的构成

腕尺管综合征分型可见表 6-9-1。

表 6-9-1 腕尺管综合征分型

分型	损害部位	损害神经支	症状
Ⅰ 型	Guyon 管近端和管中	浅支、深支	感觉、运动均受损
Ⅱ 型	Guyon 管中，小指屈肌，小指短屈肌起始部，钩骨钩部，小指对掌肌部	深支	运动神经受损症状
Ⅲ 型	Guyon 管中，掌短肌，钩骨钩部	浅支	感觉神经受损症状

腕尺管切开尺神经松解术

一、适应证

1.腕尺管综合征经保守治疗后无效者。
2.腕尺管综合征病史长，有明显症状及肌肉萎缩者。
3.对于骨折、脱位经复位后，神经症状无好转者。
4.明确诊断、疑有肿物压迫者。

二、禁忌证

年老多病，全身状况不宜手术者。

三、术前准备

1.血常规、凝血功能、血型、血生化、心电图、胸部 X 线片、肌电图等检查。
2.有高血压、冠心病和糖尿病等慢性病史者，应在其病情控制良好的情况下手术。
3.麻醉　臂丛神经阻滞麻醉。

4. 心电监护。

四、手术要点、难点及对策

1. 体位与切口

(1) 体位：患者取仰卧位，患肢外展置于手术台旁的手术桌上，手部掌侧向上，上臂使用气囊止血带。

(2) 切口：于患手小鱼际肌桡侧缘做弧形切口，经腕横纹在尺侧腕屈肌腱桡侧做直切口（图 6-9-2）。

2. 切开皮肤及皮下组织，在前臂下端切口内切开前臂远侧筋膜，显露尺神经及尺动脉，可见尺神经位于动脉尺侧。

3. 继续向远端切开腕尺管上的腕掌侧韧带、切断掌短肌及其背侧筋膜，完全显露尺神经的掌浅支及深支（图 6-9-3）。仔细检查小指短屈肌的腱弓有无压迫尺神经深支，切断此腱弓及异常纤维束带，可探查腕尺管的底部，了解有无囊肿或者其他肿瘤、异常的骨性隆突，如有则予以切除。如为腱鞘囊肿切除后，应将囊肿蒂部缝合结扎。对于钩骨骨折引起的腕尺管综合征，则应将其骨折块切除。尺神经松解后，可根据受压神经的状况，必要时可切开神经外膜。切断的掌短肌及腱弓不必予以缝合。

4. 闭合切口　充分止血后，缝合皮下组织及皮肤，并适当留置引流条。

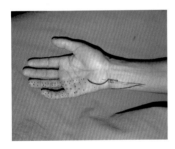 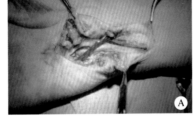 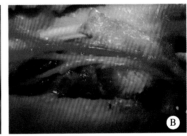

图 6-9-2　手术切口　　　　　　　　图 6-9-3　显露腕部尺神经

五、术后监测与处理

1. 伤口加压包扎，不必石膏托外固定。

2. 抬高患肢，适当鼓励患者进行手指屈伸功能锻炼。

3. 术后两周拆除缝线，加强手的主动功能锻炼。

4. 营养神经药物、神经电刺激等治疗。

六、术后常见并发症的预防与处理

1. 血肿　手术剥离面较广，止血不彻底，可能出现血肿。术后早期持续性疼痛和轻度发热是血肿的重要表现，一旦确诊应及时引流。因此，术中应认真止血、必要时放置引流条及加压包扎，可有效地防止血肿发生。

2.尺神经及尺动静脉损伤　手术时未予注意而易于损伤。仔细分离、操作，神经损伤是完全可以避免的。

七、临床效果评价

尺神经在豌豆骨远端分叉，分为浅支和深支，尺神经的总干受嵌压时，可引起感觉和运动双重障碍（混合型），浅支受压时影响尺侧掌面的感觉功能，而深支受压影响运动功能（单纯运动型）。

通过手术可较清楚地观察到受压神经的外膜增厚、束间粘连及纤维增生等病理变化。准确地进行手术，可达到尺神经松解减压的目的，有利于神经功能的恢复，术后效果良好。

（庄永青　方锡池）

第十节　上臂桡神经卡压综合征

上臂桡神经卡压可能发生在以下3个部位：①腋部，即桡神经位于肱骨颈和肱骨干上端的内侧处；②上臂外侧，桡神经沟部；③桡神经穿出外侧肌间隔的部位。因此，桡神经卡压可能在一个部位，也可能同时在以上多个部位同时受卡压，手术时应予以注意。

一、手术适应证

1.腕下垂，指下垂，拇下垂，即不能伸腕、伸指、伸拇。
2.患肢上臂桡神经沟处常可扪及肿大、压之麻痛的桡神经。
3.电生理提示伸腕、伸指、伸拇肌有正尖波、纤颤电位，甚至不能测及诱发电位。
4.B超可显示上臂桡神经增粗，并可显示桡神经上有压迹，甚至有两个或两个以上的压迹。

二、手术禁忌证

桡神经因卡压而致桡神经麻痹者，不宜立即手术，首先应进行非手术治疗，观察1～2个月无恢复迹象者才考虑手术治疗。

三、术前准备

1. 血常规、心电图、胸部 X 线片、肝肾功能检查。
2. 老年患者特别应注意是否合并有高血压和糖尿病。
3. 麻醉 臂丛神经阻滞麻醉或全身麻醉。
4. 心电监护。

四、手术要点、难点及对策

1. 体位与切口
(1) 体位：患者取仰卧位，患肢屈肘、臂内收、内旋置于胸前。患肢驱血后使用气囊止血带。
(2) 切口：沿桡神经行径做上臂外侧中下段切口，长 12 ~ 15cm(图 6-10-1)。

2. 切开皮肤、皮下脂肪及上臂深筋膜，切口下端内一般可见两根皮神经，一根是前臂外侧皮神经，另一根是前臂后侧皮神经，切口近段常可遇到臂后侧皮神经，这三根皮神经应尽量保护，一旦损伤少部分患者会产生自觉很严重的麻痛。

3. 牵开肱三头肌，沿肱桡肌与肱肌间隙向深层分离。此时应注意，有时前臂外侧皮神经可能比较粗，在切口内肱桡肌和肱肌之间，不可误认为是桡神经。

4. 在肱桡肌和肱肌间隙的深层，近骨膜处看到的较大的神经即为桡神经 (图 6-10-2A、B)。沿桡神经表面逐渐向近端分离，完全切断与桡神经行径相交叉的肱三头肌腱性纤维，充分显露上臂中段桡神经 (图 6-10-2C)。

5. 根据 B 超提示的卡压或病变处寻找桡神经卡压处，亦可用手指逐段触摸寻找或小心清除桡神经周围的脂肪组织，常可见到桡神经上的压迹 (图 6-10-2D)。注意保护桡神经发出的分支。术中如未见到术前判断的神经压迹，可在手术显微镜下切开神经外膜寻找，常可看到神经上的压迹，并可看到压迫的严重程度。作者近几年的经验对桡神经卡压的病例常规做超声影像检查，可能会发现桡神经可能存在 2 个甚或 2 个以上的卡压部位，以此决定手术切口的部位、长度及手术方法，对治疗和预后均有重要意义。因此，术中应较大范围探查桡神经。

259

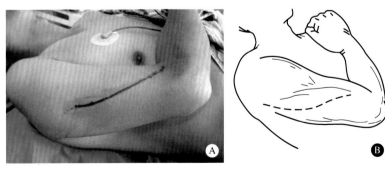

图 6-10-1　手术的体位和切口

A. 体位与切口；B. 示意图

6.如神经质地变硬,有明显的压迹,应做神经外膜松解术(图6-10-2D)。如神经压迹很深,神经已几乎呈膜状,应切除压迹段神经做神经的端端缝接(图6-10-3)。如神经存在多个压迹,

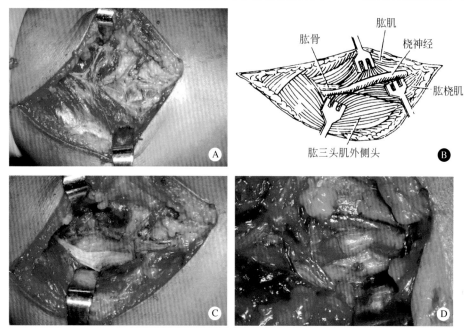

图 6-10-2　显露桡神经卡压处

A.肱肌和肱桡肌间隙找到桡神经;B.示意图;C.上臂桡神经在肱三头肌外侧头的腱性纤维下方受压; D.受压的桡神经处有明显的压迹

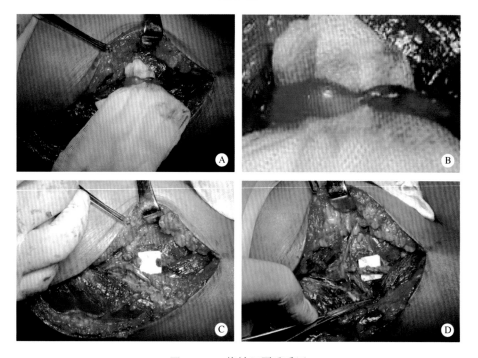

图 6-10-3　桡神经严重受压

A.桡神经压迹处受压处神经像细丝样;B.为图A局部放大;C.将变细段桡神经切除;D.将桡神经做端端缝接

切除压迹段神经，屈曲肘关节 90° 亦不能做神经端端无张力缝接时，应做神经移植。移植段神经可取自桡神经浅支或腓肠神经。

7. 行桡神经松解者，在外膜还完整的下方及周围组织内注入复方倍他米松 7mg 或曲安奈德 40mg 与 2% 利多卡因 3ml 的混合液。

8. 放松止血带，仔细止血，缝合切口，必要时伤口应放置皮条引流或负压引流管。

五、术后监测与处理

1. 神经切断重新缝合者，术后应用石膏托将患肢于肘关节屈曲 90° ～ 135° 固定 4 ～ 6 周。单纯行神经松解者，可用吊带固定 1 周。

2. 服用神经营养药物维生素 B_1、维生素 B_6、地巴唑及甲钴胺等。

3. 伸腕功能障碍者，用支具于腕伸位固定。

4. 定期复查，了解神经功能恢复情况。

六、术后常见并发症的预防与处理

1. 桡神经卡压可能存在于两个或两个以上的部位，术中应仔细检查，避免遗漏，致使术后功能恢复不良。

2. 桡神经感觉或运动支损伤。术中应仔细解剖分离，特别是在切开神经外膜行神经松解时，应避免对神经束的损伤。

261

七、临床效果评价

长时间侧卧位，上臂外侧受压可致桡神经压迫，出现桡神经麻痹。此种情况多在 2 ～ 4 周内能自行恢复。如在此期间未恢复者，经手术松解术后大多能恢复其功能。

第十一节　骨间后神经卡压综合征——旋后肌综合征

旋后肌的两个头在肱骨外上髁的顶部和内侧缘形成一个纤维性弓，1968 年 Spinner 将此弓命名为 Frohse 弓。由于骨间后神经从该弓底通过，该弓可能对骨间后神经卡压。

一、手术适应证

1. 无明显诱因，或于近期"感冒"后伸拇、伸指无力至逐渐不能。

2. 肘外侧，桡骨小头下方有压痛，无手背桡侧、拇指背侧感觉障碍；伸腕时腕关节桡偏。

3. 电生理提示伸指、伸拇肌有失神经支配电位，纤颤波、正尖波，骨间后神经传导速度减慢。

4. 超声检查可见肘段骨间后神经有压迹，神经水肿。

二、手术禁忌证

骨间后神经卡压时间过久，所支配的肌肉已显著萎缩者，可考虑直接行肌腱转位修复其功能。

三、术前准备

1. 血常规、心电图、胸部X线片、肝肾功能检查。术前超声检查很重要，可明确卡压部位、是不是还存在另一个甚至多个卡压。

2. 老年患者特别应注意是否合并有高血压和糖尿病。

3. 麻醉　臂丛神经阻滞麻醉。

4. 心电监护。

四、手术要点、难点及对策

1. 体位与切口

(1) 体位：患者取仰卧位，患肢外展置于手术台旁的手术桌上，患肢驱血后使用气囊止血带。

(2) 切口：距肱骨外上髁前 2.0 ~ 2.5cm，近端在肱骨外上髁上方 2 ~ 3cm，于肘外侧沿肱桡肌尺侧缘做长 8 ~ 10cm 的纵行切口。

2. 切开皮肤、皮下脂肪及前臂与上臂的深筋膜。在前臂深筋膜浅层常可见到纵行的前臂外侧皮神经，尽可能予以保护。

3. 在伸腕肌与肱桡肌之间或肱桡肌内侧向深层分离，作者通常先从肱桡肌内侧向深层分离。在肱桡肌与肱肌间隙找到桡神经近端，再向远段游离，在经肱桡肌与桡侧腕长伸肌间隙见桡神经分成桡神经浅支和骨间后神经，或从肱桡肌内缘分离亦可找到骨间后神经。应注意保护切口中可能遇到的由桡神经发出的前臂外侧皮神经。

4. 骨间后神经浅层有很多细小的血管，应仔细将其切断 (图 6-11-1)。并仔细切断横行和斜行跨在骨间后神经上的纤维组织，牵开桡侧伸腕短肌起始处的腱性缘，可明显显露骨间后神经进入旋后肌起始部的弓形腱性组织 (Froshe 弓)(图 6-11-2A、图 6-11-3A)。

5. 仔细保护骨间后神经的情况下，完全切开骨间后神经浅层旋后肌的 Froshe 弓，充分显露骨间后神经，此时可见骨间后神经上有明显的压迹所致的神经病变 (图 6-11-2B、图 6-11-3B)。必要时应完全切开旋后肌管壁直至旋后肌管出口，需知出口的旋后肌管腱性纤维同样可能压迫骨间背神经。

6. 根据神经病变的状况，必要时在手显微镜下切开神经外膜，松解变硬的骨间后神经。

7. 在外膜还完整的下方及周围组织内注入复方倍他米松 7mg 或曲安奈德 40mg 与 2% 利多卡因 3ml 的混合液。

8. 仔细止血，缝合手术切口。伤口内应放置皮条引流或负压引流管。

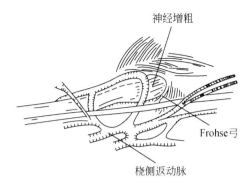

图 6-11-1　骨间后神经及 Frohse 弓浅层血管丰富

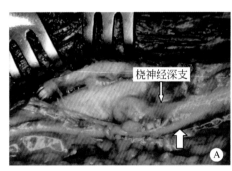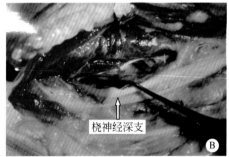

图 6-11-2　骨间后神经卡压松解术

A.桡神经深支穿过旋后肌管；B.可见桡神经深支受压病变

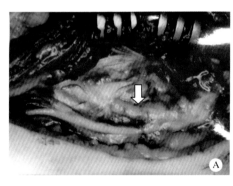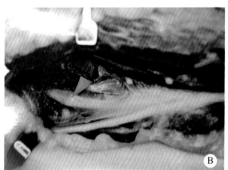

图 6-11-3　骨间后神经卡压松解术

A.桡神经深支穿过旋后肌管（箭头所示）；B.可见桡神经深支受压病变（箭头所示）

（五）术后监测与处理

1. 术后 24～48 小时拔除引流条，术后 2 周拆除缝线，根据情况适当采用外固定，术后 3 周开始行电刺激治疗。

2. 服用神经营养药物维生素 B_1、维生素 B_6、地巴唑及甲钴胺等。

3. 定期复查，了解功能恢复情况。

（六）临床效果评价

骨间后神经卡压并不少见，其关键是早期及时地进行治疗。大多数学者主张一旦确诊及早手术为宜。手术需完全切开旋后肌管，充分探查神经并根据具体情况予以松解，必要时需切除严重病变的神经予以修复，术后预后良好。作者曾治疗 12 例，11 例功能完全恢复。

第十二节　前臂桡神经浅支卡压综合征

桡神经浅支行走于肱桡肌深面，于前臂中下 1/3 交界处，即在桡侧腕长伸肌和肱桡肌肌腱与肌腹交界处穿出至浅层皮下。在此处桡神经浅支可能因前臂旋转和腕部活动导致卡压。

一、手术适应证

1. 手背桡侧及拇指背侧麻痛。
2. 前臂桡侧中远段叩击到 Tunnel 征 (+)。
3. 前臂旋前、屈腕、握拳手背桡侧麻痛加剧。
4. 电生理检查提示桡神经浅支传导速度减慢，B 超提示桡神经浅支在前臂段有压迹。

二、手术禁忌证

经保守治疗症状缓解或消失者。

三、术前准备

1. 血常规及出凝血时间。
2. 麻醉　臂丛神经阻滞麻醉或局部麻醉。

四、手术要点、难点及对策

1. 体位与切口

(1) 体位：患者取仰卧位，患肢外展置于手术台旁的手术桌上，患肢驱血后使用空气止血带充气。

(2) 切口：以前臂桡侧中远段叩击到 Tinel 征 (+) 最明显点为中心做纵行或 "S" 形切口 3 ～ 4cm(图 6-12-1)。

2. 切开皮肤、皮下脂肪，此时通常就能透过筋膜层隐约见到桡神经浅支 (图 6-12-2)。

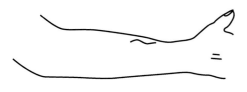

图 6-12-1　前臂桡侧中远 1/3 左右，Tinel
征为中心做"S"形切口

3. 在肱桡肌和桡侧腕长伸肌肌腱与肌腹交界处之间隙小心分离，即可在两肌腱间或肱桡肌深层找到桡神经浅支，并将其予以游离（图 6-12-3）。

4. 检查桡神经浅支，如发现其质地变硬，应做神经外膜松解术。

5. 被动伸屈腕关节，观察肱桡肌、桡侧腕长伸肌与桡神经浅支的解剖关系，两肌的腱性部分有没有直接压迫神经或肌腱与神经是否有摩擦，如存在这两种情况应将其有关的腱性组织部分切除直至各个方向活动腕关节时肌腱与神经均无直接接触。

6. 在神经外膜还完整处用 4 号注射针穿刺至外膜下方注入少许复方倍他米松 3.5mg 或曲安奈德 20mg 与 2% 利多卡因 1.5ml 的混合液，使显露的神经段外膜下均有药液，剩余部分混合液注入神经周围软组织内。

7. 止血、缝合切口，必要时伤口应放置皮条引流。

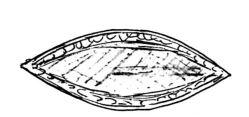

图 6-12-2　切开皮肤皮下脂肪通常可能在
筋膜下见到桡神经浅支

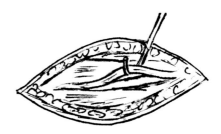

图 6-12-3　显露、游离桡神经浅支

265

（五）术后监测与处理

术后 24 小时拔除引流，术后 2 周拆除缝线，观察神经功能恢复情况。

（六）临床效果评价

Dollon 曾行手术治疗前臂桡神经浅支卡压 32 例，术后随访结果显示，29 例效果良好，3 例效果较差。作者亦手术 3 例，效果均良好。其关键是正确诊断，及时治疗。

（陈德松）

参 考 文 献

顾玉东 , 2010. 腕管综合征与肘管综合征诊治中的有关问题 . 中华手外科杂志 , 26(6): 321-323.

顾玉东 , 王树寰 , 侍德 , 等 , 2011. 手外科手术学 . 2 版 . 上海 : 复旦大学出版社 .

孙吉文 , 2013. 治疗腕尺管综合征 9 例体会 . 中国实用医药 , 10(8): 163-164.

纪芳 , 卢祖能 , 刘小明 , 等 , 2006. 腕管综合征的电生理与超声定量检测 . 中华神经科杂志 , 39(3): 167-171.

史其林 , 薛峰 , 王金武 , 等 , 2000. 腕管综合征在内窥镜视下手术与常规手术的疗效比较 . 中华手外科杂志 ,

16 : 152-154.

魏瑞鸿 , 庄永青 , 叶凤清 , 等 , 2015. 手掌侧单孔入路微创治疗腕管综合征的解剖学研究 . 中国临床解剖学杂志 , 33(1): 12-16.

衣英豪 , 王汝武 , 杜道东 , 等 , 2009. 显微松解术治疗腕尺管综合征 . 山东医药 , 49(10): 98.

Aroori S, Spence RA, 2008. Carpal tunnel syndrome. Ulster Med J, 77(I): 6-17.

Badger SA, Odonnell ME, Shengar JM, et al, 2008. Open carpal tunnel release: still a safe and effective operation. Ulster Med J, 77(1): 22-24.

Mac dermid JC, Wessel J, 2004. Clinical diagnosis of carpal tunnel syndrome: a systematic review. J Hand Ther, 7(2): 309-319.

第七章　周围神经不可逆性损伤的功能重建

周围神经损伤后，一般要求早期及时进行神经修复手术，多可取得一定疗效。但周围神经损伤严重者，存在多平面或超长段神经损伤、缺损无法修复，被称作周围神经不可逆性损伤。有时高位神经损伤，如臂丛、坐骨神经损伤虽经修复但疗效欠佳，或伤员因某种原因就诊时间已晚，失去神经修复的机会——失神经支配的肌肉已变性、纤维化。该类患者在生活及工作中都有很大的不便与困难，需要进行手术治疗重建功能。

周围神经功能重建手术，广义上包括运动和感觉功能重建。感觉功能重建主要涉及拇指、示指及足底的感觉，而运动功能重建则在于去除引起畸形的力量、恢复肢体肌肉的平衡、重建重要动作的肌肉功能、弥补丧失的动作，并确保肢体的稳定。最常用是肌腱（肌肉）转位手术，利用有神经支配的肌肉 - 肌腱单位，将肌腱止点切断并转移到合适部位，将其重新固定到骨或其他肌腱，移位替代失神经肌肉的功能。如屈肘肌麻痹，可用胸大肌转位替代；桡神经损伤后伸肌群麻痹，可选某些屈肌腱转位重建伸拇、伸指功能；手内肌麻痹，可选用某些有神经支配的屈肌、伸肌重建；股四头肌麻痹，可用腘绳肌前移位重建伸膝功能；腓总神经损伤后足下垂，可用小腿后侧的肌肉前移重建踝背伸功能。肌腱转位需遵循以下几项原则。

1. 关节被动活动良好　肌腱转位前，其对应的关节应能达到最大范围的被动活动。

2. 良好的软组织床　良好的软组织床是肌腱转位的重要条件，如局部有瘢痕，进行肌腱转位前应予以修复。

3. 移位肌应为接受移位肌肉的协同肌，如屈腕肌与伸指肌、伸腕肌与屈指肌互为协同肌。

4. 移位肌肌力应在 M4 级以上，且功能上相互匹配。

5. 移位肌切取后，该肌腱原有的功能丧失对手部功能无明显影响。常用于移植的肌腱有：尺侧腕伸肌、桡侧腕长、短伸肌腱；尺侧腕屈肌、桡侧腕屈肌及掌长肌。

6. 肌腱移位时，肌腱转位的力线尽可能在一条直线上。

7. 单个肌腱转位重建单个功能　一般来讲，一根肌腱转位只能重建单一功能，但在用于重建多根相邻手指的同一功能时除外。

目前随着显微外科技术的发展与普及，可以用带血管神经蒂的肌肉皮瓣移位或吻合血管神经的肌肉皮瓣移位重建上肢功能，如带血管神经蒂的背阔肌皮瓣移位至前臂掌面，重建屈指功能；带血管神经蒂的胸大肌皮瓣移位重建屈肘功能；吻合血管神经的股薄肌皮瓣移位重建前臂屈肘或屈指功能；吻合血管神经的趾短伸肌皮瓣移位重建手部神经、皮肤及手内在肌缺损。吻合血管、神经的游离肌肉移位重建臂丛神经损伤后或肌肉毁损后肢体功能的手术技术，被称为功能性肌肉移植 (functioning muscle transplantation)。其要点是将带有完整动、静脉血管系统和神经支配的肌瓣，移于受区，分别与受区动静脉和神经吻合，恢复其血液供应和重建神经支配，为受区提供预期的肌肉动力以重建运动功能。

本章重点介绍肩外展功能重建、屈肘功能重建、伸肘功能重建、伸腕伸指功能重建、屈腕屈指功能重建、游离股薄肌移位重建手和上肢功能。

第一节　肩外展功能重建

一、适应证

1. 腋神经损伤一年以上或修复术后一年功能无任何恢复、三角肌明显萎缩者，可行肩外展功能重建术，一般可选用背阔肌、胸大肌、斜方肌移位来重建肩外展功能。

2. 臂丛陈旧性损伤 (损伤一年以上) 或神经移位修复术后一年功能无任何恢复者，也可酌情行肩外展功能重建术，一般行斜方肌移位来重建肩外展功能。

二、禁忌证

肩关节本身有病变，不宜行肌肉转位功能重建术，可做肩关节外展位骨性融合固定术。

三、术前准备

1. 血常规、心电图、肝肾功能及胸部 X 线检查。
2. 转位肌肉必须有 M4 级以上的肌力 (英国 BMC 法)。
3. 三角肌止点区皮肤软组织条件良好。
4. 麻醉　全身麻醉。

四、手术要点、难点及对策

(一) 背阔肌移位重建肩外展功能

1. 体位与切口
(1) 体位：患者取侧卧位，患侧向上。
(2) 切口：取显露三角肌的 "T" 形肩部切口及显露背阔肌的侧胸纵向切口。
2. 在肩部切口内，显露三角肌的起止部。
3. 游离带血管神经蒂的背阔肌。

(1) 在腋部及前缘上端切口内仔细寻找并分离出背阔肌的胸背动脉、静脉及胸背神经，注意加以保护。再向上分离至肩胛下动静脉及旋肩胛动脉静脉，在胸壁外侧切断、结扎胸背血管与胸外侧血管的交通支。

(2) 充分游离背阔肌的神经血管蒂，使游离的血管蒂长度大于 7cm。按可覆盖三角肌面积所需的背阔肌大小切取部分背阔肌，此时切取的背阔肌除血管蒂相连外已完全游离 (图 7-1-1A)。

4. 带血管神经蒂的背阔肌转移　于腋部肱三头肌深面形成至肩部的隧道，通过此隧道将切取的背阔肌从背部切口送到肩部切口。此时应特别注意背阔肌的血管蒂，避免扭转和受压 (图 7-1-1B)。

5. 背阔肌起、止点的固定　于肩关节保持在外展 90° 位，将背阔肌起点与肩胛冈、肩峰、锁骨外端骨膜缝合，将背阔肌止点腱性部分与三角肌止点处骨膜及腱性组织做编织缝合。注意应使移植的背阔肌保持一定的张力，以达到术后有足够的肌力和功能 (图 7-1-1C)。

6. 观察移位的背阔肌的血供状况良好后，逐层缝合皮肤，放置引流。

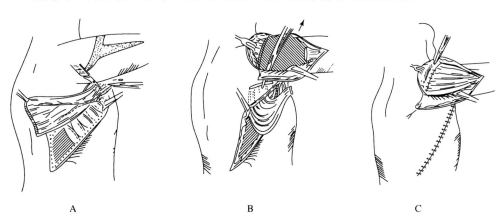

A　　　　　　　　　　B　　　　　　　　　　C

图 7-1-1　背阔肌移位重建肩外展功能

A. 游离背阔肌；B. 背阔肌经肱三头肌深面隧道至肩部；C. 固定移植的背阔肌

(二) 胸大肌翻转移位重建肩外展功能

1. 体位与切口

(1) 体位：患者取侧卧位，患侧向上。

(2) 切口：肩部 "T" 形切口及胸部锁骨下 5cm 的平行切口。

2. 在肩部切口内，显露三角肌的起止部。

3. 带血管神经蒂的胸大肌游离　在胸部切口内，首先显露胸大肌锁骨部，切断锁骨部起止点，仔细游离位于锁骨中点处的胸前外侧神经、血管蒂，充分游离使其血管蒂有 5cm 以上，以便胸大肌移位后血管神经蒂不受牵拉。

4. 带血管神经蒂的胸大肌转移　将已完全游离的胸大肌翻转 180°，使其胸骨起始部外移到肩峰与骨膜缝合，锁骨起始部原位缝合于骨膜上。此时胸大肌的血管神经蒂位于肌肉表面。胸大肌止点移位后，在肩关节外展 90° 位缝合于三角肌止点。肌肉缝合后，应仔细

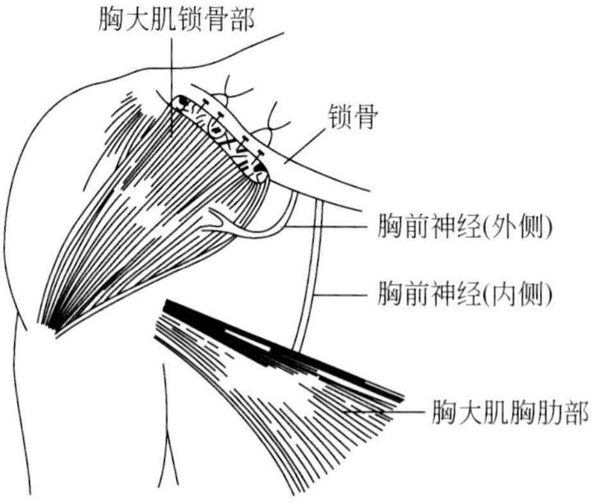

胸大肌锁骨部

锁骨

胸前神经(外侧)

胸前神经(内侧)

胸大肌胸肋部

图 7-1-2　胸大肌锁骨部移位重建肩外展功能

检查移位的胸大肌血管神经蒂状况，应保持其血管蒂无张力、无扭转（图 7-1-2）。

5. 仔细止血，缝合皮肤，放置引流。

（三）斜方肌移位重建肩外展功能（Bateman 法）

1. 体位与切口

(1) 体位：患者取侧卧位，患侧向上。

(2) 切口：自锁骨外 1/3 经肩峰沿肩胛冈做弧形切口，在肩峰处做纵行切口形成"T"形（图 7-1-3A）。

2. 斜方肌的止点部骨片的切取与斜方肌游离

(1) 切开皮肤及皮下组织，显露斜方肌表面。

(2) 用骨凿切取斜方肌止点附着处的部分骨片，或用线锯切断斜方肌的肩峰附着处骨质 (1cm×1cm)，此时注意保护喙锁韧带，以防止术后锁骨上抬不稳。充分游离斜方肌，使其肩峰骨片能最大限度下移到肱骨上端（图 7-1-3B）。支配斜方肌的副神经入肌点位于肌肉止点附近，在游离斜方肌的过程中，应特别注意保护斜方肌深面的副神经及颈横动脉、静脉。

3. 受区准备　自肩峰处纵行切开三角肌，显露肩关节，在肱骨上端外侧做骨膜下剥离，并用骨凿凿成粗糙面 (2cm×3cm)（图 7-1-3C），以便与所切取的斜方肌所带的骨片固定。

4. 斜方肌的止点部固定　于患肢外展 90° 位，将带斜方肌的肩峰骨片，用 2 枚螺丝钉固定在肱骨上端的骨粗糙面上（图 7-1-3D），用三角肌覆盖移位的斜方肌，逐层缝合皮肤。

270

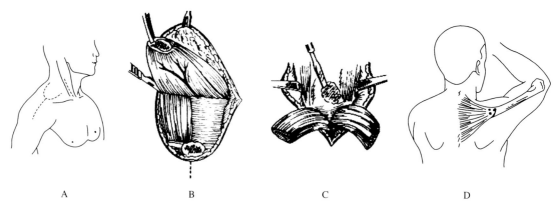

A　　　　　B　　　　　C　　　　　D

图 7-1-3　斜方肌移位重建肩外展功能

A. 手术切口；B. 游离掀起斜方肌；C. 肱骨大结节处凿一骨粗糙面；D. 肩外展位将斜方肌截骨面固定在肱骨大结节骨粗糙面上

五、术后监测与处理

用石膏托或支具于肩外展 90°、前屈 30° 位固定上肢 6～8 周后逐渐下降外展角度，去除外固定后进行主动上举活动及康复治疗。

六、术后常见并发症的预防与处理

1.血管神经蒂损伤　防止血管神经蒂在肌肉转位后因扭转或张力过高受牵拉损伤。

2.肌肉张力不足　注意转位肌肉肌张力的调整，不宜过松，避免术后收缩无力，影响手术效果。

七、临床效果评价

单纯性腋神经损伤，选用背阔肌、胸大肌、斜方肌移位行重建肩外展均可恢复良好的肩外展功能，肩关节外展可达 90° 以上。但臂丛损伤者，因多伴有肩胛带肌肉麻痹，因肱盂关节不稳定，肩外展功能重建非常困难，单纯性斜方肌移位来重建肩外展功能也只能起到"腱固定"的作用。

第二节　屈肘功能重建

一、适应证

1.肌皮神经损伤两年以上或肌皮神经修复术后 1 年无任何功能恢复，肱二头肌、肱肌明显萎缩，肱桡肌不能代偿完成屈肘者，可行屈肘功能重建术。

2.臂丛陈旧性损伤 (损伤一年以上) 或神经移位修复术后 1 年功能无任何恢复者，亦可酌情行屈肘功能重建术。

3.用于移位的肌肉肌力在 M4 级以上。

二、禁忌证

肘关节僵硬，被动活动受限，须先行肘关节松解，恢复肘关节充分屈伸被动活动后，才能行肌肉转位功能重建术。

三、术前准备

1.血常规、心电图、胸部 X 线片和肝肾功能检查。

2.转位肌肉必须有 M4 级以上的肌力 (英国 BMC 法)。

3.上臂、肘关节周围皮肤软组织条件良好，无感染。

4.一般选用胸大肌、背阔肌、胸小肌、肱三头肌移位，或屈肌群起点上移术以重建屈肘功能。

5.麻醉　全身麻醉。

四、手术要点、难点及对策

所有术式患者均采取仰卧位，患肢外展置于手术台旁的手术桌上。根据不同的手术方法选择合适的切口。

(一)带蒂胸大肌胸肋部双极移位重建屈肘功能

1. 手术设计　①动力肌为胸大肌胸肋部；②血管神经蒂为胸前内侧动脉、静脉及胸前内侧神经；③带蒂、双极移位胸大肌胸肋部肌皮瓣设计：依据转位后上臂前侧皮肤创面或切口张力，可设计长 12 ~ 15cm、宽 3 ~ 5cm 的皮瓣。

2. 带蒂胸大肌胸肋部切取

(1) 切口　自喙突沿胸大肌三角肌间沟做弧形切口，于胸大肌外侧沟到胸大肌止点，腋窝沿胸大肌外侧缘到肋弓距中线 5cm 处垂直向下做切口 (图 7-2-1A、图 7-2-2A)。

(2) 切开皮肤，向两侧游离皮瓣，显露胸大肌胸肋部。沿胸大肌外缘向上游离、显露并切断胸大肌胸肋部止点。再向胸大肌胸肋部下、内缘游离，将其起点连同部分腹直肌鞘切断，以便移位后缝合用。

(3) 于胸大肌胸肋部与锁骨部之间分离，逐渐完全游离胸大肌胸肋部。注意保护进入胸大肌胸肋部的胸前神经血管束 (图 7-2-1B 和图 7-2-2B、C)。

3. 带蒂胸大肌胸肋部双极移位

(1) 于肘前做"S"形切口，显露肱二头肌肌腱止点。于上臂屈侧行成皮下隧道至肘部切口。将带蒂胸大肌胸肋部的远端经上臂屈侧的皮下隧道引至肘部。注意其血管神经蒂避免扭曲、受压或牵拉，以保证移植肌的良好血供。

(2) 于肩内收、伸肘位，沿喙突至肘前正中连线,逆向放置胸大肌胸肋部肌皮瓣依次于肩、上臂、肘前部。

(3) 起止点固定：将胸大肌胸肋部原止点一极缝合固定于喙突部 (Schottstaedt 改良法)，而 Carroll-Kleinman 双极法则固定于肩峰部。

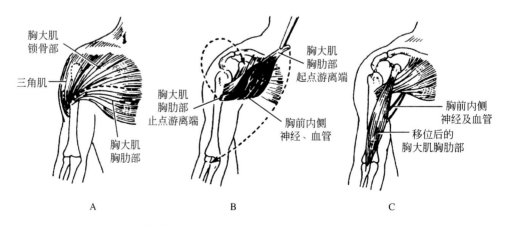

图 7-2-1　带蒂胸大肌胸肋部双极移位重建屈肘功能手术示意图

A.手术切口；B.游离胸大肌胸肋部；C.胸大肌胸肋部移位固定

将胸大肌胸肋部原起点部的腹直肌鞘部分卷曲缝合，于肘关节屈肘 100° 位，调整胸大肌胸肋部肌肉静息肌张力至转位前水平或稍紧些，将胸大肌胸肋部的腹直肌鞘与肱二头肌肌腱做编织缝合 (图 7-2-1C、图 7-2-2D)。

(4) 充分止血后，逐层缝合手术切口，放置引流。

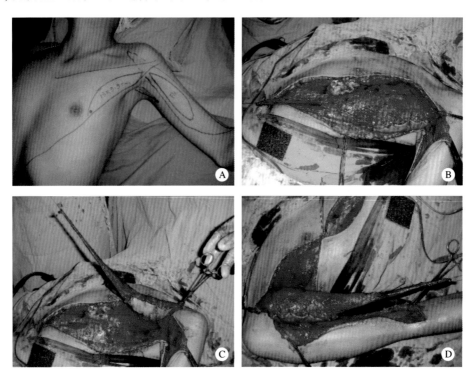

图 7-2-2　胸大肌胸肋部肌皮瓣双极转位重建屈肘功能

A. 手术设计；B、C. 游离胸大肌胸肋部肌皮瓣；D. 胸大肌肌皮瓣移位

(二) 背阔肌转位重建屈肘功能

1. 切口　显露背阔肌采用侧胸纵行切口。

2. 游离背阔肌皮瓣

(1) 根据所需长度沿背阔肌外侧缘做弧形切口，游离并切断背阔肌的起点，可带部分腰背筋膜以便缝合。

(2) 于腋部的切口内，显露、分离背阔肌的血管神经蒂，并游离胸背神经与血管至腋窝顶部，并仔细加以保护。在肩部前方做 "S" 形切口显露喙突，游离背阔肌近端直达腋窝腱性止点处予以切断。根据受区的情况，必要时在游离背阔肌的同时携带适当大小的皮瓣 (图 7-2-3B)。

3. 背阔肌皮瓣转移

(1) 在肘部前方做 "S" 形切口，显露并游离肱二头肌腱止点。

(2) 平行腋窝做一横切口并向上臂延长至肘部切口。将仅与神经血管蒂相连的背阔肌，

273

经腋部切口移位于肘部切口内，注意避免血管神经蒂扭转或受压。于肘关节屈曲 100° 位，将背阔肌的止点缝合固定于喙突上，将背阔肌的起点肱二头肌腱做编织缝合。此时，应注意保持背阔肌一定的张力 (图 7-2-3C)。

4. 充分止血后逐层缝合切口，必要时放置引流。

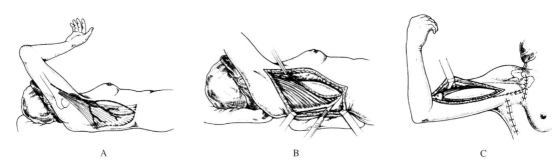

图 7-2-3　背阔肌转位重建屈肘功能

A. 背阔肌示意图；B. 显露分离背阔肌皮瓣；C. 背阔肌皮瓣重建屈肘功能

(三) 胸小肌起点单极转位重建屈肘功能

1. 切口　腋部沿胸外侧切口，切开皮肤及皮下组织，将胸大肌牵向背侧 (图 7-2-4A)。

2. 显露胸小肌，将其于起点处切断，向上翻起逐渐向近端游离。除胸小肌止点外将其完全游离。此时注意保护从其近端深面进入胸小肌的胸外侧动脉及胸内侧神经 (图 7-2-4B)。

3. 于上臂屈侧做 S 形或纵切口，显露肱二头肌。并与胸部切口间形成皮下隧道。将已游离的胸小肌通过皮下隧道转移于上臂切口内。胸小肌通过皮下隧道时注意血管神经蒂避免扭转和受压。

4. 于屈肘 100° 位，将胸小肌起点与肱二头肌缝合。注意胸小肌应保持一定张力 (图 7-2-4C)。

5. 观察胸小肌血供良好，充分止血后逐层缝合切口。必要时放置引流。

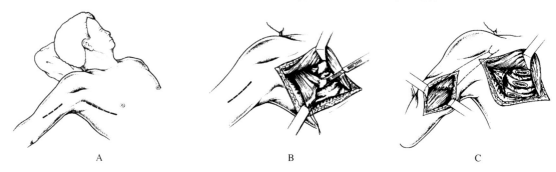

图 7-2-4　胸小肌起点单极移位重建屈肘功能

A. 体位及手术切口；B. 分离切断胸小肌起点；C. 胸小肌经皮下隧道至肘部与肱二头肌缝合

(四) 屈肌群起点上移术重建屈肘功能 (Steindles 手术)

患侧无可利用的背阔肌或胸大肌，但患侧前臂屈肌群有足够的肌力，包括屈腕、屈指及旋前圆肌肌力大于 4 级，且伸肘、伸腕功能基本正常者，可行屈肌起点上移术重建屈肘功能。

1. 切口　以肱骨内上髁为中心做一弧形切口长 12 ~ 16cm(图 7-2-5A)。

2. 切开皮肤、皮下组织，分离皮下组织注意保护前臂内侧皮神经。切开深筋膜游离前臂屈肌群两侧，内侧达旋前圆肌内缘，外侧达尺侧腕屈肌外缘。注意保护内侧的尺神经与外侧的正中神经，可将尺神经从尺神经沟内游离并予以牵开。

3. 将屈肌腱在肱骨外上髁的起点连同外上髁从肱骨上凿下，并将屈肌腱适当向远端游离 (图 7-2-5B、C)。

4. 在屈肌原止点的近端约 5cm 处，将肱骨凿一与肱骨外上髁所凿的骨块面积相当大小的骨块，形成一粗糙骨面。在肘关节 90° ~ 100° 屈曲位，用螺钉将凿下的肱骨外上髁固定于肱骨上的粗糙骨面上 (图 7-2-5D)。操作时应注意保护桡神经及正中神经。

5. 术后用石膏或支具将患肢固定在肘关节过度屈曲、腕关节背伸和前臂旋后位，6 周后拆除外固定进行康复训练。

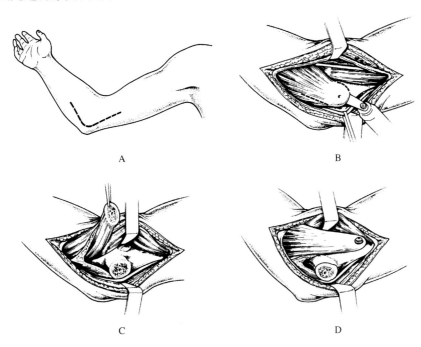

A

B

C

D

图 7-2-5　屈肌群起点上移术重建屈肘功能

A. 手术切口；B. 屈肌起点连同肱骨外上髁凿下；C. 游离屈肌群；D. 将屈肌起点连同肱骨外上髁骨块上移固定于肱骨下端掌侧

（五）尺侧腕屈肌倒转重建屈肘功能

1. 切口　前臂远、中段掌面尺侧做切口；肘部掌侧做弧形切口；上臂上段三角肌下缘做纵行切口 (图 7-2-6A 和图 7-2-7A、B)。

2. 在前臂尺侧切口内，显露尺侧腕屈肌。将其于近止点处切断，从远端向近端游离，注意勿损伤其内下方的尺神经和尺动脉、静脉 (图 7-2-7C)。

3. 将尺侧腕屈肌向近端游离，至尺侧腕屈肌近 1/3 时，应注意保护由其深面进入尺侧腕屈肌的血管神经束（图 7-2-7D、E）。至此，尺侧腕屈肌的游离即可。

4. 切开肘部的切口，经皮下隧道将游离的尺侧腕屈肌引至肘部（图 7-2-6B、F）。

5. 尺侧腕屈肌的固定按其手术方法不同而异。Ahmad 术式即于屈肘 100°，将尺侧腕屈肌远端肌腱固定于肱骨干中段骨皮质的粗糙面上（图 7-2-6C）。

改良 Ahmad 术式则将尺侧腕屈肌远端肌腱经肘部切口与三角肌下缘纵行切口之间的皮下隧道引至三角肌下缘纵行切口内，在屈肘 100° 位将尺侧腕屈肌远端肌腱缝合固定于三角肌止点（图 7-2-6D、图 7-2-7G）。

6. 充分止血后，逐层缝合手术切口，必要时放置引流。

7. 石膏或支具于肘关节屈曲位固定。

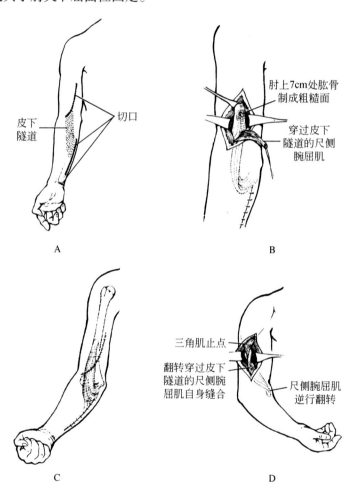

图 7-2-6 尺侧腕屈肌倒转重建屈肘功能，固定于肱骨干中段骨皮质上（Ahmad 术式）或三角肌止点（改良 Ahmad 术式）

A.手术切口；B.游离尺侧腕屈肌至肘部；C.Ahmad 术式，尺侧腕屈肌固定于肱骨干中段；D.改良 Ahmad 术式，尺侧腕屈肌固定于三角肌止点

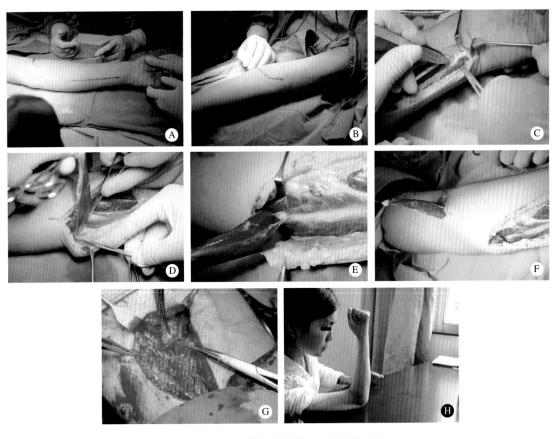

图 7-2-7 尺侧腕屈肌倒转重建屈肘功能

A、B.手术切口；C.游离切断尺侧腕屈肌腱；D.向近端游离尺侧腕屈肌；E.显示尺侧腕屈肌的血管神经束；
F.尺侧腕屈肌翻转至肘上；G.尺侧腕屈肌腱固定于三角肌止点；H.术后屈肘功能

（六）吻合血管神经的股薄肌移位重建屈肘功能

术前要明确受区血管（动脉、静脉）能否利用，是否需要血管移植，动脉血流是否足够？必要时行超声多普勒血流仪、CTA 或 MRA 检查。

1. 体位　患者取仰卧位、上肢外展位置于手术台旁的手术桌上。

2. 手术设计　①动力肌——股薄肌；②受区接受神经——肌皮神经肱二头肌肌支（外伤性屈肘肌群缺损时）、副神经斜方肌支或膈神经（外伤性屈肘肌群缺损，伴肌皮神经或外侧束、上臂丛损伤）；③受区血管——肱动脉与头静脉、肱静脉，或颈横动脉与颈外静脉。

3. 动力肌切取——股薄肌肌皮瓣的切取

(1) 以耻骨结节至胫骨内侧髁后缘连线作为前缘线，于其上 2/3 部设计梭形股薄肌肌皮瓣 [(15 ~ 18)cm×5cm]（图 7-2-8A）。

(2) 先切开上段皮瓣的前缘线切口，于股薄肌与长收肌间隙分离支配股薄肌的主要动脉、静脉血管蒂及闭孔神经前支的入肌点，一般在耻骨结节下 8 ~ 12cm 处（图 7-2-8B）。

(3) 分离长收肌肌腹，逆行向股薄肌近端游离股薄肌血管蒂至股深血管或旋股内侧血管起始部，长度 6 ~ 10cm，游离闭孔神经前支 8 ~ 12cm。

(4)依次解剖、分离股薄肌肌腹和肌腱,保留肌腹外筋膜与腱周组织。切断起止点与神经、血管蒂完成股薄肌肌皮瓣切取(图 7-2-8C)。股薄肌的血管神经蒂应从起点处切断,至此完成了股薄肌的切取(图 7-2-8D)。仔细观察股薄肌支的神经束并进行修整,对有感觉支伴行的应辨认清楚,使得吻合处具有两束以上运动神经束。

4.吻合血管、神经的股薄肌移植重建屈肘功能

(1)将股薄肌肌皮瓣顺向放置于肩 - 上臂 - 肘前部,股薄肌的起点缝合固定于肩峰或锁骨外段骨膜。上肢屈肘 90°调整股薄肌张力,将股薄肌肌腱与肱二头肌肌腱近止点部编织缝合(图 7-2-8E、F)。

(2)显微镜下无张力缝合股薄肌肌皮瓣的动脉与颈横动脉(或肱动脉)、肌皮瓣的静脉与颈外静脉(或头静脉、肱静脉),股薄肌肌皮瓣的闭孔神经前支与副神经斜方肌支或膈神经(或肌皮神经的肌肱二头肌肌支)缝合,在张力合适的情况下尽可能减少股薄肌支的长度以缩短术后神经再生所需的时间。

(3)仔细止血后缝合手术切口,放置引流。

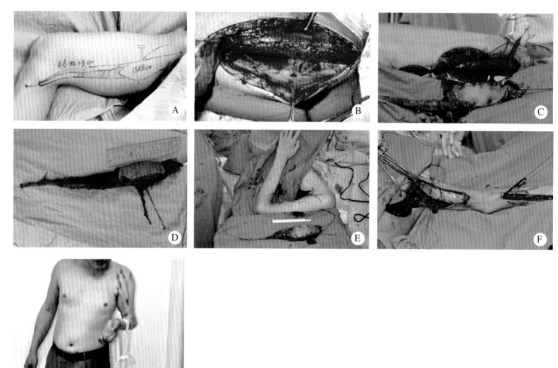

图 7-2-8 吻合血管神经的股薄肌移植重建屈肘功能

A.股薄肌肌皮瓣的手术设计;B.显露股薄肌肌皮瓣血管蒂;C、D.切取的股薄肌肌皮瓣;E、F.带血管神经蒂的股薄肌移植至受区;G.术后屈肘功能

五、术后监测与处理

1.患肢屈肘、臂内收贴胸部位采用石膏托或支具固定。术后 6 周拆去外固定,进行主

动的康复训练和被动关节活动。

2.采用吻合血管神经的股薄肌移植重建屈肘功能者，术后适当使用扩血管药物，观察肌皮瓣血液循环，及时处理血管危象（缺血不能超过 4 ~ 6 小时），以及使用促进神经再生药物。

六、术后常见并发症的预防与处理

1.供区并发症　带蒂胸大肌胸肋部双极移位适合男性患者，而女性患者因本术式对乳房外形影响较大需慎用或禁用。此时可改用胸大肌锁骨部肱骨止点部单极移位（图 7-2-9）、胸大肌胸肋部起点单极移位或加带足够长度的腹直肌前鞘的胸大肌胸肋部起点单极移位（图 7-2-10）。

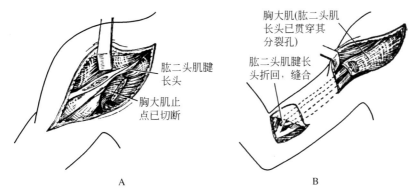

图 7-2-9　胸大肌锁骨部肱骨止点部单极移位重建屈肘功能

A.切断胸大肌肱骨止点；B.肱二头肌长头腱延长固定于肱二头肌止点

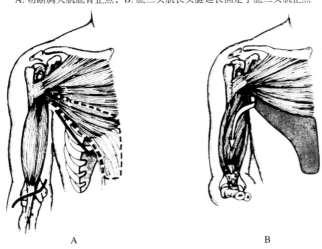

图 7-2-10　胸大肌胸肋部起点单极移位重建屈肘功能

A.切取胸肋部胸大肌的范围；B.胸大肌胸肋部转移至肘部

2.切取胸大肌胸肋部时不能损伤或过度牵拉血管神经蒂，调整胸大肌胸肋部肌肉静息肌张力，固定起、止点时注意保持血管神经蒂处于无张力状态。

3.吻合血管神经的股薄肌移位重建屈肘功能

(1) 移位肌肉与受区接受床粘连问题：因移位肌肉术后要等数月时间才能完成神经再支配发挥作用，而这段时间移位肌肉会与其周围组织床基发生粘连。为此，切取股薄肌时注意保护移位股薄肌肉的肌外膜完整，故术中动力肌切取时要从动力肌以外的相邻肌肉解剖开始，基本"不显露动力肌本身"，将股薄肌、肌外膜连同周围邻近肌肉的肌外膜一同切取，最大限度地减少对移位肌肉的损伤，并形成一个潜在的腔隙（就如同肺的脏胸膜和壁胸膜之间形成潜在腔隙一样），即使术后出现组织粘连，也是动力肌外肌间膜与基床粘连，而移植肌肉肌腹本身在神经再支配后仍能"伸缩自如"，移位肌肉神经再支配后的肌肉收缩力量可以提高，这也是目前功能性肌肉移植中最容易疏忽的技术要点。

(2) 血管危象防治：术前可采用超声多普勒血流仪、CTA 或 MRA 检查明确受区接受血管（动脉、静脉）的状况。可将动力肌选择时设计成肌皮瓣，一方面便于术后观察血运，另一方面缓解了受区皮肤切口缝合的张力。优化显微血管吻合技术，血管吻合方法的改良，如"T"嵌入动脉缝合法、改良的微血管吻合器吻合法，以缩短肌肉缺血时间、提高血管吻合尤其是静脉吻合通畅率，确保肌皮瓣血供与成活。术后常规"三抗"，严密监测肌皮瓣血供，积极防治血管危象。

七、临床效果评价

屈肘功能重建方法较多,可根据患者的具体情况和对屈肘功能的要求不同适当加以选择。

1. 胸大肌转位重建屈肘功能　目前，胸大肌胸肋部肌皮瓣双极转位重建屈肘功能手术临床应用较多，因胸大肌胸肋部受颈 8、胸 1 神经根支配，在颈 5 ~ 颈 7 神经根损伤时肌肉功能正常，带血管神经蒂胸大肌胸肋部肌皮瓣双极转位后重建屈肘功能恢复疗效确切。

2. 背阔肌转位重建屈肘功能　背阔肌的神经支配主要为颈 5 ~ 颈 7，多数臂丛损伤屈肘功能丧失者背阔肌已严重减弱或麻痹，即使神经移位修复术后背阔肌恢复功能有 M4 级肌力，作为供体行背阔肌转位重建屈肘功能有时疗效欠佳。

3.胸小肌转位重建屈肘功能　胸小肌肌力较小,适用于屈肘肌肌力已有M2级或M3级时。

4. 尺侧腕屈肌倒转重建屈肘功能　此法手术方法简单，术后有一定效果，由于其肌力较小，对屈肘肌力要求不高者较为实用。

5.吻合血管神经的股薄肌移位重建屈肘功能　应用于无法采用上述方法进行屈肘功能重建时。手术方法得当、术后经过顺利、神经功能恢复良好时可获得良好的功能效果(图7-2-8G)。

第三节　伸肘功能重建

一、适应证

1. 桡神经损伤后一年或神经修复术后一年，伸肘功能未恢复者，可行背阔肌伸肘功能重建术。

2.转位肌肉必须有 M4 级以上的肌力。

二、禁忌证

肘关节僵硬，被动活动受限。

三、术前准备

1.血常规、心电图、肝肾功能及胸部 X 线检查。

2.上臂皮肤软组织条件良好，无感染。

3.麻醉　全身麻醉。

四、手术要点、难点及对策

1.体位与切口

(1) 体位：患者取侧卧位，患侧向上。

(2) 切口：取腋中线切口，游离背阔肌起止点，可适当带一些腰背筋膜。

2.在臂后侧中线做一纵向 S 形切口，显露肱三头肌起止点。

3. 小心分离三角肌后缘，将背阔肌起点与肱三头肌内侧头腱性起点用粗线编织缝合。伸肘位将背阔肌止点腱部 (或腰背筋膜) 与肱三头肌止点腱部和尺骨鹰嘴骨膜部重叠牢固缝合。应注意背阔肌的张力调节。

五、术后监测与处理

采用石膏或支具将患肢伸肘位外固定 4 ~ 6 周，拆除固定后逐渐开始康复功能训练。

六、术后常见并发症的预防与处理

肘关节伸直部分受限，由于肘关节不能过伸，固定移位的背阔肌时，应特别注重移位的背阔肌的张力，若背阔肌的张力不够，则可能出现肘关节伸直部分受限。

七、临床效果评价

伸肘功能重建在临床上应用较少，应用背阔肌移位重建伸肘功能可达到有用的功能效果。

第四节 伸腕、伸指功能重建

一、适应证

桡神经损伤后 1 年或神经修复术后 1 年，伸腕与伸拇、伸指功能未恢复者，可行功能重建术。

二、禁忌证

1. 前臂软组织不健康。
2. 全身情况不宜手术者。

三、术前准备

1. 血常规、心电图、肝肾功能及胸部 X 线检查。
2. 麻醉 臂丛神经阻滞麻醉

四、手术要点、难点及对策

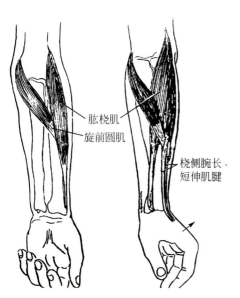

肱桡肌
旋前圆肌

桡侧腕长、
短伸肌腱

图 7-4-1 旋前圆肌移位重建伸腕功能

1. 体位 患者取仰卧位，患肢外展 90°，置于手术台旁的手术桌上。

2. 伸腕功能重建术 (图 7-4-1)

(1) 切口 前臂下 1/3 桡侧切口，切开皮肤及皮下组织时，注意保护桡神经浅支。

(2) 游离旋前圆肌 分离皮下组织，显露肱桡肌并将其向桡侧牵开，于其深面可见旋前圆肌在桡骨上的止点。将旋前圆肌在桡骨中下段的止点连同一部分骨膜从桡骨上分离下来。再沿旋前圆肌肌腹两侧向近端游离旋前圆肌，至其能自由活动为止。

(3) 旋前圆肌移位 在前臂切口的桡背侧，找到并显露桡侧腕长、短伸肌腱。将游离的旋前圆肌肌腱止点调节张力在腕关节背伸位与桡侧腕长、短伸肌腱编织缝合。缝合肌腱时，注意保持腕关节于背伸位。

3. 第 2～5 指伸指功能重建术 (图 7-4-2)

(1) 在前臂掌面尺侧下 1/4 处做一切口，切开皮肤及皮下组织即可显露尺侧腕屈肌及尺动脉和尺神经。从止点处切断尺侧腕屈肌肌腱，注意在保护尺动脉和尺神经的情况下，向近端游离尺侧腕屈肌至其肌腹中上部。

(2) 在前臂背侧下 1/3 做 "S" 形切口，找出第 2 ~ 5 指指总伸肌腱。并与尺侧下端的切口间形成皮下隧道，将尺侧腕屈肌肌腱从皮下隧道引至前臂背侧内，应注意不要卡压尺神经。调节张力于腕关节背伸、第 2 ~ 5 指掌指关节伸直位，将尺侧腕屈肌肌腱与第 2 ~ 5 指伸指总肌腱行编织缝合。

4. 伸拇功能重建术 (图 7-4-2)

(1) 在前臂掌面桡侧下 1/3 做一切口，切开皮肤及皮下组织即可显露桡侧腕屈肌及桡动脉。从止点处切断桡侧腕屈肌肌腱。向近端游离桡侧腕屈肌，以使移位后肌肉收缩的方向尽可能呈直线方向，并注意保护桡动脉和正中神经。

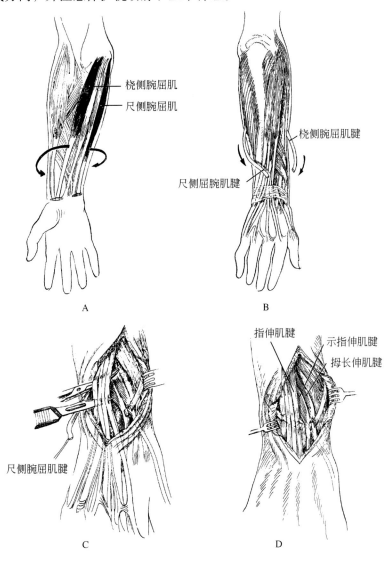

图 7-4-2　屈腕肌腱移位伸指伸拇功能重建

A. 切取桡侧、尺侧腕屈肌；B. 桡侧、尺侧腕屈肌腱移至背侧；C. 桡侧腕屈肌重建伸拇功能，尺侧腕屈肌重建伸指功能；
D. 术毕

(2) 在前臂背侧中下 1/3 处做一长约 5cm 的弧形切口，找出拇长伸肌腱，于肌腱与肌腹连接处予以切断。并与掌面桡侧切口间形成皮下隧道，将桡侧腕屈肌肌腱从皮下隧道引至前臂背侧内。

(3) 调节张力虽无准确的客观指标，一般应于腕关节伸展位、拇指掌指关节和指间关节伸直位、拇指外展位，将桡侧腕屈肌肌腱与拇长伸肌腱行编织缝合。

5.彻底止血后缝合手术切口，必要时放置引流。

五、术后监测与处理

术后于前臂旋前、伸腕、伸指、伸拇位用石膏托或支具固定 3 周，拆除固定后逐渐开始康复功能训练。

六、术后常见并发症的预防与处理

腕关节屈曲或伸指功能部分受限是由于肌腱移位缝合时张力调节或术后功能锻炼不当所致。因此，正确的张力调节和术后的功能锻炼十分重要。

七、临床效果评价

桡神经损伤后的伸腕、伸指功能重建,术后虽然有部分患者不可能达到完全正常的功能,但术后均能满足患者的生活和工作所要求的功能，效果良好。

第五节　屈腕、屈指功能重建

一、适应证

对于正中神经损伤、正中神经与尺神经均损伤后一年或神经修复术后一年,屈腕与屈拇、屈指功能未恢复者,可行功能重建术。由于指屈肌均有屈腕功能,因此,没有必要单独重建屈腕功能，实际上仅需重建屈拇、屈指功能。

二、禁忌证

1.前臂软组织不健康。
2.全身情况不宜手术者。

三、术前准备

1. 血常规、心电图、肝肾功能及胸部 X 线检查。
2. 麻醉 臂丛神经阻滞麻醉。

四、手术要点、难点及对策

1. 体位 患者取仰卧位，患肢外展 90° 置于手术台旁的手术桌上。

2. 腕背部止点处做小的横切口，分别显露腕背部桡侧腕长伸肌和尺侧腕伸肌止点，将其从止点处切断，并适当向近端游离。

3. 于前臂下 1/3 的桡侧、尺侧分别做一纵行切口。分别将桡侧腕长伸肌和尺侧腕伸肌腱从桡侧、尺侧的切口中抽出 (图 7-5-1A)。

4. 前臂远端掌侧正中做纵行切口，分离出 2 ~ 5 指的指深屈肌腱和拇长屈肌腱，注意保护正中神经和两侧的桡动脉和尺动脉。

5. 分别于前臂背面桡侧、尺侧的切口与前臂掌侧的切口间形成皮下隧道，隧道应有足够的宽度，以保证移植肌收缩时自由滑动。

6. 将桡侧腕长伸肌腱经桡骨桡侧缘通过皮下隧道至掌侧切口内，尽可能使移位的桡侧腕长伸肌呈直线方向与拇长屈肌腱行编织缝合。将尺侧腕伸肌经尺骨尺侧缘隧道转移到前臂掌侧，尽可能使移位的尺侧腕伸肌呈直线方向与 2 ~ 5 指的指深屈肌腱编织缝合 (图 7-5-1B)。手术时应注意肌腱张力的调整，使手指处于休息位，以利于术后获得良好功能。

7. 如尺神经功能正常，则环、小指屈指功能正常，可在腕部将示、中指的指深屈肌腱于手指处于休息位与环、小指指深屈肌腱编织缝合，而无须将尺侧腕伸肌移位。

8. 仔细止血后缝合手术切口。

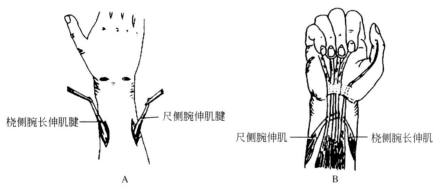

图 7-5-1 屈拇、屈指功能重建

A. 切取桡侧腕长伸肌和尺侧腕伸肌；B. 桡侧腕长伸肌重建屈拇，尺侧腕伸肌重建屈指

五、术后监测与处理

术后采用背侧石膏托或支具，于腕关节轻度屈曲位，手指屈曲位固定 3 ~ 4 周，拆除

固定后逐渐开始康复功能训练。

六、术后常见并发症的预防与处理

1. 伸腕时腕部呈桡偏 由于尺侧腕伸肌已移位，桡侧还有桡侧腕短伸肌，因此伸腕时由于尺侧缺乏腕伸肌的平衡，故而腕关节有桡偏。尽管如此，但对手部功能将无明显影响。

2. 高位正中神经损伤时，除手指屈曲功能障碍外，尚有拇指对掌功能障碍，还需行拇指对掌功能重建术。

七、临床效果评价

采用腕伸肌移位重建拇手指屈曲功能，只要方法得当、张力调节合适，术后可获得良好效果。

（顾立强）

第六节　手内部肌功能重建

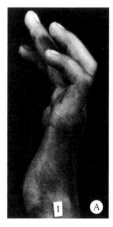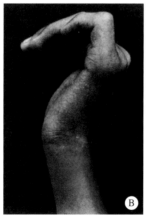

图 7-6-1　爪形手畸形

A.明显的伸直位爪形手畸形；B.在尝试完成蚓状肌手姿时出现过度辅助角度

手内在肌麻痹是由尺神经损伤所致，主要导致爪形手畸形，近侧指间关节伸直障碍及捏握力下降等一系列症状。骨间肌和蚓状肌功能为屈曲掌指关节，伸指间关节。爪形手畸形丧失内在肌静息张力，表现为"手内在肌阴性姿势"，即掌指关节过伸而指间关节屈曲（图 7-6-1）。内在肌功能丧失还可影响手运动的动力学。正常手在握物时，掌指关节在指间关节之前屈曲，这样便可以将物体握入手心。然而，尺神经麻痹时，远侧指间关节先屈曲，然后是近侧指间关节，最后才是掌指关节，这样不是将物体引入手掌，而是指端将物品推出掌心。

手内部肌功能重建的手术方法主要分为静态重建术和动力性手内在肌功能重建术。静态重建术主要包括掌指关节掌侧关节囊固定术 (Zancolli 术式) 和静态腱固定术 (Riordan 术式、Parkes 术式、Fower 术式)。静态重建术通过缩短掌指关节掌侧关节囊或者形成"缰绳"韧带等方法防止掌指关节过伸。只有在掌指关节的被动屈曲时近侧指间关节可主动伸直的情况下，静态重建术可以较满意的矫正爪形手畸形；但若掌指关节被动屈曲时近侧指间关节伸直不充分，则静态重建术禁忌采用。静态重建术不能恢复手指的正常的屈曲方式，指间关节仍先于掌指关节屈曲，所以近年来国际上多采取动力性内在肌功能重建术。动力性手内在肌功能重建术包括：指浅屈肌腱移位法 (Stiles-Bunnell 法，图 7-6-2)、桡侧腕长伸肌腱移位法 (Brand 法)、示指固有伸肌和小指伸肌移位 (Fowler 术式) 等。其中，广泛被采用的是指浅屈肌腱移位法和桡侧腕长伸肌腱移位法。

一、指浅屈肌腱移位法

（一）适应证

尺神经损伤致使手内在肌麻痹，其中单纯尺神经损伤，手部皮肤、肌腱、骨关节均完好，手部条件较好，同时尺神经损伤时间较短、继发的指伸肌腱松弛程度较轻的病例，修复效果较好。

（二）禁忌证

1. 尺神经高位损伤，环指指深屈肌肌力弱。
2. 尺神经损伤伴有中指、环指指屈肌腱损伤，或者手部骨关节损伤者。

（三）术前准备

1. 血常规、心电图、胸部 X 线拍片、肝肾功能及上肢神经肌电图检查。
2. 老年患者特别应注意是否合并有高血压和糖尿病。
3. 心电监护。
4. 麻醉　臂丛神经阻滞麻醉。

（四）手术要点、难点及对策

1. 体位与切口
(1) 体位：患者取仰卧位，患肢外展置于手术台旁的手术桌上，气囊止血带充气。

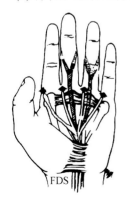

图 7-6-2　指浅屈肌腱移位法 (Stiles-Bunnell 法)

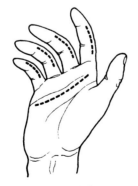

图 7-6-3　手术切口

(2) 切口：示指、中指、环指、小指桡侧正中切口，显示各指的侧腱束；再在远掌横纹处做横切口 (图 7-6-3 和图 7-6-4A、B)。

2. 在中指、环指的切口内寻找指浅屈肌腱，从近止点处切断指浅屈肌腱。

3. 将指浅屈肌腱从手掌部近端抽出，每条指浅屈肌腱纵行分成 2 束，分别将指浅屈肌腱条通过各指的蚓状肌管，到达每个手指的桡侧切口中 (图 7-6-2 和图 7-6-4C、D)。

4.调整张力，于腕背伸 45°，掌指关节屈曲 70°，指间关节完全伸直位。

将被分成 4 束的指浅屈肌腱分别与第 2 ~ 5 指桡侧腱束缝合 (图 7-6-4E、F 和图 7-6-5)。

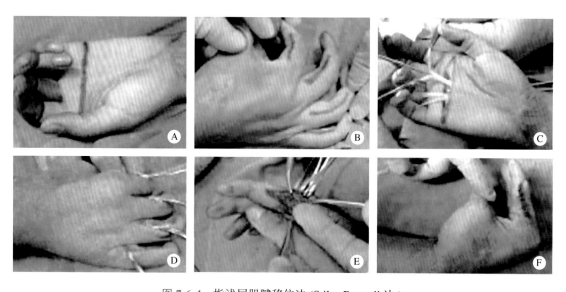

图 7-6-4　指浅屈肌腱移位法 (Stiles-Bunnell 法)

A、B.手术切口；C.指浅屈肌腱各分成 2 束；D.指屈肌腱条穿至指桡侧切口；E.缝合、固定指浅屈肌腱；F.术毕

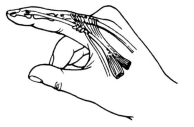

图 7-6-5　指浅屈肌腱缝合到手指桡侧腱束上

5.放松止血带，创面止血，全层缝合所有手术切口，无菌敷料包扎。掌侧若内在肌功能障碍合并中、环指指浅屈肌腱损伤或者缺损，可采用异体肌腱移植矫正内在肌功能障碍。手术方法与上述相同，仅于手部至前臂指浅屈肌腱指间需采用肌腱移植 (图 7-6-6)。

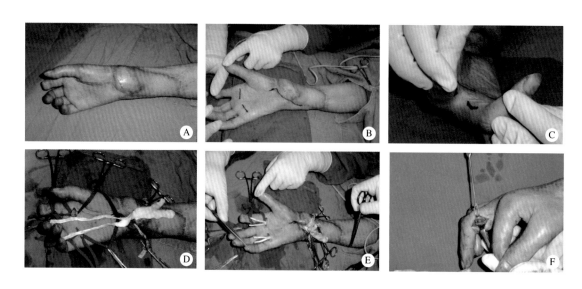

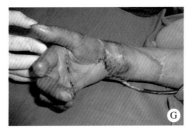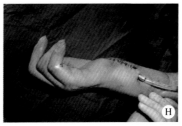

图 7-6-6　肌腱移植指浅屈肌腱移位法

A.术前；B、C.手术切口；D、E.肌腱移植；F.缝合肌腱；G、H.术毕

（五）术后监测与处理

术后将患手用石膏托固定于腕背伸 45°，掌指关节屈曲 70°，指间关节完全伸直位 4 周。拆除石膏后进行功能锻炼。

（六）术后常见并发症的预防与处理

1.肌腱缝合张力过小，无法矫正爪形手畸形，近指间关节仍不能完全伸直，需要二次手术紧缩肌腱；肌腱缝合张力过大，最终导致手指不能屈曲，内在肌阳性征，若经功能练习不能缓解，需二次行肌腱延长术。

2.鹅颈畸形　指浅屈肌腱移位后，去除了供指近侧指间关节的屈曲动力；指深屈肌腱止点移至受指侧腱束，造成近侧指间关节掌板松弛，可能导致鹅颈畸形。为避免鹅颈畸形的发生，切除指深屈肌腱时，于止点处保留一定长度，防止近指间关节过伸。

3.指间关节屈曲挛缩　由于指深屈肌腱远侧断端的粘连、术区出血和手术创伤，可能造成远侧指间关节屈曲挛缩。术中应充分止血，术后早期功能锻炼可以减少此并发症。

（七）临床效果评价

指浅屈肌腱移位法不仅较好地矫正了爪形手畸形，并恢复掌指关节的内收和外展，与桡侧腕长伸肌腱移位法（Brand 法）相比，指浅屈肌腱移位法不需要行肌腱移植，移位肌腱张力相对容易调节，手术相对简便。但指浅屈肌腱移位法将近侧指间关节主要的屈肌转变为强力的伸肌，术后可能发生过度矫正，产生内在肌阳性畸形。

二、桡侧腕长伸肌腱移位法 (Brand 法)

（一）适应证

1.高位尺神经损伤手内在肌麻痹合并低位正中神经损伤。

2.尺神经高位损伤，环指指深屈肌肌力弱。

3.中指、环指指浅屈肌腱损伤的爪形手。

（二）禁忌证

1. 年老多病，全身状况不宜手术者。

2. 桡侧腕长伸肌腱损伤或肌力较弱者。

（三）术前准备

1. 血常规、心电图、胸部 X 线片、肝肾功能及上肢神经肌电图检查。

2. 有高血压和糖尿病史者，应在其病情控制良好的情况下手术。

3. 心电监护。

4. 麻醉　臂丛神经阻滞麻醉。

（四）手术要点、难点及对策

1. 体位与切口

(1) 体位：患者取仰卧位，患肢外展置于手术台旁的手术桌上，上臂气囊止血带。

(2) 切口：腕背部桡侧、桡侧腕长伸肌腱止点处做横折切口。示指、中指、环指、小指桡侧正中切口，显示各指的侧腱束 (图 7-6-7A、B)。

2. 寻找桡侧腕长伸肌腱，在止点处切断。从近端将桡侧腕长伸肌腱抽出，与四条游离自体趾伸肌腱或异体肌腱缝合 (图 7-6-7C)。

3. 分别将这四条肌腱从背侧穿至掌侧，经过掌骨间横韧带的掌侧，穿蚓状肌管，分别与各指侧腱束缝合 (图 7-6-7D)。

4. 调整张力，腕背伸 45°，掌指关节屈曲 70°，指间关节完全伸直位。将被分成 4 束的指浅屈肌腱分别与第 2 ~ 5 指桡侧腱束缝合 (图 7-6-7E、F)。

5. 放松止血带，创面止血，全层缝合各伤口，无菌敷料包扎，掌侧石膏固定于上述位置。

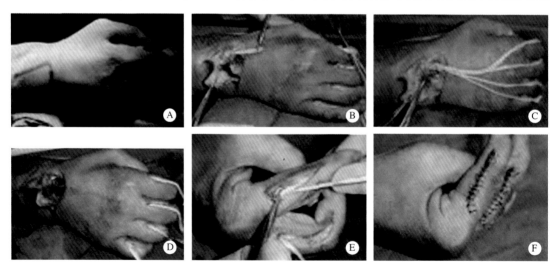

图 7-6-7　桡侧腕长伸肌腱移位法 (Brand 法)

290

（四）术后监测与处理

术后将患手用石膏固定于腕背伸45°，掌指关节屈曲70°，指间关节完全伸直位4周。拆除石膏固定后开始功能锻炼，将移位后的功能整合入手的功能，且在12周内应避免强力捏持和提物。

（五）术后常见并发症的预防与处理

1. 肌腱缝合时张力过小，则无法矫正爪形手畸形，近指间关节仍不能完全伸直，可能需要二次手术紧缩肌腱；肌腱缝合时张力过大，则将最终导致手指不能屈曲，内在肌阳性征，若经功能练习不能缓解，亦需二次手术行肌腱延长术。

2. 移植肌腱粘连　由于移植肌腱通过掌骨间隙时容易形成粘连，术中可取掌侧切口辅助移植肌腱穿过，术后在石膏固定范围内早期进行适当的功能锻炼。

（六）临床效果评价

理论上讲，Brand 法使用在正常情况下，采用无屈指作用的动力以增加掌指关节屈曲力量，从而也可以改善手的握力。但是采用此术式的患者术后功能再适应较为困难，腕背伸时会使移植肌腱松弛，患者要学会在腕关节不背伸的情况下使用移位的桡侧腕长伸肌腱。此术式需要游离肌腱移植或异体肌腱移植，术后容易导致肌腱粘连，且动力为"一带四"，即一条桡侧腕长伸肌要带动分开的4条肌腱分别至4个手指，在手术中肌腱张力调节的难度较大，术后实际效果并没有理论上的效果好。

（庄永青　刘英男）　*291*

第七节　拇指对掌功能重建

正中神经损伤是周围神经损伤中较常见的一种。由于治疗不及时或治疗不当，晚期将出现拇指对掌功能障碍。拇指对掌功能是人类所特有的功能，对完成手的捏、握、抓等方面的功能有着重要的作用。一旦丧失拇指对掌功能将严重影响手功能。目前拇指对掌功能重建的方法很多，其中以肌腱移位术占主导地位，同时，小肌肉功能性移位亦取得良好进展，在本节中将分别予以介绍。

一、小指固有伸肌腱移位拇指对掌功能重建术

（一）适应证

正中神经损伤致使拇指对掌功能丧失，但桡神经功能正常，小指固有伸肌腱功能正常者。

（二）禁忌证

1.正中神经损伤致使拇指对掌功能丧失,伴有桡神经损伤,小指固有伸肌腱功能异常者。
2.手掌皮肤瘢痕挛缩,无法形成皮下隧道或隧道狭小可能卡压移位的肌腱者。
3.手术部位存在感染病灶者。

（三）术前准备

1.血常规、凝血功能、心电图、胸部 X 线片、肝肾功能、电解质等检查。
2.控制血压、血糖平稳。
3.麻醉　臂丛神经阻滞麻醉。

（四）手术要点、难点及对策

1.体位与切口

(1) 体位：患者取仰卧位,患肢外展置于手术台旁的手术桌上,上臂使用气囊止血带。

(2) 切口：共有 4 个手术切口,即沿第 5 掌指关节背侧弧形切口；沿尺骨小头背侧向近端,沿小指固有伸肌腱与尺侧腕伸肌腱间行纵切口；于腕掌尺侧以腕横纹为远端向近端尺侧做"S"形切口；沿第 1 掌指关节桡侧做弧形切口 (图 7-7-1)。

2. 在第 5 掌指关节背侧切口内,找到并分离小指固有伸肌腱,此腱一般有两束,应将其一起分离。将小指固有伸肌腱远端与小指的指总伸肌腱远端缝合数针后切断小指固有伸肌腱。近端缝合一牵引线,并将小指固有伸肌腱向近端做皮下锐性分离。

3. 在尺骨小头背侧的切口内,切开腕背第 5 间隔腕背韧带,向近端游离切开深筋膜。找到并抽出小指固有伸肌腱,并将其向近端适当游离。

4.经皮下隧道将小指固有伸肌腱引入腕尺侧的切口内。

5.于第 1 掌指关节桡侧的弧形切口内,分离显露拇短展肌止点。

6.于腕尺侧的切口与第 1 掌指关节桡侧的切口之间做皮下隧道。并将小指固有伸肌腱经此皮下隧道引入第 1 掌指关节桡侧的切口内 (图 7-7-2)。

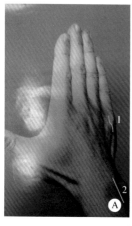
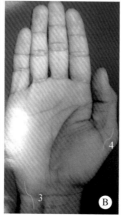

图 7-7-1　手术切口部位

A.背侧切口；B.掌侧切口

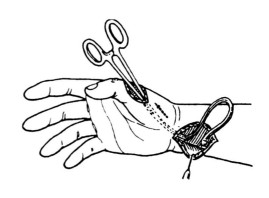

图 7-7-2　小指固有伸肌腱经皮下隧道引入第 1 掌指关节桡侧的切口内

292

7.调整张力，于屈腕、拇指外展对掌位将小指固有伸肌腱的一束拉紧缝合在拇短展肌止点上，另一束缝于拇长伸肌腱的尺侧缘。肌腱缝合后慢慢背伸腕关节，当拇指充分对掌时，拇指掌指关节位于背伸0°～5°范围，则表示缝合的张力合适。

8.放松止血带，止血，冲洗切口后，关闭伤口。

（五）术后监测与处理

术后用石膏托将患肢于腕屈、拇指外展对掌位固定，4周后去除石膏固定，开始进行功能训练。

（六）常见并发症的预防与处理

术中应仔细辨认小指固有伸肌腱，以免误伤小指伸肌腱。小指固有伸肌腱位于小指的指总伸肌腱的尺侧。

（七）临床效果评价

小指的伸直功能由指总伸肌和小指固有伸肌共同来完成，切取小指固有伸肌腱后对小指的伸直功能影响较小。本手术以尺骨尺侧缘为滑车，术中不需要重新建造滑车，方法可靠。小指固有伸肌腱长度适宜，不需要另做游离肌腱移植。本手术方式符合拇指对掌的生物力学，重建后既有满意的外展功能，又有足够的旋前力量。

二、小指展肌移位拇指对掌功能重建术

（一）适应证

正中神经损伤致使拇指对掌功能丧失，尺神经功能正常，小指展肌功能正常。

（二）禁忌证

1.正中神经损伤致使拇指对掌功能丧失，尺神经亦损伤，小指展肌腱功能丧失者。
2.手掌皮肤瘢痕挛缩，无法形成皮下隧道或形成的隧道狭小，肌肉可能被卡压移位者。
3.手术部位存在感染病灶。

（三）术前准备

1.血常规、凝血功能、心电图、胸部X线片、肝肾功能、电解质等检查。
2.有高血压或糖尿病的患者，需控制血压、血糖平稳。
3.麻醉　臂丛神经阻滞麻醉。

（四）手术要点、难点及对策

1.体位与切口
(1)体位：患者取仰卧位，患肢外展置于手术台旁的手术桌上，上臂使用气囊止血带。

(2) 切口：沿小指展肌的桡侧由豌豆骨近侧至小指展肌的止点做一弧形切口 (图 7-7-3A)。

2. 将小指展肌的远端止点分别从伸肌扩张部和近节指骨基底部上游离，并从筋膜间隔分离小指展肌，并仔细显露在豌豆骨远端约 1cm 小指展肌的血管神经束，注意加以保护，避免损伤。将小指展肌游离至豌豆骨上止点处 (图 7-7-3B)。

3. 在拇指掌指关节的桡侧缘另做一切口，并与手部尺侧的切口间做皮下隧道。皮下隧道应宽敞，以便容纳小指展肌。

4. 将游离的小指展肌转移 160°，通过皮下隧道达拇指掌指关节处 (图 7-7-3C)。小指展肌止端的一股缝合在拇短展肌腱上，另一股绕过拇指掌指关节背侧，调整肌张力，使拇指完全处于外展对掌位，缝合至近节指骨基底部平面的拇长伸肌腱背侧缘 (图 7-7-3D)。

5. 放松止血带，止血，冲洗切口后，关闭伤口。

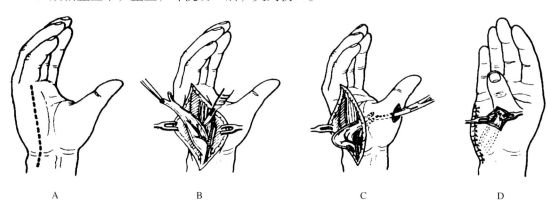

图 7-7-3　小指展肌移位拇指对掌功能重建术

A. 手术切口；B. 分离小指展肌；C. 小指展肌经皮下隧道至拇指掌指关节处；D. 拇指对掌位缝合固定小指展肌

（五）术后监测与处理

术后石膏托外固定于轻度掌屈、拇指外展对掌位，4 周后去除石膏开始功能训练。

（六）术后常见并发症的预防与处理

误伤小指展肌血管神经束将导致手术失败，因此，术中应特别仔细辨认神经血管束并注意加以保护。

（七）临床效果评价

本手术方法较为简单，手术时间较短，术后功能恢复较快。

三、环指指浅屈肌腱移位拇指对掌功能重建术

（一）适应证

正中神经低位损伤致使拇指对掌功能丧失，环指指浅屈肌功能正常。

（二）禁忌证

1. 正中神经高位损伤致使拇指对掌功能丧失，环指指浅屈肌收缩功能丧失者。
2. 手掌皮肤瘢痕挛缩，无法完成皮下隧道或隧道小，卡压肌腱。
3. 手术部位存在感染病灶。

（三）术前准备

1. 血常规、凝血功能、心电图、胸部 X 线片、肝肾功能、电解质等检查。
2. 如有高血压和糖尿病者，需控制血压、血糖平稳。
3. 麻醉　臂丛神经阻滞麻醉。

（四）手术要点、难点及对策

1. 体位与切口

(1) 体位：患者取仰卧位，患肢外展置于手术台旁的手术桌上，上臂使用气囊止血带。

(2) 切口：①于前臂远端掌侧做弧形切口；②环指掌指关节掌侧做横切口；③拇指掌指关节背侧做 "S" 形切口（图 7-7-4）。

2. 于环指掌指关节掌侧切口内，分离指浅屈肌腱，将其尽量向近端牵拉，尽可能向远端切断指浅屈肌腱，并将其近端从前臂远端部切口内拉出（图 7-7-5A）。

3. 在拇指掌指关节背侧切口内，使用血管钳沿拇短展肌的轴线，在鱼际部皮下形成一皮下隧道，经此隧道将环指指浅屈肌腱从前臂切口引入拇指掌指关节背侧切口内（图 7-7-5B）。

4. 放松止血带，止血。缝合手掌和前臂的手术切口。

5. 于拇指掌指关节背侧切口内，在腕关节被动屈曲 40° ~ 50° 位，拇指极度外展和伸直位下，将环指指浅屈肌腱缝合于拇短展肌肌腱上，然后再将其远端穿经拇长伸肌腱下，与拇长伸肌腱缝合后，再将其残端反折缝合至原拇短展肌肌腱上（图 7-7-5C）。

6. 缝合掌指关节背侧切口。

295

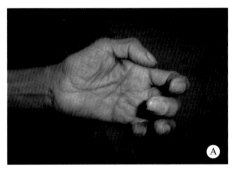
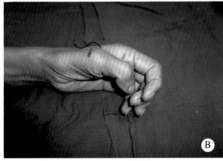

图 7-7-4　手术切口部位

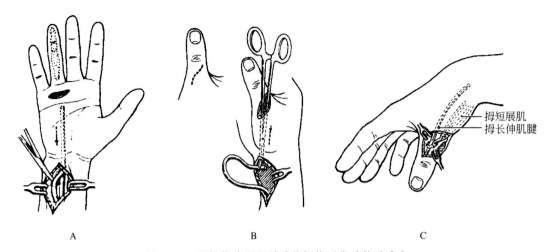

图 7-7-5　环指指浅屈肌腱移位拇指对掌功能重建术

A.从前臂拉出环指指浅屈肌腱；B.环指指浅屈肌腱引入拇指掌指关节背侧；C.缝合固定环指指浅屈肌腱

（五）术后监测与处理

术后用石膏托于屈腕 40°～50°、拇指对掌、伸直位固定，4 周后拆除石膏托，进行腕关节和拇指对掌功能锻炼。

（六）常见并发症的预防与处理

术中注意鱼际部的皮下隧道方位，如该皮下隧道偏离拇短展肌轴线，将难以达到拇指对掌的效果。术中当移位的肌腱缝合固定完毕，被动伸腕时，拇指能随着被动对掌者，则表明肌腱张力和隧道轴线良好。

（七）临床效果评价

本手术方法简单，手术时间短，手术方法正确，术后功能良好。

四、拇长伸肌腱移位拇指对掌功能重建术

（一）适应证

正中神经损伤致拇指对掌功能丧失，桡神经功能正常。

（二）禁忌证

正中神经损伤拇指对掌功能丧失，伴有桡神经损伤，伸腕、伸指功能丧失者。

（三）术前准备

1.血常规、凝血功能、心电图、胸部 X 线片、肝肾功能、电解质等检查。
2.麻醉　臂丛神经阻滞麻醉。

（四）手术要点、难点及对策

1. 体位与切口

(1) 体位：患者取仰卧位，患肢外展置于手术台旁的手术桌上，上臂使用气囊止血带。

(2) 切口：①前臂背面远端尺侧纵行切口；②腕掌侧横纹做小横切口；③拇指掌指关节背侧做小横切口；④前臂背面远端桡侧做纵行切口。

2. 在前臂背面远端桡侧切口内，显露拇长伸肌腱，将其向远端牵拉，尽可能靠近端切断，以保留足够长度的拇长伸肌腱。将切断的拇长伸肌腱从拇指掌指关节背侧切口内抽出（图7-7-6B、C）。

3. 于前臂背面远端尺侧切口内，显露尺侧腕伸肌腱，将其于近止点处切断，并向近端游离（图7-7-6D）。

4. 在拇指掌指关节背侧切口与前臂背面远端尺侧切口之间，形成皮下隧道。由于此隧道太长，需在腕掌侧横纹处加一个小切口。此时应注意隧道的方向，使其通过鱼际部桡侧，并呈直线通向前臂背面远端尺侧切口。

5. 将拇长伸肌腱经腕掌侧横纹切口，从皮下隧道引入前臂背面远端尺侧切口内（图7-7-6E），松止血带，止血。缝合除前臂背面远端尺侧切口以外的手术切口。

6. 于前臂背面远端尺侧切口内，以尺骨的尺侧缘为支点，于腕关节屈曲、拇指充分外

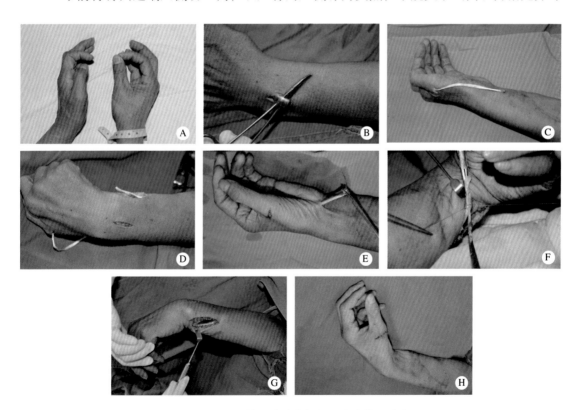

图 7-7-6 拇长伸肌腱移位拇指对掌功能重建术

A. 术前；B. 显露拇长伸肌腱；C. 于拇指掌指关节背侧抽出拇长伸肌腱；D. 分离切断尺侧腕伸肌腱；E ~ G. 拇长伸肌腱经皮下隧道于腕背尺侧切口内与尺侧腕伸肌腱缝合；H. 术毕

展对掌位，将拇长伸肌腱与尺侧腕伸肌腱行编织缝合（图 7-7-6F、G），注意保持移位的尺侧腕伸肌腱与拇长伸肌腱尽可能在力线上，以保证移位的尺侧腕伸肌的肌力发挥。

7.缝合前臂背面远端尺侧切口（图 7-7-6H）。

（五）术后监测与处理

术后用石膏托将拇指固定于腕关节屈曲、拇指对掌、伸直位。4 周后拆除石膏托进行腕关节和拇指对掌功能锻炼。

（六）术后常见并发症的预防与处理

拇指单独背伸功能有所影响。

（七）临床效果评价

本手术方法简单，易于掌握。术后重建的拇指对掌功能良好。虽然拇指单独背伸功能有所影响，但是对拇指的正常功能无明显影响。

五、拇短屈肌移位拇指对掌功能重建术

朱伟等对 20 只尸体手进行了解剖研究，结果证实拇短屈肌与拇短展肌的起点有约 1/2 相互重叠，两个肌腹近端有约 1/3 相互重叠，拇短屈肌主要止于近节指骨基底掌侧，拇短展肌止点以掌指关节桡侧为主。拇短屈肌受尺神经深支支配率为 100%。将拇短屈肌的止点向桡侧移位，使两肌纵轴作用力的夹角增加 7°～9°，有利于拇短屈肌的对掌功能。临床应用 8 例，术后平均随访 12 个月，功能均为优。2003 年该课题组又将此法应用于 8 例断腕再植术后尺神经深支功能恢复较佳者的对掌功能重建，术后随访 1～6 个月，功能恢复满意。

（一）适应证

正中神经损伤致使拇指对掌功能丧失，尺神经功能正常者。

（二）禁忌证

正中神经损伤致使拇指对掌功能丧失，合并有尺神经损伤者。

（三）术前准备

1.血常规、凝血功能、心电图、胸部 X 线片、肝肾功能、电解质等检查。
2.麻醉　臂丛神经阻滞麻醉。

（四）手术要点、难点及对策

1.体位与切口
(1) 体位：患者取仰卧位，患肢外展置于手术台旁的手术桌上，上臂使用气囊止血带。

（2）切口：拇指掌指关节桡侧做 S 形切口（图 7-7-7A）。

2. 于拇指掌指关节桡侧的切口内，显露拇短屈肌与拇短展肌止点。将拇短屈肌从其止点处切断（图 7-7-7B）。

3. 将拇短屈肌向近端游离约 1.5cm，注意勿伤及拇短屈肌的血管神经蒂（图 7-7-7C）。

4. 在近节指骨近端游离拇长伸肌腱。将拇短屈肌腱穿经拇短展肌止点下方，并从拇长伸肌腱下通过，再反折拉向拇短展肌止点。调整张力时，应使拇指处于充分对掌位，将拇短屈肌腱与拇短展肌止点做牢固缝合。并将拇短屈肌腱与拇长伸肌腱缝合（图 7-7-7D）。

5. 放松止血带，止血，冲洗切口后，关闭伤口。

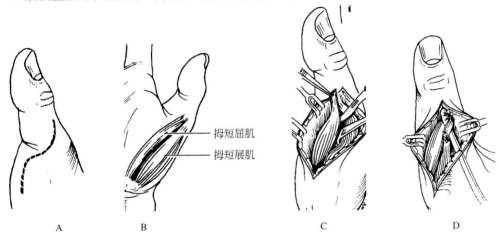

拇短屈肌
拇短展肌

A　　　　　　B　　　　　　C　　　　　　D

图 7-7-7　拇短屈肌移位拇指对掌功能重建术

A.手术切口；B.拇短屈肌与拇短展肌的关系；C.游离拇短屈肌；D.缝合固定拇短屈肌

299

（五）术后监测与处理

术后使用石膏托将拇指固定于屈腕 40°～50°、拇指对掌、伸直位。4 周后拆除石膏托进行腕部和拇指对掌功能锻炼。

（六）术后常见并发症的预防与处理

本手术涉及的范围小，并发症少。

（七）临床效果评价

这种新的手术方法具有手术方法简单、手术时间短、创伤小，不用另取肌腱移植，术后功能恢复快，效果可靠等优点。

六、第 1、2 掌骨间植骨拇指对掌位固定术

（一）适应证

1. 正中神经损伤致使拇指对掌功能丧失，手部无可供肌肉或肌腱移位重建拇指对掌功

能，或伴有拇指腕掌关节畸形、僵硬者。

2.正中神经损伤致使拇指对掌功能丧失伴虎口严重挛缩，行皮瓣移植开大虎口者。

（二）禁忌证

1.手部严重骨质疏松等不利于骨质生长的疾患。

2.手术部位存在感染病灶。

（三）术前准备

1.血常规、凝血功能、心电图、胸部 X 线片、手部正斜位 X 线拍片、肝肾功能、电解质等检查。

2.麻醉　臂丛神经阻滞麻醉。

（四）手术要点、难点及对策

1.体位与切口

(1)体位：患者取仰卧位，患肢外展置于手术台旁的手术桌上，上臂使用气囊止血带。

(2)切口：手背侧第1、2掌骨间做"S"形或弧形切口（图7-7-8C）。

2.向切口两侧分离掀起皮瓣，注意所分离皮瓣的血供状况。显露第1、2掌骨，于拟植骨的部位，分别剥离部分骨膜，并用摆动锯切除该处的部分骨皮质。

3.根据具体需要，于髂骨切取长方体骨块。通常长约2.5cm，并将两侧修成槽状。

4.在拇指对掌位将所取的髂骨块置于第1、2掌骨之间，应注意选择合适的钢板螺钉，将其予以固定（图7-7-8D、E 和图7-7-9）。

5.放松止血带，止血，冲洗切口后，关闭切口，根据需要放置引流条。

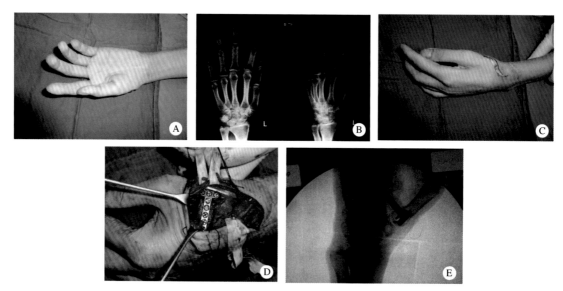

图 7-7-8　第1、2掌骨间植骨拇指对掌位固定术

A、B.术前；C.手术切口；D、E.植骨钢板固定

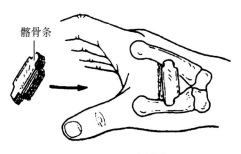

髂骨条

图 7-7-9　示意图

（五）术后监测与处理

术后使用石膏托将拇指固定于屈腕 40°～50°，拇指对掌、伸直位。4 周后拆除石膏托进行拇指对掌功能锻炼。

（六）术后常见并发症的预防与处理

拇指背伸活动范围较术前减小。

（七）临床效果评价

本手术方法简单，可明显改善手的功能。其缺点是本手术为固定性手术，拇指固定在对掌位，限制了拇指的活动范围。

七、胸小肌移位重建拇指对掌功能术

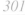

1979 年朱盛修等以足背趾短伸肌移位重建拇指对掌功能。胸小肌移位重建拇指对掌功能综合趾短伸肌移位重建拇指对掌功能和胸小肌移位治疗面瘫两种术式的优点，提高了拇指对掌肌力及精细性。

手术方法的选择应根据大鱼际皮肤的紧张程度，患者的年龄、职业、健康状况及手部皮肤的营养状况加以适当选择。胸小肌移位重建拇指对掌功能的手术适用于手掌大鱼际部皮肤软组织有一定的松弛度，可容纳移位的部分胸小肌，不至于张力过大，易引起移位肌肉坏死者。切除大鱼际变性组织后，皮肤容纳程度将有所增加。否则需要进行皮肤移植，皮肤缺损更大的则需进行带皮瓣的胸小肌移植手术。术中选择血管、神经位置及肌体长宽厚度适宜的部分胸小肌进行移植，并非切取全部胸小肌。

胸小肌位置较恒定，缺如罕见，边界清楚，呈扇形扁肌，与大鱼际肌形态相似；其面积比大鱼际肌大，肌体较趾短伸肌厚，与拇短展肌、拇短屈肌、拇对掌肌的厚度接近，肌力相近；具备一定口径的血管支配和双重的纯运动神经分布，通过移植预试验，该肌移植后有完全替代大鱼际肌收缩时的旋前、屈曲、尺移等对掌功能。从两者解剖特点上看，手部血管神经丰富，受区可供吻合的神经血管多，且位置集中，胸小肌的神经血管蒂长度能满足移植需要。

解剖研究的重点是胸小肌的动脉、静脉口径及是否存在可供吻合的独立神经支配，这是判断胸小肌移植可行性的重要依据，而手部大鱼际受区的神经血管丰富，口径大。其次是比较胸小肌和拇对掌肌的厚度，因为移植术后拇对掌的肌力取决于移植肌的肌力，同时肌肉在移植后肌力会有所减小，只有所取胸小肌的横截面积大于原拇对掌肌，才可能在术后获得 5 级的拇对掌肌力。尺神经深支第三蚓状肌支为运动肌支，符合支配肌肉移植重建功能的要求。本章节重点介绍选择性胸小肌移植重建拇指对掌功能术。

（一）适应证

1. 压榨伤致使大鱼际肌缺损者。
2. 腕部以上正中神经损伤致使拇指对掌功能丧失，而尺神经功能良好者。
3. 对手部拇指精细活动功能和（或）外形要求较高者。
4. 腱转位重建拇指对掌功能失败的病例。

（二）禁忌证

1. 前臂正中神经及尺神经均有损伤者。
2. 胸小肌缺如、损伤或病变者。
3. 患者健康状况不佳，年老多病，身体状况难以坚持长时间手术。
4. 手术和麻醉条件不能充分具备者。

（三）术前准备

1. 血常规、血型、心电图、胸部 X 线拍片、肝肾功能、胸小肌超声、正中神经和尺神经及大鱼际肌电图检查。
2. 注意患侧手功能特别是拇指对掌功能的全面检查和记录。检查第一掌骨主动旋前、屈曲及外展的最大角度，拇指对掌功能受损程度，握杯及持笔能力。
3. 麻醉　全身麻醉。
4. 注意长时间手术护理、生命体征监测、压疮护理、出血量监测。

（四）手术要点、难点及对策

1. 体位　患者取仰卧位，患肢外展置于手术台旁的手术桌上，手部掌侧向上，患手固定，上臂使用气囊止血带。
2. 受区准备
(1) 手掌大"Z"形切口，起点位于尺神经管处，止点位于第一掌指关节桡侧。
(2) 切开皮肤及皮下组织，从挛缩的掌腱膜上分离多个三角形皮瓣。完全切除瘢痕化的大鱼际肌。
(3) 将第一掌骨置于被动拇指对掌位，牵拉切口皮肤，增大大鱼际处的容量，使其能容纳约 3cm×4cm 肌块（图 7-7-10A）。
(4) 分离出掌浅弓、尺神经深支、第三蚓状肌及第一掌骨桡侧静脉。分离尺神经深支，向远端游离至第三蚓状肌支。将已游离神经血管，标记后备用。

3. 胸小肌切取

(1) 沿腋前线做纵切口或胸前切口，长约 10cm(图 7-7-10B)。

(2) 沿胸大肌外缘进入胸大肌、胸小肌之间，内收肩关节，牵开胸大肌后探查胸小肌的位置形态。

(3) 小心解剖分离胸小肌及神经血管蒂，沿腋前线取纵切口或胸前切口，分离探查胸小肌深面中央部，可见血管动脉蒂长约 4.5 ~ 6.5cm，从腋动脉或胸肩峰动脉发出，至胸小肌后面中部均分为 2 支入肌；静脉由中部 2 ~ 3 支出肌，走行约 1cm 后合为 1 支，入腋静脉或汇入胸大肌静脉；胸小肌为胸内、外侧神经双重支配，走行 1.5cm 后合为 1 支，在距肌1cm 时分为 2 ~ 3 支入肌。胸小肌中部神经血管入肌处厚约 2cm。离断并标记血管神经备用，注意神经离断处尽可能靠近肌体。

(4) 切断血管神经蒂，切取胸小肌 (图 7-7-10C)。

4. 胸小肌移植

(1) 被动固定第一掌骨于拇指对掌位后，比照胸小肌血管神经位置满足吻合需要，以 1根克氏针固定第一腕掌关节于拇指对掌位。沿原大鱼际肌纤维方向放置胸小肌，修剪胸小肌至大小形态于大鱼际原肌相符后，以 Dixin 可吸收缝合线缝合，起点固定于腕横韧带及掌腱膜 (缝合处走行呈 "L" 形)；止点呈直线，固定于第一掌骨桡侧筋膜 (长约 4cm) 远端延伸至第一掌指关节桡侧 (图 7-7-10D)。

(2) 无张力吻合静脉、动脉、神经，观察移植后的胸小肌血运可时，留置半管引流缝合皮肤，移植肌缺血时间为 2 ~ 3 小时 (图 7-7-10E)。

（五）术后监测与处理

1. 予以抗感染、抗凝血、抗血管痉挛及神经营养治疗，术后 5 天开始电刺激治疗至术后 3 个月。伤口厚敷料包扎，并用石膏托外固定，保留手指端外露以便能进行早期主动活动。

2. 抬高患肢，白天可鼓励患者主动将患肢高举过头，卧床及睡眠时将患肢牵引抬高。术后 48 小时，鼓励患者进行手指屈伸功能锻炼。

3. 如无特殊情况，术后第 2 天更换敷料拔除引流，术后两周拆除缝线和石膏固定，术后 3 周拔除克氏针。加强手的主动功能锻炼。

（六）术后常见并发症的预防与处理

选择性胸小肌移植拇指对掌功能重建术后，易发生肌瓣肿胀、皮肤坏死及移植肌肉缺血性损伤、神经生长再支配障碍等并发症，手术中应特别注意下列几点。

1. 肿胀　移植的胸小肌温缺血、肌瓣血供及回流不畅、缺血再灌注损伤等均可造成局部肿胀。对温缺血和再灌注损伤的主要控制方法为术中降低游离肌瓣温度、减少缺血时间、术中肌瓣内血管肝素生理盐水冲洗。对肌瓣静脉血回流不畅的主要控制方法是移植缝合血管的口径和数量要适宜、缝合技术要好、避免压迫血管通道等。术中应认真止血、放置引流条，术后适当拆除部分缝线减轻张力和压迫、抬高患肢等可有效控制肿胀，一般 1 周后肿胀消退。

2. 皮肤坏死　肌瓣过大、肿胀、血肿等原因常导致皮肤张力过大引起坏死。应控制肌瓣肿胀，皮下组织适当保留不宜过薄；术中修剪肌瓣避免过大；充分止血、充分引流；术后及时适当拆线，避免皮肤张力过大，保证其血液供应。

3. 移植肌肉缺血性损伤　移植肌瓣的缺血性损伤与缺血时间、温度、灌注液、缺血再灌注过程、术后肌瓣血循环不良等有关。手术时应注意缩短缺血时间、低温保护、肝素生理盐水动脉注入冲洗、精细的缝合血管等，将损伤降低到最低限度。

4. 神经生长再支配障碍　应在肌瓣运动神经主干靠近肌体最近的部位，在显微镜下整齐切断神经，然后与尺神经第三蚓状肌支主干的终末部分进行显微精细的缝合吻接，将神经生长再支配的障碍降低到最小。

（七）临床效果评价

随访 6 个月以后，可做病理切片检查、手术探查、手部外形和体格检查及手功能物理检查、肌电图检查等。

其中手功能物理检查包括测量经拇指指间关节掌侧纹到远侧掌横纹与中指掌指关节处的最大距离（正常成人约为 8cm），第一掌骨旋前、屈曲、外展角度，术后大鱼际外形及肌力。

拇对掌功能的检查包括术后 6、12、18 个月时第一掌骨旋前、屈曲和外展的功能，以及拇对掌功能的恢复等。术后握杯持笔等功能及拇对掌肌力等恢复良好（图 7-7-10F、G）。

庄永青根据术后手部拇对掌功能的关节活动度、局部瘢痕状况和患者的期望值、拇

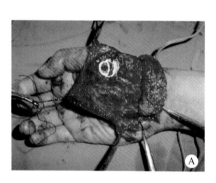

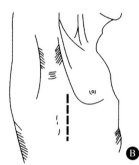

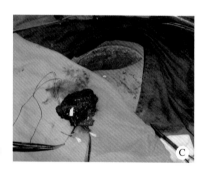

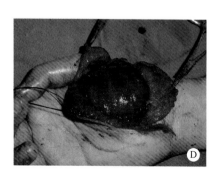

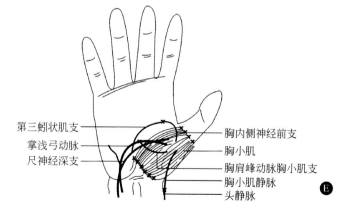

第三蚓状肌支

掌浅弓动脉

尺神经深支

胸内侧神经前支

胸小肌

胸肩峰动脉胸小肌支

胸小肌静脉

头静脉

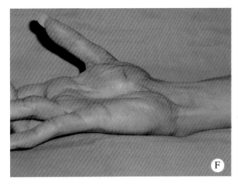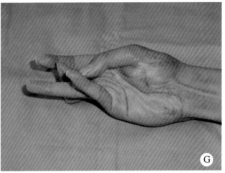

图 7-7-10　胸小肌移植重建拇对掌功能

A.受区准备；B.胸外侧切口；C.切取的胸小肌；D.胸小肌移植；E.手术示意图；F、G.术后功能

对掌功能恢复程度和对手功能的满意度，对患手术前和术后 3、6、12 个月的情况进行比较分析。82% 的患者对手功能恢复感到满意。术后 1 年拇对掌功能恢复明显，大多数患者达到其期望值，并且胸肩部运动等功能未出现减退或异常。但是拇对掌功能丧失患者大多首选简单易行的手术方式。因此，胸小肌移植拇对掌功能重建手术一般是作为最终的治疗选择。

八、携带皮瓣的胸小肌移位拇指对掌功能重建术

（一）适应证

针对年轻患者，对手功能及外形要求较高。拇对掌功能受损半年以上，手局部情况稳定，大鱼际或虎口部位有瘢痕，皮肤条件差，预计肌肉移植后原有皮肤无法覆盖创面，可以采用携带皮瓣的胸小肌移植重建拇指对掌功能术，并同时满足以下各项条件。

1.拇指对掌功能为"可"或为"差"，肌力 ≤ 3 级。

2.拇外肌及骨关节功能良好。

3.受区具有接受的神经、血管。

(1) 血管：手部大鱼际周边血管存留及血运情况好，桡动脉腕背支或掌浅弓及其分支血流通畅，头静脉或第一掌骨桡背侧静脉通畅，动静脉血管均可满足血管吻合需要。

(2) 神经：尺神经深支或正中神经大鱼际肌支功能良好，可作为移植肌运动神经供支。

4.全身状况良好，无重要脏器疾病，未见凝血功能异常等手术禁忌，可耐受全身麻醉及 6 ~ 10 小时的手术时间。

5.胸部无外伤手术史，胸外侧皮肤条件良好，无皮疹及炎症反应。

（二）禁忌证

1.高龄患者，60 岁以上不适宜该术式。

2.受区无可供吻接的运动神经支和动静脉血管。

305

3.胸部有外伤手术史，胸外侧皮肤肌肉无法游离移植。

（三）术前准备

1.血管彩超及肌电图检查，明确受区动脉、静脉血管条件良好可以满足吻合的需要。

2.受区尺神经深支功能良好，可作为移植肌运动神经供支。

3.应用多普勒血流探测仪明确胸外侧动脉皮支的位置，根据皮支位置设计皮瓣。

4.术前半小时预防性应用抗生素。

（四）手术要点、难点及对策

1.受区准备

(1) 切口：手部切口根据瘢痕情况设计，起点位于尺神经管处，止点位于第一掌指关节桡侧（图 7-7-11A）。

(2) 切除手掌及虎口部位挛缩瘢痕，开大虎口，完全显露残存萎缩的大鱼际肌（图 7-7-11B）。

(3) 分离出桡动脉腕背支及头静脉备用。游离出动脉、静脉各长约 2cm，予以标记。分离尺神经深支，向远端游离出第三蚓状肌支，观察神经饱满，有光泽，靠末梢一端离断该神经支，标记后备用。

(4) 将第一掌骨置于被动拇对掌位，牵拉切口皮肤，清除萎缩纤维化的大鱼际肌后观察大鱼际处容量，可容纳约 3cm×3cm×4cm 大小肌块，估计肌肉移植后皮肤缺损面积。以一枚克氏针固定第一腕掌关节于拇对掌位。

2.切取带皮瓣的胸小肌

(1) 切口采用腋前线上部纵行切口，参照解剖研究结果，术前用多普勒血流探测仪在胸大肌下缘和背阔肌外缘之间标记出胸外侧动脉皮支的穿出点。皮支走行体表投影大致在腋前线上端与第 7 肋上缘的连线上。根据受区皮肤缺损面积和形状设计胸外侧皮瓣（图 7-7-11C）。

(2) 切开皮肤及皮下组织，向内上方牵拉胸大肌、胸小肌，显露腋动脉第 2 段，找到胸外侧动脉，仔细沿血管蒂部向下分离见胸外侧动脉沿胸小肌下缘走行发出胸小肌支分布于胸小肌。胸外侧动脉发出的胸小肌支出现率约为 80%，若胸外侧动脉发出的胸小肌支在部分病例缺如，则需要找到腋动脉或胸肩峰动脉的胸小肌支作为移植肌肉血管蒂。

(3) 血管蒂伴行有运动神经分支，动脉主干继续向外下走行发出分支走行向胸外侧皮肤，皮支和肌支均有静脉伴行。注意加以保护。

(4) 切取胸小肌外侧部具备独立血管神经蒂支配的一部分胸小肌，体积约 3cm×3cm×4cm。胸小肌的神经中以胸内侧神经分布范围较广，为首选神经。

(5) 按照设计切取胸外侧皮瓣，然后向上游离胸外侧共干的血管蒂，保留一定长度（约 3cm），断蒂后标记好血管备用。形成携带皮瓣的部分胸小肌游离复合组织瓣供体。胸外侧皮支和胸小肌支均来自胸外侧动脉，则为单蒂（图 7-7-11D）。如果皮支来自胸外侧动脉而肌支来自腋动脉或胸肩峰动脉则为双蒂。笔者有一例患者由于胸外侧动脉的胸小肌支缺如，

306

利用腋动脉发出的胸小肌支作为移植肌肉血管蒂单独和受区血管吻接，形成了双蒂肌皮瓣。

3.胸小肌移植至手部（图7-7-11E）

（1）将取下的胸小肌皮瓣血管神经蒂向后，置于大鱼际处，比照胸小肌皮瓣血管神经位置，以满足吻合需要。

（2）起止点固定及血管神经吻合 沿原大鱼际肌纤维方向放置胸小肌，修剪胸小肌至大小形态与原大鱼际肌相符后，以进口Dixon线缝合。将胸小肌的起点固定于腕横韧带及掌腱膜（缝合处走行呈"L"形）；止点呈直线，固定于第一掌骨桡侧筋膜（长约4cm），远端延伸至第一掌指关节桡侧。移植肌的固定位置上，注意止点应达到第一掌骨背侧中线，这样术后可获得较大幅度的旋前角度，利于提高拇指对掌功能重建的效果。

皮瓣放置于肌肉组织表面，避免血管蒂扭曲和受压。将供体动脉、静脉血管分别与桡动脉、头静脉无张力吻合。胸小肌肌支与尺神经深支的第三蚓状肌支吻接，神经的吻合点应尽可能靠近移植肌的神经入肌处。观察移植后的胸小肌皮瓣血运良好，计算移植肌缺血时间为3小时。

（3）充分止血后缝合各切口，胸部伤口和手部伤口均内放置负压引流。

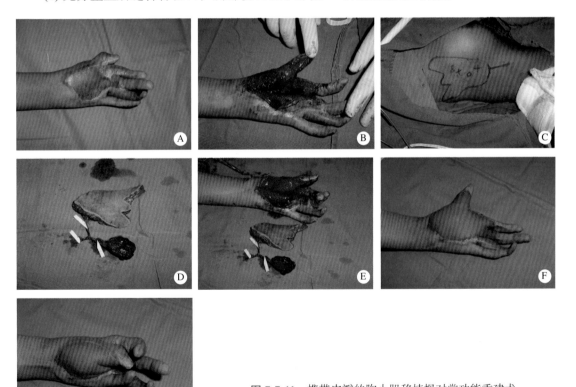

图7-7-11 携带皮瓣的胸小肌移植拇对掌功能重建术

A.手部瘢痕；B.手部瘢痕切除；C.胸部皮瓣设计；D.切取的带皮瓣的胸小肌；
E.带皮瓣的胸小肌移至手部；F、G.术后外形和功能

（五）术后监测与处理

1.术后常规监测皮瓣的皮温和血运，同时给予灯烤和镇痛等对症处理。

2. 予以抗感染、抗凝血（低分子肝素钠针 0.4ml 皮下注射，每天 1 次，共 5 天，低分子右旋糖酐针 500ml 静脉滴注，每天 2 次，共 7 天）、抗血管痉挛（罂粟碱针 30mg 肌内注射，每 6 小时 1 次，共 7 天）及神经营养治疗 [甲钴胺注射液（弥可保针）500μg 肌内注射，每天 2 次，共 30 天，甲钴胺片 500μg 口服，每天 2 次，共 60 天]。

3. 术后 3 周拔除克氏针。术后 5 天开始电刺激治疗至术后 3 个月。

（六）术后常见并发症的预防与处理

1. 移植皮瓣臃肿，可于术后 3 个月行皮瓣削薄术，同时切取移植肌做病理切片检查，明确肌肉存活状况。

2. 术后因血肿压迫导致血管危象，故胸部和手部创面均需要放置负压引流，如果出现血管吻合口血栓形成须及时手术探查。

3. 创面较大，为避免感染，术前术后需要预防性应用抗生素。

（七）临床效果评价

拇指对掌功能的主要检测指标：以顾玉东等主编的《手外科学》的手功能评定指标和吉林大学中日联谊医院手外科制订的评订标准为参照，拇指对掌功能测量从拇指指间关节掌侧纹到远侧掌横纹与中指掌指关节相交处的最大距离，0cm 为拇指对掌功能丧失 100%，拇指不能与示指、中指、环指、小指指腹相接触，8cm 为拇指对掌功能无损失，拇指可以与示指、中指、环指、小指指腹充分接触。本组 3 例，术前最大距离均 <2cm，拇指对掌功能丧失 >60%，拇指不能与中指、环指、小指指腹接触；术后均接近 8cm，拇指可以与示指、中指、环指、小指指腹充分接触，对掌有力，拇指对掌功能恢复良好。

携带胸外侧皮瓣的胸小肌作为移植供体重建拇指对掌功能不仅保持了选择性胸小肌移植重建拇指对掌功能术式的优点，而且解决了受区皮肤缺损的问题，扩大了选择性胸小肌移植重建拇指对掌功能术式的适应证，解决了小肌肉移植重建拇指对掌术的解剖及临床应用难题，使拇指对掌功能重建手术更符合生理性要求，拇指功能更为精确。

（庄永青　熊洪涛　谭周勇　付　强）

参 考 文 献

常丽鹏，庄永青，熊洪涛，等，2010. 胸小肌移植重建拇对掌功能的神经解剖学研究. 中国临床解剖学杂志，28(4): 363-365.

成效敏，董震，顾玉东，2003. 拇对掌功能重建的新方法. 中华手外科杂志，19: 216-218.

方锡池，庄永青，常丽鹏，等，2013. 拇短展肌对拇指指骨间关节背伸作用的解剖学研究. 中国临床解剖学杂志，31(1): 37-41.

付强，庄永青，傅小宽，等，2008. 携带皮瓣的胸小肌移植重建拇对掌功能的应用解剖研究. 中国临床解剖学杂志，26(6): 498-600.

顾立强，裴国献，任高宏，等，2000. 早期股薄肌移植联合神经移位治疗全臂丛根性撕脱伤初步报告. 中华外科杂志，38: 477.

顾立强, 向剑平, 李平, 等, 2008. 健侧颈 7 神经经椎体前路移位直接修复臂丛根部撕脱伤. 中华显微外科杂志, 31(1): 33-34.

顾立强, 向剑平, 秦本刚, 等, 2009. 健侧颈 7 椎体前路移位直接修复下干联合股薄肌移植治疗臂丛根部撕脱伤. 中华显微外科杂志, 32: 444-447.

顾立强, 张德春, 向剑平, 等, 2011. 成人臂丛根部损伤临床分型的初步研究. 中华显微外科杂志, 34:457-459.

顾玉东, 王澍寰, 侍德, 2010. 手外科手术学. 第 2 版. 上海：上海医科大学出版社.

田光磊, 蒋协远, 陈山林, 2012. 格林手外科手术学. 第 6 版. 北京：人民军医出版社, 1038-1046.

韦加宁, 2003. 韦加宁手外科手术图谱. 北京：人民卫生出版社, 504-5052.

熊洪涛, 庄永青, 傅小宽, 等, 2007. 胸小肌移植重建拇对掌功能的临床解剖研究. 中国临床解剖学杂志, 25: 10-13.

杨志明, 裴福兴, 张世琼, 等, 1994. 尺侧腕屈肌移位重建屈肘功能. 中国修复重建外科杂志, 8 (4)：193.

张宝贵, 阚世廉, 李瑞华, 等, 2007. 小指固有伸肌腱转位重建拇指对掌功能. 中华手外科杂志, 23(4):203-204.

朱伟, 王澍寰, 张友乐, 等, 1995. 拇短屈肌移位重建拇对掌功能的解剖学研究与临床应用. 中华外科杂志, 33:536-538.

朱博明, 孙宇良, 李滨生, 等, 1994. 小指展肌移位拇指对掌功能重建术. 哈尔滨医科大学学报, 5:28.

庄永青, 付强, 熊洪涛, 等, 2013. 携带皮瓣的胸小肌移植重建拇对掌功能的解剖与临床研究. 中华手外科杂志, 29(3): 140-143.

庄永青, 熊洪涛, 付强, 等, 2007. 胸小肌移植重建拇对掌功能的解剖与临床研究. 中华显微外科杂志, 30(5): 323-327.

Baker PA, Watson SB, 2007. Functional gracilis flap in thenar reconstruction. J Plast Reconstr Aesth Surg, 60: 828-834.

Birch R, Bonney G, Wynn Parry CB, 1998. Surgical Disorders of the Peripheral Nerves. Edinburgh:Churchill Livingstone.

Birch R, 1996. Brachial plexus iniuries. J Bone Joint Surg(Br), 78:986-992.

Boome RS, 1997. The Brachial Plexus. New York:Churchill Livingstone.

Doi K, Hattori Y, Kuwata N, et al, 1998. Free muscle transfer can restore hand function after injuries of the lower brachial plexus. J Bone Joint Surg Br, 80:117-120.

Doi K, Kuwata N, Kawakami F, et al, 1999. Limb-sparing surgery with reinnervated free-muscle transfer following radical excision of soft-tissue sarcoma in the extremity. Plast Reconstr Surg, 104:1679-1687.

Doi K, Muramatsu K, Hattori Y, et al, 2000. Restoration of prehension with the double free muscle technique following complete avulsion of the brachial plexus. Indications and long-term results. J Bone Joint Surg Am, 82:652-666.

Doi K, Sakai K, Ihara K, et al, 1993. Reinnervated free muscle transplantation for extremity reconstruction. Plast Reconstr Surg, 91:872-883.

Doi K, Sakai K, Kuwata N, et al, 1995. Double-muscle technique fir reconstruction of prehension after complete avlusion of the brachial plexus. J Hand Surg(Am), 20:408.

Doi K, 1997. New reconstructive procedure for brachial plexus injury. Clin Plast Surg, 24:75-85.

Frey M, 2000. Avulsion injuries to the brachial plexus and the value of motor reinnervation by ipsilateral nerve transfer. J Hand Surg(Br), 25:3323-3324.

Harii K, Ohmori K, Torii S, 1976. Free gracilis muscle transplantation, with microneurovascular anastomoses for the treatment of facial paralysis. A preliminary report. Plast Reconstr Surg, 57:133-143.

Hou Y, Qin B, Gu L, et al, 2016. Restoration of finger and thumb movement using one-stage free muscle transplantation. J Plast Surg Hand Surg, 50(3): 130-134.

Ihara K, Shigetomi M, Kawai S, et al, 1999. Functioning muscle transplantation after wide excision of sarcomas in the extremity. Clin OrthopRelat Res, 358:140-148.

Ikuta Y, Kubo T, Tsuge K, 1976. Free muscle transplantation by microsurgical technique to treat severe Volkmann' contracture. Plast Reconstr Surg, 58:407-411.

Kline DG, Hudson AR, Kim DH, 2001. Altas of Peripheral Nerve Surgery. Philadelphia:WB Saunders.

Leffert RD. 1985. Brachial Plexus Injuries. New York:Churchill Livingstone.

Lu Q, Gu L, Jiang L, et al, 2013. The upper brachial plexus defect modal in rhesus monkeys: a cadaveric feasibility study. Neuroreport, 24:884-888.

Lundborg G, 2000. A 25-year perspective of peripheral nerve surgery: evolving neuroscientific concepts and clinical significance. J Hand Surg(Am), 25:391-414.

Manktelow RT, Mckee NH, 1978. Free muscle transplantation to provide active finger flexion. J Hand Surg Am, 3:416-426.

Manktelow RT, Zuker RM, Mckee NH, 1984. Functioning free muscle transplantation. J Hand Surg Am, 9:32-39.

Midha R, 1997. Eoidemiology of brachial plexus injuries in a multitrauma population. Neurosurgery, 40:1182-1189.

Millesi H, 1988. Brachial plexus injuries, nerve grafting. Clin Orthop, (237):36.

Millesi H, 1998. Trauma involving the brachial plexus. In: Omer GE, Spinner M, Van Beek AL. Management of Peripheral Nerve Problems. 2nd ed. Philadelphia: W. B. Saunders, 344-444.

Narakas AO, Hentz V, 1988. Neurotization in brachial plexus injuries, indications and results. Clin Orthop, (237):43.

Narakas AO, 1990. Brachial plexus injuries. In: McCarthy JG. Plastic Surgery. Philadelphia:WB Saunders, 4776.

Oberlin C, Beal D, Leechavengvongs S, 1994. Nerve transfer to biceps muscle using a part of ulnar for C_5-C_6 avulsion of the brachial plexus: anatomical study and report of four cases. J Hand Surg(Am), 19:232-237.

Scevola S, Cowan J, Harrison DH, 2003. Does the removal of pectoralis minor impair the function of pectoralis major. Plast Reconstr Surg, 112(5):1266-1212.

Shanghai Sixth People's Hospital, 1976. Free muscle transplantation by microsurgical neurovascular anastomoses: report of a case. Chin Med J, 2:47.

Skoff HD, 1998. The role of the abductor pollicis brevis in opposition. Am J orthop, 27:369-370.

Sungpet A, Suphachatwong C, 2000. Transfer of a single fascicle from the ulner nerve to the biceps uscle after avulsions of upper roots of the brachial plexus. J Hand Surg(Br), 25:325-328.

Tamai S, Komatsu S, Sakamoto H, et al, 1970. Free muscle transplants in dogs, with microsurgical neurovascular anastomoses. Plast Reconstr Surg, 46:219-225.

Teris JK, 1989. Pectoralis minor:a unique muscle for correction of fascial palsy. Plast Reconstr Surg, 83:767.

Yang J, Qin B, Fu G, et al, 2014. Modified pathological classification of brachial plexus root injury and its MR imaging characteristics. J Reconstr Microsurg, 30:171-178.

Yang Y, Yang J T, Gu L, et al, 2016. Functioning free gracilis transfer to reconstruct elbow flexion and quality of life in global brachial plexus injured patients. Scientific Reports, 6:22479.

Yang Y, Zou X, Gu L, et al, 2016. Neurotization of free gracilis transfer with the brachialis branch of the musculocutaneous nerve to restore finger and thumb flexion in lower trunk brachial plexus injury: an anatomical study and case report. Clinics, 71(4):193-198.

Zhuang YQ, Xiong HT, Fu Q, et al, 2011. Functional pectoralis minor muscle flap transplantation for reconstruction of thumb opposition: an anatomic study and clinical applications. Microsurgery, 31(5):365-370.

310

第八章　断肢（指）再植

第一节　断肢再植

断肢根据肢体的离断程度一般分为完全离断和不完全离断。前者是指离断肢体的远端和近端完全分离，无任何组织相连；或者断肢只有极少量的组织与肢体近端相连，但在清创时需将这部分相连的组织切断者（图 8-1-1）。后者是指伤肢大部分断裂，仅有少于离断平面软组织总量 1/4 的软组织相连，主要血管断裂或栓塞；或者伤肢还有肌腱相连，残留的皮肤不超过离断平面周径的 1/8，其余血管、神经等组织均断裂，肢体远端无血液循环，不吻合血管则断肢远端难以成活者（图 8-1-2）。

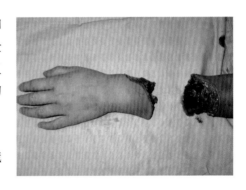

图 8-1-1　左前臂完全离断伤

根据离断平面不同可将断肢再植手术类型分为断肢再植术、断腕再植术、断掌再植术等。

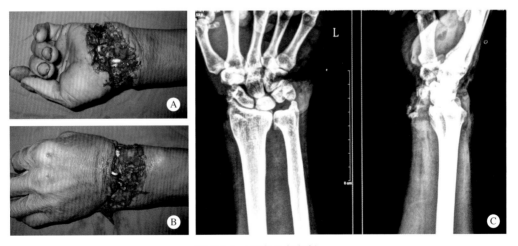

图 8-1-2　左腕不全离断

A.腕掌面；B.腕背面；C.X线片

一、断肢再植

（一）适应证

1. 全身情况　伤者全身情况良好，无严重的基础疾病和危及生命的重要脏器合并伤，能够耐受断肢再植手术。

2. 断肢缺血时间　肢体从离断至恢复血供的温缺血时间一般不超过 6 ~ 8 小时。若断肢在低温环境下保存良好者，可适当延长再植时限。

3. 断肢损伤情况　离断肢体比较完整、无严重血管损伤，再植成功后肢体能恢复一定程度的原有功能者。

（二）禁忌证

1. 伤者合并严重的颅脑、胸腹部脏器损伤、失血性休克、恶性肿瘤、出血性疾病等较严重的健康问题，无法耐受再植手术者。

2. 儿童和老人对长时间断肢再植手术耐受性较差，对这类人群的断肢是否施行再植手术应在术前加以评估。

3. 若骨骼缺损过多、肌肉严重毁损、血管神经大段缺损，再植的肢体难以成活，或成活后无法恢复有效功能者，不宜接受再植手术。对肢体（尤其是大腿）离断，缺血时间超过 6 ~ 8 小时的病例，即使断肢具备再植条件，也应放弃再植手术。

（三）术前准备

1. 血常规、心电图、胸部 X 线片、肝肾功能检查、凝血功能检查。

2. 断肢近端、远端正侧位 X 线检查。

3. 应尽快开始断肢再植手术、尽量缩短肢体缺血时间。在尚未开始手术前，应将肢体用干净布类包裹后置于 4℃冰箱中暂时保存，以降低组织代谢率。

4. 麻醉　臂丛神经阻滞麻醉或全身麻醉。

（四）手术要点、难点及对策

1. 体位　患者取仰卧位，患肢外展置于手术台旁的手术桌上

2. 清创　断肢再植的手术步骤是清创、骨骼固定、肌肉肌腱修复、神经修复、吻合静脉及缝合静脉表面皮肤、吻合动脉、最后缝合剩余的皮肤。

清创目的是将污染伤口变为清洁伤口，要达到这一目的就必须彻底清除所有失去活力的软组织和异物（图 8-1-3）。

为了缩短肢体缺血时间，对肢体完全离断可由两个手术组分别对肢体近端和远端同时进行清创。较锐的刀具剪切或电锯伤所导致的肢体离断者，组织损伤多局限在断面附近，清创时一般只需要将两侧创面修剪整齐即可。因牵拉、碾压所致的断肢则存在较广泛的组织挫裂伤，清创时需将失活组织彻底切除，直至皮肤边缘渗血，肌肉组织颜色鲜红、牵拉有弹性、有动脉血渗出。机器或车轮碾压伤者，如肢体皮肤外观尚好时需注意检查皮肤与

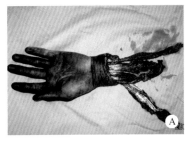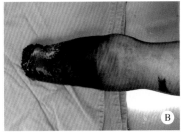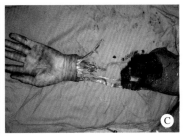

图 8-1-3 左前臂离断清创术

A.离断远端清创前；B.离断近端清创前；C.清创术后

深部组织是否分离，了解深部肌肉组织损伤的严重程度。必要时需将皮肤切开清创，彻底清除失去活力的组织。切不可因顾及彻底清创后肢体短缩太多、神经血管长度不够或皮肤缺损等问题而在清创时"手下留情"。若残留大量坏死组织，术后极易发生伤口感染、皮肤坏死，最后导致断肢坏死。

在清创开始时、清创过程中、清创结束后反复用 3% 过氧化氢溶液、0.1% 碘伏和生理盐水浸泡、冲洗创面，以达到更彻底地清除血肿、异物及细小组织碎块、更好地抑制细菌生长的目的。

3.骨骼处理　由于清创时切除了断肢两端的部分皮肤及软组织，骨骼应适当缩短以适应皮肤、软组织的长度；为了增加骨折愈合的可靠性，骨固定时应使两断肢骨端密切接触，可将两断端修整成相对应的阶梯状，或将较细的一端骨骼插入较粗一端的骨髓腔中；粉碎性骨折病例，较大的骨折块即使完全游离也应在清创消毒后放回原位，以免造成骨缺损。对于合并骨缺损的病例是否在断肢再植的同时修复骨缺损的问题，需根据伤者全身情况是否能耐受长时间手术、断肢成活的可能性、手术医生的个人经验等综合考虑。

骨骼固定方法应以简单、牢固为原则。钢板、螺钉、克氏针、髓内针、外固定支架等都是断肢再植术中常用的骨骼固定材料，可根据具体情况选用（图 8-1-4、图 8-1-5）。在皮肤、软组织条件较差且伴随严重粉碎性骨折的病例，以外固定架固定为宜。

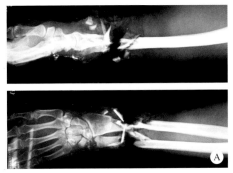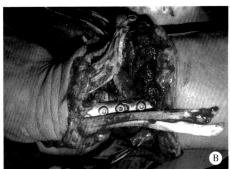

图 8-1-4 左前臂离断钢板固定骨骼

A.X 线影像；B.钢板固定骨骼

4.肌肉、肌腱的修复　合适的肌腱张力对恢复关节的活动功能非常重要。以前臂为例，如果屈肌腱张力过高将会使伸腕、伸指功能受限；屈肌腱张力过低则会使屈腕、屈指力量不足。伸肌腱张力过高将会使屈腕、屈指功能受限；伸肌腱张力过低则会使伸腕、伸指力量不足。屈肌腱、伸肌腱张力同时过高将会使伸腕、伸指和屈腕、屈指功能同时受限；屈肌腱、伸肌腱张力同时过低则会使伸腕、伸指和屈腕、屈指力量均不足。合适的肌腱张力表现为当伸肌腱、屈肌腱缝合完毕后手指呈现休息位。术中应根据骨骼缩短的长度将肌腱张力调整至合适状态后再缝合，术毕检查手指休息位是否正常 (图 8-1-6)。

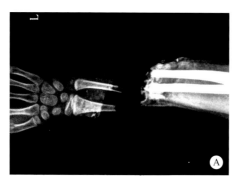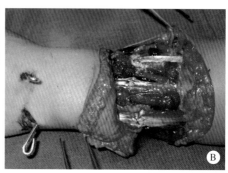

图 8-1-5　左前臂离断克氏针固定骨骼

A.X 线影像；B.克氏针固定骨骼

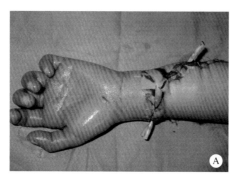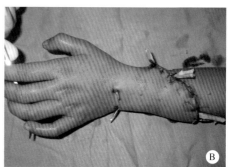

图 8-1-6　肌腱缝合张力正常

A.手休息位基本正常；B.左前臂离断再植术后背面观

　　旋转或牵拉离断伤病例，肌腱常在与肌腹连接处撕脱。应在肌腹肌腱移行处附加皮肤切口，充分显露肌肉组织。在仔细清创后，将远端肌腱以适当的张力包埋缝合于肌肉组织中。

　　在挤压伤肢体离断病例，常存在不同肌群损伤程度不一的情况，清创后可能只剩下部分有活力的肌肉，无法将所有的肌腱逐一对应修复。在这种情况下，可将第 2 ~ 5 指的指深屈肌腱远端调整好张力后，与近端一条质量较好的肌腱缝合，拇长屈肌腱远端则应单独与近端一条肌腱缝合。若条件更差时，可将 5 个手指的肌腱一起缝合。伸肌腱也可按此方法处理。若近端没有可供修复的肌肉或肌腱时，可将肌腱远端以适当的张力行腱固定术。

　　5.血管吻合　血管吻合的时机、动静脉吻合的顺序须根据断肢缺血时间长短而定。如果离断缺血时间较短、能将肢体缺血时间控制在 6 ~ 8 小时以内，则可在修复肌腱神经后，先吻合静脉再吻合动脉，这样可减少术中出血。而当肢体离断时间较长时，为尽快恢复肢体血液供应，可在骨骼固定后首先吻合动脉，然后吻合静脉，最后修复肌腱、神经。此时需注意细致操作，以免误伤已经吻合好的动脉、静脉。如果伤肢缺血超过 8 小时，可先吻合血管恢复肢体血供后，再固定骨骼，但在固定骨骼时需非常细心地操作，以免牵拉已经吻合好的血管。另一个先缩短肢体缺血时间的方法是，用细硅胶管或塑料管暂时插入断肢两侧的血管中临时恢复肢体血供（图8-1-7）。待骨骼、肌腱、神经等组织均修复完毕后，再除去临时代用管道，吻合动脉、静脉。

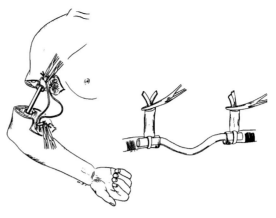

图 8-1-7　临时恢复动脉血供示意图

（引自韦加宁 . 2005. 韦加宁手外科手术图谱 . 北京：人民卫生出版社）

血管吻合应注意几个原则：①仔细判断血管质量，血管壁分层、内膜挫伤及水肿均易导致血管栓塞，应修剪到完全正常处；②血管夹压力不能太大，以尽量减少对血管壁的损伤；③在保证血管不漏血的前提下尽量减少缝针数量；④吻合血管时手法要稳要准，避免对血管壁不必要的反复穿扎；⑤血管外膜要适当修剪，以免将外膜组织带入血管腔；⑥血管内膜应外翻、吻合口要平整；⑦血管吻合的张力应适当。张力过高易导致血管痉挛继而栓塞，血管过长则可能因血管迂曲影响血流。合适的张力为血管自然摆放时两侧血管之间稍有空隙；⑧充分认识静脉回流对断肢成活的重要性，尽量多吻合静脉。动脉、静脉吻合数量比一般不应小于 2∶4(图 8-1-8)；⑨血管缺损者，可通过自体静脉移植予以修复。静脉移植修复动脉缺损时，需将移植静脉调转方向，以避免静脉瓣对血流通畅性的负面影响。

315

对断肢缺血时间较长、两端血管口径相差较大时，尤其是静脉，可根据情况选用血管吻合器吻合血管，以期缩短肢体缺血时间、提高吻合口通畅率。

6. 神经修复　断肢再植时，原则上应一期修复主要神经，以利于肢体功能恢复。

上、下肢的主要神经多为混合神经，为了减少运动纤维和感觉纤维交叉错长的概率，应尽量避免神经扭转。仔细辨认神经束的形状和分支及神经表面营养血管的位置，有助于神经正确对位缝合。

神经缝合应避免张力，以免神经被拉断或血液循环受阻而影响神经生长。在牵拉伤肢体离断病例，神经受到暴力牵拉，不同的神经束常在不同平面断裂，经修整后可能出现大段神经缺损。此时是否修复缺损的神经需要评估肢体存活的可能性后决定。若成活可能性很大时，可通过自体神经移植或利用神经替代材料桥接神经缺损。若肢体成活可能性小或成活后功能很差，则可暂不修复神经。

7. 缝合皮肤　关闭皮肤伤口时张力不能太大。若将皮肤强行拉拢缝合，则可能压迫血管影响血液循环，并可致皮肤出现张力性水疱甚至坏死。若存

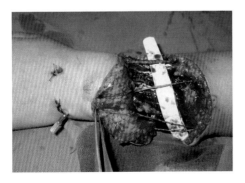

图 8-1-8　左前臂离断再植，吻合 4 条静脉

在皮肤缺损，可根据不同伤情选择合适的处理方式：首先应尽可能将吻合的血管、神经用周围的软组织覆盖，在此前提下，对皮肤缺损创面能直接植皮者可行游离皮片移植；若骨骼、肌腱等深部组织无法用血液循环良好的软组织覆盖时，可考虑以局部转移皮瓣、远位带蒂或游离皮瓣移植修复；若伤情严重、断肢局部条件差，再植术后肢体存活可能性较小时，可暂不处理皮肤缺损创面，以凡士林纱布或其他油性纱布覆盖，待肢体存活后再延期处理。

（五）术后监测与处理

1. 全身情况监测　肢体离断病例，特别是高位离断或多个肢体同时离断者，因创伤严重、受伤后现场急救不及时、经历长时间的再植手术、血液循环恢复后肢体灌注或术后创面出血等可导致血容量不足，严重者可出现失血性休克。又因大量肌肉组织坏死，肌红蛋白等代谢产物进入血液循环，可引发肾功能损害、心律失常等全身症状。对这些病例术后应注意监测生命体征、血红蛋白、电解质及肝肾功能等，并对异常表现及时予以纠正。

2. 再植肢体局部监测

(1) 肢体张力监测：肢体严重挤压、缺血时间长、静脉回流障碍、皮肤缺损强行拉拢缝合等因素可能导致再植肢体张力增高，甚至出现骨筋膜室综合征。术后需密切观察肢体肿胀、是否出现张力性水泡等情况。若怀疑已经发生骨筋膜室综合征，则应尽早处理。

(2) 肢体血液循环监测：动脉、静脉吻合口通畅是再植肢体成活的关键。虽然肢体血管较粗，吻合后的通畅率很高，但血管挫伤、水肿，血管吻合时张力过高、过低等诸多因素均可导致术后血管栓塞。若患者原有血液高凝状态及糖尿病、脉管炎等影响血管质量的疾病，也会增加血管栓塞风险。因此，术后一周内应严密观察肢体血液循环，包括动脉搏动、指端颜色、张力、皮肤温度及毛细血管反应。一旦出现血管危象，应针对可能的原因积极处理。

(3) 伤口感染情况监测：断肢创面污染及软组织严重挫伤、受伤时间太长或手术持续时间过长、清创不彻底等均易导致感染发生。局部遗留死腔、伤口内渗血、渗液引流不畅而成为细菌繁殖的良好培养基。若伤者原有导致身体免疫力降低的因素，如高龄、营养不良、应用激素、合并免疫性疾病、恶性肿瘤、糖尿病等，伤口感染的概率也会增加。

伤口急性感染多发生于术后 1 周之内，尤其高发于术后 3 ~ 5 天。在这段时间内应注意观察全身及局部是否有感染征象，如超过吸收热的体温升高、伤口局部异常疼痛、明显肿胀及肿胀时间延长、皮肤充血、皮温升高等。当高度怀疑伤口感染时，即使因为各种原因不方便做 B 超等辅助检查来协助诊断时，宁可拆开几针伤口缝线，以扩大引流。

（六）常见并发症的预防与处理

1. 血容量不足和失血性休克　对断肢患者需采取多种措施预防或纠正血容量不足。接诊患者时可通过肢体断端加压包扎或肢体近端使用气囊止血带阻止创面继续出血；急查血常规了解红细胞、血红蛋白及红细胞比容；迅速建立通畅的静脉通道补充血容量；术中应将主要血管断端阻断、对无须吻合的血管逐一结扎；只要缺血时间不长，应先吻合静脉再吻合动脉，以减少动脉通血后静脉断端出血。一旦发生低血容量性休克，应在积极控制创面出血的同时，建立通畅的静脉通道，快速补充血液，恢复血容量。

2.急性肾功能损害　是断肢再植术后最严重的早期并发症之一，主要见于严重软组织碾压所致的肢体离断伤或肢体离断后缺血时间太长的病例，尤其大腿离断伤者较为常见。

预防急性肾衰竭：①严格掌握手术适应证，对肢体尤其大腿软组织挫伤严重、缺血时间长，大面积肌肉坏死不可避免者最好放弃再植，基础研究及临床经验证明，这类病例再植手术后，因大量肌肉组织坏死所产生的代谢产物进入机体，部分病例容易出现严重肾功能损害甚至急性肾功能衰竭；②对严重碾挫伤病例，应彻底清创，以降低感染概率、减少坏死肌肉分解产生的毒素进入机体；③再植术后若肢体肿胀严重，需及时行骨筋膜室切开减压，以防止肌肉组织坏死，若肌肉已经坏死则应及时予以清除；④术后测量体温、记录尿量、检查尿常规、监测肾功能等，了解有无急性肾功能损害。一旦出现急性肾衰竭，为确保伤者生命安全，应及时截除再植的肢体。

3.下肢深静脉血栓形成及肺栓塞　下肢深静脉血栓形成和肺栓塞并非断肢再植特有的并发症，但其发生率在不断增高，而且肺栓塞的后果通常非常严重，应予以足够的重视。

深静脉血栓形成的治疗主要包括非手术疗法、手术疗法和介入疗法。其中非手术疗法被广泛接受，具体措施包括卧床休息、抬高患肢体、穿弹力袜保护静脉瓣、适当应用抗凝药物减少再次栓塞可能。

大多数肺栓塞患者由于没有明显的临床症状而被医生所忽略。严重的肺栓塞患者则通常还来不及抢救与处理就迅速死亡，只有少部分患者有机会得到治疗。

4.骨筋膜室综合征　若断肢软组织挫伤严重或肢体缺血时间过长，肢体恢复血液供应后毛细血管通透性增加、组织间隙渗液增多，大量血浆蛋白渗入组织间隙，使组织胶体渗透压增高，造成肌肉组织水肿，最后使骨筋膜室内压力增高而形成骨筋膜室综合征。如果未及时处理，将出现肌肉坏死、神经功能丧失。轻者可导致缺血性肌挛缩，重者可引起肢体坏死、急性肾衰竭，甚至危及生命。

骨筋膜室综合征的防治措施：①术前将离断肢体妥善保存于低温容器中，以缩短断肢热缺血时间、降低组织代谢率；②严格掌握断肢再植适应证，对肢体温缺血已经超过6～8小时的高位断肢原则上应放弃再植；③对严重挤压伤病例，断肢清创时应将挫伤坏死的肌肉及其他组织彻底清除；④对肢体缺血时间较长的病例，术中可预防性地行骨筋膜室切开减压术；⑤术后发生骨筋膜室综合征时，应尽早切开骨筋膜室减压。

5.血管危象　按血管的类型分为动脉危象和静脉危象，按病变类型则分为血管痉挛和血管栓塞。多种原因可导致血管危象的发生，①血管外因素：主要包括离断时间过长、肢体被有害液体侵蚀、室温过低、烟雾刺激、情绪激动、肢体包扎过紧等；②血管壁因素：包括血管内膜损伤或原有影响血管的疾病等；③血液因素：包括血容量减少、血液黏稠度过大等；④再植手术质量不高，包括清创不彻底、血管吻合质量差等。

对动脉危象最要紧的是尽早解除可能引起动脉痉挛的因素，如安抚患者情绪、解除局部压迫、缓解伤口疼痛、病房严禁烟雾、房间及局部升温等，并应用罂粟碱等解痉药物。若1～2小时后血管危象无法缓解则需手术探查。静脉危象经对症治疗无法缓解时，早期可考虑手术探查、重新吻合。术后3天以后发生的静脉危象一般不宜行血管探查术。

6.伤口感染　一旦怀疑发生伤口感染，可拆除部分缝线以扩大引流、放置引流条、取伤口渗出物送细菌培养。在细菌培养结果出来之前先应用广谱杀菌抗生素，细菌培养结果出来之后再根据药物敏感试验选用敏感抗生素。感染若得不到及时有效控制，可能导致血管栓塞，使再植肢体坏死。一旦吻合的血管被感染所侵蚀，则可能出现血管破裂出血。

术后伤口感染重在预防和及时处理。应从各个不同环节着手降低感染发生率，如尽量缩短肢体缺血时间和缩短手术时间、彻底清创、认真止血以减少伤口积血、逐层关闭伤口以消灭死腔、稀松缝合皮肤并放置引流条、术后适当应用广谱抗生素等。一旦伤口局部出现红肿等早期感染征象，可拆除部分缝线以扩大引流、在伤口较低位置放置引流条、局部用医用酒精外敷、加强抗生素应用。若形成脓液则需敞开伤口充分引流。若血管因感染破裂出血，因为大段血管都有炎性改变，几乎没有有效方法重建血供而不得不行截肢术。

（七）临床效果评价

断肢再植术后疗效与断肢损伤的严重程度、离断平面的高低、手术的精细程度、术后康复治疗等因素密切相关。一般而言，低位离断再植术后功能优于高位离断者、切割离断者优于严重挤压、撕脱离断者。手术操作精细且术后无并发症、并能有效进行康复治疗的病例术后肢体功能恢复较好。

二、断腕再植

（一）适应证

腕部离断伤，由于腕部以远仅有体积较小的手内在肌，即使其坏死也不会对全身其他脏器造成明显损害，对全身影响较小。因此，断腕超过 6～8 小时的病例，只要全身情况能够耐受手术、手部组织结构存在再植的基本条件，均可试行断腕再植术。

（二）禁忌证

禁忌证与本节一、断肢再植相同。

（三）术前准备

术前准备与本节一、断肢再植相同。

（四）手术要点、难点及对策

腕部完全性离断再植手术可按顺行法再植，即在彻底清创后，先以克氏针固定掌骨、修复关节囊，然后缝合伸肌腱、屈肌腱及桡神经浅支、吻合腕背静脉、缝合腕背侧皮肤，然后转至腕掌面，修复正中神经和尺神经、吻合尺动脉、桡动脉，最后缝合皮肤。

不完全性断腕，在腕掌面或背面残留了部分皮肤和软组织，再植手术需要从残留皮肤所在的部位逐渐向对侧推进，如残留的皮肤、软组织位于腕掌面时，手术则需按逆行法进行，即先修复掌侧肌腱、神经，然后吻合尺动脉、桡动脉，继而固定腕关节、修复关节囊，再修复腕背侧的伸肌腱、桡神经浅支、吻合静脉，最后缝合皮肤伤口。

由于腕部的解剖结构复杂、功能要求较高,在断腕再植过程中,必须注意以下手术细节。

1. **腕关节的处理** 桡腕关节为影响腕关节活动最主要的关节,若离断平面正好经过桡腕关节间隙,则应尽量保留此关节的完整性;若桡骨远端关节面破坏,可行腕关节融合术,也可先以软组织覆盖;若术后存在严重疼痛或功能障碍,可再考虑行带游离腓骨移植替代桡骨远端;若近排腕骨(特别是舟骨和月骨)近侧关节面破坏,可考虑行近排腕骨切除,使远排腕骨与桡骨远端构成新的关节;若桡腕关节两侧关节面均遭严重破坏,则以关节功能位融合为宜,此时需将尺骨多切除约2cm,以维持前臂的旋转功能(图8-1-9)。

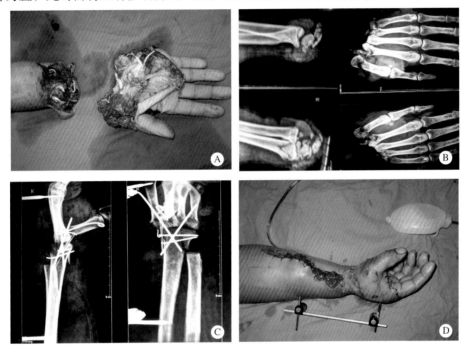

图 **8-1-9** 右腕离断再植术

A.右腕离断伤;B.X线影像;C.尺骨短缩、腕关节融合克氏针固定;D.外固定架固定

腕中关节及第二至第五腕掌关节在生理状态下活动范围较小。若经此平面离断,为使骨骼与软组织长度相适应以减少术后活动时疼痛的可能性,无论关节面是否完整,均可行关节融合术。

第一腕掌关节为鞍状关节,活动范围大,对拇指功能有较大影响,应尽可能保留该关节的完整性。当腕掌关节两端关节面之一破坏时,可行关节成型术。只有在两端关节面均严重破坏时才考虑关节融合。

不完全性断腕按逆行法再植时,骨骼的固定可能对已经缝合完毕的动脉造成损伤。为此,可先将克氏针插入一端骨骼,待动脉吻合完毕后,再将骨骼或腕关节复位,并将克氏针钻入另一端骨骼中。

2. **肌腱修复** 修复指屈肌腱时,首先需切开腕横韧带,这样既方便肌腱修复的手术操作,又可减轻术后肌腱粘连程度,还能避免肌腱在腕管内移动时其增粗的缝合处被腕横韧带阻碍及防止正中神经被卡压。若断腕为切割伤,肌腱条件较好,应尽量将所有肌腱各自逐一缝合。若肌腱条件较差时，则如前所述，优先修复重要肌腱。必须避免的是修复了指浅屈肌腱而忽略了指深屈肌腱。腕屈肌腱无法全部修复时，一般优先修复桡侧腕屈肌腱和尺侧腕屈肌腱。若腕关节无法保留而行腕关节融合术者则无须修复腕屈肌腱。在不全性断腕病例按逆行法行再植手术时，为了避免先吻合动脉再修复肌腱可能对动脉造成牵拉或挫伤，也可参照前述的骨骼处理方法，先将肌腱两断端分别缝合，待血管吻合完毕后再将预缝在肌腱两侧的缝线打结。

修复伸肌腱时，需合理处理腕背伸肌支持带，既要避免粗大的肌腱缝接处被狭窄的腕背伸肌支撑带卡压，又要防止腕背伸肌支持带完全切开后伸肌腱在皮下紧绷出现弓弦状畸形。若肌腱断裂平面在支持带的远侧，可将支持带远侧切开，保留近侧部分；若断裂平面在支持带的近侧，可将支持带近侧切开，保留远侧部分。保留的长度以肌腱滑动时缝接点不进入鞘管为宜。拇长展肌腱和拇短伸肌腱的腱鞘则可完全切开，因为这两条肌腱在完成其功能时基本上是贴着桡骨滑动的，切开腱鞘后不会因肌腱紧绷而出现弓弦样变形。

3. 血管吻合　在腕部桡动脉已分为掌浅支和主干，前者在掌面下行，后者绕过桡骨茎突远端至腕背侧。尺动脉则在尺侧腕屈肌腱深面进入腕部。为了保证手部充足的血液供应、提高断腕再植的成活率，应尽量将尺动脉、桡动脉均予以吻合。因桡动脉浅支细小，可在腕背侧吻合桡动脉主干。

腕部的静脉主要是腕背侧的浅静脉。在腕背桡侧、尺侧有粗大的头静脉和贵要静脉起始部，在这两条静脉之间还有 2 ~ 3 条较粗大的浅静脉。术中可酌情选择其中 3 ~ 4 条条件较好的静脉予以吻合。

血管修整或重新配对后，常出现两端血管的口径不一致，尤其是静脉口径差别更为明显。若两端血管口径相差不大，可将较细的血管腔扩张后，等针距吻合即可；若两端血管口径相差明显，可将较细的血管在 0° 位点和 180° 位点位各剪开一个小口，以此增加血管口径，从这两个剪口顶端进针定位，再按等针距缝合法吻合血管；若远端静脉口径明显小于近端静脉，可按套叠缝合法将远端静脉套入近端静脉管腔中。

4. 神经修复　尺神经在腕上分成主干及背侧支，主干经过腕尺管后分为浅支和深支。尺神经的这些主要分支对于手的感觉和运动功能都很重要，应注意逐一加以修复。

正中神经与其他九条指屈肌腱一同经过腕管。由于它与肌腱粗细相近，时有误将神经与肌腱缝合。因此，需注意仔细辨认神经，确保神经与神经对端吻合，缝合方式以 8-0 或 9-0 无损伤缝线行神经外膜或束膜缝合为宜。穿过腕横韧带后正中神经即分出鱼际肌支，支配大鱼际肌的拇短展肌、拇指对掌肌和拇短屈肌浅头，主要完成拇指对掌、对指运动。这一动作对拇指乃至整个手的功能都十分重要。因此，需注意保护好鱼际肌支并予以修复。

桡神经在腕部已无运动支，只有浅支支配手背桡侧部分的皮肤感觉。而且由于有正中神经和尺神经的部分重叠支配，即使桡神经浅支断裂也并不一定出现其所支配区皮肤感觉的完全缺失。再加上此处为非重要感觉区，即使存在一定的感觉障碍也不会对日常工作与生活带来严重影响。因此，在断腕再植时，因各种原因而未能修复桡神经浅支也是可以接受的。

5.皮肤的处理　腕部软组织较少，一旦皮肤缺损，常伴有肌腱甚至骨质外露。另外，腕关节功能特点要求皮肤及软组织具有良好的质地及弹性。因此，断腕再植时若出现皮肤缺损，应以皮瓣覆盖。最佳方法是选择局部带蒂皮瓣转移修复皮肤缺损创面，再取游离皮片覆盖皮瓣供区。这样不仅皮瓣存活的安全性高，而且便于再植手的观察与护理。若无局部皮瓣转移的条件，则选择游离皮瓣移植。当断肢条件很差，术后成活存在很大不确定性时，可先设法将血管神经用软组织保护起来、以油性敷料暂时覆盖创面，待术后1～2周再植手成活后再取皮瓣覆盖。对于行腕关节融合者，因腕关节失去了活动功能，皮肤弹性好坏就相对不再重要，此时若能以血液循环较好的软组织覆盖裸露的肌腱、骨骼等深部组织后，可采用游离皮片修复皮肤缺损创面。

（五）术后监测与处理

断腕再植术后监测内容与断肢再植术基本相同，只是由于腕部血管较细小，一般发生失血性休克的概率很低。腕部缺少肌肉组织、手内在肌体积很小，即使断手缺血时间较长也很难出现因大量有害代谢产物进入血液循环损害心、肾等重要脏器的情况。因此，断腕再植术后监测的重点在于手的局部情况。

1.观察手部张力　手掌也存在骨筋膜室，断腕再植术后任何导致手部张力增高的因素都有可能引起手掌骨筋膜室综合征，而这一点又恰恰是没有经验的医生容易忽视的。因此，术后需注意观察手背部肿胀情况。若手部缺血时间较长，可在术中预防性地在手背行骨筋膜室切开；若术后手背出现张力性水泡、怀疑已经发生骨筋膜室综合征，更应尽早切开骨筋膜室减压。

2.观察手部血液循环状况　术后适当使用抗凝、解痉药物。手部血液循环观察与断肢再植基本相同，只是无法通过触摸血管搏动来判断动脉吻合口是否通畅。因此，需要更加严密观察手指颜色、张力、皮肤温度及毛细血管反应。一旦出现血管危象且经对症处理无效时应积极手术探查。

3.防止感染　术后适当使用抗菌药物预防感染。由于腕部缺乏抗感染力强的肌肉组织，一旦感染又容易波及腕骨和腕关节。因此对感染的监测比断肢再植更为重要。一旦伤口局部剧烈疼痛、异常肿胀、皮肤充血、皮温升高，即可拆除部分缝线以扩大引流、放置引流条、取伤口渗出物送细菌培养。不必等待明显感染出现、脓液形成后再采取措施。

（六）术后常见并发症的预防与处理

1.血管危象　即术后可能因为血管痉挛或血管栓塞而导致再植手部分或全手坏死。一般而言，全手坏死常因尺动脉、桡动脉急性栓塞所致，多发生在术后1周以内；部分坏死则可因尺动脉、桡动脉之一栓塞，且手部同时伴有严重挫伤，影响了尺动脉、桡动脉之间的血液交通循环，或因术后部分手指严重的组织反应、静脉回流障碍而引起。表现形式可为部分手指坏死，也可表现为尺动脉或桡动脉所供血的部分手指连同近侧的手掌一起坏死。坏死进展过程可以非常缓慢，犹如风干的萝卜，逐渐变黑、萎缩直至干枯，与成活组织之间的界限逐渐显现（图8-1-10）。

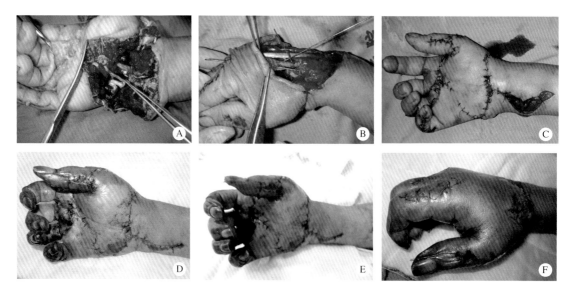

图 8-1-10 　右腕再植术后手逐渐坏死

A.右腕离断掌面观；B.腕背再植过程；C.术毕手部血供良好；D.手指开始缺血坏死；E.手部坏死面积扩大；F.手指逐渐干瘪

2. 肌腱粘连与肌腱断裂 　腕部软组织较少，肌腱深部即为缺乏弹性的骨骼或韧带、关节囊。断腕再植术后肌腱粘连的程度要比断肢再植严重，通过自身功能锻炼改善的程度也有限，一般需要行肌腱粘连松解手术。

肌腱严重挫伤及肌腱缝合质量差、术后固定的姿势、范围和牢固程度不合适及功能锻炼方法不当等均亦可导致肌腱断裂。如发生肌腱断裂，肌腱修复最好在再植的肢体完全成活、侧支循环充分建立之后进行，从时间上讲在再植手术 2 ~ 3 个月之后再行修复。可根据具体情况采用直接缝合或行肌腱移植。若仅有指深屈肌腱断裂所致的远侧指间关节活动功能丧失，仅行远侧指间关节融合即可。

3. 神经功能障碍 　断腕再植由于断离平面低，不影响手外部肌功能，手的屈伸功能可得到良好恢复。由于离断平面至正中神经所支配的大鱼际肌、尺神经所支配的小鱼际肌的距离较短，也有部分患者大鱼际肌、小鱼际肌功能能够得到一定程度恢复，而尺神经所支配的其他手内在肌功能基本难以恢复。

（七）临床效果评价

断腕再植术后的临床效果与断肢再植一样受很多因素影响，不同病例之间的疗效各不相同。若行腕关节融合者，腕关节失去活动功能。保留腕关节者，可存留一定的腕关节活动，但活动范围难以达到正常状态，且常有腕关节不稳、尺偏、活动时疼痛等现象。有的手指关节可恢复正常屈伸功能，但分指、并指功能一般难以恢复。部分患者可恢复拇指与示指、中指对捏功能。成活质量不高的病例可以出现严重的皮肤及软组织萎缩、失去弹性，关节僵硬，整个手形如板状。尽管如此，断腕再植术能够恢复部分手的功能，是一种有价值的手术。

三、断掌再植

（一）适应证

适应证见本节二、断腕再植。

（二）禁忌证

1.伤者合并严重的颅脑、胸腹部脏器损伤、失血性休克或恶性肿瘤、出血性疾病等较严重的健康问题，无法耐受再植手术者。

2.远端指体严重毁损者。

（三）术前准备

1.血常规、心电图、胸部 X 线片、肝肾功能、凝血功能检查。

2.断肢近、远端正侧位 X 线检查。

3.应尽快开始断掌再植手术、尽量缩短肢体缺血时间。在尚未开始手术前，应将肢体用干净布类包裹后置于 4℃ 冰箱中暂时保存，以降低组织代谢率。

4.麻醉　臂丛神经阻滞麻醉或全身麻醉。

（四）手术要点、难点及对策

手掌与手腕相邻，断掌再植术与断腕再植术的手术操作也极为相似。只是由于掌部与腕部在解剖结构和功能特点上有所不同，行断掌再植手术时需根据手掌特点妥善处理（图8-1-11）。

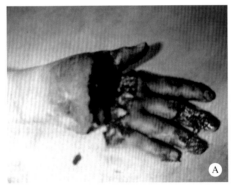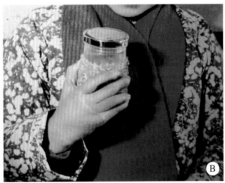

图 8-1-11　断掌再植

A.术前；B.术后功能

1.体位　患者取仰卧位，患肢外展置于手术台旁的手术桌上

2.清创　第一、二掌骨间的虎口区是一个内含部分大鱼际肌和第一背侧骨间肌的三角形区域。若受暴力挤压，这些肌肉会出现严重的挫裂甚至毁损，尤其在不全离断情况下这种严重损伤有时不易被发现，而成为清创的死角。因此，在清创时需特别注意对虎口区的处理，

一定要将毁损的肌肉组织彻底清除，认真止血，术毕充分引流，以降低术后感染可能性。

若为牵拉所致的离断伤，肌腱在手掌局部看似完整，实际上稍一用力牵拉就有可能将整条肌腱从近端抽出。如果出现这种情况，需在前臂肌腹肌腱移行处做切口认真清创。

3. 掌骨处理　断掌再植需要考虑掌骨长度是否适当。清创后，除骨骼以外的皮肤、血管等组织均会变短，掌骨也必须相应地短缩以适应软组织长度。切不可保留过长的掌骨，使血管在很大的张力下吻合。

若部分掌骨为粉碎性骨折，将掌骨缩短靠拢会导致明显短缩畸形，可将较大的游离骨块回植恢复掌骨长度，以后骨折不愈合时再行二期处理。若部分掌骨已经出现明显缺损，可考虑用克氏针将该掌骨横向固定于相邻的掌骨上，暂时维持掌骨长度，待手掌成活后择期植骨修复。

若掌骨头已毁损，可行关节成形术，即将掌骨头修整光滑、用周围软组织覆盖，使之与近节指骨近端关节面形成假关节。

掌骨的固定虽然有不同的方法，建议以克氏针固定为宜，这样既可以最大限度地缩短手术时间，还能避免用钢板等内固定而广泛剥离对骨骼血液循环的影响及可能对血管造成的损伤。

4. 肌腱、肌肉修复　与断臂和断腕再植术一样，在有条件时可将断裂的肌腱各自逐一缝合。若不具备这种条件，则优先修复重要肌腱。

在缝合指屈肌腱时，需注意确保远端缝合的是指深屈肌腱，必须避免错缝在指浅屈肌腱上。一个可靠的方法是，在克氏针穿过手指指间关节之前，先通过牵拉肌腱远端观察指间关节活动辨认指深屈肌腱和指浅屈肌腱，然后用缝线将指深屈肌腱标记。

对压榨伤患者，若清创后骨骼及软组织短缩较多时，无论肌腱是否断裂均需注意将肌腱调整到合适张力的长度。

对肌腱从肌腹撕脱者，需在前臂将肌腱与肌腹缝合。若肌腱断裂处位于手掌远端或者手指腱鞘内，需将腱鞘近端适当切开，以避免肌腱滑动时缝接点被腱鞘阻挡。腱鞘切开多少以手指完全伸直时肌腱缝接点不进入腱鞘为宜。

对手内在肌的处理，理论上应予修复，但实际上由于骨间肌、蚓状肌体积很小，外力本身就会造成这些肌肉损伤，清创后正常肌肉所剩无几，基本无法修复。只有部分创面较整齐的切割伤病例的大、小鱼际肌尚有修复的可能。

5. 血管吻合　手掌的血管有掌浅弓和掌深弓。前者为主要血供来源，它由尺动脉主干和桡动脉掌浅支组成，分出4个分支，其中桡侧的3支为指掌侧总动脉，它们远行至掌骨头附近又分为2支指掌侧固有动脉，分布于第2～5指的相邻沿。而拇指的血供主要来源于拇主要动脉。掌浅弓、掌深弓、掌背动脉网之间都有丰富的交通支。

当断掌平面位于掌浅弓近端时，只需吻合掌浅弓就足以保证第2～5指的血液供应、吻合拇指主要动脉可保证拇指血液供应。若手掌离断平面位于掌浅弓远侧，此时则需要吻合指掌侧总动脉。因为血管之间存在良好的交通支，高质量地吻合1～2条指掌侧总动脉即可为手指提供充足的血供。但从安全角度考虑，吻合动脉数量越多越好。

手背静脉网粗大、浅表，是手部血液回流的主要通道。断腕再植时常规吻合2～3条手背静脉。手背挫伤严重、静脉条件极差时，可考虑行静脉移植桥接。

6. 神经修复　尺神经在手掌部分成浅支和深支。浅支又分成 3 支，分别支配小指掌面两侧和环指掌面尺侧感觉。尺神经浅支应逐一修复，深支则可不予修复。如前所述，因为该神经所支配的手内在肌一般都无法修复，即使修复尺神经深支已无意义。

正中神经穿过腕横韧带后首先发出鱼际肌支，然后分出几支感觉神经。鱼际肌支支配大鱼际肌的拇短展肌、拇指对掌肌和拇短屈肌浅头，执行拇指对掌对指功能；感觉神经支配手掌桡侧部分及拇指、示指、中指掌面和环指掌面桡侧感觉。对这些神经都要尽量予以修复。只有当大鱼际肌已经毁损时，可不修复鱼际肌支。

桡神经浅支在手背已分成几条细小分支，寻找及缝合都有一定难度。它主要支配手背桡侧和桡侧部分手指背面皮肤感觉，这个皮肤感觉区相对不太重要，故可不予修复。

7. 皮肤的处理　手掌若存在皮肤缺损创面，最好通过缩短掌骨的方式解决，因为重要的肌腱、血管、神经都位于手掌面，皮肤缺损创面不能用皮片移植修复。若以皮瓣覆盖，一方面不便于观察与护理，另一方面由于此类病例局部条件通常较差，难以确保再植的手成活，而使皮瓣转移成为徒劳。有时手部皮肤虽有挫伤，但可暂时保留用以覆盖创面。即使以后坏死，可在再植的手成活后再行处理。

（五）术后监测与处理

断掌再植术后监测内容及处理方法与断腕再植术基本相同，只是由于受伤时或术中已将手掌的骨筋膜室打开，不必担心手掌发生骨筋膜室综合征。

（六）术后常见并发症的预防与处理

1. 肌腱粘连　手掌面皮肤厚韧，手背面皮下组织较少、肌腱下方即为掌骨，这种解剖结构特点使断掌再植术后的肌腱粘连比断肢、断腕再植病例更加严重，一般均需要手术治疗。

在手掌屈肌腱浅层有重要的神经血管，而断掌再植术后手掌又有大量瘢痕形成。肌腱松解时很容易损伤这些血管神经，甚至引起手指坏死。为了尽量降低这种风险，在行断掌再植手术时尽量将神经血管按其正常解剖路径修复，且尽量多吻合血管；若必须要将神经血管跨过肌腱表面时，则应在手术记录中详细记载。肌腱松解手术最好由行断掌再植术的手术者主刀，术前认真查阅断掌再植手术记录单、术中需细致操作；在手掌瘢痕增生严重的病例，不强求一定要将肌腱浅层的瘢痕完全切开，可在屈肌腱表面紧贴肌腱撑开一个隧道，在隧道中将粘连的肌腱松解。

无论是伸肌腱还是屈肌腱，不必强求一定要将每一条肌腱分开及将同一手指的指深屈肌腱、指浅屈肌腱完全分开。因为肌腱愈合后其抗牵拉强度远不及正常肌腱，几条肌腱通过瘢痕连接在一起可以增加肌腱强度。另外，对那些远端几条肌腱缝合在近端一条肌腱上的病例，若强求将每条肌腱都分开则导致其中部分肌腱断裂。

指伸肌腱松解时，需注意保护腱帽组织。若腱帽一侧受损则手指在屈曲时伸肌腱会向另一侧滑脱。

2. 骨不愈合、畸形愈合　多见于严重挤压伤病例。对骨折畸形愈合者，只要不影响手部功能则不必手术；若因严重偏斜或旋转畸形导致手指活动时相互干扰，则需截骨矫正；对骨折不愈合者，在不明显影响手部外形的情况下，一般可采用缩短骨骼、重新内固定来解决，而尽量不采取植骨的方法。因为植骨后骨折愈合时间太长，影响早期功能锻炼，不利于手功能恢复。对部分掌骨短缩后明显影响手掌外形者，可根据骨缺损情况取自体髂骨移植。

3. 手内在肌功能障碍　手内在肌损伤或失神经支配会导致手外形改变及功能障碍。外形改变表现为掌指关节尺偏及猿手畸形，对此尚无特别有效的方法来纠正。功能障碍则表现为分指、并指及对指功能障碍。通过肌腱转位或拇指对掌位固定可重建部分拇指对掌功能，而分指、并指功能则无有效的解决方法。

（七）临床效果评价

断掌再植术后的临床效果与断腕再植相似，不同之处在于断掌再植术患者腕关节功能一般无明显影响；若离断平面较低，未伤及大鱼际肌及拇指，则可保留拇指功能。其他 4 个手指的最终疗效与断腕再植术后功能基本相同。

（万圣祥）

第二节　断指再植

肢体因外伤离断设法予以再植使其恢复原有的外形及功能，这是自古以来人们所期望的。直到 20 世纪 60 年代，采用吻合血管重建血液循环的技术，才使断指再植的理想变为现实。1963 年陈中伟、钱允庆成功地为 1 例右腕完全离断患者的手进行了再植，且其功能恢复良好，被一致认为是世界上断肢再植成功的首例报道，在 1966 年，又成功地进行了断指再植。20 世纪 70 年代，随着显微外科技术的发展，断指再植成为世界医学界研究的热点。再植外科从此进入普及和发展阶段。

一、适应证

断指再植适应证的变化：从 1965 年第 1 例患者拇指离断再植成功，近 50 年来，断指再植的适应证发生了巨大变化，断指再植突破了再植平面的限制，从指根到指尖及手指的小组织块，任何部位的离断均可以再植；取得了 10 指或 9 指 11 段完全离断的再植成功；通过组织移植手段实现了合并多种组织缺损和复合组织块离断的再植成功。断指再植的目的是为了恢复一个完整有功能即能恢复捏握功能的手。由于致伤原因不同，应根据伤者及术者的技术状态，对适应证进行认真的选择。至于是否再植，最终取决于患者和外科医师两个方面，因此，断离部分的再植没有绝对适应证。

断指再植选择的原则是：再植手指能够存活，有功能，有外形。再植存活一个外形差且无功能的手指不能算再植成功。所以在选择适应证时，首先要估计再植存活后能有功能的病例。手外科医师绝不能满足于再植的存活，却忽视功能恢复的可能与适应证的选择、手术操作的技能及术后的康复治疗。适应证选择不当，盲目地扩大适应证范围，不仅增加患者的经济负担，也增加患者的精神负担。在实际工作中断指再植的适应证通常由临床医师来把握，由于医师的水平不同，对适应证的把握也不同。有学者力求通过可量化的指标来确定断指再植的适应证，分析结果认为，只有动脉损伤程度、指背皮肤损伤程度、损伤类型、离断平面、患者血红蛋白含量五个因素对断指再植成活有明显影响。

（一）损伤手指的完整性

就断指再植后成活和功能恢复而言，预后最好的断指损伤类型包括：①清洁、锐利的"切割伤"断离；②极局限的挤压断离；③断指近、远侧血管损伤较轻的撕脱性断离。理想的情况是手指没有明显的其他损伤，尤其是近侧和远侧的血管完整性存在。必须清创被挤压和撕脱的血管，根据需要在血管断端间进行静脉移植。环形脱套损伤可重建血液供应，挽救手指。但是，如果皮肤完全撕脱，或者是手指已完全离断，可能需要静脉移植或转移静脉皮瓣修复，然而，极难确定恢复其有效功能。手指离断后的再次受伤，如错误地将断指浸泡于低渗、等渗、高渗或某些消毒液中，或者保存不妥，冰块融化后冰水浸入断指，该类患者仅在条件许可的情况下试行再植。

（二）损伤平面和离断部位

从技术上各个部位的断指再植均可能再植成功，从而保留有用的功能，对年轻健康的患者和清洁、锐利的损伤尤其如此。患者必须年轻，有明确的愿望期待神经再生以恢复功能。

1.任何平面的拇指离断都应当再植　在手部功能中，拇指最为重要，在再植时应优先予以考虑，尽力争取早期修复拇指（图 8-2-1）。断离拇指条件不好时，可采用断离的示指移位再植于拇指上，示指桡神经血管束转移或行血管移植后给予再植或再造拇指。如果拇指能够重建血液供应，必要时可采用神经移植或神经血管岛状皮瓣转移恢复感觉功能，也可采用肌腱移植或移位恢复运动功能。

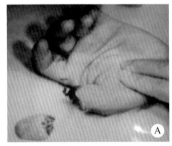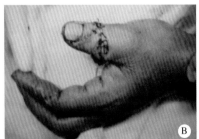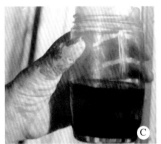

图 8-2-1　拇指再植

A.左拇指末节离断；B.再植术后；C.术后功能

2.其他 4 个手指的再植　手指中示指、中指的功能较为重要，因此，示指、中指离断应设法再植（图 8-2-2）。其他手指除职业或其他一些因素特殊需要外，一般情况下不必再植。理由是该手指再植存活后指关节的活动范围的限制，将影响整个手的功能发挥。

3.手指末节离断的再植 手指远侧指间关节以远的离断，由于手指末节丧失对手的功能影响不大，因而不主张再植。如果残留的其他手指损伤严重，单指末节再植也可能有益，况且单纯的原位缝合也有一定的存活率。鉴于患者的某些特殊职业的需要，心理和美容上的要求，也可试行再植（图8-2-3）。

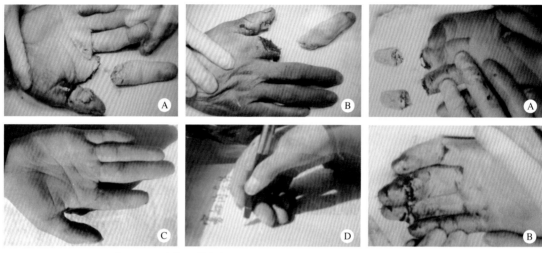

图 8-2-2 示指近节离断再植

A.示指近节离断掌面观；B.示指近节离断背面观；C.再植术后；D.术后功能

图 8-2-3 右手中指、环指末节再植

A.术前；B.术后

4.腕掌部毁损性损伤的处理 腕掌部的离断，应予以再植（图8-2-4）。腕掌部或连同前臂远段的严重损伤或离断，而远侧的几个手指尚完好，此时可将压烂的腕掌部剔除，彻底清创后，选择较完整的手指分别固定于尺骨和桡骨上，进行对掌位再植。

5.多指离断，应予以再植 多指离断时至少在中指和环指位置再植两个手指，可使手指与拇指能良好地配合使用，从而获得捏和用力抓握功能（图8-2-5）。

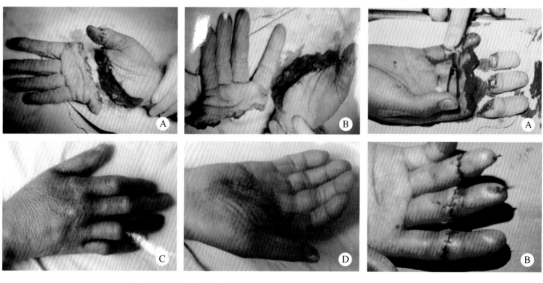

图 8-2-4 断掌再植

A、B.右手断掌；C、D.再植术后

图 8-2-5 多指离断再植

A.再植术前；B.再植术后

6. 手指移位再植 离断手指的近侧部分广泛损伤,不可能恢复手指的原解剖结构时,在这种情况下,将手指从其原来的解剖位置移位于一个更合适的位置再植,可恢复一个有功能的手指。为给示指或中指提供一个用于捏持的手指,应优先重建拇指。

(三)患者年龄

目前报道的断指再植患者有几个月的婴儿,也有年过 80 岁的老年人。小儿患者提出了特殊的问题,对断指再植尤其如此,因为年幼患者的手指血管更细小,微血管吻合的技术难度更大。高质量的小血管缝合技术是小儿断指再植的技术保证。再之,由于小儿各组织发育尚未完善,可塑性强,功能代偿强。加之小儿好动的天性,再植成活后,可毫无顾忌地自然使用伤指,术后断指功能比成人明显要好。因此,小儿断指再植的意义更大,只要有再植条件和再植技术,再植后具有一定功能,均应尽力再植,所以对于小儿断指再植的指征应该放得较宽,儿童末节手指的再植成功率优于成年人。儿童血管的直径为 0.5mm,很难在血管远端放置血管夹,所以为了静脉回流,实施掌侧静脉吻合术,或者控制出血都非常重要。

再植的年龄上限至今尚不十分清楚。神经再生能力差和关节僵硬是限制功能恢复的因素。因此,如果损伤位于远侧,应当将老年患者看作需要认真考虑的再植对象。

(四)热缺血(缺氧)时间

热缺血时间:组织能够耐受缺血的时间到目前为止尚无定论,一般认为夏季 6 ~ 8h,冬季 10 ~ 12h。研究发现,对缺乏肌肉的部位(手指),可允许的热缺血时间为 8h 或更长。在冷藏的情况下,该时限可延长至 30h 以上。指体离断后经冷藏,断指的耐缺血时间将能够延长甚至 > 40h。山东省立医院报道了 1 例深低温保存 81 天的断指再植。手指深低温保存具有重要意义,这为再植技术提供了一个新的发展方向,如果指体深低温保存成功,则可建立指体库,为异体指体移植提供更广阔的前景。冷藏保存下的方式及断指再植的时限究竟是多少,值得手外科医师进行进一步的研究和探讨。

二、禁忌证

1. 断指损伤的严重程度及离断平面 ①广泛挤压伤、撕脱伤及多平面的节段性损伤,破坏了断指远侧肢体的血管者;②手指经关节的环形撕脱离断伤;③被污水或泥土严重污染的断指,发生严重感染的危险性大者。

2. 热缺血(缺氧)时间和离断手指保存不当 断指时间过长、虽然断指已经冷冻,但保存在非生理溶液如甲醛或乙醇中,或者断指过度干燥,则存活的可能性极小者。

3. 影响断指再植的其他因素 ①患者遭受重要脏器损伤,如严重颅内、胸部、心血管或者较大的腹内脏器损伤需要长时间保命手术,不宜立即行断指再植。如果断指再植技术可行,可将其置于冰箱内冷藏至 4℃保存,待患者情况许可时再植。②患者伤前已有典型的影响周围血管的疾病不适合再植者,如糖尿病、红斑狼疮以及其他胶原性血管病。③由于断指再植术时间长，一些失代偿疾病，如冠心病、心肌梗死、恶性肿瘤及慢性肾脏或肺部疾病可增加麻醉危险，使再植难以进行者。

4. 精神疾病患者的断指再植手术需要慎之又慎　目前国内虽然有精神分裂症患者行断指再植手术成功的报道，但该类患者手术仍需谨慎。而断指行为是精神疾病发作时自残性或蓄意自杀的一个环节，精神病发作经治疗虽能够稳定，而再植极有可能失败。

5. 术后功能的评估　尽管年龄本身不是一个禁忌证，但老年患者再植后难以获得满意功能，恢复足够的感觉能力及协调功能，因而不应进行再植。患者的生理状态、是否存在其他疾病及整体活动水平在评估时也占有重要地位。如果断指因某些先天性或获得性疾病已有畸形或残疾，则再植亦不可能获得满意的功能。

三、术前准备

1. 患者的评估　①损伤经过和病史，包括离断部分以往的严重疾病或创伤情况；②物理检查，尤其是排除其他重要器官系统的损伤；③经静脉输液、适当应用抗生素和预防破伤风注射后，患者的稳定和复苏情况。

2. 急查血常规、尿常规、出凝血时间、胸部 X 线片、心电图检查。检查血型，做交叉配血试验，必要时给予输血。

3. 伤手拍摄 X 线片。

4. 告知患者及其家属损伤的性质、关于断指再植存活和功能恢复的不确定性、再植手术可能持续的时间、再次手术的可能性及再植手指永远不能恢复正常的可能性。

4. 臂丛神经阻滞或全身麻醉。笔者也曾对中节以远的断指，在局部麻醉下进行再植手术，取得了良好效果。

四、手术的要点、难点及对策

1. 体位　患者取仰卧位，患肢置于手术台旁的手术桌上。

2. 断指清创及标记血管神经　断指清创的第一步是刷洗，用清水和肥皂水刷洗断指及手部创面 3 遍，再用过氧化氢溶液和生理盐水分别冲洗 3 遍后，进行皮肤消毒。

清创在手术显微镜下进行。在距断指创缘 1.0mm 左右环形切除一圈皮肤，显露动脉、静脉、神经、肌腱、关节囊、骨膜及其他可利用的软组织 (图 8-2-6)，必要时予以标记。

在手指掌侧或背侧做正中切口，分别翻转背侧和掌侧皮瓣，常能良好地显露指固有动脉和指固有神经 (图 8-2-7)。有时寻找满意的静脉存在困难，需要在断指背侧轻柔而精细的解剖确定静脉的位置，将其游离并小心予

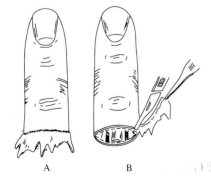

图 8-2-6　断指清创
A. 清创前；B. 清创后

以保护，可用 8-0 或 9-0 尼龙线予以标记，以便在神经修复和血管吻合时能容易找到。

在吻合前没有必要灌注指动脉。为避免静脉吻合的张力，可适当缩短骨骼，通常手指缩短不应超过 1 cm。解剖游离伸肌腱、屈肌腱，用 4-0 尼龙线予以固定以备以后修复。如果手指为经过关节离断，伸肌装置无法修复，需准备行关节融合术。

再植前需敞开动脉残端，观察动脉压力，让动脉血自由喷射出。如动脉血流不畅，则说明动脉血管内膜有损伤，需要继续解剖分离动脉血管，必要时可能需要准备进行静脉移植。

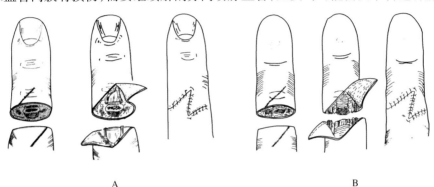

图 8-2-7　显露指动、静脉

A. 手指背侧；B. 手指掌侧

3. 骨与关节的固定　笔者认为，骨与关节固定应遵循固定牢固和减少骨膜损伤原则，并将康复引入早期治疗。由于血供的原因再植手指可能发生指骨延迟愈合，因此应最低限度地剥离骨膜。清创时缩短骨骼，将挤压伤转变为剪切伤，以便行无张力血管吻合和神经修复。

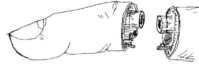

图 8-2-8　适当缩短指骨，以便软组织修复

骨骼缩短减少了软组织缺损的范围，允许最大限度的软组织清创（图 8-2-8）。然而，如果离断发生在未损伤关节的附近，则可能需要静脉移植。特殊类型的断指再植，如儿童断指应尽可能保留骨骺，使再植不影响骨骼发育。

拇指离断的骨骼缩短应控制在最低程度。如果手指短缩超过 1.0 ~ 1.5cm，将影响该手指的功能。如手指在指间关节处离断，再植时一般进行一期关节融合术。但儿童尽量不做一期关节融合。

指骨和掌骨一般采用两根纵向交叉克氏针，或单根髓内纵向克氏针，辅以一根斜行的克氏针固定，以防指骨旋转（图 8-2-9）。如有可能，穿入的克氏针应不妨碍关节运动，处理多指断指时更应重视。断指再植时不宜使用钢板和螺丝钉固定指骨或掌骨。使用钢板螺丝钉固定，常常耗费较长时间。应根据术者的习惯、熟练程度和具体条件进行选择。

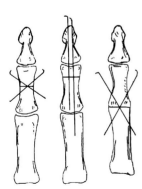

图 8-2-9　断指再植的骨固定

4. 肌腱修复　断指再植时，损伤的组织结构修复的顺序通常是由深而浅，即是由骨骼、肌腱、神经、血管、皮肤。

(1) 指伸肌腱：指伸肌腱断裂后一般不会回缩，清创后可直接

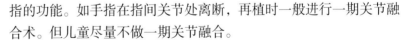

331

吻合。可用 3-0 不可吸收缝线予以修复。在掌指关节和腕伸肌支持带之间的伸肌腱损伤通常用褥式缝合修复。在伸肌支持带处的伸肌腱损伤通常需要切除部分支持带，以协助修复和随后的肌腱滑动。此处及更近侧的肌腹肌腱连接处，褥式缝合通常可满足修复的要求。伸肌腱缝合时张力调节应使手指中节及末节处于伸直位，张力适当，不然会影响肌腱愈合及伸指无力。

(2) 指屈肌腱：通常采用一期修复指深屈肌腱，而将指浅屈肌腱切除。笔者常用 4-0 非吸收性缝线的改良 Kessler 法修复肌腱。

如果指屈肌腱损伤严重或肌腱本身已经缺如，可以采用邻指指浅屈肌腱移位予以修复或者等待进行二期肌腱移植。在远侧指间关节附近指浅屈肌止点远侧的指屈肌腱损伤，可采用钢丝抽出缝合法重建肌腱止点。在手指中节部位的指深屈肌腱损伤，可将指深屈肌腱远侧肌腱残端固定在骨骼或者腱鞘上。

5. 血管修复　血管吻合的质量是断指再植手术成功的关键，也是再植手指成活的必要条件。原则上血管吻合的顺序是先缝指背静脉，然后再缝指动脉。在缝接血管前，应开始给予 6% ~ 10% 低分子右旋糖酐 500ml 静脉点滴，开始应缓慢滴注，并应注意患者是否有过敏反应。对曾有药物过敏史的患者，应特别注意，应在用药前做过敏试验。

小血管缝合前应准备：①持久耐心的工作精神；②准备好手术显微镜和显微手术器械，放大以 6 ~ 10 倍为宜。如缝合直径 0.4 mm 左右血管时可放大 20 倍使用；③手术野保持清洁，以防棉纱纤维滑石粉和血块等杂物进入血管内引起血栓形成；临床证实，动脉、静脉比例在 1.0 ∶ 1.5 以上者血流可达到较好的平衡，再植手指一般均无明显肿胀。除远侧指间关节附近离断可仅缝 1 根静脉外，一般均应缝 2 根静脉。血管缺损以指动脉缺损比较多见，解决方法有：交叉吻合法、邻指动脉转移、动脉移植和指静脉移植。

(1) 静脉的修复：将手指摆放在指背朝上的位置，牵开皮缘显露指背静脉，由清创时已经标记的静脉数目、口径及位置选择相互搭配的静脉，以确定准备吻合的静脉。静脉吻合前，要在手术显微镜下仔细进行清创，剪除有损伤的静脉断端至正常血管壁处，剪去静脉断口 2 mm 内的外膜。用显微镊夹住外膜向断口方向做一定的牵引，用小剪刀整齐地剪下约 0.1 ~ 0.3mm 的一小段血管，使外膜略有回缩，静脉中层与内膜稍突出，使静脉血管断口光滑而平整。指背静脉针距与边距要均匀，一般边距为 0.1 ~ 0.2mm，针距 0.2 ~ 0.3mm。静脉压力较低，针距可较动脉宽些，在吻合血管时局部用肝素等渗盐水溶液间断地冲洗。静脉吻合一般用 11-0 无创线，采用两定点端端吻合法，缝合 6 ~ 10 针，此时，松开止血带可以见到静脉血反流通过吻合口使远端血管腔充盈。指背静脉缝合完毕，将该处的软组织或皮肤应缝合数针，以保护血管免于干燥和损伤。

每个手指吻合静脉 2 ~ 3 条，修复的静脉越多，越有利于减轻术后手指的肿胀，预防术后静脉血栓。也有吻合 1 条静脉，断指亦可成活的病例。在手指背侧静脉质量不好的情况下，笔者曾多次修复手指掌侧静脉，使断指再植成活。手指掌侧静脉较指背侧静脉不易找到，且有较多的皮肤分支，静脉壁薄，但如精细操作仍能完成。

(2) 动脉的修复：手指固有动脉的走向及解剖位置较恒定，清创时已经进行了标记。吻合前检查两断端动脉损伤情况及外径。如果两条指固有动脉质量都很好时，应同时修复两条指固有动脉。在两条指固有动脉中，一般优势侧指固有动脉较对侧管径大，在再植手术中应优先吻合，如手指两侧指固有动脉同时缺损，则需要进行血管移植或移位。

手术的关键是要保证动脉吻合口的通畅。在血管吻合的同时，要对血管内膜损伤、血液的凝固和血流动力学的改变进行相应的处理。根据 Pociseuille 公式，血流量的大小反映再植手指的灌注量，也反映对吻合口处微血栓的冲刷力。血流量与血管半径的 4 次方成正比。所以，吻合血管时，可以按照以下原则：①选用血管口径大的血管吻合，并可以适当扩张吻合口；②保证全身血容量；③良好的麻醉、镇静、镇痛，适当及恒定的室温和精细的小血管缝合技术以防止血管吻合口痉挛。

修复动脉时，先清创血管远侧断端，然后清创近侧断端。清创时在近侧断端约 1.0cm 处放置微型血管夹，剪除少许血管外膜，修整动脉管口后，将两动脉吻合口做轻柔的机械扩张，此时放开血管夹，见到指动脉喷血有力，即可进行吻合。如果动脉喷血无力，多因动脉痉挛所致。笔者常用稍加稀释后的盐酸罂粟碱注射在所吻合动脉的外膜上，一般即可缓解。不主张将罂粟碱注入血管内，以防导致血管内膜损伤。

指动脉缝合的针距与边距要均匀，一般边距为 0.1 ~ 0.2mm，采用 11-0 无创线，采用两定点端端吻合法，缝合 6 ~ 10 针。将血管两端的血管夹拉近，使血管两断端靠拢后，上、下各做一定点缝合，每针均应自血管内向外穿出，以免将残留外膜带入血管内而形成血栓。两针同时在血管外侧结扎。结扎时力求轻柔、稳定，慎勿撕裂管壁。然后，在两定点线之间再缝一针，随即根据血管口径大小适当加针。每缝一针结扎后，助手可轻轻提起缝线，以便缝下一针。前壁缝合完毕后，将两端血管夹向上翻转，按上法缝合血管后壁。缝合过程中，随时以平头针伸入管腔，用肝素液冲洗。在缝合最后一针时，再度检视管腔，轻轻冲洗，以免凝血块留在管腔内。后壁缝合后，转回血管夹，使血管恢复正常位置。如血管较粗，可做两定点外翻褥式缝合，使内膜外翻更为满意。术中应不断使用肝素生理盐水冲洗血管。

动脉缝合完毕后放开阻断的血管夹，吻合口远侧的动脉可看到充盈和搏动，再植手指的远端血供良好，皮色由苍白转为红润。动脉痉挛时可用 2% 利多卡因溶液或温热盐水湿敷，如仍不能解除痉挛，则应果断地切除血管吻合口重新进行吻合。

血管缺损以指动脉缺损多见，解决方法有：交叉吻合法、邻指动脉转移、动脉移植、指静脉移植（图 8-2-10）。目前已广泛应用术中、术后全身肝素化，但笔者所在医院应用低分子右旋糖酐和阿司匹林抗凝。

动脉和静脉损伤严重时，没有满意的近侧血管可供与远侧血管吻合，或者血管清创遗留的缺损太大，不能通过简单的端端吻合修复时，可采用动脉段和倒置静脉段的嵌入移植、伤指的静脉取材和移位及邻近未损伤手指的动脉、静脉带蒂移位，可能有助于挽救手指，否则该手指不能存活（图 8-2-10）。移植静脉通常取自不可挽救的离断部分、手背或前臂及足部。在某些情况下，在近侧与一条指动脉吻合的一条移植静脉，采用端侧吻合或者 Y 形移植静脉可与远侧两条动脉相吻合。使用移植静脉修复动脉缺损时，应注意维持其正确的方向（倒置），使血流不被静脉瓣阻挡。

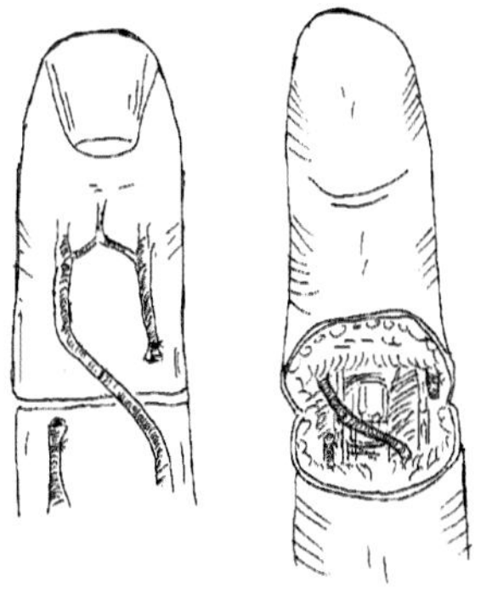

图 8-2-10　血管交叉吻合

333

切取的移植静脉应与受区血管的直径大体一致。

6. 神经修复　是再植手指恢复感觉功能的先决条件，如指神经修复良好，则术后再植手指的指腹饱满并有不同程度的恢复痛、触温觉；如神经修复不佳，其效果相反，术后手指指腹干瘪，感觉迟钝，易被烫伤、冻伤。因此，精心细致的修复指神经是非常必要的。轻柔解剖指神经，游离神经使之与周围结缔组织分离，以便在无过大张力的情况下修复。有时，可能需要切断细小侧支以充分游离神经。游离神经近侧和远侧断端后，在手术显微镜或放大镜下观察断端，将每侧断端修剪 2 ~ 3mm。如果神经损伤锐利整齐，通常可以一期修复。用 9-0 或 10-0 单丝缝合材料缝合神经外膜 2 ~ 4 针，仔细对合靠拢神经束。当指神经缺损时，可采用神经移植或神经移位的方法予以修复。应同时修复两侧的指神经，使再植手指恢复满意的感觉。

7. 皮肤修复　深部组织全部修复完毕后，如手指无过度肿胀，能无张力合拢皮缘，则一期关闭皮肤切口。确实不能直接缝合皮肤者，必要时可采用局部皮肤转位、皮片移植覆盖。皮肤有多余时，可在显微镜下切除多余皮肤，以免皮肤臃肿影响外观及功能。

8. 包扎固定　术毕使用药用凡士林纱布覆盖皮肤创面，用大量敷料覆盖手指背侧和掌侧面。蓬松棉或者合成材料可提供柔软而贴附良好的敷料，使绷带与指体轮廓更容易贴附。任何时候都要避免局部加压。

五、术后监测与处理

(一) 术后处理

1. 再植的手指用松软敷料包扎，在其掌侧面用石膏托固定手指、手和腕部。固定绷带应避免过紧或过度缩窄。将手指尖和小块皮肤外露以便观察手指的血液循环，如有渗血应及时更换敷料。但笔者的方针是对不复杂的断指再植，如无特殊情况，首次更换敷料至少延迟至 1 周。这样可降低干扰脆弱的吻合血管的危险性，减少诱发血管痉挛的机会。

2. 将患肢置于略高于心脏平面的位置。根据损伤的程度，术后通常让患者卧床休息 3 ~ 7d。术后早期，保持室温 22 ~ 25℃。低温时用 60W 或 100W 照明灯，距离 30 ~ 40cm 照射局部，使局部血管扩张。禁止患者和探视者在室内吸烟，以防发生血管痉挛。应用合适的麻醉性镇痛药和镇静药 (如氯丙嗪，每次 25 mg，每日 4 次) 可以预防或者最大程度地减少与疼痛和情绪忧伤有关的血管痉挛。术后镇痛 (止痛泵) 亦有助于预防血管痉挛。

3. 各地医师使用抗凝及抗痉挛药物的习惯不同。最常用的有肝素、低分子右旋糖酐、阿司匹林。笔者的经验是使用右旋糖酐，500ml/d [儿童 10 ml/ (kg·d)]，共 3 天；联合应用阿司匹林，300mg，每日 2 次，共 5 ~ 7 天。常用的抗血管痉挛药物有罂粟碱。罂粟碱对血管平滑肌有明显的松弛作用。罂粟碱成人用量 60mg，每 6 小时肌内注射 1 次，1 周后逐渐减量至术后 12 ~ 14 天，不宜突然停药。术后 1 周常规应用抗生素。中老年人 (> 50 岁) 及高血压患者使用抗凝，扩管药物时应谨慎，可能有致脑血管意外的风险。

4. 严重的手指末节毁损者，无可供吻合静脉，再植后易导致静脉回流障碍诱发静脉危象。临床上在再植指末梢动脉吻合对侧做一切口放血来替代静脉回流，改善再植指血液循环，以提高断指再植成活率。放血在术后 24h 内，每间隔 30 ~ 60min，放血 1 次，每次放血 5 ~ 10min，应合理控制放血速度，以 3 ~ 5 滴 / 分为宜，出血速度过于活跃时，可用无菌棉花棒轻压小切口。出血速度慢或者不出血者，可用 50U/ml 肝素钠棉球轻擦拭切口，放血结束用肝素液浸湿的棉球覆盖切口上，预防血痂形成。待 3 ~ 5 天侧支循环形成时，可延长放血时间，应根据再植指体的颜色、张力、毛细血管充盈时间等来判断血运情况，一般 5 ~ 7 天后停止放血。

（二）术后监测

断指再植术后，应为再植手指建立可靠的监测系统。虽然临床上容易辨别再植手指的颜色、毛细血管充盈、温度和饱满度，但由于这些因素的主观性，尤其是颜色和温度，仍存在判断错误的可能。可采用超声和激光多普勒探测、体积描记法、皮肤温度探测仪、经皮氧分压测定和皮肤荧光测定等方法来监测。多普勒探测和体积描记法是判断动脉血流相当准确的指标。

将皮肤温度探测仪的探头分别放在再植指体、邻近的正常组织上，持续检测温度的相对和绝对变化，是一项简单可靠的辅助判断手段。再植手指温度降到 30℃ 以下或者比正常手指低 2 ~ 3℃ 或以上则考虑是循环危象的一个征象。

六、术后常见并发症的预防与处理

1. 血管危象 是断指再植术后常见的并发症。如果再植手指出现血液循环不良的征象，能够早期及时判断和处理，尚有可能挽救再植的手指。在许多情况下，皮肤温度、氧分压和荧光素的稀释度及其他物理监测仪相当敏感，足以在临床上发生明显的缺血改变前监测到明显的血流变化。如果再植部分发凉，出现苍白和干瘪等符合动脉供血不足的征象，或者是再植部分发绀、充血和肿胀，符合静脉回流受阻的征象，应及时采取某些措施：如保持室内温暖舒适、给予适当的镇痛药和镇静药；如为静脉回流受阻，应适当抬高再植部分，使之恰好在心脏平面之上，以促进静脉回流。若怀疑动脉供血不足，应将再植部分放在下垂位置可能有益。松开或去除石膏托和敷料，确保无任何物体对血管产生直接压迫。用手指轻轻挤压血管，动脉要由近而远，静脉要由远而近。

如果再植手指对上述措施没有反应，必须根据自己对血管危象的了解和经验，决定是否有必要探查血管。一旦循环危象的确切体征明显，应迅速做出决定。如能在缺血征象出现后 4 ~ 6h 内再次手术探查，根据具体情况予以处理，成功的可能性依然很大。

2. 再植后早期并发症 包括出血、皮肤坏死、肌肉间室肿胀引起的缺血及感染。过度出血可能来自未被电凝的血管，或者起因于抗凝治疗。明显的皮肤坏死通常发生在关闭皮肤以后，这些皮肤在最初的创伤时遭受严重的损伤，对其活性判断不准确，以后发生坏死而可能需要进一步的清创和用局部皮瓣或皮片二期闭合创面。再植后严重的脓毒症极其少见，根据需要，经过全身应用抗生素、创面清创及引流，通常能得到满意的结果。

3. 再植后晚期并发症 如指骨不连或畸形愈合、肌腱粘连、关节僵直和神经功能恢复延迟等。应根据具体情况予以处理。骨不连接可能需要进行骨移植和内固定。肌腱粘连则可能需要行肌腱松解术。在某些情况下，可能需要行二期肌腱移植。关节僵直可能需要行关节囊切开术，如果关节损伤严重者则需行二期关节融合。如果一期神经缝合后，在适当的时间内没有明显的功能恢复，或者是再植时没有同时修复神经，则可能需要再次探查，行神经修复或者神经移植术。

　　康复治疗对于断指再植术后的功能恢复十分重要。术后 2 周即逐步进行主动伸指、屈指功能锻炼，每日 3 次，逐渐增加活动幅度，以不感到疼痛至轻度酸胀为宜。术后 3 周鼓励大多数患者参加一项包括主动的、主动辅助的和保护下被动伸展和运动范围训练的分级康复计划，并以适当的动力和静力支具和夹板辅助康复。术后 4 周，采取对指、对掌等自主功能锻炼，动作由简单到复杂，循序渐进。在患者神经功能未恢复前，护士可帮助患者做被动活动并加以按摩、理疗等。然后，进入职业训练康复，即当手部功能明显恢复后，进行选择性的"职业"训练。主要包括三个方面：①家务操持式，每个成年人都有自己的家庭生活方式，操持家务是一项经常性的工作，要求患者有意识地进行必要的家务劳动，进一步促进手部功能的恢复；②儿童玩耍式，小儿自我意识常难以受到家长的控制，恢复期手部使用较多，功能恢复比成年人理想。鼓励患者尽早进行日常生活，如穿衣、吃饭、洗脸等，练习抓、握、捏、夹等动作，术后 2 个月禁止再植指接触过冷、过热等刺激性强的物体；③心理医学康复，是医学康复过程中不可缺少的环节，动员亲属和同事关心体贴患者，使患者得到安慰。同时还可针对不同阶段出现的病态心理，进行心理医学咨询，重点稳定患者的情绪，向患者介绍类似伤情典型病例的康复疗效，进行各种康复治疗的意义，以及坚持艰苦功能锻炼的必要性。消除患者顾虑，取得主动积极的配合，建立恢复功能和重进社会的信心。

七、临床效果评价

　　手指再植成功不能仅用是否存活来衡量。在最终分析时，以有效的功能恢复程度衡量则更佳 (表 8-2-1)。

表 8-2-1　顾玉东 (2000 年) 断指再植评定标准

评分	运动	感觉	外观	工作能力
1	< 健侧的 50%	S0 ~ S1	不满意	无功能
2	> 健侧的 50%	S2	尚可	有部分功能
3	> 健侧的 75%	S3	较满意	轻工作
4	TAM 正常	>S3	正常	原工作

注：TAM，总主动活动度。

　　研究发现，患者的性别、年龄、断指的类型、离断平面、指间关节的处理、神经修复及术后康复等自变量，是影响断指再植术后功能康复的重要因素，其中影响运动功能的主要因素为断指离断类型、离断平面、指间关节处理及术后康复等，而对感觉功能有影响的因素是年龄、离断平面和神经修复质量等。需要指出的是，术后康复治疗仅对运动功能有影响，其原因可能在于，目前在断指再植的术后康复治疗计划中，只有运动功能康复，而缺乏感觉再教育训练的内容。而外观、主观症状及满意度则更多地受到性别的影响，女性对外观和功能的要求更高。尤其是指间关节融合对断指运动功能妨碍较大。该研究结果提示，在今后断指再植的功能康复中应着重加强以下几项工作：①在康复训练计划中，增加感觉训练的内容，充分发挥大脑的康复潜能，在中枢水平促进断指感觉康复；②对女性患者予以更多更早的心理安慰和支持，以心理康复促进指体功能康复；③指间关节损伤应与掌指关节损伤同等重要，要千方百计保留指间关节的活动性；④重视断指再植的术前及术中的康复预防研究，使康复预防和康复治疗形成一体化。

国内一家医院从 1975 年 11 月 ~ 2012 年 11 月，37 年来进行断指再植 7206 例，患者年龄 11 个月 ~ 61 岁，平均年龄为 30 岁。完全断指 6135 例共 7032 个断指，其中 6547 个断指再植成活，成活率为 93.1%。不完全性手指离断患者 1071 例共 1363 个断指，成活 1323 个手指，成活率为 97.1%。双手被切纸机切断 8 指患者 2 例共 16 指再植全部成活。

由此看来，至今尚无法进行相似的再植病例组间显著性分析，然而，几个不同地区的多数学者报道了类似的结果。已经接受再植的大多数病例对再植部分表示满意，拇指断指再植的患者认为再植是值得的。应根据患者重新工作的能力、肌肉功能、运动范围和感觉的恢复、日常生活能力及患者的满意程度等因素制订功能评定标准。

尽管大多数患者能够重返某种工作岗位，但笔者的经验表明损伤越靠手指的近侧，在适当的时间内重返伤前工作岗位的概率越小。某些患者术后 2 ~ 3 周即能重返工作岗位，而另一些患者则需要 1.5 ~ 2 年。

几乎所有的病例伤手均感到怕冷，这可能需要 2 年或更长时间去改善，但单纯怕冷通常不会致残。Povlsen 等报道断指再植后怕冷现象的 12 年随访结果，发现寒冷诱发的血管痉挛并不随时间的推移而改善。尽管大多数病例恢复了保护性感觉，而两点辨别觉极少达到小于 10mm，而且精细触觉极少恢复。大多数患者存在某种程度的运动功能受限，尤其是有关节损伤和手部屈肌腱损伤位于掌指关节和近侧指间关节之间时更是如此。

一般说来，断指部位越位于手指远侧，越是锐性损伤，患者越年轻，预后越好。主要取决于感觉功能和运动功能的神经再生的情况。在新近一篇关于 26 例儿童 44 个断指再植的长期随访报道中，认为总体优良率为 96%。手指总的主动运动幅度平均为 151°；88% 的患者恢复正常的两点辨别觉。40% 患者伤指存在某种程度怕冷。如果骨骺未受到直接损伤，伤后的骨骼生长良好，平均相对长度为 93%。

第三节　断指再植的特殊问题

断指再植的特殊问题，即不同于条件较好及常规情况下的断指再植术。此类断指情况特殊，有时需一定的技术力量、特殊的技术手段方能顺利实施再植并保证手术的成功。再植时应根据其各自不同的特定情况，采取相应妥善、正确的处理方法予以再植。

根据特殊性断指的概念和特点，其范围主要包括：小儿断指、末节断指、多指断指、多平面断指、脱套伤旋转撕脱性断指、老年断指、液体浸泡断指等。特殊性断指再植的手术步骤及再植操作技术基本与一般断指再植手术相同，在此不再赘述。本节就上述前 4 种临床常见的特殊性断指再植不同于一般断指再植的手术特点与再植要点加以叙述。

一、小儿断指再植

王成琪曾报道两例分别为 11 个半月和 10 个月男性婴儿示指完全离断，再植获得成功，再植指外观与功能恢复较好。这是目前国际报道的断指再植病例中年龄最小的两例。小儿断指再植由于伤情复杂，再植难度大，技术要求高，所以不如成人断指再植术开展得如此普及。目前小儿断指再植已达到与成人断指再植成活率(90% 以上) 相近的水平。小儿断指再植的特殊性主要有 3 点： 一是有骨骺问题；二是血管、神经等所有组织均细小，手术操作困难；三是医患之间较难沟通，术后患儿不能很好地配合治疗。

（一）适应证

近年来小儿断指再植的适应证已经广泛扩大，小儿手指离断大多为玩耍锐器、铡刀等造成切割伤，故断面多较整齐，指体完整，多适宜再植。只要在显微镜下能找到可吻合的血管，且软组织无明显损伤，条件允许均应再植。程国良等认为在功能方面，末节断指再植后对其裨益，心理上患者可获得很大安慰，对患者以后从事精细工作更为重要。末节断指再植神经再生快，再植成活率高，较其高位断指时感觉及功能恢复为优，很有再植价值。断指再植的时间一般要求在伤后 8h 以内，但有伤后 53h 冷缺血的断指再植成功者，因此，缺血时间过长不再是断指再植的禁忌证。笔者体会，为保证再植手指的血运，小儿末节断指再植应尽量多吻合动脉或静脉，即使在无静脉可吻合的情况下也应尽量多吻合动脉。对于完全没有血管吻合条件的，笔者认为应该严格的行原位缝合，也能获得一定的成活率。所以小儿的断指条件相对比成人好，只要指体比较完整，远、近两端无明显挫伤，绝大部分小儿断指都适应再植。

（二）禁忌证

挤压伤及儿童多见的鞭炮造成的爆炸伤，指体欠完整或神经、血管撕脱性离断的手指则不宜行再植。

（三）术前准备

1. 急查血常规、尿常规，出凝血时间、心电图。检查血型，做交叉配血试验，必要时给予输血。

2. 拍摄胸部和伤手 X 线片。

3. 麻醉选择，应根据小儿的年龄、配合程度而定。可酌情选用臂丛神经阻滞麻醉联合基础麻醉或全身麻醉。笔者曾对一名 6 岁女童在局部麻醉下行示指完全离断再植手术，并在手术台下护士的细心呵护下，成功完成手术。

由于小儿断指再植的手术时间较长，麻醉时应注意以下几点：①小儿常不能合作，麻醉时应做好充分的准备工作和必要的基础麻醉，使其在术中始终能处于安静或睡眠状态；②采用臂丛神经阻滞麻醉时，应选择长效、不良反应小的麻醉药物；③小儿对药物剂量的安全幅度较窄，应特别注意麻醉用药的剂量；④在长时间的再植手术中，随时注意保持患儿呼吸道通畅；⑤小儿循环血量的绝对值小，注意血容量补充；⑥术中将患儿的四肢与躯干适当予以保护性固定，防止麻醉变浅或疼痛时突然躁动而影响手术操作。

（四）手术的要点、难点及对策

1. 体位　患者取仰卧位，上肢外展置于手术台旁的手术桌上。

2. 清创　是再植的基础和保证。只有很好地完成了清创手术，才能保证后面的组织修复。否则，伤口感染会造成肌腱、神经、血管的断裂，使再植的指体坏死，手术失败。即使是皮肤感染，也会造成严重的瘢痕，使关节活动受限。断指再植术成败的关键就是彻底清创，分层次地毯式清创，彻底清除挫伤的血管，吻合血管无论怎样高质量，若清创不彻底，均可导致血栓形成或感染。小儿断指再植清创的每一动作均必须在 4 ～ 6 倍显微镜下进行，既能做到清创彻底，又能最大限度地保留健康的组织，特别是小儿末节断指，由于指体小，血管、神经细小，肉眼很难观察。对于小儿的神经、血管、肌腱、骨骼和皮肤的清创，应按毫米长度计算其去留。小儿组织娇嫩，操作时动作应轻柔，防止继发损伤。神经、血管标记时亦不应过多结扎正常组织。

3. 骨骼固定　小儿断指再植，骨与关节的处理亦与成人不同。小儿断指再植时特别应强调对小儿骨骺的保护，以免日后生长不均衡而出现畸形。指骨可不予缩短或仅作少许缩短，应尽量保留骨骼的长度。如需行指骨短缩时应注意以下几点：①手指于骨干中段离断，可向远近两端做骨缩短，每端缩短 2 ～ 3mm，总缩短不宜＞ 5mm。距干骺端较远的指骨断端可以多去除，而距干骺端较近的指骨断端尽量少去除；②手指靠近关节离断，则仅向骨干较多的一端做骨缩短；③遇关节间隙离断，除非关节部遭严重破坏，否则小儿禁做关节融合，以免引起永久性关节活动障碍或骨关节发育障碍。若需做骨缩短时可于近端指骨头处做适当缩短，而不向远端的指骨基部缩短，切割伤所致关节处离断，且无明显污染者，尽量不做骨缩短，内固定后需修复关节囊及指伸肌腱、指屈肌腱；④采用 0.7 ～ 1.0mm 的克氏针做纵向内固定时，克氏针只准贯穿 1 个关节，不宜贯穿两个关节。为防止指体旋转，可将屈指腱鞘两侧的软组织各缝合一针固定。术后 2 周即可拔除克氏针，绝不能等待骨骼愈合后再予拔除克氏针，以便早期活动关节，避免发生肌腱粘连和关节强直；⑤再植术后当患者允许下地活动时，应及时行 X 线拍片，凡发现指骨有成角畸形者，应及时用手法纠正。

4. 肌腱修复　小儿手指肌腱十分细嫩，修复肌腱时应特别注意"无创"操作，不能直接钳夹肌腱。指伸肌腱可用 4-0 尼龙单丝行双"8"字缝合。指屈肌腱应仅修复指深屈肌腱，切除指浅屈肌腱，采用改良 Kessler 缝合法，应用 1-0 尼龙单丝行腱内缝合，于断端腱内打结。

5. 血管修复　精细的血管吻合是再植成功的关键。小儿手指血管细小嫩薄，管腔狭小，弹性差，抗拉力小。因此，血管吻合时更应精细和严格"无创"操作，手术操作更强调稳、准、轻、巧。吻合血管一定要在显微镜下进行。用 12-0 无创伤缝线吻合指静脉和动脉。应尽可能吻合两条指动脉和尽可能多的指背静脉。

小儿手指的血管比较恒定，两侧指固有动脉沿着指深屈肌腱的腱鞘两侧向远端行走，在指深屈肌腱止点以远形成手指远侧掌横弓。并由此血管弓发出 3 ～ 5 个终末支，相互吻合成网，分布于指腹和甲床终末支的血管外径为 0.1 ～ 0.3mm，可供手指再植时吻合。末节指背静脉于指甲两旁，经甲襞走向近侧，在甲根近侧汇成末端静脉。掌侧静脉常位于指腹中央或者偏尺侧，外径 0.2 ～ 0.4mm，指腹静脉丰富，且以指腹中间支最粗，为 0.15 ～ 0.30mm，并延伸至指腹尖端与甲床血管弓汇合。指背静脉一般只有一条，位于中央，直径约 0.4mm，可供吻合段仅为 5mm 左右。

6. 神经修复　小儿指神经细小，应在手术显微镜下用 11-0 尼龙单丝行外膜缝合 2 针。小儿手指正处于生长发育时期，有条件者两侧指神经均应修复，以使断指恢复良好的神经支配和营养。

7. 皮肤缝合　缝合皮肤应在手术显微镜下进行，以防伤及或压迫已吻合的指动脉、静脉和指神经。皮肤缝合时动作应轻柔，避免因过度牵拉皮肤而致已吻合的血管撕裂。缝合皮肤不宜过紧、过密。然后用凡士林纱布块贴敷创缘，再用敷料包扎，并用上肢石膏托外固定，并注意防止患儿用健手抓拉伤手。

（五）术后监测与处理

1. 术后常规使用镇静药物　小儿由于遭受创伤及手术的惊吓，常精神紧张而哭闹不安，尤其在打针、换药等时，不能配合治疗。小儿断指再植术后常因哭闹致血管痉挛是不同于成人的特殊原因，除使用抗痉挛、抗凝药物及抗生素外，小儿断指再植术后可应用小剂量冬眠药使患儿处于亚冬眠状态，使小儿安睡。冬眠 I 号不但可以使患儿安静嗜睡，同时也具有扩张血管的作用，已成为小儿断指再植术后的常规用药。一般经过 3 ～ 5 天即可停药。

2. 注意患肢适当抬高，保暖，禁止下地。及时观察再植指体血运状况：毛细血管反应、色泽、温度、张力。小儿断指再植术后血管危象的发生也是不可避免的，其发生率比成人高。为此，再植指体制动是必要的，可采用不同方法防止指体扭动，以防影响血流及发生血管痉挛。小儿断指再植术后一旦发生血管危象，应及时手术探查。

（六）术后常见并发症的预防与处理

术后常见并发症的预防与处理见本章第二节断指再植。

（七）临床效果评价

小儿正处在生长发育期，组织修复能力强，积极的康复训练效果较佳。由于小儿不能主动配合，故不宜进行常规的指体功能训练方法。小儿好动，喜欢玩耍，可给予橡皮球、橡皮筋、方木、小汽车等玩具让其玩耍。这样小儿乐于接受，可使其在游戏玩耍中达到锻炼手指伸、屈功能的目的。由于小儿各组织发育未完善，可塑性强，功能代偿强，加之小儿好动是天性，再植成活后，可毫无顾忌地自然使用伤指，再植手指的功能明显比成人要好。

二、末节和指尖断指再植术

手指远节断指系手指于远侧指间关节（拇指为指间关节）以远平面的离断。对于手指远节离断，过去国内外大多数学者不主张再植，多采用原位缝合或清创闭合的方法予以处理。其原因在于：一是认为远节手指离断对手的外观与功能影响不大；二是小血管吻合技术不过关，操作难度大，失败率高。近年来，随着人们生活水平的提高，人们对手的功能及外形恢复的要求也越来越高，而且显微外科技术的发展在手指末节断指再植术中发挥着重要的作用。末节手指离断再植与近、中节手指离断再植相比较，离断的指体相对较小，肌腱出现粘连在功能上产生的影响也相对较小，神经生长到终板之间的距离较短，手术后功能的恢复也更加满意。断指再植作为外科的常见的手术方式，它的治疗关键在于血管、神经及肌腱的有效吻合。指尖是手指最特殊的感知部位，手的精细功能与指尖功能密切相关，精细仪器的操作依靠指尖发挥作用，指尖的功能作用非常重要。田万成报道了指尖（指甲近 1/2 平面）再植成活的成功经验，为减少手指伤残提供了借鉴，弥补了患者的心理缺陷。作者在指尖离断再植方面，也取得了优良效果。程国良等认为末节再植后有利于恢复功能，尤其是拇指捏的功能。现在，国内外学者已达成共识，只要末节离断远端指体比较完整，远、近端指体无明显挫伤，有可供吻合的动脉、静脉均应予以再植（图 8-3-1）。

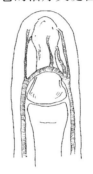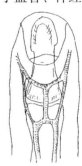

图 8-3-1 指端的血管

远节手指及指尖完全离断再植，由于涉及指浅屈肌腱、指屈肌腱鞘、伸肌腱中央腱及主要神经，故再植后外形美观，指腹饱满，指腹精细感觉恢复好。即使远侧指间关节已经融合，其运动功能所受影响甚微，再植的疗效明显优于手指近节、中节平面的手指离断再植（图 8-3-2）。

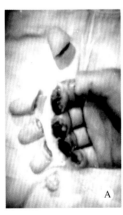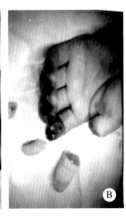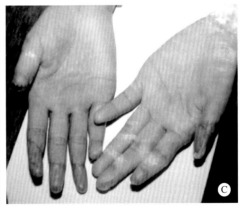

图 8-3-2 多个手指末节离断再植

A、B.术前；C.术后

（一）适应证

手指末节及指尖离断，特别是青壮年患者的断指，原则上只要患者全身情况和局部的条件允许，离断的指体断面整齐，离断手指组织结构尚完整，两端的断面无明显挫伤、粉碎骨折及血管、神经撕脱者，或较重的污染，均应该尽量再植。其适应证应从以下几个方面考虑。

1.切割和电锯伤所致的指尖离断，断端损伤程度较轻，再植存活率较高，对于压砸性离断，如果指尖组织损伤严重，特别是撕脱性离断和热压伤所致的病例，应慎重把握。

2.多指离断的病例，如患者强烈要求再植时也可考虑，再植时依次优先考虑拇指、示指、中指、环指、小指。

3.在年龄方面，儿童及青壮年患者的断指应尽量再植。

（二）禁忌证

对下列情况的末节及指尖离断应禁忌再植：离断手指损伤、污染严重，全身情况不良，有基础病的老年患者；断指缺血时间过长离断指体严重脱水者。Yamano 认为对于 I 区的切割性离断有再植手术指征，而对于撕脱和挤压性离断的再植存活率不高，功能恢复不满意，是相对的手术指征。

田万成将末节及指尖离断分为六种类型：I 型甲弧至半月线处离断；II 型甲中段以远离断；III 型甲区各种斜形离断；IV 型指腹撕脱离断；V 型指尖脱套性离断；VI 型指尖与手指近端同时离断 (1 指两段)。

Yamano 分区分型：I 区为指动脉弓以远离断；II 区为远侧指间关节至指动脉弓处离断；III 区为远侧指间关节处离断。

（三）术前准备

1.急查血常规、尿常规、出凝血时间、心电图。检查血型，做交叉配血试验，必要时给予输血。

2.拍摄胸部及伤手 X 线片。

3.麻醉　可选择臂丛神经阻滞、指掌侧总神经阻滞或两侧指掌侧固有神经阻滞麻醉。

（四）手术的要点、难点及对策

1.体位　患者取仰卧位，上肢外展置于手术台旁的手术桌上。

2.清创　强调清创在手术显微镜下进行，这样才能做到既彻底清创，又不致切除健康组织。尤其对机器轧伤或电锯伤者，创面均有广泛油腻或木屑污染，不彻底清创，易继发创口感染，影响再植成功。指端软组织较少，创缘及皮下组织不可切除过多，可用手术刀片刮除创面污染物或用显微剪刀稍加修剪即可。在显微镜下找出血管、神经并予以标记。

3.骨固定　骨端可不做缩短。远节指骨采用注射针头或细克氏针贯穿固定即可。远侧指间关节平面的离断常规行关节融合术。肌腱不需修复。

4.吻合血管、神经　吻合两侧或一侧指掌侧固有动脉及背侧一条中央静脉，其他静脉过细不易吻合。吻合两侧指掌侧固有神经。血管吻合可能有以下情况。

(1) 同时吻合指动脉与静脉。在断指可找到供吻合的指动脉与掌侧静脉时，可分别予以吻合，术后能维持断指生理性的血液循环，此种再植方式断指成活率最高（图 8-3-3）。如指动脉挫伤严重，清创后指动脉有缺损时，可取前臂浅静脉行血管移植术。

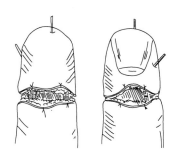

图 8-3-3 吻合指掌背侧动静脉

（2）动脉静脉化解决再植指血液回流：即吻合一条指动脉、另一条指动脉与近端静脉吻合。如动脉弓处的指尖离断，动脉吻合常有条件，而远端指腹常挫伤严重，掌侧的浅静脉损伤，在断指远端常无可供吻合的静脉，此时吻合一条指动脉后，再将断指远端动脉弓的另一端或另一侧指动脉分支与近端创面的浅静脉相吻合。

（3）只吻合指动脉：断指组织内无法找到可供吻合的静脉时，临床上可吻合 1 ~ 2 条动脉。在术后的 3 ~ 5 天内，常规采用指体远端做小切口或甲床放血，全身或局部用肝素维持切口或甲床放血。小切口或甲床放血治疗过程中可能会出现伤口感染、出血较多、护理工作量较大、切口附近皮肤坏死或指甲不平整，影响再植指的外形等。

（4）静脉动脉化：当断指的动脉弓已破坏或离断指体远端找不到可供吻合的动脉，但可找到远端静脉时，可采用远端静脉和近端动脉吻合。

5. 缝合皮肤：血管吻合后断指远端血液循环良好，即可缝合皮肤。皮肤缝合不宜过紧，特别是在血管吻合处。必要时可适当放置引流。

（五）术后监测与处理

1. 术后指端仅敷几小片凡士林纱布块，外包薄层纱布，保持指尖外露。手指稍加固定即可，不必行石膏托外固定。

2. 酌情使用 3 ~ 4 天抗血管痉挛、抗凝和抗感染药物，①抗凝：肝素钠 20 000 U 静脉滴注维持，1 次 / 天；低分子右旋糖酐注射液 500ml 静脉滴注，1 次 /12 小时；②抗血管痉挛：罂粟碱 30mg 肌内注射，1 次 /6 ~ 8 h；③抗感染：应用广谱抗生素。

其他处理同一般断指再植术。严密观察伤指血运，伤口护理时避免冷刺激，绝对卧床休息 1 周，积极有效处理患指疼痛，持续予以烤灯照射，维持伤指周围温度 25℃，适当抬高患肢，避免主被动吸烟等。

（六）术后常见并发症的预防与处理

术后常见并发症的预防与处理见本章第二节断指再植。

（七）临床效果评价

末节手指或指尖离断，离断的指体较小，尤其是指甲为指尖的重要功能部分，起保护指端，提高指端敏感程度和增加手抓、捏、握动作的稳定作用，同时还可以增加手的美观。肌腱出现粘连在功能上产生的影响也相对较小，神经生长到终板之间的距离较短，在手术后功能的恢复也更加容易满意。国内有研究者认为手指末节再植术后尤其是拇指更能恢复功能，对以后从事精细工作能获得良好的效果。总结国内一组病例结果，32 例患者共 43 指行断指再植术，其中 41 指成活 (95.3%)。随访 6 ～ 9 个月 . 再植手指指端皮肤红润、饱满，毛细血管充盈良好，骨折愈合，痛温觉恢复，两点分辨觉达 5 ～ 9mm。根据中华医学会手外科学会断指再植功能评定试用标准，本组拇指对指、掌指关节自由活动度 (Rom)、手指关节自主活动度 (ATM) 和日常生活活动 (ADL) 优 75%、良 17%、可 8%，外观良好。

三 、旋转撕脱性断指再植术

(一) 适应证

旋转撕脱性断指的特点：①旋转撕脱性断指多为钝性损伤，即致伤物将手指挤住后高速旋转，旋转牵引力超过伤指关节囊及肌腱的生物学拉力，使手指离断；② 肌腱、血管、神经多在较薄弱的部位损伤，即肌腱在肌腱肌腹结合部，肌组织纤维强度差，附着点分散，牵拉张力过大时，易发生断裂，病例多为成年人，部分肌腱牵拉长度可达 15cm 左右，血管多在其分支的远端断裂，由于血管平滑肌韧性较小，断裂的部位各异，大多数血管断裂在手指断端，部分病例在显微镜下，可见血管呈环状撕裂，由于致伤物对指体的挤压，使伤指掌背侧有索状瘀斑和散在点状出血，面积大时形成瘀斑，指神经牵拉呈胡萝卜形状，给修复造成一定难度；③损伤的部位，掌指关节处因关节囊松弛是造成旋转撕脱性断指损伤的原因及多发部位，其次为近侧指间关节，术后功能恢复欠佳。

旋转撕脱性断指的血管、神经常有不同程度的损伤，其抽出部分常难以利用，而清创后又遗留较长距离的缺损，修复较为困难。伸、屈肌从肌腱与肌腹交界撕裂处抽出，故近端无相应肌腱可供利用，由于再植困难，因而早期将其列为再植禁忌证。随着显微外科技术水平提高，许多学者对旋转撕脱伤断指再植进行了尝试。程国良于 1982 年对旋转撕脱伤拇指离断进行了再植，他采用示指桡侧指动脉、尺侧指神经及背侧指静脉转位代替拇指的血管和神经，示指固有伸肌腱移位代替拇长伸肌，环指指浅屈肌腱移位代替拇长屈肌的方法施行旋转撕脱性拇指再植，术后有较理想的感觉与运动功能恢复。故此类损伤不再被列为再植的禁忌证。因此，手指从关节平面 (掌指关节或指骨间关节) 断离，其肌腱从肌腹处、血管与神经从近端不同平面撕脱，而离断的指体组织结构尚完整，如有其他可供指浅屈肌腱、血管与神经或指伸肌腱取材移植的健指存在，均适宜再植。尤其是拇指的旋转撕脱性断指 (图 8-3-4A) 为绝对再植适应证。

(二) 禁忌证

一般认为，除非伤者对再植的欲望较强，通常环指、小指的旋转撕脱性断指多不考虑再植。

(三) 术前准备

术前准备见本章第二节断指再植。

（四）手术的要点、难点及对策

1.体位 患者取仰卧位，上肢外展置于手术台旁的手术桌上。

2.彻底清创 修剪挫灭失活的皮肤软组织。将与离断指体相连的指屈肌腱、指伸肌腱各保留5cm，其余撕脱部分切除。抽出的血管、神经在显微镜下去除损伤部分直至健康处。指体近侧断端由于神经、血管、肌腱已被抽出，清创仅为断面处理。

3.骨、关节处理 指间关节离断者由于皮肤软组织挫灭严重，经清创后软组织缺损较多，需清除两端的关节面，克氏针固定使关节融合于功能位；近节指骨平面离断者，可保留关节，短缩骨骼，固定指骨；掌指关节处离断，尽可能保留关节，无法保留关节者应在功能位融合固定。

4.指背静脉及指伸肌腱移位 取相邻指背侧可供吻合的静脉2～3条，或游离出一分叉形静脉并切取适宜长度，移位修复拇指背侧静脉。如采用示指背静脉及示指固有伸肌腱转位。将静脉与指伸肌腱一起经皮下隧道引至拇指断端背侧切口内，修复拇指的静脉和伸肌腱缺损（图8-3-4B）。

5.指动脉、神经及指浅屈肌腱移位 游离邻指非主要功能侧的血管和神经，并切取适宜长度，通过皮下隧道引至断指近侧断面掌侧。取环指指浅屈肌腱转位修复拇长屈肌腱。即将邻指指浅屈肌腱切断抽出并穿过断指屈肌腱鞘，从断指断面引出备用（图8-3-4C）。

6.再植 由于拇指的血管、神经和肌腱均采用移位修复，故指骨可不必缩短，仅将骨断面挫平予以固定即可。关节面无明显损伤时，则不予融合而直接固定并修复关节囊。指骨采用克氏针纵行髓内固定。将转位的示指固有伸肌腱与拇指远端伸肌腱行"8"字缝合，转位的示指指浅屈肌腱与拇指远端指深屈肌腱调节张力后行Kessler缝合。然后分别将示指指背静脉与拇指背侧静脉吻合，示指桡侧固有动脉与拇指尺侧固有动脉吻合（图8-3-4D）。

旋转撕脱性断指的指动脉通过邻指一侧指动脉的移位修复一侧指动脉即可，而断指被移位修复的另一侧指神经可通过神经移植而予修复。

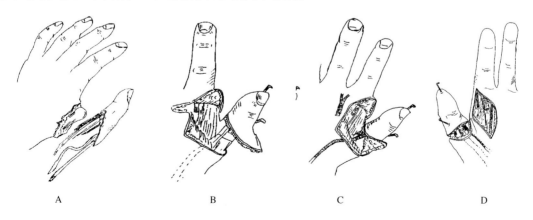

A   B   C   D

图 8-3-4 拇指旋转撕脱性离断再植

A.拇指旋转撕脱性离断；B.示指固有伸肌腱代替拇长伸肌腱；C.示指背静脉与拇指背侧静脉吻合；D.示指桡侧固有动脉与拇指尺侧固有动脉吻合，示指指浅屈肌腱与拇长屈肌腱缝合

345

（五）术后监测与处理

旋转撕脱性断指再植术后处理与一般断指再植的术后处理相同。由于旋转撕脱性断指的神经是利用别指的神经移位而予修复，故术后存在感觉定向再转换的问题，即术后在相当长时间内修复手指的感觉仍为供神经指的感觉。是否可通过感觉功能训练加速感觉定向的转换或能够完全转换，目前尚无这方面的可靠结果，有待长期随访观察。

（六）术后常见并发症的预防与处理

术后常见并发症的预防与处理见本章第二节断指再植。

（七）临床效果评价

旋转撕脱性断指由于伤情复杂，要从各个角度设计再植术式，创造再植条件。尤其是拇指在全手功能中占 40%，其缺失势必严重影响到手的功能。手指成活的最终目的是最大限度地恢复伤指的外形与功能，术后需及时的开始功能锻炼。由于手指的神经、血管、肌腱都是通过移位进行修复的，康复治疗比较重要，再植术后 2 周在医师指导下进行手指主被动屈伸锻炼，同时辅以康复理疗、局部热敷等措施。还可以二期肌腱松解手术，达到最佳的治疗效果。笔者一组旋转撕脱伤断指再植病例，17 指成活 15 指。指神经采用交叉、原位缝合和邻指神经转移的方法修复，收到了良好效果。病例随访两年，外观及功能均较为满意，两点辨别觉为 5.0 ~ 5.5mm。

四、多指离断再植

多个手指离断伤是指两个以上手指同时离断的手部损伤。发生于冲床、车床、切割机等机器的损伤通常是多个手指的离断伤，严重损害了伤手的功能。由于创伤重，对手的功能影响大，不同于单一手指的离断伤。对于多指离断的再植，以往多主张仅再植主要功能指。其主要原因在于多指离断创伤较重，再植指数量多，再植操作复杂，再加上医疗单位技术力量不足，难以承担如此艰辛的冗长手术。作者早年曾有 9 指离断再植成功的病例（图 8-3-5）。随后，相继有 10 指离断 10 指再植成功的报道。因此，仅再植主要功能指的观念已逐渐转变。尽可能恢复原有手指指数和外形，要求多指离断全部再植全部存活，最大限度地恢复手的功能已成为临床工作者的共识。

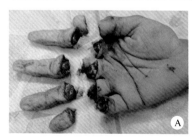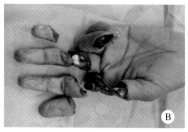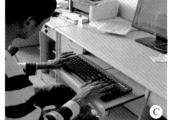

图 8-3-5　双手 9 指离断伤

A.右手术前；B.左手术前；C.术后功能

（一）适应证

1. 离断各指断面整齐，组织结构完整　离断手指远、近端虽有一定挫伤，但指体结构尚完整，预计再植后能够成活和恢复功能。尤其是切割伤断指则是多指再植的最佳适应证，挤压伤断指则应视具体情况而定。

2. 身体条件及年龄　小儿正处于旺盛的生长发育时期，小儿多指离断尤应积极创造条件再植，力争再植指全部存活。青壮年伤者全身情况尚好，能够耐受长时间的多指再植手术。能够造成 10 指同时完全离断的原因，一般为机器切断伤。故此类手指离断的断面十分整齐，指体完整无损，均适宜再植，有较强的再植适应证。而老年人机体器官功能均有所衰退，60 岁以上者再植应慎重。

3、再植时限　断指再植时限，一般要求 6 ~ 8h。如断指未经冷藏保存，应考虑当时的外环境气温，因为外环境气温对断指组织坏死的进程影响较大。本组再植缺血时间最长为32h，最短 4h。

对于主要功能指毁损无条件再植，而其他手指仍有再植条件时，可将其移位再植恢复主要手指的功能，如拇指、示指的移位再植。

（二）禁忌证

其禁忌证与断指再植禁忌证相同。

1. 离断的手指断面损伤较重，清创后缩短过多，严重影响手的正常排列顺序与抓握功能者。

2. 离断的手指远、近端组织结构不完整，断指的断面有明显的血管、神经抽出及粉碎性骨折，预计再植后难以成活或严重影响手的功能者。

3. 年长且全身情况较差，难以承受长时间手术者。

4. 爆炸伤所致的断指，往往因断指血管长段受损，难以再植。

（三）术前准备

术前准备见本章第二节断指再植。

由于手术时间较长，多个手指离断，采用气管插管下全身麻醉。

（四）手术的要点、难点及对策

多手指离断再植是一项极其艰辛复杂的手术。为了争取再植手指全部存活，可将医生分组，应严密组织手术人员，保证以最佳阵容来完成手术。技术力量允许时，应组织多组手术人员同时开展手术操作。手术人员可轮替上台，以保证手术人员的精力和体力。

1. 体位　患者取仰卧位，上肢外展置于手术台旁的手术桌上。

2. 术中由一位经验丰富、技术全面的上级医生做纵观全局的技术指导，统一协调各手术组之间的配合，充分发挥每一组手术人员的技术能力。

3. 具体操作时，注重清创质量　其手术方法和具体要求与断指再植相同。为了缩短断指缺血时间，断指应放入冰箱内冷藏。清创时手术台上仅留一个断指，做到取出一个手指，清创一个手指，再植一个手指。如为多组人员同时进行手术，可缩短手术进程。可将已清创的各离体指段用无菌纱布包裹后置于 2～4℃冰箱内冷藏，再植时再逐一取出。

4. 内固定方式的选择　遵循省时简便、固定可靠、破坏性小、对功能影响小的原则。过度复杂的固定将消耗手术医师过多的精力和时间，从而影响后续重要组织的修复质量。笔者的体会是，克氏针贯穿固定简便、快捷、实用，较微型钢板固定可节约大量时间，医师可将宝贵的精力用在血管的修复上。

5. 精细地吻合血管　再植术中所有涉及血管、神经的操作均应严格遵循无创原则，精细吻合血管是再植成功的关键。吻合血管时应注意：①要吻合的血管组织结构应是正常的，内膜光滑、完整、无分离，腔内无凝血块及受损的血管内膜漂浮物；②动脉断端喷血良好，否则应查找原因并采取及时有效的方法处理；③血管外膜切除要适当，以不影响进针为宜；④端端吻合时血管口径应基本一致；⑤边距一般为血管壁厚度的 2～3 倍，注意两侧对称；⑥吻合的血管应保持一定的动、静脉比例，2：3 或 2：4 均可，尽可能多吻合血管。

6. 医生在体力、精力充沛时要优先再植功能重要的手指。例如，拇指、示指、中指、环指离断伤，而拇指、示指无再植条件时，可优先考虑将有条件的中指、环指移位再植到拇指、示指残端，以重建拇指、示指的功能。移位再植，只要血管搭配得当，精确吻合，同样可取得较高的成功率。

（五）术后监测与处理

多手指离断再植的术后处理同一般断指再植的术后处理，由于涉及多个手指、多条血管与多个血管吻合口，术后发生血管危象的概率增高。因此，更应注重再植指血循环的观察。一旦发生血管危象，应按常规积极进行处理。在手术探查血管时，应避免影响血液循环正常的手指。

（六）术后常见并发症的预防与处理

术后常见并发症的预防与处理见本章第二节断指再植。

（七）临床效果评价

多手指离断再植是一项很艰巨的工程。此类损伤对患者来讲创伤巨大，对医生们来讲常感到精疲力竭。断指再植的目的，是降低断指对患者生存质量的影响，医师应该从美观与功能出发，首先考虑再植指术后指体的美观与功能情况，以此来把握再植的适应证，不能使再植的指体成为累赘。手指的肌腱修复 5 个月后，如果仍有明显粘连和影响功能，则需要行肌腱粘连松解术。如有关节活动较差者，不应行肌腱松解术，而应该首先改善关节的活动范围。国内一家医院十年间收治 416 例患者共 915 指离断。成功再植 855 指，失败 60 指，成功率为 93.44%。随访 1～4 年，按中华医学会手外科学会上肢部分功能评定试用标准，优良率为 92.91%。回顾分析显示，医院硬件条件是手术成功的基础，手术参与者的职业技能和职业责任感是手术成功的条件，手术团体的紧密协作是患者指体功能恢复的保证。

五、手部多段离断再植

手部多段离断是指腕部以远不同部位两个平面以上的断指再植。其创伤重、伤情复杂、手术部位多、再植难度大、技术要求高,不同于一般常规再植手术,是再植技术的进一步发展,标志着断指再植小血管吻合技术又上了一个新的台阶。

1989年刘毅首先报道了手指多段离断再植手术,3例患者离断手指4指8段,其中再植成活3指6段,失败1指2段;2006年12月19日郑州仁济创伤显微外科医院右手断成17节再植成活,使手指多段离断再植的水平达到了高峰(图8-3-6)。1995年裴国献结合自己的手术病例就此类创伤的命名、分类、再植指征与手术要点等进行了系统的阐述。

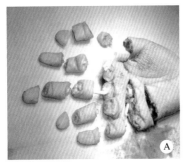
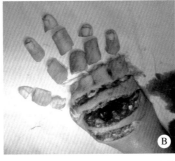
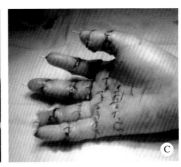
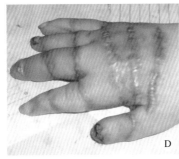
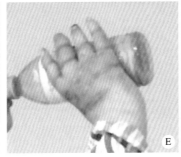

图 8-3-6　右手断成 17 节再植成活
A、B.术前;C.再植术毕;D、E.术后

(一)适应证

手部多段离断由于创伤致残率高,致残程度重,对手指的外形和功能影响甚大,甚至造成手的完全残废。势必对伤者造成严重的精神创伤,严重影响其日常生活与工作,并给其家庭和社会带来沉重负担。再则,从临床角度分析,手部多个平面离断,吻合与修复的组织创伤增加,随之而来是成功率降低,功能恢复困难,所以,对创面整齐干净,预计再植后能够成活并可恢复一定的功能者均应予以再植。

(二)禁忌证

手部多段离断结构已失完整,血管、神经及皮肤挫伤严重,预计再植后外形不佳、效果低劣时,则不宜行再植术。

（三）术前准备

术前准备见本章第二节断指再植。

麻醉常选用全身麻醉。

（四）手术的要点、难点及对策

1. 体位　患者取平卧位，两上肢外展置于手术台旁的手术桌上。

2. 再植顺序　单纯手指多平面离断时，应先将远端离断平面手指在"无血状态"下进行再植，然后依次再将已再植的远侧节段与近端再植。这样不但使术野清洁，而且有利于防止吻合口的血栓形成。

3. 确保每条血管与每个吻合口的吻合质量　多段手指离断再植时，手术难度大，技术要求高，要在同一条血管上同时做 2 个吻合口。任何一个血管吻合口发生栓塞，均可导致手术失败。由于血管吻合口数量的增多，增加了术后血管危象的发生概率，因此血管本身与血管吻合质量显得尤为重要。

笔者在动脉吻合时，遇到以下情况并采取了相应对策：多平面离断手指成不规则形损伤，动脉血管损伤重，给再植带来一定困难，针对这种情况，在血管不能原位吻合的情况下，采用以下血管吻合的方法进行再植，如条件允许尽管创面整齐，血管损伤轻，还应将离断血管原位吻合，提高成活率（图 8-3-7）。多平面离断再植中常见的类型，由于手指创面相平行，血管口径整齐，血管的长度在骨缩短后，能达到吻合口在正常张力下吻合两侧指动脉，使再植指成活率提高。多平面离断患者中此类伤情占 90%。再植中如遇到动脉严重缺损，难以从邻指取材时，可采取动脉移植或邻近手指动脉移位的方法解决。笔者通过临床应用，发现腕掌侧有 1 ~ 2 条位于腕掌侧正中与腕横纹垂线附近，通常较为恒定的无名浅静脉，该静脉口径 0.8 ~ 1.2mm，与手指固有动脉、指背静脉相近，它位置浅表、解剖恒定，基本上能够满足血管移植的需要。这样，保留了手指长度，保存了关节功能，使手术顺利完成。

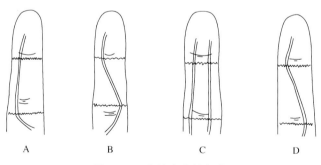

图 8-3-7　血管吻合的方式

A. 近段动脉交叉吻合；B. 近段和远段的动脉交叉吻合；C. 血管正常时的吻合；D. 中段血管交叉吻合

4. 对离断指中间段组织块的处理　离断指中间段血管、神经、肌腱等组织再植时，应注意无创操作，防止将其牵拉抽出。若中间段的血管、神经、肌腱、骨骼与皮肤较长无明显损伤者，应予保留离断的中间段，行分段再植。若中间段肢体的血管、神经、肌腱、骨骼、皮肤较短时（< 1.5cm），可将其舍弃，而将远、近端指体的血管、神经、肌腱、骨骼与皮肤直接予以对接，以减少血管、神经与肌腱的一个吻合口，有利于防止血管危象的发生，有利于术后功能恢复，并缩短了手术时间。若中间段离断肢体组织挫伤严重或缺损较长，则应采用邻指相应组织移位修复。邻指难以取材时，应行游离移植修复。对手部多平面离断的骨骼固定，若中间段指骨较长，可采用克氏针交叉内固定，否则，宜采用纵行贯穿固定的方法。

应注意保护好已完成再植的手指段，由于涉及多个手指，常会有数段离断手指组织块。再植时动作应轻柔，随时随处注意保护已完成再植的手指节段，防止由于碰撞、牵拉、压迫、旋转等机械刺激而导致血管痉挛、神经及肌腱的撕脱。

（五）术后监测与处理

手多段离断再植时，由于创伤重，手术时间长，尤其涉及多条血管与多个吻合口（有时可达 40 多个），增加了术后血管危象发生的机会。强调进行严密、连续的观察。临床上除常规观察患指皮肤颜色、温度、肿胀、张力、毛细血管反应、指端侧切口渗血等客观指标，以及借助皮温计测量皮温、超声 Doppler 探测血流等外，近年来临床又采用一些新的监测方法，如激光 Doppler、光电体积描记和经皮氧分压监测等，均有一定的临床应用价值。早期发现血管危象并及时处理。每日静脉滴注低分子右旋糖酐 1000ml，并小剂量应用肝素钙，以保持血液的低凝状态。处理及时从而提高了再植肢（指）体的成活概率。

手指多段离断再植的功能康复十分重要。手部的多平面离断是严重的手部创伤，即使再植成功，功能和心理方面的打击也不会消失。需要通过系统康复治疗来更好地解决。多平面离断再植康复，有其自身的特点，涉及组织多、关节多或多个手指，康复要及早地、正确地、持续不断地进行。

早期的功能锻炼是感觉与运动功能恢复的重要环节，对通过掌骨和指骨的手指再植，内固定的时间应不以骨痂是否形成为依据，以防关节挛缩。特别是指骨，骨愈合应以骨的内部结构，即骨小梁的连接为准，正常情况下 4 ~ 5 周，即可解除内外固定。

后期康复可与理疗同时进行，如蜡疗、超声治疗、音频治疗等，有益于促进使瘢痕软化，提高疗效。主要包括以下内容：①关节活动度练习，即关节的主动运动、被动运动、辅助运动和关节功能牵引；②肌肉练习；③作业疗法，即各种实用功能的练习。

（六）术后常见并发症的预防与处理

术后常见并发症的预防与处理见本章第二节断指再植。

（七）临床效果评价

手部的多平面离断是极为严重的手部创伤，虽然通过医务人员的努力使再植手指成活，但术后功能康复是一项长期而复杂的过程，这个过程在手术中就开始设计和实施，术后应按步就班、有条不紊地进行，使手这个复杂的器官得到最大程度的恢复，减轻由于损伤给患者带来的生理和心理上的影响。这类患者通常还需要一些择期的矫形手术，如皮肤移植、肌腱或神经松解、肌腱移位、关节成形等，这些手术与康复措施密切配合，才能达到预期效果。

（刘　毅）

参 考 文 献

柴益民，林崇正，邱勋永，等，2004.特殊类型断指再植的临床总结.中华显微外科杂志，27(3): 219.

陈铭锐，陶利，邵岩，等，2011.末节指神经血管显微解剖及临床意义.中华创伤骨科杂志，7(11): 1048-1050.

程国良，2000.特殊类型断指再植的回顾与展望.中华显微外科杂志，23(1): 19-21.

程国良，2007.我国断肢(指)植的回顾与展望.中华显微外科杂志，30:352-356.

丁自海，王增涛，2007.手外科解剖学图鉴.济南：山东科学技术出版社.

顾玉东，王澍寰，侍德，2002.手外科学.上海：上海科学技术出版社.

胡长青，冯亚高，付贯忠，等，2012.利器致腕部离断七例.中华显微外科杂志，35(2): 122.

黄东，吴伟炽，毛莉颖，等，2004.指尖部断指再植的临床回顾性研究.中华显微外科杂志，27(4): 304-305.

黄东，黄永年，吴伟炽，等，2009.臂绞轧撕脱离断的修复与功能重建.中华显微外科杂志，32: 75-76.

黄剑，王胜伟，田敏涛，等，2012.多平面离断指体再植术的回顾性研究.现代实用医学，19(11):1219-1220.

李锦永，李清秀，崔永光，等，1996.复杂性断指再植.中华显微外科杂志，19(4): 296-297.

李平统，吴健峰，2005.36例47指末节离断再植.中国修复重建外科杂志，19(11): 901.

梁启善，张咸中，张建，等，2011.断掌再植中血管缺损的显微外科修复.中华显微外科杂志，34(4): 328-330.

刘梦璋，邹育才，赵资坚，等，2012.腕部离断再植修复15例的临床分析.中华显微外科杂志，35(3): 256-258.

刘小芳，2005.断指再植术后发生血管危象的原因分析及处理对策.中华显微外科杂志，28(4): 274-276.

刘毅，刘弘，2010.手指多平面离断再植及康复.实用手外科杂志，24(3): 211-212.

刘毅，1990.手指多段离断再植.中华显微外科杂志，2:123.

刘毅，2001.有瘀斑的旋转撕脱性断指再植.实用手外科杂志，15(4):240.

毛莉颖，黄东，周围，等，2004.特殊类型断指再植血管损伤治疗的体会.中华显微外科杂志，27:(1)66-67.

潘达德，顾玉东，侍德，2000.中华医学会手外科学会上肢部分功能评定试用标准.中华手外科杂志，16(3): 130-135.

裴国献，1996.手部多平面离断再植.中华手外科杂志，(4): 211.

任远飞，张铁慧，梁武，2014.腕掌部离断再植术后并发症的治疗.中华手外科杂志，34(4): 316-318.

田万成，卢全中，王成琪，等，1991.指尖断指再植.中华显微外科杂志，14:23-24.

田万成，潘希贵，卢全中，等，2000.指尖离断再植与分型.中国创伤骨科杂志，2(3):197-198.

王冰，胡开泰，魏玉峰，等，2009.130例断指再植术治疗体会.卫生职业教育，27(15): 137-138.

王澍寰，1999.手外科学.第2版.北京：人民卫生出版社.

王澍寰，2011.抢救肢体离断伤的几个问题.中华外科杂志，49(1): 26.

王治成，王爱好，朱增华，等，2011.指尖离断再植160例临床体会.中华显微外科杂志，34(2): 153-154.

韦加宁，2003.韦加宁手外科手术图谱.北京：人民卫生出版社.

夏雷，许玉本，张红星，等，2015.微血管吻合器在上肢离断再植中的应用.中华显微外科杂志，38(2): 182-184.

胥少汀，2010.骨科手术并发症预防预处理.北京：人民军医出版社.

杨大威，孙丕云，梁佳军，等，2010.拇指旋转撕脱离断伤再植12例.解剖与临床，15(5): 365-366.

杨延军，杨子清，涂清华，等，2005.挤压旋转撕脱性断指再植手术方法与疗效观察.实用手外科杂志，19(1): 27.

曾辉，徐亚非，刘永明，等，2012. 单纯吻合指动脉行末节断指再植疗效观察. 白求恩医学院学报, 4(2):89-90.

曾波，王培信，谢逸波，等，2008. 自体小静脉移植在儿童断指再植中的应用. 广东医学, 29(2): 299-300.

张志敏，李俊明，黄春霞，等，2010. 前臂断肢再植的临床研究. 中国医学创新, 7(5): 57-58.

章伟文，陈宏，王晓峰，等，1999. 530 例末节断指再植的临床研究. 中华手外科杂志, 15(2): 101-103.

朱家恺，2006. 显微外科学可持续发展的思考. 中华显微外科杂志, 29(1): 4-5.

朱家恺，2008. 显微外科学. 北京：人民卫生出版社, 131.

Davis Sears E, Chung KC, 2011. Replantation of finger avulsion injuries:a systematic review of survival and functional outcomes. Hand Surg Am, 36(4): 686-694.

Hoang NT, 2006. Hand replantationgs following complete amputations at the wrist joint: first experiences in Hanoi, Vietnam. J Hand Surg Br, 31:9-17.

Jandali S, Wu LC, Vega ST, et al, 2010. 1000 consecutive venous anostomoses using microvascular coupler in breast reconstruction. Plast Reconstr Surg, 125(3):792-798.

Sebastin SJ, Chung KC, 2011. A systematic review of the outcomes of re-plantation of distal digital amputation. Plast R econstr Surg, 128(3): 723-737.

Trumble T E, Rayan G M, Budoff J E, et al, 2010. Principles of Hand Surgery and Therapy. 2nd ed. Amsterdam: Saunders Elsevier.

Yamano Y, 1985. Replantation of the amputated distal part of the fingers. J Hand Surg(Am), 10(2): 211-218.

Zhang J, Cheney ZW, 2002. Restrospective of the replantationg of severed libms in the Peoples Republic of China: curent statas and prospects. Microsurgery, 22: 39-43.

Zhang T, Lubek J, Salama A, et al, 2012. venous anostomoses using microvascular in free flap head and neck reconstruction. Oral Maxillofac Surg, 70(4):992-996.

第九章 拇、手指再造

第一节 拇、手指缺损分度

一、拇指缺损分度

拇指缺损长度是影响拇指功能的重要因素。在选择拇指再造方法时，要首先考虑拇指的离断水平，因此对拇指缺损长度进行分度就显得十分重要。虽然不同作者对于拇指缺损的分度方法不同，但是在选择重建方法时考虑的因素是相近的。

目前国内统一采用的拇指缺损分度法为三度六区法，即以拇指的关节水平为界分为三度，再将每度又分为两区，总共为六区（图 9-1-1）。

Ⅰ度缺损：指间关节水平的拇指缺损，即拇指末节缺损。以拇指末节中部为界分为 2 区：即ⅠA 区指拇指指甲及末节远端 1/2 缺损；ⅠB 区指拇指末节近端 1/2 的缺损。

Ⅱ度缺损：掌指关节水平的拇指缺损。ⅡA 区指拇指近节指骨远端 1/2 的缺损；ⅡB 区指拇指近节指骨近端 1/2 的缺损。

Ⅲ度缺损：腕掌关节水平的拇指缺损。ⅢA 区指第一掌骨远端 1/2 缺损；ⅢB 区指第一掌骨近端 1/2 到腕掌关节完全缺损。

Lister 采用的分类方法将拇指的缺损长度与功能影响结合起来，对于治疗有一定的指导作用。即Ⅰ度拇指缺损为拇指远端的缺损。这种拇指缺损，拇指有充分的功能长度，一般大于 12 ~ 15mm，有良好的鱼际肌，可以对掌的第一腕掌关节，拇指残端可以完成大部分重要的功能。这种缺损从功能角度可以不进行拇指的重建。如果患者有拇指再造的意愿，往往对再造拇指的外观有较高的要求，在选择重建方法时要选择再造拇指外观和功能较好的方法。重建拇指要有良好的软组织覆盖、良好的感觉。Ⅱ度拇指缺损指拇指残存长度不足，一般短于 12 ~ 15mm。这种拇指缺损一般需要重建拇指，可以采用的方法很多，从单纯的软组织修复到全拇指的再造，具体重建方法的选择主要根据患者的需要来确定。Ⅲ度拇指缺损指保留了第一腕掌关节的拇指完全缺损，拇指内在肌功能存在不同程度的丧失（图 9-1-2）。重建拇指首要的是恢复拇指的长度，并应根据残存的手内肌功能进行拇指对掌功能重建。Ⅳ度拇指缺损指失去了第一腕掌关节的拇指完全缺损。拇指的重建还要考虑重建第一腕掌关节，或者将拇指融合在对掌位。

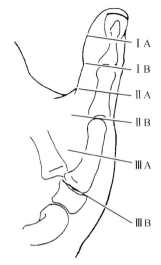

图 9-1-1　拇指缺损三度六区法分类

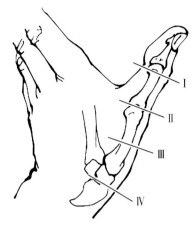

图 9-1-2　Lister 拇指缺损分类法

二、手指缺损的分度

手指的再造要综合考虑缺损手指的指别、手指缺损的数量、残指的长度、手指残端情况等因素。不同指别手指缺损对手功能和外观的影响是不同的，再造时要根据患者的需求综合考虑。根据手指缺损的数量可以分为单指缺损和多指缺损。单指缺损时，尺侧的相邻手指可以进行功能替代完成捏持功能，对手的功能影响小，是否进行再造目前存在较多争议。有学者认为除了拇指以外，其他手指单个手指缺损对手的功能没有明显影响，牺牲一个正常的足趾来再造手指通常得不偿失，因此不建议进行再造。但是很多患者由于工作需要、外观和心理等方面因素，对再造的要求非常迫切，所以足趾移植单指再造的临床应用并不少见。

单个手指的再造要考虑手指缺损的长度。根据缺损长度可以将手指缺损分为六度：Ⅰ度缺损，手指远节部分缺损；Ⅱ度缺损，手指于远侧指间关节处缺损；Ⅲ度缺损，手指于中节指骨处缺损；Ⅳ度缺损，手指于近侧指间关节处缺损；Ⅴ度缺损，手指于近节指骨处缺损；Ⅵ度缺损，手指于掌指关节处缺损（图 9-1-3）。

严重损伤累及所有四个手指的近节指骨近端（指蹼）水平时，无论拇指是否缺损，缺损程度多少，都会严重影响手的功能，被称为掌骨手。掌骨手分为两种类型：Ⅰ型为所有手指在近节指骨远端缺损，拇指完好或在指间关节以远的缺损；Ⅱ型为所有手指在近节近端的缺损，拇指在指间关节以近的缺损。Ⅰ型掌骨手又根据手指缺损平面分为 3 型：ⅠA 型即掌指关节以远的缺损；ⅠB 型即掌指关节水平的缺损；ⅠC 型即掌指关节以近的缺损。Ⅱ型掌骨手根据拇指缺损平面分为 4 型：ⅡA 型即拇指在掌骨颈以远的缺损；ⅡB 型即拇指在掌骨颈以近水平的缺损，鱼际肌功能良好；ⅡC 型拇指鱼际肌缺损；ⅡD 型拇指腕掌关节缺损。

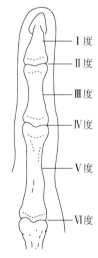

图 9-1-3　手指缺损的分度

第二节 传统的拇指再造方法

拇、手指再造是手部损伤修复的重要内容，其技术演变贯穿了手外科的发展历史。根据美国医学指南制订的手指缺损对手功能的影响，拇指功能占全手功能的40%。拇指的再造也是最早受到关注的问题。拇指再造的重大变革出现在19世纪末20世纪初，当时出现两种重要的理念：一种理念是通过拇指残端的相对延长改善拇指的功能，代表技术是Huguier介绍的虎口加深术，拇指掌骨指骨化的方法，这两种方法的目的是获得更深更宽的虎口、相对增加拇指长度来改善拇指的功能；另一种理念是通过远位带蒂组织瓣移位的方法修复拇指，代表技术是Nicoladoni的分期踇趾移位术和Luksch的延迟手指转位术，也成为后来的踇趾、足趾移植拇指再造术的技术基础。带神经血管束的手指移位术成为第三种拇指再造技术的基础。最初是示指系列没有短缩的移位，后来改进为掌骨截骨、旋转移位、手内肌重建，皮瓣的切口设计创造了更宽的、没有瘢痕的虎口，明显改善了再造拇指的功能和外观。后来，中指、环指、小指的移位拇化手术也成为拇指再造的重要方法。拇指再造的第四种方法是皮管加植骨拇指再造术。后来手部神经血管束岛状皮瓣的应用给拇指植骨延长成形术带来了新的进展。带神经血管束的指腹皮瓣移位改善了再造拇指的感觉和皮肤质地。

由于显微外科技术的发展，使得手指缺损的修复重建焕然一新，再造的手指术后的外观和功能均良好。使得传统的手指缺损的再造方法越来越趋于很少应用。尽管如此，在某种环境和某种条件下，仍然具有一定的应用价值，有必要予以介绍。

一、虎口加深术

虎口加深术是通过虎口加深成形，相对延长拇指长度，达到改善拇指功能的目的。虎口加深可以采用虎口区皮肤"Z"字成形术或多个"Z"字成形术，也可以采用示指背侧局部皮瓣转移术。

（一）适应证

1.适用于ⅡB区拇指缺损，拇指残端长度比较短，不能满足功能要求者。对于虎口区皮肤正常或有轻度挛缩者，可以采用虎口"Z"字成形术。虎口有明显狭窄者，虎口开大加深以后，可采用示指背侧皮瓣转移，覆盖虎口区创面。供皮瓣区用中厚皮片移植覆盖。

2.对于Ⅱ型掌骨手患者也可以采用此方法重建或改进第1、2掌骨间的夹持功能。

（二）禁忌证

1.全身情况不能耐受手术者。

2.虎口区皮肤损伤严重、感染、软组织覆盖条件差者，手术要慎重选择。

（三）术前准备

1. 医患交流　虎口加深术是相对延长拇指，改善拇指功能，拇指实际长度并没有延长。虎口加深后，拇指的外观没有明显改善。拇指功能改善也是有限的。手术特点是方法简单、安全。

2. 术前检查　术前常规检查，明确患者身体健康状况，排除手术禁忌证。由于手术方法简单，时间短，适合一般状态欠佳的患者。一般不需要特殊检查。

3. 术前停用抗凝药物等可能影响手术的药物。

4. 麻醉　采用臂丛神经阻滞麻醉。

（四）手术要点、难点及对策

根据虎口区皮肤条件选择合理的虎口加深方法。皮肤"Z"字成形术或多个"Z"字成形术适合虎口区皮肤质量好，没有挛缩或轻度挛缩者。如果虎口挛缩严重，需要选择示指背侧局部皮瓣转移重建虎口皮肤，供皮瓣区植皮覆盖。

1. 体位　患者取仰卧位，患肢置于手术台旁的手术桌上。

2. "Z"字成形术

(1) 切口设计时，三角形皮瓣的角度要合适，一般45°～60°。要遵循设计原则，防止皮瓣坏死。角度过小有皮瓣尖端坏死的危险，皮瓣角度过大虎口加深效果欠佳（图9-2-1）。

(2) 于深筋膜深层分离掀起皮瓣，以保证皮瓣良好的血供，以及术后皮肤有良好的弹性。

(3) 虎口区的肌肉重建　为了增加虎口加深的深度，有时需要切断第一背侧骨间肌和拇收肌，将拇收肌的止点移位到第一掌骨中部，重建拇指内收功能（图9-2-2）。

357

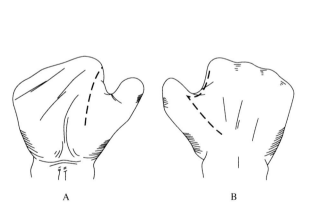

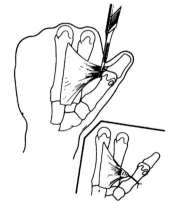

图 9-2-1　"Z"字成形虎口加深术的手术切口
A.掌面切口；B.背面切口

图 9-2-2　将拇收肌的止点移位到第一掌
骨中部，重建拇指内收功能

(4) 彻底切除虎口处挛缩的瘢痕组织，以及挛缩的肌肉。充分游离皮瓣，以保证皮瓣进行无张力移位互换（图9-2-3）。

(5) 仔细止血后缝合移位的皮瓣，必要时放置引流条。敷料填塞虎口处，石膏托于虎口处固定维持虎口加深的位置。

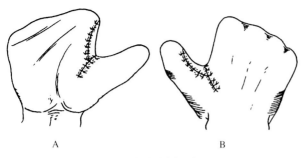

图 9-2-3　交换皮瓣闭合切口

A. 掌面观；B. 背面观

3. 示指背侧局部皮瓣转位法

(1) 示指背侧皮瓣的设计时，注意要遵循局部转移皮瓣的基本原则，皮瓣的长宽比例不超过 2：1。

(2) 皮瓣的游离在伸肌腱腱膜浅层进行，保证皮瓣有良好的血供。

(3) 虎口挛缩如果伴有骨间肌的挛缩均应彻底松解，虎口开大后可用克氏针固定。如果虎口开大困难，可以在术中安置虎口开大的撑开型外固定架，在皮肤愈合以后缓慢撑开虎口。

(4) 虎口区的肌肉重建　为了增加虎口加深的深度，有时需要切断第一背侧骨间肌和拇收肌，将拇收肌的止点移位到第一掌骨中部，重建拇指内收功能。

(5) 将已游离的示指背侧皮瓣移位于虎口处予以缝合，放置引流。

（五）术后监测与处理

1. 加强伤口护理，防止感染　术后早期观察敷料渗血情况，如果渗出较多，及时更换敷料。

2. 根据伤口引流情况掌握引流拔出的时机，防止血肿形成。一般术中止血彻底，放置皮片引流即可，术后第 2 天拔出引流。如果虎口瘢痕较重，出血较多，可以放置负压引流管，局部适度加压包扎以减少出血和血肿形成。

3. 观察皮瓣肿胀和血供情况　如果皮瓣肿胀严重，可能影响皮瓣血供时，可以拆除几针缝线以缓解皮瓣的压力。

4. 虎口挛缩者术后拇指要固定在外展位。伤口愈合后，早期开始功能锻炼。克氏针或外固定支架拆除后，需要佩戴虎口开大的牵引支具，以巩固虎口开大的效果。

（六）术后常见并发症的预防与处理

1. 皮瓣坏死　皮瓣设计应遵循其基本原则，三角形皮瓣的尖端角度不能过小。手术操作中注意不要钳夹皮瓣。皮瓣的分离层次对皮瓣血供影响很大，一般在深筋膜深层进行分离。术后发现皮瓣肿胀，张力较大，要及时拆除部分缝线，缓解压力影响。如果发生皮瓣坏死，一般在皮瓣尖端，通过换药多可以愈合。如果皮肤坏死范围较大，可能需要植皮或皮瓣手术。

2. 局部血肿　如果止血不充分或引流不畅可能发生局部血肿。术中要尽可能彻底止血，根据伤口情况选择合适的引流。如果术后发生血肿，可以拆除几针缝线，排除血肿。如果发现活动性出血，可以在不影响皮瓣血供的情况下加压包扎。严重者需要再次手术止血。

3. 虎口挛缩复发　对于虎口挛缩的病例，术后需要佩戴虎口开大的弹力牵引支具和静态外展支具，早期开始功能锻炼，直到虎口开大功能良好、稳定。

（七）临床效果评价

虎口加深术的手术目的是加深虎口，相对延长拇指，改善拇指抓握的功能。评价手术疗效要观察虎口开大和拇指残端相对延长的程度。虎口区皮肤的质地，是否存在瘢痕挛缩对拇指功能影响较大。一般来说，术后拇指抓握和捏持功能均可一定程度的改善。

二、拇指残端提升术

拇指残端提升术是根据拇指缺损程度在拇指残端近侧设计切口，拇指残端形成带神经血管束的皮瓣，皮瓣提升后，通过植骨的方法延长拇指长度，改善功能。这种手术方法在拇指残端提升后保留原来的拇指残端皮肤的感觉，皮肤质地良好，但是拇指延长的长度比较有限，一般延长 1.5 ~ 2.5cm。

（一）适应证

1. 适用于ⅡB 区拇指缺损，拇指残端长度短，不能满足功能要求者。
2. 要求拇指残端皮肤弹性好，组织松弛，虎口没有挛缩者。一般近节指骨近侧缺损的患者选择帽状皮瓣提升植骨术，掌指关节水平缺损采用 Gillies 皮瓣植骨术。

（二）禁忌证

1. 全身情况不能耐受手术者。
2. 虎口区明显挛缩者；残端软组织覆盖条件差者，手术要慎重选择。

（三）术前准备

1. 拇指残端提升术是拇指绝对延长的手术方法。由于保留了神经血管束，所以指端的感觉和质地较好。但是，由于皮瓣提升范围有限，延长长度比较有限，患者预期不宜过高。
2. 术前检查　术前常规检查，明确患者身体健康状况，排除手术禁忌证。由于手术方法简单，适合老年人或一般状态欠佳的患者。一般不需要特殊检查。
3. 术前停用抗凝药物等可能影响手术实施的药物。
4. 采用臂丛神经阻滞麻醉术前常规禁食水。
5. 手术区准备　包括患肢、取骨的髂部。

（四）手术要点、难点及对策

1. 体位　患者取仰卧位，患肢外展置于手术台旁的手术桌上。
2. 切口　在拇指掌指关节近侧，采用环形切口（图 9-2-4），也可以采用半环形切口（图9-2-5）。
3. 切开皮肤、皮下组织及浅筋膜。注意保留指背静脉、指背皮神经、双侧指固有神经血管束，并在这些组织结构周围保留一定的软组织袖作为保护，将其向近端进行一定范围的游离。

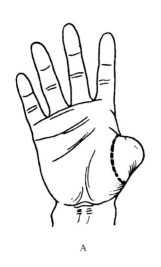
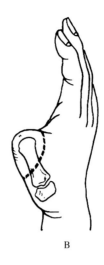
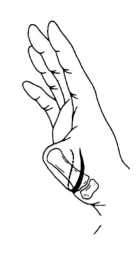

A   B

图 9-2-4　帽状皮瓣提升术手术切口　　　　图 9-2-5　Gillies 皮瓣提升术
手术切口

4. 将皮瓣在深筋膜下做潜性分离，至拇指残端时，皮瓣在指骨残端表面进行分离，使拇指残端皮肤形成为带血管神经蒂的皮瓣 (图 9-2-6)。

5. 将皮瓣提升达到所需要的长度即可，一般延长 1.5 ~ 2.5cm。

6. 于髂骨处切取一髂骨条，长度依其所需延长的长度为准。特别注意拇指残端提升的长度以不影响皮瓣血液循环为限。将植骨条远端修整圆滑，植骨条插入拇指残端的指骨后，将帽状皮瓣及软组织覆盖至植骨条上 (图 9-2-7)。

7. 采用中厚皮片移植覆盖剩余的创面，用纱包加压固定，注意打包压力时应不影响帽状皮瓣的血供。

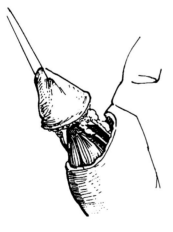

图 9-2-6　皮瓣在深筋膜下做潜性分离，使
拇指残端皮肤形成带血管神经蒂的皮瓣

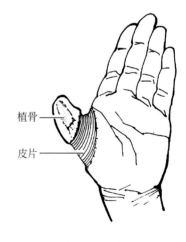

植骨

皮片

图 9-2-7　植骨条长度要合适，提升长度以
不影响皮瓣血液循环为限

（五）术后监测与处理

1. 术后早期重点观察帽状皮瓣血供情况　发现异常要分析原因进行相应处理。如果植皮纱包压力过大，可以去除部分纱包减压。如果由于皮瓣肿胀严重影响皮瓣血供，可以拆除几针缝线以缓解皮瓣的压力。如果因为植骨条过长，要及时手术进行植骨条修整。

2. 观察植皮成活情况　一般术后 2 周拆除加压固定纱包，观察植皮成活情况。如果发生植皮坏死，根据坏死范围采用换药至愈合或重新植皮。

（六）术后常见并发症的预防与处理

1. 皮瓣坏死　发生皮瓣坏死的主要原因有皮瓣分离时损伤神经血管束、植皮打包压力过大、植骨条过长造成顶压皮瓣。术中要严格操作，避免上述情况的发生。术后要尽早发现，及时处理，必要时进行补救的手术处理，避免由于延误造成严重的后果。如果皮瓣发生坏死，根据坏死范围采用换药愈合、扩创短缩缝合等方法处理。

2. 植皮坏死　植皮基底创面软组织质量欠佳、植皮厚度不合适、纱包固定不佳都可能影响植皮的存活。手术要用帽状皮瓣覆盖植骨条，保证植皮有良好的软组织床。植皮以中厚皮片比较合适，纱包固定要可靠，张力要合适，术后用石膏托或支具外固定。

（七）临床效果评价

拇指残端提升术能够延长拇指的长度有限，主要的目的是改善拇指的功能。评价手术疗效主要根据拇指延长的长度、术后拇指残端皮瓣存活情况、皮肤质地、感觉、植皮存活情况和拇指功能的改善程度。本手术方法简单、可在一定程度上改善拇指的功能，对于某些患者对外形要求不高者，仍为一种可选择的方法。

361

三、皮管植骨拇指再造术

皮管植骨拇指再造术是通过带蒂皮管移位术重建缺损拇指的皮肤，在实施皮管术时或皮管断蒂时植入髂骨条延长拇指骨骼，达到再造拇指的目的。手术具有操作简单，拇指长度改善明显，手术成功率高等优点。不足之处是手术需要二期完成，再造的拇指没有指甲、皮肤感觉欠佳、远端血供欠佳、外形稍显臃肿、缺乏关节活动等，影响了再造拇指的功能。

（一）适应证

1. 皮管植骨法拇指再造可以根据拇指缺损程度设计皮管长度，满足各种类型拇指缺损的重建。

2. 身体条件不能耐受复杂的游离足趾移植的患者，主观上不愿接受足趾移植的患者，足趾移植失败后的补救手术等。

（二）禁忌证

1. 全身情况不能耐受手术者。

2. 不能配合患肢固定的患者，对再造拇指外观、功能要求较高的患者慎重选择。

（三）术前准备

1. 术前要与患者仔细沟通，对手术的预期效果有所了解，征得患者的理解和同意。皮管植骨法拇指再造是拇指的绝对延长，可以改善拇指功能。手术方法比较安全，成功率高，但是手术需要二期完成，术后患肢固定体位会造成不适。再造拇指具有外观比较臃肿，没有指甲，皮肤感觉欠佳，皮瓣远端的血供欠佳等缺点。

2. 术前检查　血常规、肝肾功能、血糖、心电图，胸部 X 线片等检查。明确患者身体健康状况，排除手术禁忌证。

3. 术前停用抗凝药物等可能影响手术的药物。

4. 采用臂丛神经阻滞麻醉或全身麻醉，术前常规禁食水。

（四）手术要点、难点及对策

1. 体位　患者取仰卧位，根据选择的皮瓣部位，将手置于相应的部位。

2. 皮管供区的选择　可以选择腹部、胸部、上臂内侧作为皮管供区。腹部皮管可切取皮肤面积大，适合各种长度的拇指再造，但是皮肤较厚，外形比较臃肿。上臂内侧和锁骨下区皮肤较薄，但是可切取皮肤有限，一般适合掌指关节以远的拇指再造。

3. 皮管切口设计　要注意防止对皮瓣宽度的低估。皮管设计时皮瓣的宽度以健侧拇指相同部位的周径为参考，还要考虑皮瓣厚度在形成皮管时的影响，做适度的放大，一般放大 20%。

皮瓣远端设计成三角形，与拇指背侧纵切口相适应，增加皮管远端的愈合接触面，也可以避免形成环形瘢痕。

4. 皮瓣适度修整，避免皮管过度臃肿　皮瓣厚度是造成皮管臃肿的主要原因，尤其是腹部皮瓣脂肪较厚，要修剪去除皮瓣的部分皮下脂肪组织，同时还不能影响皮瓣远端的血供（图 9-2-8A）。皮瓣修整时可以采用梯度修剪法，皮瓣远端修剪薄一些，蒂部可以稍厚，待皮管断蒂时再行拇指远端的皮瓣修整。

5. 皮管供区的创面关闭　皮管供区要选择皮肤游离度较大的部位，一般能直接缝合关闭（图 9-2-8B）。

6. 于髂骨处切取适当大小的髂骨条，将其修剪成与拇指骨骼相当的形状。近端做杵臼状植骨对接，将已形成的皮管包裹在植骨条上。将皮管套入植骨条时，应注意观察皮瓣的张力及血液供应状况（图 9-2-8C）。

7. 患肢固定　在设计皮管时要考虑皮管移位后患肢处于舒适的体位，利于术后的固定。固定方法一般采用腹带固定，固定后应保持皮管蒂部松弛、无折叠，皮瓣血液供应良好（图 9-2-8D）。

8. 皮管断蒂　皮管断蒂时间一般在术后 5 ~ 6 周。皮管术后 3 ~ 4 周即可开始进行皮管断蒂训练（图 9-2-9）。方法是用医用橡皮管在拟断蒂的部位勒紧皮管，模拟阻断皮管血供的状态，观察皮管的颜色变化。断蒂训练要循序渐进，勒紧的张力由小到大，观察的时间

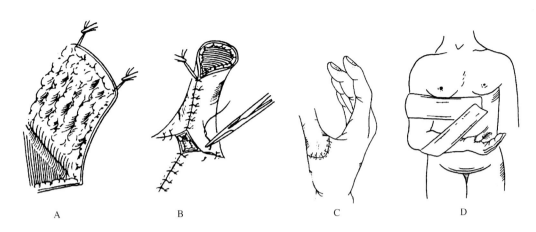

图 9-2-8　皮管植骨拇指再造术

A.掀起皮瓣；B.形成皮管；C.皮管覆盖指骨；D.术毕固定

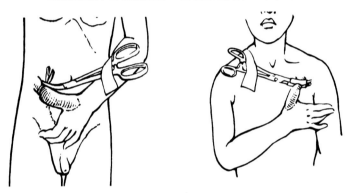

图 9-2-9　皮管断蒂训练

由短到长，直至皮管血供完全阻断超过 1 小时，皮管血液循环仍然正常，说明皮管远端的血供重建良好，即可以断蒂。断蒂时间一般在术后 6 周。

9.带神经血管束皮瓣移位改善再造拇指残端功能　皮管植骨法再造拇指的指端血液循环较差，感觉欠佳。可采用环指桡侧或中指尺侧神经血管束为蒂的岛状皮瓣转移到再造拇指残端接触区，从而改善再造拇指指端感觉和血液供应状况。

（五）术后监测与处理

1.保持皮管蒂部干燥，利于伤口愈合。观察皮管蒂部放置的引流，根据引流量适时拔除引流。

2.观察皮管的血供状况　术后定时观察皮管血供，发现异常及时处理。影响皮管血供的主要因素之一是患者术后的体位不当造成的皮管蒂部扭转。为此，除在手术时皮管设计和移位时要注意体位的舒适合理外，术后要经常观察皮瓣蒂部，调整患肢体位合适，腹带固定合理可靠，防止皮管蒂部扭转造成皮管绞窄引起皮管缺血，甚至坏死。影响皮管血供的另一个常见因素是皮管张力过大。术后皮瓣可因皮瓣肿胀导致皮管张力过大，影响皮瓣血供。如果术后发现皮管张力过大，可以拆除部分缝线，皮瓣存活后再进行处理。

（六）术后常见并发症的预防与处理

1. 皮瓣血供障碍 早期注意解除影响血供的因素，如体位因素、皮管扭转等。如果皮瓣张力过大，需要适度拆除缝线。如果皮管发生部分坏死，可能需要待坏死界限清楚后，手术切除坏死组织，再次手术。

2. 皮管断蒂后再造拇指残端皮肤破溃或皮瓣的坏死 与皮管的断蒂时机有关。断蒂时间一般选择在术后 6 周，还要根据皮瓣的愈合情况综合决定。断蒂之前的皮管蒂部锻炼也非常重要。如果发生坏死，待坏死界线清楚后，切除坏死组织，修整植骨条长度，保证残端无张力缝合。如果坏死范围小，可以采用带神经血管蒂中指尺侧或环指桡侧岛状皮瓣移位术，在解决创面覆盖的同时，还可以改善拇指残端的血供和感觉。

3. 再造拇指的外观臃肿 与皮管形成时皮瓣脂肪组织保留过多有关，在形成皮管之前，适度的皮下脂肪修整对于改善皮管形态非常重要。皮管断蒂时对再造拇指远端皮下脂肪适度修整。如果已发生皮管臃肿，可以在断蒂 3～6 个月以后，皮管血供稳定时再进行皮管修整术。

（七）临床效果评价

皮管植骨拇指再造术可以根据拇指缺损长度进行重建，一般再造长度都能满足功能需要。皮管植骨拇指再造术再造拇指的外观、指端血供较差、缺乏关节活动。目前本手术已很少应用。

四、手指或手指残端拇化术

手指或手指残端拇化术即利用手指（多选择示指）或手指残端带神经、血管和肌腱进行转位，重建拇指的手术方法。此方法的最大优点是转位手指有良好的感觉、血供和关节活动，尤其是可以用转位手指的掌指关节重建拇指第一腕掌关节。手指残端拇化术可以更大程度发挥残指的作用，还可以减少残指对手的外观的影响。示指移位拇化术还可以重建开大虎口。方法缺点是手指数量减少，但是与重建拇指后手功能的改善相比，付出的代价是合理的。

（一）适应证

1. 手指拇化术适合于拇指 Ⅲ 度缺损，尤其第一腕掌关节缺损或大鱼肌缺损者。
2. 移位的手指或手指残端长度合适，神经血管束完好。局部软组织条件允许手术的实施。

（二）禁忌证

1. 全身情况不能耐受手术者。
2. 手指缺损数量较多者。拟行移位手指神经血管束损伤严重者。

（三）术前准备

1. 手术前向患者交代手指移位拇指再造术的手术方法和特点，手术将损失一个手指，存在移位手指坏死的风险。再造拇指功能达不到预期的可能。

2.术前检查 血常规、肝肾功能、血糖、心电图、胸部 X 线片等检查。明确患者身体健康状况，排除手术禁忌证。

3.术前停用抗凝药物等可能影响手术的药物。

4.明确移位手指的血供情况 对于正常没有损伤的手指移位，一般不需要特殊检查，但如果手指有损伤，需要血管造影或血管超声，明确手指的血管损伤情况是否适合进行移位，降低手术的风险。

5.麻醉 臂丛神经阻滞麻醉。

（四）手术要点、难点及对策

1.体位 患者取仰卧位，患肢外展置于手术台旁的手术桌上。

2.移位手指的选择

（1）如果手部有手指残端，应该首选手指残端移位，可以提高残指的功能价值，改善手部外观（图 9-2-10、图 9-2-11）。

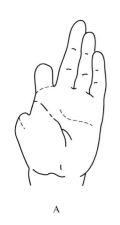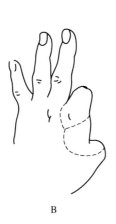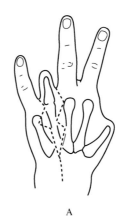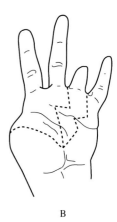

A   B   A   B

图 9-2-10 示指残端拇化术的手术切口   图 9-2-11 环指残端拇化术的手术切口
A.掌侧切口；B.背侧切口   A.背侧切口；B.掌侧切口

（2）如果示指有损伤，伴有关节僵硬，成为手部的不良影响，如果能进行移位，不仅可以再造拇指，还可以改善伤指对手功能的不利影响。

（3）正常手指的移位，示指移位操作上相对容易，而且可以重建更宽大的虎口，但是示指的精细功能受到影响。因此，环指是常用的移位手指。

3.手术切口设计 以示指移位拇化术为例（图 9-2-12、图 9-2-13），示指移位时在示指掌指关节处和拇指残端设计切口，使示指背侧呈"V"形，掌侧半环形，拇指背侧可呈"V"形或弧形。合理的切口设计在手指移位完成后可以重建良好的虎口（图 9-2-12A）。

4.在手指背侧的切口内，于皮下组织中注意游离并保护背侧的静脉网和指背静脉，将其静脉周围携带适当的软组织袖。继之游离并保护指伸肌腱，将伸肌腱游离至掌骨基底部。

5.于示指掌侧切口内显露指总神经、血管及双侧指固有神经血管束，将尺侧指固有神经于指总神经处行干支分离至掌浅弓水平，并予以保护。结扎尺侧指总动脉至相邻指的分支。

365

将示指桡侧的血管神经束向近端分离，直至不影响示指移位于拇指为止 (图 9-2-12B)。

6. 根据拇指缺损程度选择移位手指的截骨平面。对于拇指ⅢB区缺损，一般选择示指移位，在掌骨颈水平截骨，用示指掌指关节重建拇指腕掌关节 (图 9-2-12C、D)。切断第二、三掌骨头间横韧带，分离掌、背侧骨间肌至腕掌关节，注意保护肌肉的完整，移位后用于重建大鱼际肌功能。第一背侧骨间肌重建拇指外展；第一掌侧骨间肌重建内收；第二掌骨近端多余的掌骨切除，使虎口开大，外观更好。

对于拇指ⅢA区缺损，选择近节指骨截骨，移位后近侧指间关节重建拇指掌指关节，示指桡侧侧腱束与拇短展肌缝合，重建拇指外展，第一背侧骨间肌远侧断端与示指尺侧侧腱束缝合，加强拇指内收功能。

7. 移位的手指安放在拇指的位置时，使其处于轻度旋前对掌位，容易与其他手指完成对指。应特别注意保护血管神经束。根据移位后的需要，移位的手指于第一掌骨形成新的掌指关节或与第一掌骨对接，采用克氏针固定 (图 9-2-12E)。

8. 肌腱张力的调整　指伸肌腱切断移位后与拇指的伸肌腱对应缝合，指屈肌腱则应根据示指移位的部位，任其自行调整或必要时调整合适张力后予以重新缝合。

9. 调整皮瓣，予以缝合 (图 9-2-12F)，切口内放置引流。

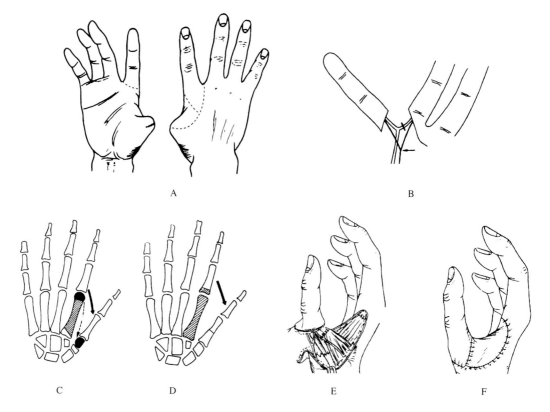

A   B

C   D   E   F

图 9-2-12　示指移位拇化术

A. 手术切口；B. 分离示指；C、D. 不同截指平面；E. 示指已游离；F. 术毕外形

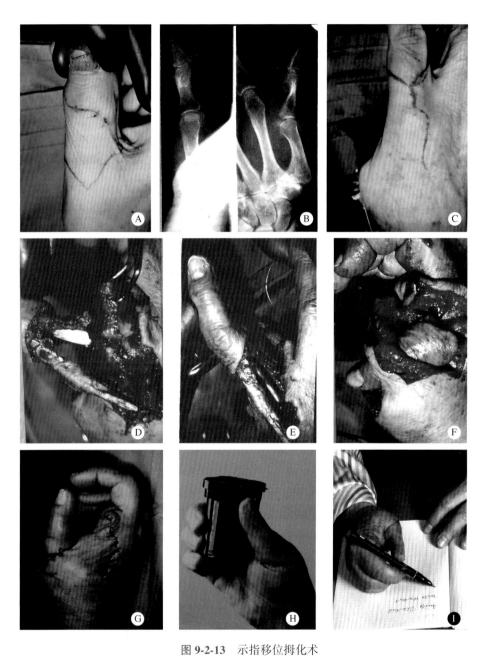

图 9-2-13　示指移位拇化术

A.拇指近节指骨远端软骨肉瘤；B.X线片；C.示指背侧手术切口；D、E.游离示指；F.示指移位于拇指处；
G.术毕外形；H、I.术后功能

（五）术后监测与处理

1.卧床休息，保持室内舒适、温暖的环境。

2.适当应用抗凝、扩血管、解痉药物。

3.密切观察移位手指血液供应状况。观察虎口区皮瓣张力，如果过大，适当拆除部分缝线。

4. 适当应用抗感染药物，防止伤口感染。

5. 保持伤口引流通畅，检查伤口局部是否有血肿形成，并及时处理。术后 24 ~ 48 小时根据引流状况，适时拔除引流。

（六）术后常见并发症的预防与处理

1. 移位手指血供欠佳　影响手指血供的因素主要有神经血管蒂张力过大或发生扭曲、血管损伤、血管痉挛等，其他还有室温、吸烟、血容量不足等因素。术后按照断指再植术后处理。如果发生血供障碍，进行相应处理后仍然没有改善，需要急诊手术探查移位手指血管，排除干扰因素，根据情况进行相应处理，恢复手指血供。

2. 虎口皮瓣血供欠佳　影响皮瓣血供的因素有皮瓣设计不合理、皮瓣分离层次过薄、缝合张力过大等。在皮瓣设计时要注意皮瓣蒂部不能有损伤。如果皮瓣张力过大，可以适当拆除几针缝线。如果因血肿造成张力，可以拆除缝线后排除血肿。如果皮瓣发生坏死，待坏死界线清楚后根据坏死范围决定进一步处理。根据皮肤坏死范围可以换药愈合、植皮或皮瓣覆盖。

（七）临床效果评价

评价手指移位拇化术主要观察以下指标：移位手指的成活情况，再造拇指的感觉和关节活动度。拇指的功能状态要观察拇指的位置和长度应与其他手指顺利完成对指。重建的第一腕掌关节是否能够完成拇指对掌功能，骨间肌重建良好的大鱼际肌功能非常重要。患者的主观满意度也是一项重要的评价指标。

手指移位拇化术所再造的拇指，其外形和功能良好。其不足之处是手指的数目未能增加。如能采用残指移位再造拇指则可达到既改善了手部外形又能重建拇指的大部分功能。因此，手指移位拇化术能被部分患者所接受，特别适用于较为年长的患者。

五、带血管神经蒂皮瓣加植骨法拇指再造术

带血管神经蒂皮瓣加植骨法拇指再造术是利用拇指远端背侧皮瓣翻转后，通过植骨延长拇指长度，用邻近带神经血管的岛状皮瓣覆盖背侧创面，完成拇指的重建。

（一）适应证

本手术方法适用于ⅡB区拇指缺损，拇指残端皮肤质量好者。

（二）禁忌证

1. 拇指残端皮肤质量欠佳者。
2. 全身情况不能耐受手术者。

（三）术前准备

1. 术前向患者交代手术方法和特点。带血管神经蒂皮瓣加植骨法拇指再造是拇指绝对

长度的延长，再造拇指掌侧皮肤为拇指残端皮肤，皮肤质地、感觉和血供较好。但是拇指延长长度有限，外形仍有不足。神经血管束岛状皮瓣有坏死的风险。

2. 术前常规检查，明确患者身体健康状况，排除手术禁忌证。一般不需要做特殊检查。

3. 术前停用抗凝药物等可能影响手术的药物。

4. 麻醉　臂丛神经阻滞麻醉。

（四）手术要点、难点及对策

1. 体位　患者取仰卧位，患肢外展置于手术台旁的手术桌上。

2. 皮瓣设计　根据拇指残端直径和拇指缺损长度设计拇指残端背侧逆行翻转皮瓣，一般皮瓣长度可以达到 2.5 ~ 3.0cm(图 9-2-14A)。

3. 由于拇指残端的情况不同，从近端向远端掀起拇指残端背侧皮瓣时，应十分注意观察皮瓣的血供状况。

4. 切取髂骨植骨块，其植骨块的长度以逆行所掀起的拇指背侧皮瓣可以覆盖植骨块残端而无张力为宜。将髂骨植骨块固定于拇指残端 (图 9-2-14B)。

5. 在示指近节背侧设计以第一掌骨背动脉为蒂的岛状皮瓣或在第一掌骨桡背侧设计逆行筋膜蒂岛状皮瓣，皮瓣大小根据创面情况确定。切取岛状皮瓣时，皮瓣分离应在指伸肌腱膜的浅层进行，以保证伸肌腱术后良好的滑动功能。皮瓣蒂部要保留充分的软组织，以保护蒂部的血管 (图 9-2-14C、D)。

6. 于皮瓣与拇指背侧的创面之间，形成一个宽松的皮下隧道，防止皮下隧道对皮瓣血管蒂的压迫，或切开皮瓣与拇指背侧的创面之间皮肤、皮下组织，形成一开放性的通道，进行开放通道的皮瓣转移。

7. 将转移的皮瓣覆盖在拇指背侧指骨的创面上，皮瓣应适当宽松。皮瓣供区的创面行皮肤移植覆盖，加压包扎 (图 9-2-14E)。

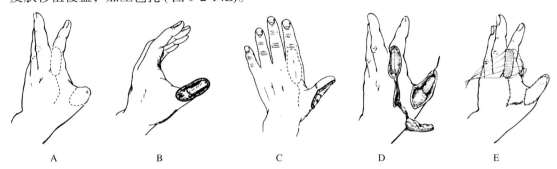

| A | B | C | D | E |

图 9-2-14　带血管神经蒂皮瓣加植骨拇指再造术

A.拇指残端及示指背侧岛状皮瓣设计；B.掀起皮瓣，残端植骨；C、D.设计掀起示指背侧岛状皮瓣；E.术毕外形

（五）术后监测与处理

1. 严密观察拇指背侧向远端翻转的皮瓣和岛状皮瓣的血供。

2. 术后可以适当应用抗凝、扩血管、解痉药物。

3. 适当应用抗感染药物，防止伤口感染。

4.术后 2 周后植皮纱包拆开，观察植皮成活情况

（六）术后常见并发症的预防与处理

1.拇指远端翻转皮瓣血供欠佳　预防的方法首先是在皮瓣设计时注意皮瓣长宽比例，植骨时皮瓣应在无张力下覆盖骨残端。一般翻转皮瓣发生坏死的概率较低。如果发生坏死，应根据坏死范围大小，可以采用换药使其二期愈合、植皮或用其他皮瓣覆盖创面。

2.岛状皮瓣血供欠佳　岛状皮瓣的操作应遵循相应的原则。如果发生皮瓣血供障碍导致皮瓣坏死，应该尽早处理，立即改用其他皮瓣覆盖植骨，也可以选择远位带蒂皮瓣，会更安全一些。

3.供皮瓣区植皮坏死　在皮瓣掀起时，要保留指伸肌腱上的腱周组织，以利于植皮的成活。如果发生植皮坏死，根据坏死范围可以换药愈合或再次植皮。

（七）临床效果评价

带神经血管蒂皮瓣加植骨法拇指再造术，其评价指标主要是拇指延长的长度，岛状皮瓣、植皮的存活情况，再造拇指的感觉、皮肤质地等。重建拇指的功能状态和患者的主观满意度也是重要的评价指标。这种方法操作简单，主要步骤在于岛状皮瓣的选择和操作。重建拇指掌侧接触区皮肤感觉较好，血供较好，手术能一期完成。其缺点是再造拇指延长长度有限，一般延长 2cm 左右；再造拇指感觉仍有不足；没有指甲，外观仍有不足。本法可改善拇指的部分捏握功能，但不能改善拇指的外形。在一定情况下具有一定的临床应用价值。

六、第一掌骨延长拇指再造术

第一掌骨延长拇指再造术是在第一掌骨水平截骨，通过外固定架延长掌骨，增加拇指长度，改善拇指功能。

（一）适应证

1.拇指ⅡB 区缺损，残端长度不能满足拇指的捏握功能需要者。
2.第一掌骨完好，且局部软组织条件良好者。

（二）禁忌证

1.全身情况不能耐受手术者。
2.局部软组织条件差，第一掌骨质量差者。

（三）术前准备

1.手术前应向患者交代手术方法和特点　掌骨延长术操作比较简单，方法安全，但掌骨延长需要在截骨术后缓慢进行，延长的长度有限，时间较长。由于延长后虎口没有加深，拇指外观长度的变化可能不明显，后期需要通过虎口加深成形术进一步改善。

2.术前检查　术前血常规、肝肾功能、胸部 X 线检查，明确患者身体健康状况，排除

手术禁忌证。一般不需要做其他特殊检查。

3. 术前停用抗凝药物等可能影响手术的药物。

4. 手术采用臂丛神经阻滞麻醉。

（四）手术要点、难点及对策

1. 体位　患者取仰卧位，患肢外展置于手术台旁的手术桌上。

2. 切口　于第一掌骨的背外侧做纵行切口。

3. 切开皮肤及皮下组织，显露第一掌骨。注意保护第一掌骨背侧的桡神经支和静脉，将其向背侧牵开。

4. 选择第一掌骨截骨位置　可在掌骨远或近段 1/3 的位置，以利于掌骨延长后的愈合。于第一掌骨截骨处切开并剥离的骨膜，应做骨膜下剥离，保留骨膜，利于掌骨骨延长后局部成骨。

5. 截断第一掌骨，选择手部专用的微型延长外固定架进行掌骨延长。外固定针置入位置距离截骨点不宜过远，以保证固定的稳定性。于截骨的远、近段各置入至少 2 根外固定针，且外固定针应该在同一轴线上，与掌骨延长轴一致。

6. 连接外固定架，保证外固定架在正确的位置（图 9-2-15）。闭合手术切口。

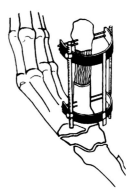

图 9-2-15　第一掌骨
延长拇指再造术

（五）术后监测与处理

1. 加强术后外固定针道的护理，防止针道感染影响骨延长。

2. 术后 1 周伤口初步愈合后，可以开始进行掌骨延长。掌骨延长的速度：一般每天延长 1mm。既要防止骨愈合影响骨延长，又要保证骨延长后能够愈合。

3. 延长过程中，间隔 1～2 周拍摄 X 线片复查，观察掌骨延长情况。

（六）术后常见并发症的预防与处理

1. 针道感染　掌骨延长过程中由于外固定针对皮肤的压迫，可能会发生局部皮肤坏死，容易引发针道感染。外固定针置入时，可以加大纵切口，避免固定针对皮肤的压迫。及时清理渗出和坏死组织，也是预防针道感染的重要方法。发生针道感染时，可以加强换药，通畅针道引流，局部应该用抗生素软膏等。

2. 外固定针松脱　由于掌骨延长需要一定的撑开力，可能造成对掌骨的切割，引起外固定针的松脱。这种情况一般发生在掌骨延长比较困难，可能由于掌骨延长开始过晚或延长速度过慢所致。因此，每天保证达到一定的延长距离，可以采用少量多次的方法来完成。

3. 掌骨过早愈合　掌骨过早愈合可能导致掌骨延长困难，达不到预期的延长长度。为预防掌骨过早愈合，在截骨时，应该可以将骨折端牵开 2～3mm。掌骨延长开始的时间不要过晚。如果发生骨愈合，可能需要再次手术截骨。

4. 掌骨不愈合　掌骨延长过快，局部成骨不良可能导致掌骨延长后局部出现骨缺损，导致骨不愈合。截骨时保留骨膜有利于骨延长后的愈合。如果发生骨缺损不愈合，可以在骨延长达到预期长度后，局部植骨促进骨愈合。

（七）临床效果评价

评价手术疗效的主要指标是掌骨延长的长度、延长后掌骨愈合情况。同时还要评估掌骨延长后拇指的功能改善状况，以及患者的满意度。这种方法可以延长拇指的长度，方法简单、安全。掌骨延长的长度有限，一般可以达到 2cm。由于延长后虎口没有加深，拇指外观长度的变化可能不明显，后期可以通过虎口加深术进一步改善。因此，目前在临床上此种手术已很少应用。

第三节　游离足趾移植再造拇指

采用足趾移植再造拇指的理念最早可以追溯到 19 世纪末。奥地利医生 Nicoladoni 在 1897 年介绍了跗趾带蒂分期转移重建拇指的手术方法，获得成功。虽然这种方法由于实施过程的繁杂，并没有得到广泛应用，但是这种理念为后来游离足趾移植拇指再造术奠定了重要基础。1966 年杨东岳首次成功完成人类第 2 足趾游离移植再造拇指的手术；1969 年 Cobbett 报告了用跗趾移植的方法再造拇指。此后，应用游离足趾移植再造拇指的报告逐渐增多，这种显微重建技术的应用变得越来越广泛。

第 2 足趾移植再造拇指是将第 2 足趾携带神经血管进行移植再造拇指或手指的手术方法。由于第 2 足趾与手指的结构、外观相近，是手指再造的最佳选择。

一、适应证

第 2 足趾移植再造拇指适用于各种类型的手指缺损，特别多用于掌指关节水平以近的拇指缺损。

二、禁忌证

1. 全身疾患不能耐受手术者。
2. 有严重动脉硬化、栓塞性血管病变可能影响移植足趾成活者。
3. 足部外伤影响足趾血供者。
4. 年龄过大者 (50 岁以上) 选择手术应慎重。
5. 对再造拇指外观要求较高者慎重选择此法。

三、术前准备

1. 手术前应充分了解患者对再造拇指的要求，让患者了解手术的预期效果及手术风险。使患者能更好地配合手术的实施、术后治疗及康复训练等后续治疗。

2. 血常规、肝肾功能、血糖检查，胸部 X 线片，明确患者身体健康状况，排除手术禁忌证。

3. 检查供区和受区的一般情况，确定手术方案。供区和受区血管超声检查，必要时行血管造影检查，明确血管条件是否适合手术的实施。

4. 术前停用抗凝药物、忌烟酒等可能影响手术的因素。

5. 手术采用臂丛神经阻滞麻醉加全身麻醉。

四、手术要点、难点及对策

手术分两组同时进行，一组切取第 2 足趾，另一组解剖手部。

1. 体位　患者取仰卧位，患肢外展置于手术台旁的手术桌上 (图 9-3-1A、B)。

2. 切取第 2 足趾

(1) 手术切口设计：根据拇指缺损程度确定第 2 足趾的切取范围 (以拇指于掌指关节以远缺损为例)。于第 2 足趾的跖趾关节近端设计一"V"形切口，并于"V"形的近端沿第 1、2 跖骨间做一弧形或"S"形切口至足背动脉处 (图 9-3-1C)。于足底在第 2 足趾的跖趾关节近端设计一"V"形切口 (图 9-3-1D)。

第 2 足趾长度个体差异较大，在手术设计时要充分考虑。必要时第 2 足趾背侧可以携带足背皮瓣，用于虎口的重建，弥补掌侧长度不足等。第 2 足趾跖侧一般可切取到跖趾关节稍近侧，跖侧切取长度可作为再造拇指和手指长度的重要参考。

(2) 足背静脉的分离：根据足背静脉的解剖类型选择保留充分的静脉回流通道。根据足趾切取长度和受区静脉情况可以选择第 2 足趾的跖背静脉 - 足背静脉 - 大隐静脉起始部。

游离静脉时手术应从远端向近端逐渐游离，即首先切开第 2 足趾背部的切口，找到第 2 足趾的趾背静脉，逐渐向近端游离，经足背静脉仔细游离至大隐静脉。应适当保留静脉周围的软组织于静脉上，以保护游离的静脉。

(3) 第 1 跖背动脉的分离显露：第 1 跖背动脉的成功分离是本手术的关键。第 1 跖背动脉的显露应从足背动脉开始，即在足背近端十字韧带下切开足背动脉鞘，游离出足背动脉时，应注意勿损伤足背动脉的伴行静脉，避免出血。向远端游离足背动脉至第 1 跖骨间隙近段时，沿足背动脉找到第 1 跖背动脉和足底深支。首先观察第 1 跖背动脉的情况，如第 1 跖背动脉良好，则可小心结扎切断足底深支及其伴行静脉。

在第 1 跖骨间隙内，沿第 1 跖背动脉从近端逐渐仔细向远端游离第 1 跖背动脉。切开第 1 指蹼间隙，在第 1 跖背动脉远端可见第 1 跖背动脉分成至踇趾腓侧趾背动脉和第 2 足趾胫侧的趾背动脉，并可见第 2 足趾胫侧的趾背动脉进入第 2 足趾，切断至踇趾腓侧趾背动脉，保留第 1 跖背动脉至第 2 足趾胫侧的趾背动脉的连续性和完整性。趾蹼区的分离要非常仔细。因为第 1 跖背动脉到第 2 足趾的趾背动脉分支较细，分离时容易损伤 (图 9-3-1E)。

由于第 1 跖背动脉存在着一定的解剖变异，在手术的设计实施时应特别注意。因此，充分了解第 1 跖背动脉的变异状况，随时改变手术方案至关重要。Gilbert 将其分为 3 型 (图 9-3-2)。Ⅰ 型：第 1 跖背动脉起始和走行位置较浅，在骨间肌浅面与深筋膜之间走行 (Ⅰa 型)，部分在近端有薄层肌纤维束覆盖 (Ⅰb 型)。Ⅱ 型：第 1 跖背动脉起始位置较深，与第 1 跖底动脉共干起始于足背动脉末端或足底深支转为足底动脉弓处附近；近侧段在骨间肌内 (Ⅱa 型) 或骨间肌深层 (Ⅱb 型) 行走，远侧段浅出骨间肌至浅面与 Ⅰ 型动脉的走行相似。术中遇此类型第一跖背动脉时，采用逆行解剖分离操作，有利于血管的显露。Ⅲ 型：第 1 跖背动脉细小，外径 <1.0 mm 或缺如。此型的第 2 足趾和踇趾主要由第 1 跖底动脉供血。此时应保留足背动脉的足底深支，利用足底深支 - 跖底动脉 - 趾底动脉供血行第 2 足趾移植。洪光祥通过 40 例足部解剖研究，发现第 1 跖背动脉的变异，将其分为 4 型 (图 9-3-3)。并有第 1 跖背动脉缺如者，术中应特别注意 (图 9-3-4)。

(4) 切开第 2 指蹼间隙，切断第 2 足趾与第 3 足趾之间的组织和血管的联系。于近端切断趾长伸肌腱备用，切断趾短伸肌腱。

(5) 于第 2 足趾的跖侧做 "V" 形切口，掀起皮瓣，于其两侧找到趾底神经血管束，将趾底神经向近端分离，于趾底总神经处行干支分离，至所需长度处将神经切断，予以保留用于与拇指的指神经缝接。将趾底动脉予以切断结扎。

(6) 切开第 2 足趾的跖趾关节关节囊，离断第 2 足趾，或根据再造拇指的部位和要求，必要时从掌骨截断。至此，与第 2 足趾相连的其他组织已完全离断，仅保留动脉、静脉血管蒂相连外已完全游离 (图 9-3-1E)。此时可采用利多卡因温水湿热敷，待手部解剖完毕后。再离断足趾的血管蒂，将足趾移至手部进行再植 (图 9-3-1F)。

(7) 仔细止血，逐层缝合切口，放置引流条。

3. 手部受区的准备　手部受区根据接受移植足趾的需要，需采用 3 个手术切口，分别分离出所需的组织结构 (图 9-3-1G)。

(1) 拇指残端从背侧越过顶端至掌侧的纵行切口。在此切口内显露拇指骨残端，根据需要予以适当修整。并找到拇指的指神经残端，予以修整以便与移植足趾的趾神经缝接。

(2) 沿鱼际纹做切口，找到拇长屈肌腱残端，并便于在此切口内将足趾的趾长屈肌腱缝接。

(3) 沿鼻烟窝部做弧形切口，分离显露头静脉、桡动脉深支、拇长伸肌腱，以便与移植足趾的足背动脉、大隐静脉和趾长伸肌腱吻接。

(4) 在拇指残端切口与沿鱼际纹切口和鼻烟窝部切口间形成皮下隧道。

4. 足趾移植再造拇指　待手部受区准备完毕，可将足趾的足背动脉、大隐静脉切断，移至手部予以再植。

(1) 按术前设计，将第 2 足趾的近节趾骨与拇指的掌骨头连接，形成新的掌指关节，用克氏针固定，缝合关节囊。或将第 2 足趾的近节趾骨与拇指残端的近节指骨或第一掌骨远端用克氏针固定。注意移植足趾的方位，应使再造的拇指与其他手指能良好相对捏。移植足趾的骨骼固定尽量选择简单、局部干扰少的方法，克氏针固定是较好的选择。趾间关节最好固定在伸直位，以减少移植足趾驼背畸形的程度。骨膜最好修复，减轻肌腱粘连的程度，

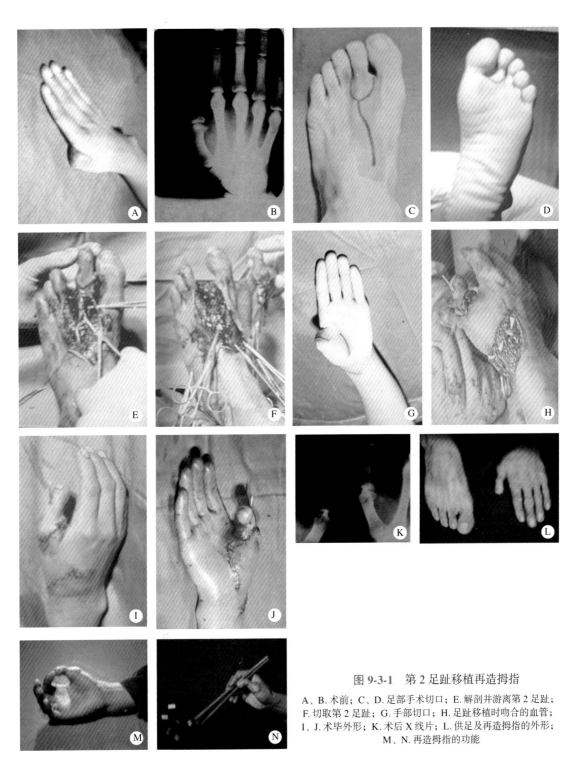

图 9-3-1　第 2 足趾移植再造拇指

A、B. 术前；C、D. 足部手术切口；E. 解剖并游离第 2 足趾；
F. 切取第 2 足趾；G. 手部切口；H. 足趾移植时吻合的血管；
I、J. 术毕外形；K. 术后 X 线片；L. 供足及再造拇指的外形；
M、N. 再造拇指的功能

利于关节活动的恢复。

（2）第 2 足趾带跖趾关节移植重建拇指时，跖趾关节的过伸畸形要加以纠正。可以松解背侧的关节囊，紧缩掌板，紧缩缝合伸趾肌腱达到改善目的。

（3）经指背的皮下隧道，将足趾的足背动脉、大隐静脉和趾长伸肌腱引入腕部的切口内。经掌侧的隧道将趾长屈肌腱引入鱼际部的切口内。注意保持肌腱在深面，动脉、静脉位于浅面，并将动脉、静脉分开，避免相互交叉，防止血管受压。

（4）肌腱修复：首先缝合伸肌腱，可将趾长伸肌腱与拇长伸肌腱缝合或趾长伸肌腱与移位的示指固有伸肌腱缝合，然后将趾长屈肌腱与拇长屈肌腱或移位的示指指浅屈肌腱缝合，注意肌腱缝合时的张力调节。

（5）神经修复：将两侧的趾底神经分别与拇指的指神经残端缝合。

（6）血管吻合：血管吻合的质量是保证再造拇指成活的关键，应遵循血管吻合的操作原则，以保证血管缝合的质量。首先吻合大隐静脉和头静脉，再吻合足背动脉和桡动脉深支（图9-3-1H）。注意避免动脉、静脉血管相互交叉。并特别注意血管缝合的张力，既不能使缝合的血管张力过大，也不能使缝合的血管过于松弛而使缝合的血管迂曲，均会影响血管的血流。

（7）血管缝合完毕，应准确判断再造拇指的血供状态，应及时发现术中可能出现的血管危象，并及时正确地处理，直到建立稳定可靠的血液循环。

（8）缝合手术切口，于腕部的切口内放置引流条（图9-3-1I、J）。用松软的纱布包扎伤口。用石膏托固定腕关节于功能位。

足趾移植再造拇指可用于各种不同水平的拇指缺损。在掌指关节以近水平的拇指缺损再造，尤其是拇指腕掌关节水平的缺损，可以用跖趾关节重建拇指的腕掌关节。如果虎口皮肤缺损，还可以携带足背皮瓣，用于虎口的重建（图9-3-5）。

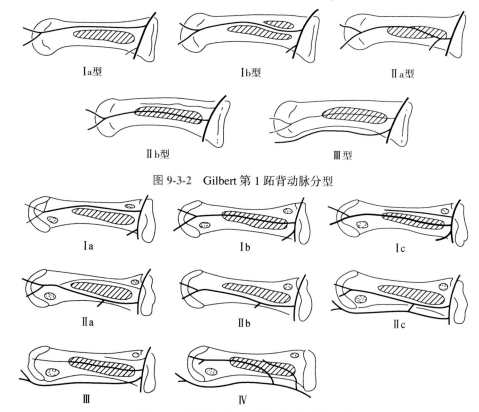

图 9-3-2　Gilbert 第 1 跖背动脉分型

图 9-3-3　改良的 Gilbert 第 1 跖背动脉分型

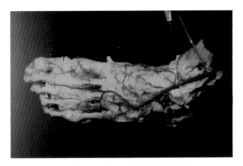

图 9-3-4 第 1 跖背动脉缺如

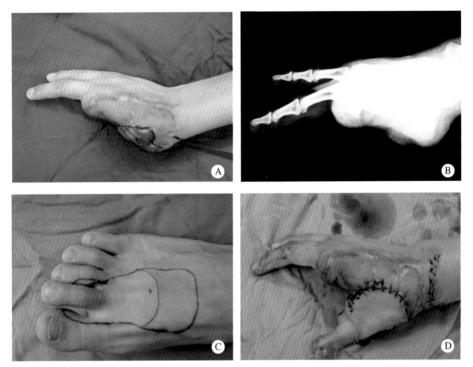

图 9-3-5 拇指腕掌关节水平的缺损

跖趾关节重建拇指的腕掌关节，如果虎口皮肤缺损，还可以携带足背皮瓣，用于虎口的重建

五、术后监测与处理

1. 术后患者卧床 7 ~ 10 天，患肢适当抬高。局部采用 60W 烤灯，灯距 30 ~ 40cm，注意防止灼伤。

2. 保持室温恒定于 20 ~ 25℃，禁止任何人在室内吸烟。

3. 常规应用抗凝、扩血管、解痉药物。必要时术后镇痛，减少疼痛因素引发血管痉挛的危险。

4. 根据情况适当应用抗感染药物。

5. 重点观察再造拇指的血供，可以通过皮肤色泽、指腹饱满度、皮肤温度（注意排除烤灯的影响）、毛细血管充盈来判断血供状况。

6. 术后 48 小时拔除引流条。早期术后换药之前应用血管解痉药，减少血管痉挛发生的概率。如果伤口敷料渗血较多应该及时更换，防止干结的纱布压迫血管。

六、术后常见并发症的预防与处理

1. 血管危象　①术后发生血管危象时首先要判断发生危象的性质：即动脉危象还是静脉危象。动脉危象表现为指腹张力不足、皮色苍白、毛细血管充盈减慢或消失、皮温低。静脉危象表现为指腹张力增高、皮色变暗、毛细血管充盈加快、皮温降低；②尽快排除可能引发血管危象的因素，如血纱布压迫、血管痉挛、疼痛、血容量不足等，如果排除可能因素后仍无好转，应该紧急手术探查血管，找到确切的原因，做出相应处理；③血管重新吻合前要彻底排除血栓，用肝素盐水冲洗血管，通畅循环。

处理血管危象的关键点是及时，早期发现，及时处理。尽管这样，血管探查的成功概率并不高，所以最重要的是尽量避免。充分的术前准备、周密的手术设计、精确的手术实施、丰富的经验、准确的判断是提高手术成功的关键。

2. 移植足趾坏死　如果发生难以挽回的移植足趾坏死，应该尽可能降低造成的损失，综合考虑患者的意愿、身体状况，选择安全的手术方法。

3. 创面皮肤缺损　如果发生部分皮肤坏死造成创面，不宜过早处理，应等待再造手指血供稳定后，坏死组织界线清楚再行扩创植皮手术关闭创面。

七、临床效果评价

378

评价第 2 足趾移植再造拇指的手术疗效，主要观察再造指的成活情况、再造拇指的外观、功能、手术的并发症、供足的功能影响、患者的满意度等。第 2 足趾移植再造拇指是各种拇指再造方法中最好的方法之一，可明显改善手的功能，有一定的关节活动度，对拇指关节缺损较多的拇指缺损是一种良好的选择。缺点是外观较为细小、存在驼背畸形和窄小的指甲。虽然损失一个足趾，但是对足部的外观和功能影响很小。

第四节　游离姆趾甲皮瓣移植再造拇指

Morrison 1980 年首先报道应用姆趾甲皮瓣移植再造拇指的手术方法。皮瓣设计包括姆趾背侧皮肤、趾甲、掌侧大部分皮肤，形成带血管神经蒂的包裹性姆趾甲皮瓣，用来包裹套状撕脱后拇指骨骼或植骨条完成拇指的再造。

一、适应证

1.各种类型的拇指皮肤套状撕脱损伤。

2. 拇指 I 度、II 度缺损最适合采用此方法再造。

3. 掌指关节和腕掌关节水平的拇指缺损，如果患者对再造拇指外观要求高，对关节活动度要求不高，也可选择此方法。

二、禁忌证

1. 全身疾患不能耐受手术者。

2. 有严重动脉硬化、栓塞性血管病变可能影响移植足趾成活者。

3. 足部外伤影响足趾血供者。

4. 年龄过大者 (50 岁以上) 选择手术应慎重。掌指关节以近拇指缺损，如果对再造拇指活动度较高者慎重选择。

三、术前准备

术前准备见本章第三节游离足趾移植再造拇指。

四、手术要点、难点及对策

1. 体位　患者取仰卧位，上肢外展置于手术台旁的手术桌上。手术分两组同时进行。

2. 蹈趾甲皮瓣的切取

(1) 手术切口设计：术前根据健侧拇指确定拇指缺损程度，精确测量拇指周径和缺损长度，设计切取蹈趾甲皮瓣的手术切口，注意保留蹈趾胫侧的舌状瓣 (图 9-4-1A、B)。

(2) 足背静脉的分离：在蹈趾甲皮瓣背侧切口的近端，于足背的 "S" 形切口内，显露蹈趾甲皮瓣的趾背静脉，并游离与之相连的足背静脉直至大隐静脉。至其达到移植所需的与头静脉起始部吻合的足够长度。

(3) 第 1 跖背动脉的分离显露：其手术方法与第 2 足趾移植相同，其第 1 趾背动脉远端切断至第 2 足趾的胫侧的趾背动脉，而保留与蹈趾腓侧的指背动脉相连。如遇 Gilbert III 型第 1 跖背动脉，并不建议切取完整的足背动脉 - 足底深支 - 跖底动脉 - 趾固有动脉供血系统，这样会造成足底负重结构的巨大破坏。可以考虑选择拇主要动脉 - 趾底动脉吻合、桡动脉深支逆行反转 - 跖底动脉吻合、桡动脉深支 - 足背动脉移植 - 跖底动脉吻合等血管修复方法，一般能满足各种血管变异的处理要求。

(4) 在蹈趾跖侧的切口内，分离保留蹈趾胫侧趾底动脉和尽可能长的趾底神经于蹈趾甲皮瓣中。

(5) 于背侧掀起皮瓣至趾甲处时，应在甲床和趾骨骨膜间行锐性分离蹈甲瓣，此时既要保持甲床的完整性，又要尽可能不过多的切取骨膜。跖侧从胫侧向腓侧锐性分离趾腹。此时蹈趾甲皮瓣除足背动脉和大隐静脉与足部相连外，已完全游离 (图 9-4-1C)。待手部受区准备完毕即可将足背动脉和大隐静脉于所需长度处切断，将蹈趾甲皮瓣移植至手部。

3.手部受区的准备

(1)拇指皮肤套状撕脱伤者，予以彻底清创，并于其残端内分离出指神经，于其鼻烟窝处的切口内，分离出桡动脉深支和头静脉。并在拇指残端和鼻烟窝处的切口之间形成皮下隧道。

(2)拇指掌指关节以远缺损者，于拇指残端做纵行切口，于其残端内分离出指神经备用，再于鼻烟窝处的切口内，分离出桡动脉深支和头静脉，并在拇指残端和鼻烟窝处的切口之间形成皮下隧道。

4.踇趾甲皮瓣的移植

(1)拇指皮肤套状撕脱伤者，将踇趾甲皮瓣套入撕脱拇指的指骨上。

(2)拇指掌指关节以远缺损者，于髂骨处取一合适大小的骨条移植于拇指残端上，再将踇趾甲皮瓣套入撕脱拇指的指骨上。踇趾甲皮瓣包裹植骨条时张力不宜过大。术前应准确测量和科学设计，如果出现皮瓣包裹张力，应该修整植骨条，达到无张力包裹。

(3)将踇趾甲皮瓣胫侧的皮肤与拇指残端的部分皮肤缝合固定。将踇趾甲皮瓣胫侧的趾底神经与拇指尺侧的指神经缝合。大隐静脉和足背动脉经皮下隧道引至鼻烟窝处的切口内，分别与头静脉和桡动脉深支吻合。选择健康、安全、可靠的血管及血管吻合的质量是保证再造拇指成活的关键，遵循血管的操作原则，避免可能出现的失误。

(4)术中准确判断再造拇指的血供良好后，无张力下闭合创面。踇趾胫侧皮条的处理：胫侧皮条是拇指末节覆盖的重要结构，由于长宽比超过一般无神经血管蒂皮瓣，容易发生坏死，在皮瓣设计时要保证皮条有足够的宽度。

5.供区创面的闭合　踇趾末节趾骨保留过多可能增加植皮坏死的风险，可以将末节趾骨远端携带在皮瓣里进行移植或将末节趾骨适当缩短，用踇趾胫侧皮条覆盖趾骨残端（图9-4-1C）。踇趾背侧创面植皮。

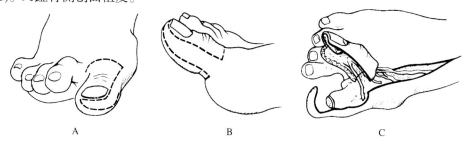

A　　　　　　　B　　　　　　　C

图 9-4-1　Morrison 踇趾甲皮瓣移植

A.手术切口背面观；B.手术切口侧面观；C.已游离的踇趾甲皮瓣，踇趾胫侧皮条用于覆盖趾骨残端

五、术后监测与处理

术后监测与处理见本章第三节游离足趾移植再造拇指。

六、术后常见并发症的预防与处理

1.血管危象　见本章第三节游离足趾移植再造拇指。

2. 移植的跛趾甲皮瓣坏死　如果发生跛趾甲皮瓣坏死，应根据患者一般状态，尽早采取腹部皮管再造拇指的方法，最大程度地减少损失。

3. 供趾皮条坏死　重点在于预防，在皮瓣设计时要保证跛趾胫侧皮条有足够的宽度，在皮瓣分离时要保留胫侧皮条与趾骨间韧带的联系，植皮固定纱包张力合适。如果皮条坏死，根据坏死范围采取换药愈合、再次植皮或皮瓣覆盖创面。

为避免以上并发症，作者对 Morrison 手术进行改良，将跛趾甲皮瓣设计为由胫侧指腹 (2/3) 和腓侧指腹 (1/3) 及趾甲、趾背皮肤组成，携带甲床下方趾骨进行移植。由于保留了跛趾趾底良好质地的皮肤，减少了手术对足功能的影响。趾底皮条远端可以覆盖末节趾骨残端，创面闭合的并发症明显减少（图 9-4-2）。

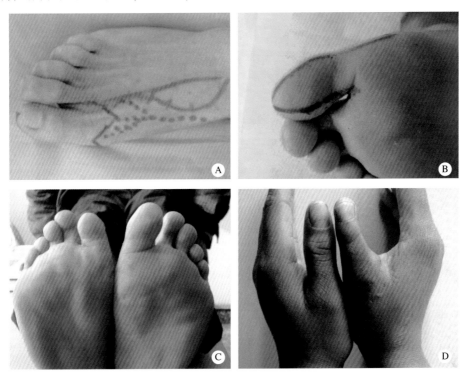

图 9-4-2　改良法跛趾甲皮瓣设计

4. 供皮瓣区植皮坏死　切取皮瓣时在伸趾肌腱周围保留腱周组织、保留屈肌腱鞘、去除末节趾骨远端，在良好的软组织床上植皮，可以增加植皮的成活概率。如果植皮坏死，根据坏死后基底组织情况和坏死面积采取换药愈合、再次植皮或皮瓣覆盖创面。如果末节趾骨感染，可能需要截除末节以关闭创面。为减少足部并发症可以采用改良法跛趾甲皮瓣移植术。

七、临床效果评价

评价跛趾甲皮瓣移植拇指再造术的手术疗效，主要观察再造拇指的成活情况、再造拇指的外观、功能、并发症的发生情况、供足姆趾保留的长度、患者的满意度等。

姆趾甲皮瓣移植再造拇指的特点是不减少足趾数量，再造拇指外形接近正常拇指。缺点是供皮瓣区并发症发生率较高、姆趾负重区植皮弹性和耐磨性差，影响足部功能。姆趾甲皮瓣包裹植骨条的拇指再造缺少关节活动，对于掌指关节缺损的拇指再造会产生功能影响。尽管如此，姆趾甲皮瓣移植再造拇指仍不失是一种良好的方法。

第五节　游离足趾移植再造手指

一、适应证

1. 不同程度和不同数目的手指缺损。
2. 先天性手指缺如。
3. 足部足趾正常，患者要求行手指再造者。

二、禁忌证

1. 全身疾患不能耐受手术者。
2. 有严重动脉硬化、栓塞性血管病变可能影响移植足趾成活者。
3. 足部外伤影响足趾血供者。
4. 年龄过大者 (50 岁以上) 选择手术应慎重。

三、术前准备

术前准备见本章第三节游离足趾移植再造拇指。

四、手术要点、难点及对策

1. 体位　患者取仰卧位，上肢外展置于手术台旁的手术桌上。手术分两组同时进行。
2. 手指再造方法的选择
(1) 手指末节缺损：虽然手指有完成持捏功能的长度，但是在精细功能上仍然有一定的影响。手指末节指腹的结构特殊，各种皮肤感受器密度较高，有人将其称为"远端感受器"。手指末节弹力良好的指腹、稳定的皮肤、特殊的皮纹及骨皮之间纤维间隔韧带的稳定作用均对于用力地持捏非常重要。末端指髓间隙，丰富的脂肪组织可以根据捏握的物理形状发生适应性改变，增加接触面积，增加持物的稳定性。指甲对手指外观非常重要，在完成指尖精细持捏，增加指腹稳定性等方面有重要作用。手指末节缺损的重建要根据缺损的程度，选择不同的手术方法。部分足趾或趾甲瓣的移植应为首选 (图 9-5-1)。

(2) 手指中节缺损：足趾移植可以提供充分的长度，可以选择带远侧趾间关节和屈伸肌腱的足趾移植。由于手指近侧指间关节正常，尤其是指浅屈肌腱止点以远的单指缺损，足趾移植再造的手指无论外观还是功能都非常理想，是较好的适应证 (图 9-5-2)。

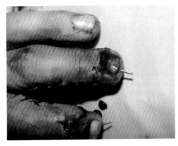

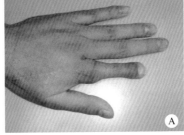

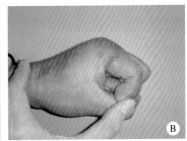

图 9-5-1　手指末节缺损用部分
足趾移植重建

图 9-5-2　手指中节缺损，足趾移植再造手指功能和外观

(3) 手指近节中段的缺损：足趾移植可以提供充分的骨骼长度，皮肤长度不足可以通过携带跖背、跖底侧及趾蹼皮肤。由于足趾关节与手指关节活动度的差异，再造手指的活动功能不是很满意，但是外观的改善非常明显，对于重视外观和手指数量的患者，仍然是可以接受的结果 (图 9-5-3)。但是要注意足趾长度的个体差异，足趾短小者要慎重选择。

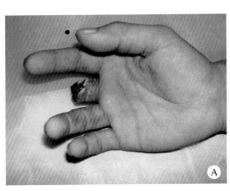

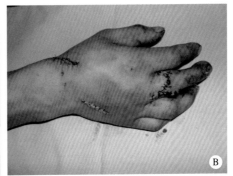

图 9-5-3　手指近节中段以远的缺损，足趾移植再造手指

(4) 手指近节指骨基底部的缺损：足趾可提供的长度不足，再造后手指存在短小畸形，单指的再造争议比较大。有学者提出用足趾分段联合移植的方法，可以达到手指全长的再造。但是手术方法复杂，难度和风险增加，选择时要慎重。单个指手指掌指关节以近的缺损，基本没有再造的必要性。

(5) 多个手指近端的缺损：重建的目的主要是改善抓握的功能。多指缺损一般以相邻指多指缺损为主，少数情况下是跳跃式多指缺损。相邻手指趾蹼以近的缺损，可以采用双侧第 2 足趾移植 (图 9-5-4)，也可以采用同侧第 2、3 足趾联合移植。趾蹼以远的相邻指缺损，最好采用双侧第 2 足趾移植的方法再造。

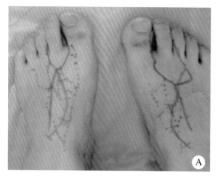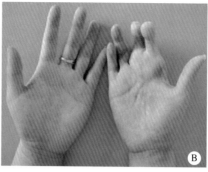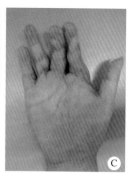

图 9-5-4 双侧第 2 足趾联合移植再造示指、中指

A.B.示指、中指近端缺损,采用双侧第 2 足趾联合移植;C.后期进行趾蹼的加深成形和指腹修整手术

(6) 再造手指的数量:可以根据患者的要求,因为双侧第 2、3 足趾都可以进行移植,因此最多可以进行多达 4 个手指的再造 (图 9-5-5)。当患者选择只再造其中部分手指时,要根据患者的功能要求和职业特点选择再造的手指。由于示指功能的重要,通常将示指、中指再造作为首选。尤其是需要进行精细操作的患者,要重视示指的再造。但是示指、中指的再造使手指长度序列发生改变,外观缺陷变得更加明显。中指、环指在位置上更容易完成与拇指的对指,如果患者重视手抓握的功能,中指、环指的再造是更合适的选择,而且再造后长度序列更符合手的特点,外观更加协调 (图 9-5-6)。

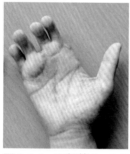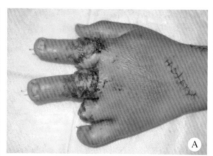

图 9-5-5 双侧第 2、3 足趾移植,再造 4 个手指

图 9-5-6 多指缺损手指再造

A.再造示指、中指;B.再造中指、环指

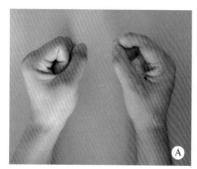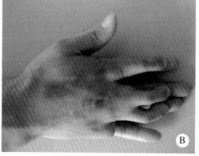

图 9-5-7 近端手指缺损,再造示指、中指、环指

(7) 多个手指近端缺损:由于足趾移植无法重建手指的全长,而且再造手指关节活动往往与正常手指存在差异,所以再造手指的长度应该较正常手指略短,这样手指与拇指对指更方便 (图 9-5-7)。

（8）掌骨头完整的掌指关节水平手指缺损：有学者建议将足趾的近节趾骨基底连同关节囊切取后，与掌骨头周围关节囊重建掌指关节。但是一个开放的关节，修复以后，后期发生僵硬的可能性极大。所以，作者建议可以和掌骨水平手指缺损一样，采用带跖趾关节的足趾移植，重建掌指关节，功能可能会更好。

（9）掌指关节以近的多指缺损：可以采用带跖趾关节的第2、3足趾联合移植，重建的手指虽然明显短于正常手指，但是能完成基本的抓握功能，手功能会明显改善（图9-5-8）。

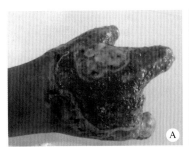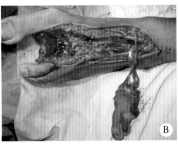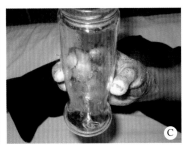

图 9-5-8 掌指关节以近的多指缺损

3. 足趾的切取 手指缺损的再造，多采用第2足趾移植或第2、3足趾联合移植的方法。

（1）第2足趾移植切取方法见本章第三节游离足趾移植再造拇指。

（2）第2、3足趾联合移植切取方法与第2足趾移植切取基本相同。所切取的足趾，其血管蒂通常与第2足趾移植相同。以足背动脉-第1跖背动脉-趾背动脉为蒂的第2、3足趾联合移植，第3足趾的血液供应途径仅依靠第1跖背动脉远段发出的皮动脉、跖趾关节支、第2足趾胫侧趾背动脉和趾底动脉的分支与第2趾蹼间隙软组织内的动脉吻合沟通。因此，手术操作时，应特别注意保护第2、3足趾相连的第2趾蹼（图9-5-9）。为了保证移植体有充足的血液供应，如第2跖背动脉起自足背动脉或弓状动脉时，应将该动脉吻合。

足趾背侧切取第2、3足趾的趾长伸肌腱，跖侧切口内切取第2、3足趾的趾长屈肌腱和趾底神经，第2、3足趾相邻侧之间可切取趾底总神经。

3. 手部受区准备（图9-5-9）

（1）手指残端纵行切口内，显露指残端和指神经近端。

（2）掌横纹处切口内，显露指屈肌腱近端。掌横纹处切口与手指残端纵行切口间形成皮下隧道。

（3）手背部横切口，显露指伸肌腱近端。并与手指残端纵行切口间形成皮下隧道。

（4）腕背桡侧切口内，显露头静脉和桡动脉深支，以备与足趾所带的足背动脉和大隐静脉吻合。腕背桡侧切口与手指残端纵行切口间形成皮下隧道。

4. 足趾移植再造手指

（1）根据足趾移植再造手指的部位，移植的足趾与受区相应的部位固定。

（2）将第2、3足趾的趾长屈肌腱通过手部掌侧的皮下隧道引至手掌部，分别与手指的屈肌腱缝合。将第2、3足趾的趾底神经分别与手部的指神经缝接。

（3）将第2、3足趾的趾长伸肌腱经皮下隧道引至手背的切口内，分别与指伸肌腱缝合。

(4) 将足背动脉和大隐静脉经皮下隧道引至腕背桡侧切口内，分别与桡动脉深支和头静脉吻合，重建足趾的血供。注意动脉、静脉血管的位置，使头静脉位于浅层，避免相互交叉，以免血管受压。并防止血管形成张力或过于扭曲。

5. 确定足趾血供良好后，闭合手术切口，放置引流条。

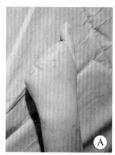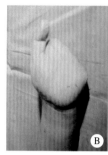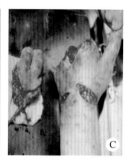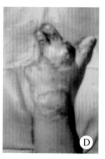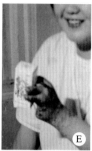

图 9-5-9　第 2、3 足趾联合移植再造示指、中指

A、B. 左手第 2～4 指缺损；C. 切取第 2、3 足趾及手部切口；D. 术后 3 周；E. 术后 3 周初步功能

五、术后监测与处理

术后监测与处理见本章第三节游离足趾移植再造拇指。

六、术后常见并发症的预防与处理

1. 再造手指的外形与正常手指的差异明显，如末节指腹的膨大，中节的狭细，中、末节比例的不协调，屈曲驼背畸形等。作者通过末节舌形皮瓣局部转移的方法，同时满足末节指腹的修整，中节狭细的改善，并且改善了中末节指腹的比例，外形改善效果比较满意（图 9-5-10）。对于近节水平手指缺损，有作者提出通过足趾复合组织移植的方法进行再造。切取带趾背皮肤和末节指腹的足趾，近节、中节指腹用足踇内侧游离皮瓣重建，可以明显改善再造手指的外形（图 9-5-11）。

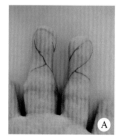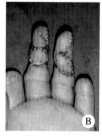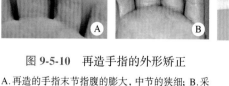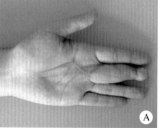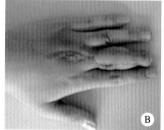

图 9-5-10　再造手指的外形矫正

A. 再造的手指末节指腹的膨大，中节的狭细；B. 采用末节舌形皮瓣转移修复

图 9-5-11　足部复合组织移植再造手指

2.其他并发症　见本章第三节游离足趾移植再造拇指。

七、临床效果评价

尽管足趾较为短小、外形和活动范围与正常手指存在一定的差距，不少作者也采用了多种方法尽可能加以改进。因此，足趾移植对手指不同程度、不同数目和部位的缺损再造，无疑是一种十分有效的方法，在我国已经在临床上得到较为广泛的应用。

（李玉成　田　文）

参 考 文 献

程国良,潘达德,1997.手指再植与再造.北京:人民卫生出版社.

顾玉东,王澍寰,侍德,2010.手外科手术学.第2版.上海:复旦大学出版社.

于仲嘉,1995.四肢显微血管外科学.上海:上海科学技术出版社.

王澍寰,1999.手外科学.第2版.北京:人民卫生出版社.

韦加宁,2003.手外科手术图谱.北京:人民卫生出版社.

Campell DA, Kay SPJ, 1996. The hand injury severity scoring system(HISS). J Hand Surg Br, 21:295-298.

Foucher G, Medina J, Navarro R, et al, 2001. Toe transfer in congenital hand malformations. J Reconstr Microsurg, 17:1-7.

Frykman GK, O'Brien BM, Morrison WA, et al, 1986. Functional evaluation of the hand and foot after one-stage toe-to-thumb transfer. J Hand Surg Am, 11:9-17.

Foucher G, Moss ALH, 1991. Microvascular second toe to finger transfer:a statistical analysis of 55 transfers. Br J Plast Surg, 44:87-90.

Foucher G, Nagel D, Briand E, 1999. Microvascular great toe nail transfers after conventional thumb reconstruction. Plast Reconstr Surg, 103:570-576.

Gu YD, Zhang GM, Chen DS, et al, 2000. Vascular anatomic variations in second toe transfers. J Hand Surg Am, 25:277-281.

Hentz VR, 1985. Conventional techniques for thumb reconstruction. Clin Orthop, 195:129-143.

Hentz VR, 2006. Hand Surgery Volumes. In: Mathes SJ. Plastic Surgery. 2nd Ed. Philadelphia: Saunders Elsevier.

Morrison WA, O'Brien BM, Macleod AM, 1984. Experience with thumb reconstruction. J Hand Surg Br, 9:223-233.

Wei FC, Jain V, Chen SH, 2003. Toe to hand transplantation. Hand Clin, 19:165-175.

Weinzweig N, Weinzeig J, 2005. The multilated hand. Phladelphia:Elsevier Mosby.

第十章 手部非感染性疾病

第一节 手部类风湿关节炎

类风湿关节炎系全身性疾病，手部类风湿关节炎常侵犯腕关节、手部的掌指关节和近侧指间关节及腱滑膜，导致肌腱和关节的滑膜炎，出现手指的畸形（图 10-1-1、图 10-1-2)。关节软骨的破坏，导致关节变形和脱位（图 10-1-3)，致使手部功能严重障碍。

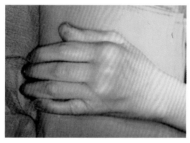 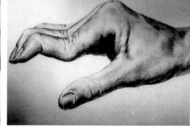 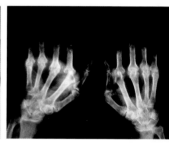

图 10-1-1　类风湿性滑膜炎　　　　图 10-1-2　鹅颈畸形　　　　图 10-1-3　掌指关节破坏伴脱位

类风湿关节炎手术治疗的目的：①及时切除病变增生的关节和肌腱的滑膜，防止关节软骨和相邻的骨或韧带、肌腱等组织的进一步损害，消除或缓解疼痛；②避免或阻止病变对关节和肌腱的进一步破坏所致的关节畸形及功能障碍；③保持或尽可能地重建或改善手部的外形和功能。

一、手术适应证

1.类风湿关节炎经持续半年或半年以上抗风湿药物治疗，炎症无消退现象或很少改善，或因严重的副作用药物治疗受限或失败者。

2.急性神经压迫或肌腱断裂，需要紧急手术者。

3.慢性神经受压、陈旧性肌腱断裂，滑膜炎致持续疼痛者。

4.手部畸形明显、关节不稳定，严重影响手部功能者。

5.手部有妨碍的疼痛性类风湿结节。

二、手术禁忌证

1.患有严重的心肺疾病、高龄患者，缺乏合作者。
2.类风湿关节炎病变静止、手部功能已良好适应者。

三、术前准备

1.血常规、心电图、胸部 X 线片、肝肾功能检查。
2.老年患者特别应注意是否合并有高血压和糖尿病。
3.心电监护。
4.麻醉　臂丛神经阻滞麻醉。

四、手术方法

根据类风湿关节炎病变对手部功能影响的程度及患者对功能改善的要求，选择适当的手术方法。

1.活动性手术——肌腱手术（包括肌腱滑膜切除，肌腱缩短或延长，肌腱松解、缝合、移位、移植等）、关节滑膜切除术、关节囊韧带修复。其中滑膜切除术是最为常用的手术。

2.固定性手术——关节固定术。拇指的掌指关节和指间关节、手指的指间关节及腕关节可行关节融合（图 10-1-4）。

3.联合手术——关节成形术。手部的关节根据功能的需要，拇指的腕掌关节、手指的掌指关节，需行人工关节置换术。手指的近侧指间关节则根据患者的生活需要和手的功能状况，必要时应保持其活动性，亦应行人工关节置换术。类风湿关节炎的腕关节很少行关节成形术，仅在个别情况和特殊需要时才考虑行关节成形术。

389

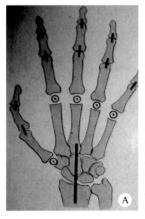
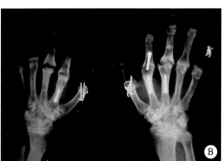

图 10-1-4　手部关节的手术选择

A.关节手术的选择；B.示指、中指掌指关节人工关节，拇指掌指关节及小指近侧指间关节融合

（一）腕关节滑膜切除术

1. 手术要点、难点及对策

(1) 腕关节滑膜切除术多采用背侧入路。

1) 体位与切口

体位：仰卧位，患肢外展置于手术台旁的手术桌上。

切口：于腕背部从其远端桡侧横过腕横纹向近端尺侧做一"S"形切口（图10-1-5）。

2) 切开皮肤及皮下组织，分别注意保护切口两侧的桡神经和尺神经的腕背皮支，将其向两侧适当分离、牵开。显露伸肌支持带。

3) 于伸肌支持带尺侧，将伸肌支持带切断，并将其向桡侧翻转。将指总伸肌肌腱牵向尺侧，拇长伸肌腱牵向桡侧。充分显露腕背侧关节囊，可见病变的滑膜肿胀使关节囊明显隆起（图10-1-6）。

4) 横行切开腕关节背侧关节囊，即可见增生的病变滑膜组织。特别是切开远端桡尺关节囊后，病情严重者，除可见明显的滑膜增生外，还可见尺骨头有明显的骨质破坏（图10-1-7）。

5) 仔细彻底切除关节内全部病变的滑膜，如尺骨远端骨质破坏严重者，应同时行尺骨远端切除。

6) 仔细止血后缝合关节囊。并将伸肌支持带劈成两半，一半置于指总伸肌腱的下方，以防止伸肌腱与关节囊粘连，另一半置于伸肌腱之上，防止伸肌腱出现弓弦状畸形。

7) 术中注意彻底止血，缝合手术切口，必要时可放置引流条。

(2) 如腕掌侧滑膜炎肿胀明显者，必要时可采用掌侧手术入路。

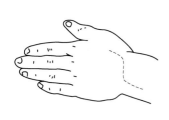

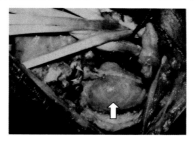

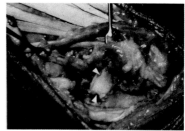

图 10-1-5　腕背部"S"形切口

图 10-1-6　病变的滑膜组织肿胀使关节囊隆起（箭头所示）

图 10-1-7　滑膜增生，尺骨头有明显破坏（箭头所示）

2. 术后监测与处理

(1) 石膏托将腕部于功能位固定，抬高肢体。

(2) 适当使用抗生素预防感染。如有必要者适当应用皮质激素。

(3) 术后 2 周拆除缝线，术后 3 周拆除石膏托。适当进行手指活动功能锻炼。

（二）伸肌腱滑膜切除术

1. 手术要点、难点及对策

(1) 体位与切口

1) 体位：患者取仰卧位，患肢外展置于手术台旁的手术桌上。

2) 切口：伸肌腱滑膜切除术采用腕背侧入路。于腕背部从其远端桡侧横过腕横纹向近端尺侧做一"S"形切口（图 10-1-5）。

(2) 切开皮肤及皮下组织，分别注意保护切口两侧的桡神经和尺神经的腕背皮支。将其向两侧适当分离，显露伸肌支持带，此时即可见伸肌腱上部分增生的滑膜组织（图 10-1-8）。

(3) 于伸肌支持带尺侧将其切断，并向桡侧翻转，即可显露伸肌腱上全部增生的滑膜组织。

(4) 在仔细保护伸肌腱完整的情况下，小心地将伸肌腱上全部增生的滑膜组织予以切除（图 10-1-9）。如伸肌腱仅有局部受病变的侵蚀，其完整性良好者，应在彻底切除病变滑膜的情况下，尽可能保留指伸肌腱的完整性（图 10-1-10）。如肌腱大部分被病变滑膜侵蚀，术后有肌腱断裂的可能者，应予以切除并适当修复。

(5) 彻底止血，冲洗伤口，缝合伸肌支持带，缝合手术切口，必要时可放置引流条。

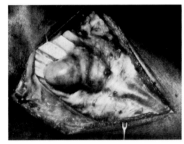 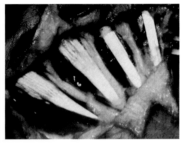 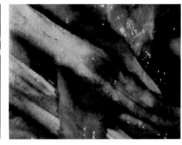

图 10-1-8 伸肌腱上增生的滑膜组织　　图 10-1-9 滑膜切除后，伸肌腱仅有局部轻微病变　　图 10-1-10 滑膜切除后，肌腱部分受侵蚀，完整性尚好

2. 术后监测与处理

(1) 石膏托将腕部于功能位固定，适当抬高患肢。

(2) 适当使用抗生素预防感染。

(3) 术后 2 周拆除缝线，术后 3 周拆除石膏托，适当进行手指活动功能锻炼。

（三）指屈肌腱滑膜切除术

1. 手术要点、难点及对策

(1) 体位与切口

1) 体位：患者取仰卧位，患肢外展置于手术台旁的手术桌上。

2) 切口：根据手术部位采取适当的切口，如示指掌指关节处滑膜炎，则于掌指关节掌侧做斜切口（图 10-1-11、图 10-1-12）。

(2) 切开皮肤、皮下组织，注意保护肌腱两侧的指血管神经束。此时可见增生的滑膜组织覆盖于指屈肌腱上（图 10-1-12）。向两侧牵开指血管神经束，显露指屈肌腱，可见

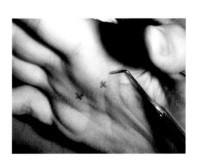

图 10-1-11 示指指屈肌腱滑膜炎

增生的滑膜组织包绕指屈肌腱（图 10-1-13）。

（3）仔细彻底切除增生的腱滑膜组织及受侵犯的屈肌腱鞘，将肌腱从病变的滑膜组织中完整地游离出来。此时应注意保留 A1 滑车，避免术后指屈肌腱发生弓弦状畸形（图 10-1-14）。

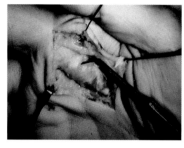 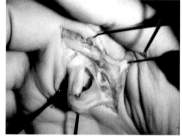 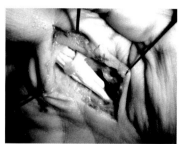

图 10-1-12　增生的滑膜覆盖指屈肌腱	图 10-1-13　增生的滑膜组织包绕指屈肌腱	图 10-1-14　切除滑膜组织保留滑车

（4）仔细止血，缝合手术切口，必要时可放置引流条。

（5）若肌腱滑膜炎位于狭窄的骨纤维隧道内，如腕管内，在行滑膜切除术的同时，应切开腕横韧带，将骨纤维隧道打开，防止正中神经受压。

2. 术后监测与处理

（1）抬高肢体，术后 3 天开始进行手指屈伸活动，以防肌腱粘连。

（2）适当使用抗生素预防感染。

（3）术后 2 周拆除缝线。

（四）掌指关节滑膜切除术

1. 手术要点、难点及对策

（1）体位与切口

1）体位：患者取仰卧位，患肢外展置于手术台旁的手术桌上。

2）切口：于中指掌指关节背侧做弧形切口（以中指掌指关节为例）。

（2）切开皮肤、皮下组织，显露伸肌腱帽，可见增生的滑膜组织将腱帽抬起，于伸肌腱帽尺侧切开伸肌腱帽。

（3）将切开的伸肌腱帽向两侧牵开，切开关节囊即可见关节内明显增生的滑膜组织。仔细将增生的滑膜组织全部切除，特别注意切除关节囊内韧带附着处的滑膜组织。

（4）如受累关节的关节面仍然完好，则可仅行单纯的滑膜切除术。缝合关节囊，缝合伸肌腱帽（图 10-1-15）。

如受累关节的关节面已严重破坏，甚至伴有关节脱位者，则在行滑膜切除术后，需行人工关节置换术。

（5）仔细止血后，缝合皮肤。

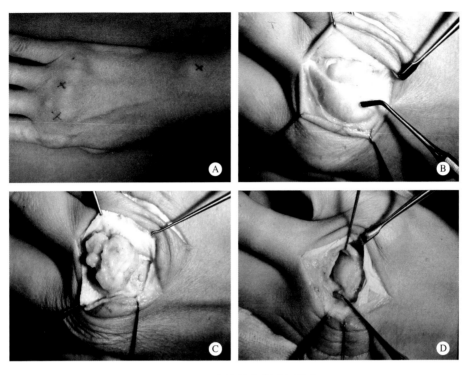

图 10-1-15　掌指关节滑膜切除术

A.掌指关节滑膜炎；B.切开伸肌腱帽；C.切开关节囊，显露增生的滑膜组织；D.增生的滑膜组织已完全切出

2.术后监测与处理

(1) 术后用石膏托将患指于腕关节功能位，患指掌指关节轻度屈曲位固定，抬高肢体。

(2) 适当使用抗生素预防感染。

(3) 术后 3 周拆除石膏固定及缝线，开始手指掌指关节活动功能锻炼。

393

（五）掌指关节硅橡胶人工关节置换术

1.手术要点、难点及对策

(1) 体位与切口

1) 体位：患者取仰卧位，患肢外展置于手术台旁的手术桌上。

2) 切口：单个掌指关节人工关节置换时，采用掌指关节背面偏桡侧纵行切口；若为多个掌指关节同时手术，可于掌指关节背侧，从食指掌指关节桡侧至小指掌指关节尺侧做横行切口 (图 10-1-16)。

(2) 切开皮肤、皮下组织，分离并保护浅静脉和皮神经。食指和小指从指总伸肌腱和指固有伸肌腱之间、中指和环指可从掌指关节尺侧、指总伸肌腱与骨间肌肌腱之间纵行切开指背腱膜，显露掌指关节背侧关节囊。

在类风湿关节炎，其掌指关节有明显的尺偏，可切断掌指关节尺侧的骨间肌肌腱，切开尺侧的指背腱膜，松解掌指关节的尺侧偏斜 (图 10-1-17)。

(3) 纵行切开掌指关节背侧关节囊，向近端、远端分离关节囊，分别显露掌骨头和近节

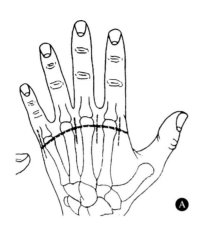
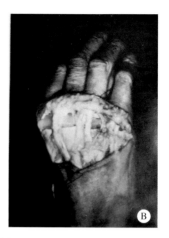

图 10-1-16　手术切口

A.手术切口示意图；B.多个掌指关节人工关节置换

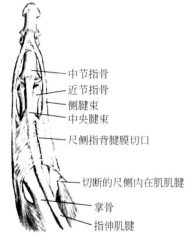

中节指骨
近节指骨
侧腱束
中央腱束
尺侧指背腱膜切口

切断的尺侧内在肌肌腱
掌骨
指伸肌腱

图 10-1-17　切断掌指关节尺侧的
骨间肌肌腱和尺侧的指背腱膜

指骨基底部。

截除近节指骨基底部的关节软骨面，截除掌骨头使其掌骨的截骨面从背侧略微向掌侧倾斜（图 10-1-18）。注意掌骨头切除的大小，其骨切除的范围以正好能容纳人工关节的体部为宜。切除过少则不能容纳人工关节的体部，切除过多则将导致关节松弛、不稳定。如有关节周围软组织挛缩，应予以松解。由于手的结构本来就有自然的尺偏倾向，加之掌指关节两侧韧带和肌肉不平衡，类风湿关节炎患者，滑膜炎所致使薄弱的伸肌腱结缔组织的固定装置松弛，导致伸肌腱滑向掌骨头尺侧，因此掌指关节均有尺偏畸形，常需切断紧张的尺侧侧副韧带，紧缩桡侧的关节囊和侧副韧带，以矫正掌指关节尺偏畸形（图 10-1-19）。

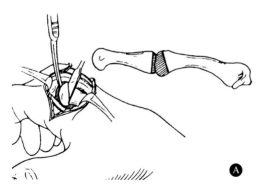
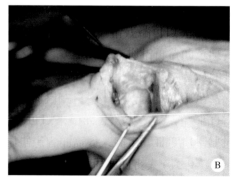

图 10-1-18　切除掌骨头，截骨面从背侧略微向掌侧倾斜

A.切除掌骨头示意图；B.掌骨头已切除

（4）用电钻或髓腔扩大器分别适当扩大掌骨和指骨的骨髓腔，使其与所选用的人工关节柄的形状、大小和长度相适应。并将两端的骨髓腔修整成长方形，以保持人工关节的稳定性，防止其发生扭转（图 10-1-20）。

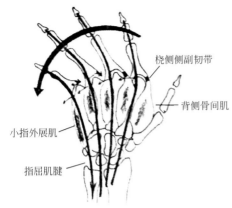

桡侧侧副韧带

背侧骨间肌

小指外展肌

指屈肌腱

图 10-1-19 类风湿关节炎，掌指关节尺偏畸形

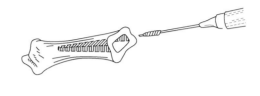

图 10-1-20 扩大髓腔，使髓腔的截面呈长方形

（5）根据手指的情况，选取适当大小的 Swanson 人工关节（图 10-1-21A）。于掌指关节屈曲位，先将人工关节近端的柄插入掌骨的髓腔内，再用镊子将其远端的柄插入近节指骨的髓腔内。然后轻轻牵拉手指远端，并逐渐将手指伸直，使人工关节置于关节的腔隙内。观察所置入的人工关节大小和位置是否合适，如果有不合适之处，可再适当修整骨髓腔或更换人工关节，直到完全合适为止（图 10-1-21B）。

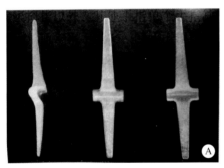
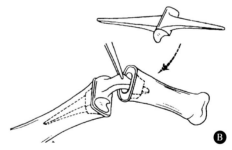

图 10-1-21 置入人工关节

A. Swanson 人工关节；B. 人工关节置入法

（6）纠正掌指关节的尺偏，可切断尺侧的关节囊和侧副韧带，并紧缩桡侧关节囊和侧副韧带；或在缝合关节囊后，将切开的尺侧指背腱膜向桡侧翻转，缝合到桡侧的指背腱膜上（图 10-1-22）。

（7）仔细止血，冲洗伤口，缝合皮肤，必要时可于伤口内放置引流，包扎伤口。

2.术后监测与处理

术后用石膏托于腕关节功能位、掌指关节微屈、指间关节轻度屈曲位固定。抬高患肢，防止患肢肿胀。如放有引流条，应根据具体情况于术后 24～48 小时拔除。术后 14 天拆除

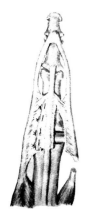

图 10-1-22　缝合指背腱膜

缝线，术后 3 ~ 4 周后去除石膏托，开始进行手指屈伸功能锻炼，逐渐增加功能锻炼的幅度和强度，并辅以适当的物理治疗。

手术前有明显掌指关节尺偏畸形，术中予以矫正者，需辅以支架进行功能锻炼。

3. 术后常见并发症的预防与处理

(1) 皮肤坏死和感染：发生原因可能为术前有软组织挛缩，术后张力较大，或手术对软组织损伤较重。因此，术前应对局部软组织状况予以正确地评估，术中采用无创操作，减轻组织损伤，仔细止血，避免血肿形成。

(2) 人工关节老化、断裂：硅胶人工关节可能因安装位置不当、力线不正或材料老化而发生断裂。为此在手术中应充分矫正关节的畸形，并选择大小合适的人工关节，调整好人工关节的位置。术后应对患者进行定期复查，如发现有人工关节断裂，应取出断裂的人工关节，重新更换新的人工关节或行关节成形术，仍可获得一定的关节活动功能。

（六）近侧指间关节硅橡胶人工关节置换术

1. 手术要点、难点及对策

(1) 体位与切口

1) 体位：患者取仰卧位，患肢外展置于手术台旁的手术桌上。

2) 切口：近侧指间关节背侧纵向轻度弧形切口 (图 10-1-23)。

(2) 切开皮肤、皮下组织，显露近侧指间关节背侧的伸肌腱。从中央腱束中央纵行切开，注意保留其止点。显露并纵行切开关节囊，将其向两侧牵开，充分显露近侧指间关节 (图 10-1-24)。此时，应尽可能保留侧副韧带在近节指骨上的止点，以保持关节的稳定性。

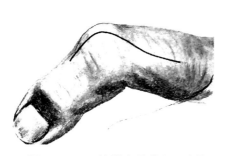

图 10-1-23　近侧指间关节人工关节置换术手术切口

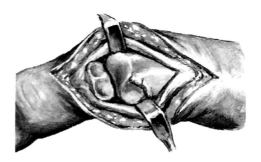

图 10-1-24　显露近侧指间关节

(3) 用小骨凿或电动摆动锯分别截除近节指骨头和中节指骨基底部的软骨面。其骨切除的范围以正好能容纳人工关节的体部为宜，保持中央腱束在近节指骨基底部止点的完整性。

修整近节指骨和中节指骨的骨髓腔，使其与所选用的人工关节柄的形状、大小和长度相适应，将两端的骨髓腔修整呈长方形，以防止人工关节发生扭转。

(4) 选取适当大小的 Swanson 人工关节，植入近侧指间关节。其方法与掌指关节人工关节植入方法相同，即于近侧指间关节屈曲位，先将所选用的适当大小的人工关节近端的柄插入近节指骨髓腔内，再用镊子将其远端的柄插入中节指骨的骨髓腔内。然后轻轻牵拉手指远端，并逐渐将手指伸直，观察所置入的人工关节大小和位置是否合适。如果有不合适之处，可再适当修整骨髓腔或更换合适的人工关节，直到完全合适为止 (图 10-1-21B)。

(5) 缝合关节囊，将切开的中央腱束采用褥式缝合法予以缝合，其远端一针固定于中节指骨基底部上 (图 10-1-25)。

(6) 仔细止血，冲洗伤口，缝合皮肤，必要时可于伤口内放置引流，包扎伤口。

2. 术后监测与处理

(1) 术后用石膏托将手于功能位予以固定。抬高患肢，防止肿胀。如放有引流条则根据具体情况于术后 24 ～ 48 小时拔除，术后 14 天拆除缝线。

(2) 术后 3 ～ 4 周后去除石膏托，开始进行手指屈伸功能锻炼，并辅以物理治疗，以便尽快恢复手指的活动功能。

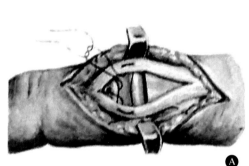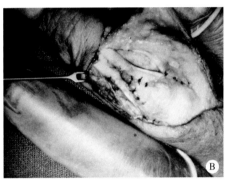

图 10-1-25　缝合切开的中央腱束
A. 褥式缝合法缝合中央腱束；B. 缝合完毕

3. 术后常见并发症的预防与处理

术后常见并发症的预防与处理见人工掌指关节置换术。

(七) 腕关节融合术

1. 手术要点、难点及对策

(1) 体位与切口

1) 体位：患者取仰卧位，患肢外展置于手术台旁的手术桌上。

2) 切口：于腕背部从其远端桡侧横过腕横纹向近端尺侧做一"S"形切口 (图 10-1-26)。

(2) 切开皮肤及皮下组织，注意保护切口两侧的桡神经和尺神经的腕背皮支，将其向两侧适当分离、牵开，显露伸肌支持带。

(3) 于伸肌支持带尺侧，将伸肌支持带切断，并将其向桡侧翻转。将指总伸肌肌腱牵向尺侧，拇长伸肌

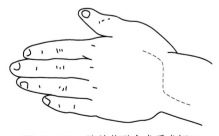

图 10-1-26　腕关节融合术手术切口

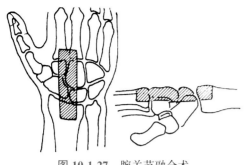

图 10-1-27　腕关节融合术

腱牵向桡侧，充分显露腕背侧关节。

（4）纵行切开腕关节关节囊，彻底清除关节内的病变组织，尺、桡远侧关节破坏严重者，应行尺骨远端切除，以利于前臂旋转功能。

（5）于桡骨远端、腕骨和第 2 掌骨或第 2、3 掌骨基底部，形成一个 2cm×（5～6）cm 的纵行骨槽，从髂骨取一与骨槽相适应的带有皮质骨和松质骨的骨块，将其嵌入骨槽中（图 10-1-27）。用一钢板将腕关节固定在功能位，即腕关节背伸 20°～30°，稍尺偏。腕关节固定的位置应根据患者功能需要适当调整。

（6）缝合关节囊，并将伸肌支持带劈成两半，一半置于指总伸肌腱的下方，以防止伸肌腱与关节囊粘连，另一半置于伸肌腱之上，防止伸肌腱出现弓弦状畸形。

（7）术中注意彻底止血，缝合手术切口，必要时可放置引流条。

2. 术后监测与处理

（1）术后用石膏托将腕关节于功能位予以固定。抬高患肢，防止肿胀。如放有引流条则根据具体情况于术后 24～48 小时拔除，术后 14 天拆除缝线。

（2）术后 6 周，视骨愈合情况去除石膏，开始进行手指屈伸功能锻炼，并辅以物理治疗，以便尽快恢复手指的活动功能。

五、术后常见并发症的预防与处理

1. 伤口愈合不良　因为全身情况较差，蛋白异常血症及伴随的微血管病，增加了伤口愈合的困难，可能出现伤口边缘坏死。

2. 继发性肌腱断裂和关节僵硬　手术时病程较晚，已遭受炎性损害的组织，可能出现继发性肌腱断裂和关节僵硬。

六、临床效果评价

手部类风湿关节炎的手术治疗只是一种局部治疗措施，并未直接针对基本的疾病，因此，不能期望外科手术能改善全身疾病的活动性。在疾病活动性较高时，滑膜切除术后可能出现滑膜炎复发，特别是在较为年轻时即行手术治疗者，不少病例需再次手术。

手术治疗可能延缓或阻止局部组织炎性病变的发展，很多病例手术后手部功能和外形可得到明显改善。因此，如能准确把握手术适应证，术后配合适当的物理治疗，手部类风湿关节炎的手术治疗仍具有一定的临床价值。

（洪光祥）

第二节　狭窄性腱鞘炎

一、指屈肌腱鞘切开术

指屈肌腱狭窄性腱鞘炎又称为扳机指或弹响指,可见于婴幼儿,为先天性狭窄性腱鞘炎,多见于拇指,而见于成人者多为中老年女性,为后天性,是由于手指过度屈伸活动的反复机械性刺激导致滑膜肥厚使肌腱膨大,致使指屈肌腱的通道狭窄(通常为近端的环形韧带,即 A1 滑车),嵌顿肌腱。早期手指屈伸活动时,膨大的肌腱通过腱鞘狭窄环时可产生弹响及扳机样动作。严重时,手指不能主动屈曲或绞锁在屈曲位不能伸直。先天性指屈肌腱狭窄性腱鞘炎多由患儿家长偶然间发现,患儿拇指间关节多呈屈曲位,被动伸直拇指指间关节时可有弹响。严重时拇指固定在屈曲位。

早期或症状较轻的患者可保守治疗,可局部热敷后外用药物按摩治疗,并局部制动,或采用鞘内注射皮质激素。

(一)适应证

1. 指屈肌腱狭窄性腱鞘炎反复发作影响生活和工作者。
2. 严重的狭窄性腱鞘炎,影响手的正常功能者。

(二)禁忌证

严重心血管疾病,禁忌手术者,可采用保守治疗,以达适当缓解症状。

(三)术前准备

1. 术前检查排除严重高血压、心脏病、糖尿病。
2. 麻醉　局部麻醉。

(四)手术要点、难点及对策

1. 体位与切口

(1) 体位:患者取仰卧位,患肢外展置于手术台旁的手术桌上,上臂使用止血带。

(2) 切口:拇指于掌指关节掌侧皮纹的远端做横行切口,也有学者建议在拇指 A1 滑车表面做"V"形切口,更利于显露双侧指神经。其余手指则于远侧掌横纹的远端做横切口。也有学者建议示指切口应在掌横纹近端。

2. 切开皮肤,分离皮下脂肪,注意保护肌腱两侧指神经及血管,并将其向两侧牵开,避免对其损伤。

3. 显露狭窄的腱鞘,可见 A1 滑车处腱鞘明显增厚,卡压肿大的肌腱使其在腱鞘内的活动受阻。用尖刀在直视下将 A1 滑车从一侧纵行切开,并将其向对侧翻转,将 A1 滑车予以切除。此时应令患者伸屈手指,观察肌腱是否能自由活动而无障碍。必要时可将腱鞘向远端再切除少许，以达肌腱能自由活动为止（图 10-2-1）。

4.松开止血带，仔细止血，缝合皮下组织和皮肤。

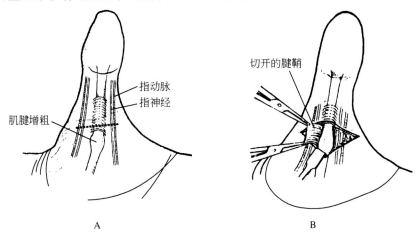

图 10-2-1　拇长屈肌腱鞘切开术

A.手术切口；B.切开并切除腱鞘

（五）术后监测与处理

术后注意抬高患肢，第 2 天即主动进行手指的伸屈活动，以防止发生肌腱粘连。术后 14 天拆除缝线。

（六）术后常见并发症的预防与处理

1. 指神经损伤　指屈肌腱鞘两侧即为重要的指神经血管束，特别是拇指桡侧指神经可能跨过 A1 滑车，行屈肌腱鞘切开时，横行切口不宜过长。分离显露腱鞘时范围不宜过宽，否则易造成紧邻腱鞘两侧的指神经损伤，致使手指部分感觉障碍。在切除腱鞘的 A1 滑车时，亦应特别注意将指神经牵开加以保护。

2. 切口感染　指屈肌腱狭窄性腱鞘炎一般为门诊手术，因此，应十分注意无菌操作，避免发生切口感染。一旦发生切口感染，处理上十分困难，不仅需要再次手术，而且严重时有可能累及指屈肌腱。作者曾见到 1 例因切口感染两次行清创后横行直接缝合，伤口仍不愈合，最终采用皮瓣转移修复而愈。因此，感染的横行切口，清创后不能横行直接缝合。需采用彻底清创后，"Z"字成形，将皮瓣交叉缝合为宜。

3. 腱鞘松解不彻底或切开过度　腱鞘切开时一定要达到彻底松解，术中要求将增厚的腱鞘彻底切开至指屈肌腱活动自如。如果肌腱可以充分拉伸，患指屈伸角度与被动屈伸范围一致，则表明已完全松解。偶见松解不彻底，致术后手指伸屈活动仍有部分障碍者，或将腱鞘远端切开过多，出现指屈肌腱弓弦状畸形者，应予以避免。

（七）临床效果评价

指屈肌腱鞘切开术为门诊小手术，手术适应证把握得当，手术方法正确，术后效果良好，可一次性彻底治愈手指指屈肌腱狭窄性腱鞘炎。值得注意的是指屈肌腱鞘切开术，手术虽小仍可能偶有某些并发症发生，应特别注意预防其发生。

二、桡骨茎突腱鞘切开术

桡骨茎突部有一窄而浅的骨沟，上面覆以腕背侧韧带，形成一骨纤维性鞘管。拇短伸肌腱和拇长展肌腱行经于此鞘管内，出鞘管后形成一定折角止于拇指近节指骨与第一掌骨基底部。当腕部尺偏或拇指活动时，此折角增大，肌腱滑动时产生的摩擦力较大，增加了肌腱与鞘管的摩擦，反复刺激后，形成慢性无菌性炎症，即桡骨茎突狭窄性腱鞘炎（又称de Quervain 病）。

由于鞘内腱鞘充血、水肿，肌腱失去正常光泽，有时可明显触及增厚的鞘管，出现桡骨茎突部疼痛和压痛，特别是在腕部尺偏和屈拇动作时疼痛明显。Finkelstein 征：即当拇指置于掌心，其余手指握拳，腕关节尺偏时桡骨茎突处出现显著疼痛，极具诊断价值。

早期或症状较轻的患者可保守治疗，可局部热敷后外用药物按摩治疗，并局部制动，或采用鞘内注射皮质激素，可缓解和消除疼痛。

（一）适应证

桡骨茎突狭窄性腱鞘炎虽经多次保守治疗，而反复发作影响生活和工作者。

（二）禁忌证

严重心血管疾病，禁忌手术者，可采用保守治疗，以达适当缓解症状。

（三）术前准备

1.术前检查排除严重高血压、心脏病、糖尿病。
2.麻醉　局部麻醉。

（四）手术要点、难点及对策

1.体位与切口
(1)体位：患者取仰卧位，患肢外展置于手术台旁的手术桌上，上臂使用止血带。
(2)切口：于桡骨茎突部与皮纹平行做一横切口，亦有做弧形或"V"形切口者。
2.切开皮肤及皮下组织，显露桡神经浅支与头静脉，将其予以适当游离一并牵向一侧加以保护。
3.识别拇短伸肌腱和拇长展肌腱腱鞘近端，从此处沿腱鞘行走方向，于其尺侧切开并切除部分拇短伸肌腱和拇长展肌腱腱鞘（图 10-2-2）。
4.游离拇短伸肌腱和拇长展肌腱，观察是否有迷走的肌腱位于另一骨纤维隧道内，如有则应将另一骨纤维隧道切开。
5.松开止血带，仔细止血，缝合皮下组织和皮肤。

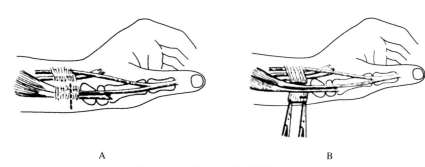

A   B

图 10-2-2 桡骨茎突腱鞘切开术

A.手术切口；B.切开并切除部分腱鞘

（五）术后监测与处理

术后注意抬高患肢，第 2 天即主动进行手指的伸屈活动，以防止发生肌腱粘连，术后14 天拆除缝线。

（六）术后常见并发症的预防与处理

1. 切口选择不当　一般选择桡骨茎突部与皮纹平行的横切口或 V 形切口。虽然横行切口在显露腱鞘时稍不便，但其术后无明显瘢痕挛缩。不能因易于显露而选择纵行切口，因为纵切口术后常导致皮肤瘢痕增生，影响外观与功能。

2. 桡神经浅支损伤　桡神经浅支沿第一腕背鞘管走行，术中应充分辨认并轻柔地牵开予以保护。该神经的过分牵拉和损伤，可导致术后切口部位持续疼痛。在术中应充分注意，防止过度牵拉，缝合切口时亦应避免误扎伤。

3. 未处理迷走肌腱　桡骨茎突部第一腕背鞘管内通过的肌腱数目和止点存在变异，约75% 的人存在迷走肌腱，部分可有单独的腱鞘。术中应轻轻提起拇短伸肌腱和拇长展肌腱，如果提起和游离发生困难，则提示可能有迷走肌腱存在于另一个骨纤维隧道内，此时需探查并同时彻底切开迷走肌腱鞘或将迷走肌腱切除，以达到腱鞘彻底松解的目的。

4. 腱鞘切除过多，产生肌腱掌侧滑脱　在切除拇短伸肌腱和拇长展肌腱腱鞘时，将拇指做屈、伸及外展动作时无卡压，两肌腱彻底松解、游离即可。腱鞘切除不宜过多，以防止肌腱向掌侧滑脱，形成肌腱半脱位。

（七）临床疗效评价

正确掌握手术适应证和手术方法，注意预防其并发症的发生，术后效果良好，可一次性彻底治愈桡骨茎突狭窄性腱鞘炎。

第三节　痛风石切除术

痛风是尿酸代谢异常所致的一种全身性疾病。临床上表现为血尿酸增高、反复发作性关节炎。慢性期可出现受累关节僵硬和畸形，出现痛风石者可引起破溃而流出牙膏样或粉笔灰样物质，致使伤口经久不愈。

痛风石多发生在手足（图 10-3-1），亦可出现在肘部等关节处，发生在手部者可见于手腕各个关节，发生在腕管者可致腕管综合征。

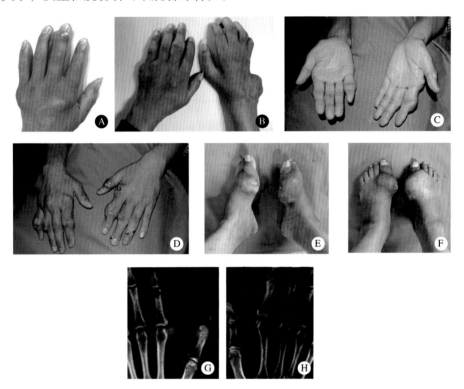

图 10-3-1　手足痛风石

A～D.手部痛风石；E、F.足部痛风石；G、H.X线表现

一、适应证

1.痛风石导致掌指关节或指间关节活动功能障碍者。

2.痛风石较大即将破溃或已经破溃，为防止感染者。

二、术前准备

1.血常规、血及尿的尿酸、心电图、胸部 X 线片、肝肾功能检查。

2.老年患者特别应注意是否合并有高血压和糖尿病。

3.心电监护。

4.麻醉　上肢手术采用臂丛神经阻滞麻醉。

三、手术难点、要点及对策

1.体位与切口

(1) 体位：患者取仰卧位，患肢外展置于手术台旁的手术桌上。

(2) 切口：根据不同部位可分别采用横切口、"S"形切口或弧形切口。

2.由于痛风石处皮肤已经较薄，切开皮肤下即为痛风石，可用刮匙将痛风石刮除，力求彻底刮除干净。有骨质破坏者，特别注意将骨内的痛风石刮干净。

3.如所累及的关节破坏严重，宜行关节融合术，以缓解术后的关节疼痛。

4.仔细止血后缝合手术切口。痛风患者的手术切口一般易于愈合。

四、术后监测与处理

1.根据手术的部位，术后适当予以固定至伤口愈合。

2.适当的内科治疗，控制血尿酸水平。

五、术后常见并发症的预防与处理及临床效果评价

术后复发和不断出现新的痛风石是痛风患者术后最主要的问题，因此，应根据具体情况继续采用内科治疗。

（康　皓　洪光祥）

参 考 文 献

陈燕花，徐勤海，翁雨雄，等，2012.痛风石致腕管综合征的病例分析.中华手外科杂志，28(6): 369-371.

何伟涛，丁晓虹，梁冰，等，2013.多发性巨大痛风石手术治疗体会.临床骨科杂志，16(5):589-590.

海志凡，温树正，2013.微创外科技术治疗狭窄性腱鞘炎.内蒙古医科大学学报，35(51):104-105.

覃友，2015.A1滑车切除与切开治疗成人屈指肌腱狭窄性腱鞘炎的疗效比较.广西医学，37(4):559-560.

孙林，蒙晓明，韦昭勇，2014.桡骨茎突狭窄性腱鞘炎的手术治疗30例观察研究.大众科技，16(2):77-78.

徐谦，姜世平，谢锐龙，2014.桡骨茎突狭窄性腱鞘炎的手术治疗.临床军医杂志，42(3):325.

Misra DP, Parida JR, Chowdhury AC, et al, 2015. Rheumatoid hand. J Clin heumatol, 21(4): 228.

Ono S. Entezami P, Chung KC, 2011. Reconstruction of the rheumatoid hand. Clin Plast Surg, 38(4): 713-727.

Rehim SA, Chung KC, 2013. Applying evidence in the care of patients with rheumatoid hand and wrist deformities. Plast Reconstr Surg, 132(4): 885-897.

Sears ED, Burns PB, Chung KC, 2015. Relationship between patient expectations and clinical measures in patients undergoing rheumatoid hand surgery from the silicone arthroplasty in rheumatoid arthritis (SARA) study. Plast Reconstr Surg, 136(6): e775-e781.

Swanson AB, 1979. Reconstructive surgery in the arthritic hand and foot. Clinical Symposia, 31(6): 8-13.

第十一章　缺血性肌挛缩

第一节　前臂缺血性肌挛缩

1875 年 Volkmann 首先描述了前臂缺血性肌挛缩，故又名 Volkmann 挛缩 (Volkmann's contracture)，即创伤后肢体肿胀使整个前臂或前臂掌侧骨筋膜室内由于压力增高，发生血循环障碍，室内肌肉因血供不足而发生变性、坏死，并被纤维组织替代而形成瘢痕挛缩，最后导致肢体功能障碍。

肌肉缺血的程度不同所致的肌肉挛缩程度不同，肌肉挛缩程度不同其治疗方法各异。Tsuge 将前臂缺血性肌挛缩分为轻度、中度和重度。①轻度挛缩 (Tsuge Ⅰ 度挛缩)，挛缩仅限于部分指深屈肌以中指、环指、小指为重，拇长屈肌也可能受累。神经受损症状不明显。②中度挛缩 (Tsuge Ⅱ 度挛缩)，病变累及所有指深屈肌，指浅屈肌也有轻度变性，并有正中神经和尺神经损害。③重度挛缩 (Tsuge Ⅲ 度挛缩) 前臂所有屈肌均有挛缩，伸肌亦有不同程度的挛缩。正中神经和尺神经严重受损。

前臂缺血性肌挛缩的治疗应根据肌肉缺血的时间、范围和程度而定。最好的治疗是在出现骨筋膜室综合征的早期立即行筋膜切开减压，避免肌肉缺血坏死的发生。发生缺血性肌挛缩后则应根据肌肉缺血坏死的范围和程度选择肌腱延长或肌腱移位术。如前臂的肌肉缺血坏死严重，无有用的肌肉可利用时，则可采用其他部位的肌瓣或肌皮瓣游离移植来重建手的部分功能。

一、筋膜切开术

缺血性肌挛缩早期主要的病理生理变化是由于骨筋膜室内张力增高所致。因此，早期筋膜切开减压，使骨筋膜室内组织压下降，使动静脉压力差增大。由于小动脉内外的压力差变大，使小动脉重新开放，组织重新得到血液供给，也可减轻反射性的血管痉挛，而使缺血的肌肉消除缺血状态。因此，早期彻底切开受累区的筋膜减压是防止肌肉和神经发生缺血性坏死的唯一有效方法。

（一）适应证

筋膜切开术根据不同的病情有以下两种情况。

1. 骨筋膜室综合征 即肘部或前臂损伤，伤后数小时出现前臂屈肌严重疼痛，且用一般方法不能缓解。手指发冷、发绀，手指处于屈曲位，主动或被动牵伸手指时疼痛加剧，患肢进行性肿胀，肌腹处发硬，明显压痛，并且肢体呈套状感觉减退或消失（图 11-1-1）。桡动脉搏动减弱或消失等症状出现并逐渐加重时，即为筋膜切开术的绝对适应证，应立即行筋膜切开术而不可延迟。在临床上，宁可尽早进行手术，以阻止病变的继续发展，如耽误了时机，即使采用了筋膜切开术，将不可避免地发生缺血性肌挛缩。

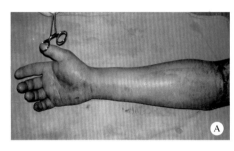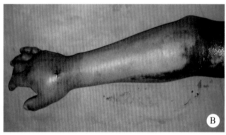

图 11-1-1 患者，男，26 岁，右前臂重物压伤 6 小时，前臂及手部高度肿胀，剧烈疼痛

A.掌面观；B.背面观

2. 肢体主要血管损伤 肢体主要血管损伤时，如肢体缺血时间已达 4 ~ 6 小时，应于血管修复的同时，行预防性筋膜切开术。对于缺血时间较长的断肢再植的同时，亦应考虑同时行预防性筋膜切开术。

（二）禁忌证

筋膜切开术，特别是立即筋膜切开术，为紧急的挽救性手术，一般没有特别的禁忌证。除非患者有危及生命危险的状况时，应以抢救生命为主。

（三）术前准备

1.血常规、凝血时间、肝肾功能、心电图、心脏彩超和胸部 X 线检查。

2.心电监护。

3.麻醉 臂丛神经阻滞麻醉。

（四）手术要点、难点及对策

1.体位与切口

(1) 体位：患者取仰卧位患肢外展置于手术台旁的手术桌上。

(2) 切口：从肱二头肌腱内侧起，横过肘部掌侧皮肤横纹，然后在肘窝中部纵行向下，经前臂掌侧正中呈弧形或 "S" 形至腕横纹（图 11-1-2）；如有必要可越过腕横纹至手掌部。

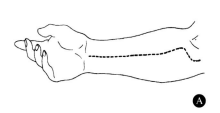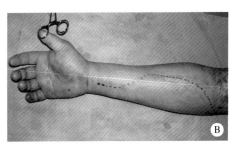

图 11-1-2　前臂骨筋膜室综合征手术切口

2. 切开皮肤、皮下组织　此时应注意保护肘部和前臂较大的皮下静脉。必要时可向近端延长切口，以探查肱动脉。

3. 切开筋膜　此为本手术的重要步骤，首先应于肘部横行或斜行切开肱二头肌腱膜，清除血肿，松解对肱动脉的压迫。随后从近侧向远侧将前臂掌侧深筋膜全长纵行切开（图 11-1-3）。此时可见灰色缺血的浅层肌肉立即恢复血供，并出现反应性充血。由于骨筋膜室内张力很高，此时可见筋膜下的肌肉通过切开的筋膜而膨出。

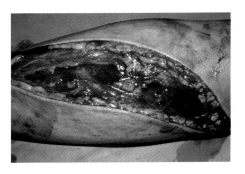

图 11-1-3　切开前臂掌侧深筋膜全长，可见肌肉向筋膜切口外膨出

应当注意的是，若深层肌肉仍然呈灰白色缺血状，应小心地将这些肌肉的肌外膜纵行切开，可使深层肌肉的血液供应得以恢复（图 11-1-4）。切开深层肌肉肌外膜时，注意避免损伤穿过肌外膜进入肌肉的神经分支。如果筋膜和肌外膜切开后肌肉缺血仍无明显改善，应立即将切口向近侧端延长，探查肱动脉。

4. 探查肱动脉　在肘部于肱二头肌腱膜深面，肱二头肌和肱肌内侧显露肱动脉。首先应将骨折复位、内固定，若由于骨折段移位的牵拉、肱骨髁上骨折近侧骨折端的压迫或直接刺伤血管而使肱动脉发生痉挛、挫伤，部分断裂或完全断裂时，根据不同情况给予适当处理，若为动脉痉挛，宜将动脉周围的交感神经切除，即将血管的部分外膜剥离，用温热的 1% 利多卡因或 2.5% 磷酸罂粟碱溶液湿敷，必要时可将动脉分段进行液压扩张，一般均可解除痉挛；若为动脉内膜挫伤后有血栓形成、部分断裂或完全断裂，则可考虑施行取出血栓、血管修补、对端吻合（损伤不超过 2cm）或血管移植等手术。即使肘部血管的阻塞解除后，前臂屈肌的血液供应仍无显著改善，切开筋膜和肌膜后也可使肌肉和神经的缺血性损害减少到最低限度。

5. 伤口处理　切开的深筋膜及肌外膜均不予缝合。切口一般多因张力过大不能缝合，可用凡士林纱布或 VSD 覆盖伤口，外用无菌敷料包好，待肿胀消退后再行二期缝合（图 11-1-5、图 11-1-6），或应用游离皮片移植立即闭合伤口。切不可勉强缝合皮肤，以免失去切开减压的作用。

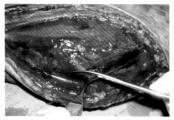 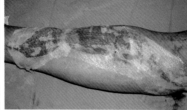 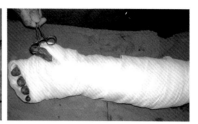

图 11-1-4　切开肌膜，彻底松解　　　图 11-1-5　凡士林纱布覆盖　　　图 11-1-6　包扎伤口
　　　　　　前臂肌群

（五）术后监测与处理

1. 固定　骨折已行内固定者，可外加石膏托，将患肢于肘关节屈曲约90°，前臂中立位固定。敷料应较厚，包扎不能过紧。待水肿消退，血液循环恢复良好后再改用石膏固定。

2. 控制感染、闭合切口　筋膜切开减压术的切口一般不予缝合，应注意全身应用抗生素和伤口局部处理，防止发生感染。待水肿消退后可行二期缝合，闭合创面，10～12天后拆除缝线。

3. 3～4周后拍片检查，积极进行功能锻炼，待骨折愈合后，再辅以理疗、按摩和中药熏洗，促使功能早日恢复。

（六）术后常见并发症的预防与处理

1. 筋膜切开减压时机不当　骨筋膜室综合征一旦确诊即应立即行筋膜切开术，以免错过最佳手术时机。如果等到肢体出现5P征时，肌肉神经的缺血性损伤则已经不可逆，此时即使行筋膜切开术，肢体仍会遗留严重的挛缩畸形和功能障碍，甚至引发全身性的严重并发症，甚至导致为抢救生命而行截肢术。早期诊断和早期手术减压可将肢体局部症状和全身症状减到最轻。四肢近端大血管损伤者，一旦损伤的血管修复后应立即行损伤远端肢体筋膜切开，以防止术后肢体出现的骨筋膜室综合征。

2. 筋膜切开不完全　筋膜切开时手术切口部位不当、手术切口过小、切开深度不够，仅切开皮肤及深筋膜，未能切开肌膜以达到使肌肉神经和血管得到充分的松解，均不能达到骨筋膜室彻底减压的目的。因此，筋膜切开术需达到以下几点要求：①手术切口应位于该骨筋膜室的中心，呈纵行或"S"形，以便能将该骨筋膜室完全切开；②如病变累及多个骨筋膜室则均需切开，此时可采用多个手术切口；③手术不仅要切开皮肤、深筋膜，亦应将各层肌肉的肌膜切开，以达到彻底松解减压的目的。

（七）临床效果评价

筋膜切开术的手术效果取决于手术者对手术时机的正确把握，如能准确地掌握好适应证，及时正确地应用好手术方法，必将能避免缺血性肌挛缩的发生，显示出筋膜切开术的良好效果。

二、肌腱交叉延长术

(一) 适应证

Tsuge 轻、中度前臂缺血性肌挛缩，部分或全部指深屈肌挛缩，指浅屈肌功能良好或仅有轻度挛缩时，可行指深屈肌腱、指浅屈肌腱交叉延长术 (图 11-1-7A)。

(二) 禁忌证

本手术不能用于严重的前臂缺血性肌挛缩。

(三) 术前准备

1. 血常规、凝血时间、肝肾功能、心电图、心脏彩超和胸部 X 线检查。
2. 心电监护。
3. 麻醉　臂丛神经阻滞麻醉。

(四) 手术要点、难点及对策

1. 体位与切口
(1) 体位：患者取仰卧位，患肢外展置于手术台旁的手术桌上。
(2) 切口：前臂下段掌面偏尺侧做 4 ~ 6cm 纵行切口 (图 11-1-7B)。
2. 切开皮肤、皮下组织直至前臂深筋膜，用剪刀剪开前臂深筋膜并适当游离，显露指浅屈肌腱 (图 11-1-7C)。
3. 分离出示指、中指、环指、小指指浅屈肌腱，将其向近端牵拉，尽可能靠近其远端，用尖刀再将其切断 (图 11-1-7D)，以达保留尽可能长的指浅屈肌腱近端。
4. 分离出示指、中指、环指、小指指深屈肌腱，将其向远端牵拉，尽可能靠近其近端，将示指、中指、环指、小指指深屈肌腱用尖刀将其切断 (图 11-1-7D)，以达保留尽可能长的指深屈肌腱远端。
5. 切断所有指深屈肌腱和指浅屈肌腱后，示指、中指、环指、小指可完全被动伸直 (图 11-1-7E)。
6. 调整张力，用 4-0 可吸收缝线，将示指指深屈肌腱远端和示指指浅屈肌腱近端行编织缝合 (图 11-1-7F ~ J)，以使示指处于屈曲位，而被动可以伸直。
7. 调整张力，用 4-0 可吸收缝线，将中指、环指、小指指深屈肌腱远端与中指、环指、小指指浅肌腱近端行编织缝合，保持中指、环指、小指处于休息位 (图 11-1-7K)。
8. 缝合肌腱时，张力的调整十分重要，张力的大小与肌腱挛缩的程度有关。图 11-1-7L 示肌腱缝合完毕后示指、中指、环指、小指的位置。
9. 创面止血后缝合皮肤 (图 11-1-7M)。

409

（五）术后监测与处理

术毕用前臂石膏托外固定于腕关节屈曲手指微屈位（图 11-1-7N），3 ~ 4 周后开始功能锻炼，可同时进行辅助性理疗、体疗。

（六）术后常见并发症的预防与处理

1. 肌腱缝合张力不当　肌腱缝合时的张力是术后功能恢复的重要条件。张力过大可能导致手指伸展受限，而张力过小则会影响手指的屈曲范围和肌力。术中肌腱张力的调节需

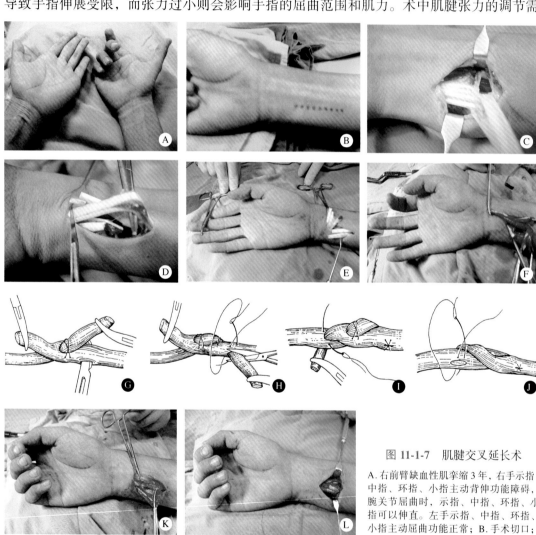

图 11-1-7　肌腱交叉延长术

A. 右前臂缺血性肌挛缩 3 年，右手示指、中指、环指、小指主动背伸功能障碍，腕关节屈曲时，示指、中指、环指、小指可以伸直。左手示指、中指、环指、小指主动屈曲功能正常；B. 手术切口；C. 显露指屈肌腱；D. 从远端切断指浅屈肌腱，从近端切断指深屈肌腱；E. 肌腱切断后，手指可以伸直；F. 调整张力，将示指的指深屈肌腱远端与指浅屈肌腱近端编织缝合；G、H、I、J. 组织缝合法；K. 调整张力将中指、环指、小指的指深屈肌腱远端与指浅屈肌腱近端编织缝合；L. 缝合毕手指的屈曲位；M. 缝合切口；N. 术毕石膏托腕关节屈曲手指微屈位固定

根据指浅屈肌的状况而定。一般情况下，在肌腱缝合后，需保持在腕关节轻度背伸位时，手指能被动伸直；自然状态下，手指处于休息位即可。如指浅屈肌的弹性较差，则保持手指在腕关节平伸位手指能伸直即可，以求维持手指能达到屈曲有力。

2. 肌腱粘连　肌腱交叉延长术时，肌腱的缝合在前臂远段进行，术后可能有暂时的肌腱粘连。术后应加强手指屈伸功能锻炼，一般情况下经过一段时间的锻炼，均能达到良好的效果。

（七）临床效果评价

在缺血性肌挛缩的病例，指深屈肌明显挛缩，指浅屈肌功能良好时，采用肌腱交叉延长术，只要手术方法得当，其治疗效果良好。

三、肌腱移位术

（一）适应证

Tsuge 中度前臂缺血性肌挛缩，全部前臂屈肌群部分或全部挛缩，利用功能尚好前臂浅层的腕屈肌或仅有轻度挛缩的伸肌，行肌腱移位修复屈指和屈拇功能，即 Parkes 和 Sedden 手术，如将桡侧腕屈肌腱移位于指深屈肌腱、掌长肌腱移位于拇长屈肌腱。在指深屈肌、指浅屈肌和拇长屈肌腱均明显挛缩时，可采用伸肌腱肌腱移位术重建，即将肱桡肌腱移位于拇长屈肌腱，桡侧腕长伸肌腱移位于指深屈肌腱。只要移位的肌肉功能良好和手术方法得当，其治疗效果良好。

（二）禁忌证

本手术不能用于严重的前臂缺血性肌挛缩。

（三）术前准备

1. 血常规、凝血时间、肝肾功能、心电图、心脏彩超和胸部 X 线检查。
2. 心电监护。
3. 麻醉　臂丛神经阻滞麻醉。

（四）手术要点、难点及对策

1. 体位与切口
(1) 体位：患者取仰卧位，患肢外展置于手术台旁的手术桌上。
(2) 切口：腕背桡侧横切口、前臂远段背侧切口及前臂远段尺侧切口。
2. 在腕背桡侧横切口中，分离出桡侧腕长伸肌腱和肱桡肌腱，分别将其切断，将桡侧腕长伸肌腱和肱桡肌腱于前臂远段背侧切口抽出。
3. 在前臂远段尺侧切口中分离出指深屈肌腱、指浅屈肌腱和拇长屈肌腱。将指浅屈肌

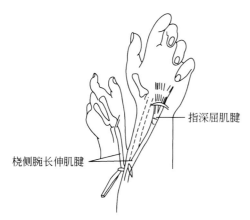

桡侧腕长伸肌腱

指深屈肌腱

图 11-1-8　桡侧腕长伸肌移位重建屈指功能

腱切断，将指深屈肌腱和拇长屈肌腱于其近端切断备用。

4. 将桡侧腕长伸肌腱和肱桡肌腱经皮下隧道引至前臂远段尺侧切口内。隧道应较宽敞，使肌腱移位时，移位的肌腱与其接受的肌腱缝合后尽可能呈直线，以避免肌力的丧失。止血后缝合前臂背侧的切口。

5. 调整张力，于手指休息位将桡侧腕长伸肌腱与指深屈肌腱远端，肱桡肌腱与拇长屈肌腱行编织缝合（图 11-1-8）。

6. 缝合前臂掌侧的切口。

（五）术后监测与处理

术后用前臂石膏托外固定于腕关节屈曲手指微屈位，3～4 周后开始功能锻炼，可同时进行辅助性理疗、体疗。

（六）术后常见并发症的预防与处理

1. 肌腱缝合张力不当　术中肌腱张力的调节需根据移植肌的状况而定。一般情况下，在肌腱缝合后，需保持在腕关节轻度背伸位时，手指能被动伸直；自然状态下，手指处于休息位即可。

2. 肌腱粘连　肌腱移位时，肌腱的缝合在前臂远段进行，术后可能有暂时的肌腱粘连。术后应加强手指屈伸功能锻炼，一般情况下经过一段时间的锻炼，均能达到良好的效果。

（七）临床效果评价

肌腱移位术的关键是移位肌的肌力及移位时肌张力的调节。如能选择合适的动力肌，并能正确地掌握肌腱移位手术的原则和方法，在缺血性肌挛缩的患者可取得恢复较好手功能的效果。

四、屈肌起点下移术

（一）适应证

缺血性肌挛缩范围较为广泛，前臂指屈肌挛缩手腕及手指出现明显的屈曲畸形，手腕及手指伸展显著受限。但挛缩的屈肌尚有一定的功能，通过屈肌起点下移术 (flexor slide operation) 可以达到适当矫正畸形，改善手部功能的目的。

（二）禁忌证

前臂屈肌群严重挛缩，已无明显收缩功能者。

（三）术前准备

1. 血常规、凝血时间、肝肾功能、心电图、心脏彩超和胸部 X 线检查。
2. 心电监护。
3. 麻醉　臂丛神经阻滞麻醉。

（四）手术要点、难点及对策

1. 体位与切口
(1) 体位：患者取仰卧位，患肢外展置于手术台旁的手术桌上。
(2) 切口：肱骨内上髁上方、于前臂尺侧屈肌上向远端延伸、至尺骨的中 1/3 处做一弧形切口。

2. 切开皮肤、皮下组织，分离、保护皮下的浅静脉，显露前臂屈肌在肱骨内上髁上的起点。

3. 向尺侧分离皮瓣，于肘后尺神经沟内显露尺神经，并将其游离并用一橡皮片将其牵引，予以保护。

4. 于肱骨内上髁上将前臂屈肌和旋前圆肌自骨膜下剥离，此时应特别注意保护好正中神经。并继续从尺骨近端和骨间膜剥离所有肌肉的附着点，使已剥离的肌肉能够下移 3～5cm，达到屈曲挛缩的手指能够被动伸直为止。沿尺神经向远端游离时，避免损伤尺神经近端的运动支。尺神经若有张力，可行尺神经前置术。

5. 剥离的屈肌，特别是旋前圆肌向远端移动后，应在所移动的位置将其与邻近组织做缝合固定（图 11-1-9）。

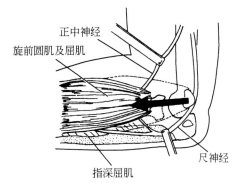

图 11-1-9　屈肌起点下移术

6. 如拇指屈曲明显，拇长屈肌起点需要下移时，则需在前臂桡侧另做切口，将拇长屈肌在桡骨上段和骨间膜掌侧的起点予以剥离前移，至拇指能被动伸直为止。

7. 仔细止血，逐层缝合，闭合伤口。

（五）术后监测与处理

于前臂旋后，腕背屈，掌指关节轻度屈曲，手指伸直位固定 3～4 周，然后拆除石膏，开始腕关节及手指屈伸功能锻炼。

（六）术后常见并发症的预防与处理

神经损伤是屈肌起点下移术可能发生的重要并发症。在肱骨内上髁上剥离前臂屈肌起点时，应特别注意保护尺神经，避免予以损伤。在剥离旋前圆肌和前臂屈肌向远端推移时，应避免损伤正中神经。

（七）临床效果评价

屈肌起点下移术的临床效果取决于对前臂屈肌残存肌肉功能的正确判断和屈肌起点下移程度。如能正确掌握手术的适应证和正确的手术方法，可在一定程度上改善手部功能。

第二节 拇指内收挛缩

拇指功能占手部功能的一半以上。正常的拇指掌指关节、第 1 腕掌关节和正常的第 1 指蹼是拇指在对掌位与其他 4 个手指对指的重要保证。

拇指内收挛缩主要是由于拇收肌挛缩或拇指指蹼挛缩所致。缺血性肌挛缩时，拇收肌可因缺血而致肌肉发生缺血性坏死继发瘢痕挛缩所致。如果拇指长时间处于内收位，由皮肤、皮下组织、筋膜和肌肉组成的第 1 指蹼，即虎口必将发生挛缩。轻者拇指有不同程度的对指功能受限，严重者拇指处于内收外旋位，完全丧失对指功能。因此，需根据引起挛缩的组织结构，病变的范围和挛缩的程度，而采取有针对性的手术方法，即拇收肌切断术和虎口开大术。

一、拇收肌切断术

（一）适应证

单纯拇收肌挛缩引起的拇指内收、外旋畸形，影响拇指对指功能，而皮肤、关节囊无挛缩者，可选用单纯的拇收肌切断术。

（二）禁忌证

拇收肌挛缩伴有虎口皮肤及关节囊挛缩者。

（三）术前准备

1. 血常规、凝血时间、肝肾功能、心电图、心脏彩超和胸部 X 线检查。
2. 心电监护。
3. 麻醉　臂丛神经阻滞麻醉。

（四）手术要点、难点及对策

1. 体位与切口
(1) 体位：患者取仰卧位，患肢外展置于手术台旁的手术桌上。
(2) 切口：沿第 1 掌骨背面尺侧做一弧形切口，远端至拇指掌指关节处。

2. 切开皮肤及皮下组织，向两侧牵开皮肤后，显露第 1 背侧骨间肌，将第 1 背侧骨间肌向尺侧牵开，即可显露拇收肌在拇指掌指关节尺侧的止点和部分拇收肌。

3. 用手指触摸检查瘢痕挛缩的拇收肌及其挛缩程度，如为部分拇收肌挛缩，可将其瘢痕挛缩处与拇收肌纤维呈垂直方向切断；如拇收肌挛缩较为广泛，则应将瘢痕化的挛缩拇收肌完全切除，以达到彻底松解挛缩，以防复发，即应从第 1、2 掌骨上将第 1 背侧骨间肌剥离，并从第 3 掌骨上剥离拇收肌的起点。此时注意保护桡动脉深支。若再无其他组织挛缩，则拇内收畸形立即可以得到矫正（图 11-2-1）。

4. 仔细止血，缝合皮肤切口，并将拇指于充分外展对掌位用石膏托固定。

（五）术后监测与处理

术后 2 周拆除石膏固定和缝线，进行拇指活动功能锻炼，特别注意拇指主动和被动外展功能的锻炼。

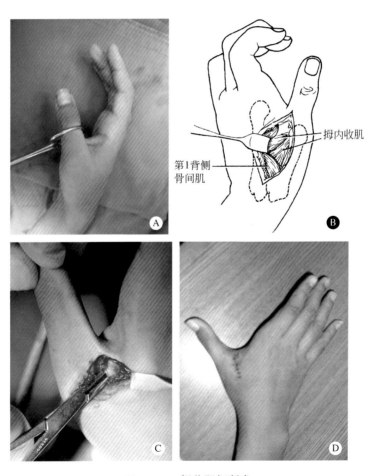

图 11-2-1　拇收肌切断术

A. 术前；B. 显露拇收肌；C. 切断挛缩的拇收肌；D. 术后

（六）术后常见并发症的预防与处理

1. 桡动脉深支损伤　桡动脉深支穿经第 1 掌骨间隙，于第 1 背侧骨间肌二头之间进入手掌。术中在牵开第 1 背侧骨间肌，探查和切断或切除拇收肌时，应特别注意避免损伤桡动脉深支。

2. 拇收肌切断不完全　拇收肌有横头和斜头，两个头的纤维向桡侧集合，止于拇指近节指骨底，拇收肌切断时如未能将其两个头完全切断，则不能达到虎口完全松解的目的。

（七）临床效果评价

单纯的拇收肌挛缩，如能将挛缩的拇收肌完全彻底切断，拇收肌切断术的效果良好。

二、虎口开大术

（一）适应证

虎口（第 1 指蹼）处皮肤瘢痕或挛缩，伴有拇收肌广泛瘢痕化及拇指腕掌关节囊挛缩引起的拇指内收挛缩畸形，拇指外展及对掌功能严重障碍者，其手术方法可根据病变的组织及其严重程度而定。

（二）禁忌证

虎口是拇指发挥正常功能重要组成部分，虎口挛缩均需手术以改善拇指的功能，因此，虎口挛缩均需手术治疗，除非患者全身情况不宜手术者。

（三）术前准备

1. 血常规、凝血时间、肝肾功能、心电图、心脏彩超和胸部 X 线检查。
2. 心电监护。
3. 麻醉　臂丛神经阻滞麻醉。

（四）手术要点、难点及对策

1. 体位　患者取仰卧位，患肢外展置于手术台旁的手术桌上。
2. 皮肤、筋膜挛缩，伴拇收肌和第 1 背侧骨间肌严重瘢痕化，甚至拇指掌指关节关节囊挛缩。手术应包括以下几方面。

(1) 切口：与虎口边缘垂直做一皮肤切口，切开挛缩的皮肤、筋膜组织，切断或切除瘢痕化的肌肉。

(2) 松解挛缩的拇指腕掌关节关节囊，将关节囊的尺侧横行切开。如拇指腕掌关节能够恢复活动，保持拇指的活动性对掌功能，则可用克氏针临时将拇指维持在外展对掌位。

(3) 虎口处所遗留的皮肤软组织缺损，可用多种皮瓣予以修复。可根据皮肤软组织缺损的情况，选用"Z"字成形术、局部旋转皮瓣、胸部或腹部带蒂皮瓣，前臂桡动脉逆行岛状皮瓣、骨间背侧动脉逆行岛状皮瓣或其他游离皮瓣予以修复（图 11-2-2 ～图 11-2-4）。

(4) 严重的虎口挛缩松解后，如拇指不能恢复活动性对掌功能者，可于第 1、2 掌骨间植骨及拇指腕掌关节融合术，使拇指固定于外展对掌位，以发挥拇指与其他手指的对指功能。

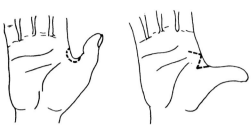

图 11-2-2　"Z"字成形术开大虎口

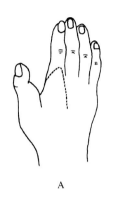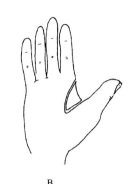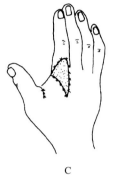
A　　　　　B　　　　　C

图 11-2-3　局部皮瓣转移开大虎口

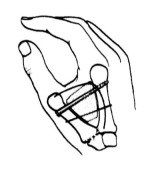

图 11-2-4　第 1、2 掌骨间植骨开大虎口

（五）术后监测与处理

1. 虎口挛缩选用局部旋转皮瓣移植术后，用石膏托将拇指维持在外展对掌位，2 周后拆除固定及缝线，进行功能锻炼。

2. 虎口处软组织缺损采用胸部或腹部皮瓣修复者，术后 3 周断蒂，拔除临时固定的克氏针，进行功能锻炼。

3. 第 1、2 掌骨间植骨及拇指腕掌关节融合者，则需固定 4 ～ 6 周，至骨融合。

（六）术后常见并发症的预防与处理

桡动脉深支损伤是虎口开大术最主要的并发症。桡动脉深支穿经第 1 掌骨间隙，于第 1 背侧骨间肌二头之间进入手掌，特别是当拇收肌和第 1 背侧骨间肌严重挛缩时，虎口开大时需切断或切开虎口内的所有瘢痕组织，极有可能损伤桡动脉深支，术中应特别注意。

（七）临床效果评价

虎口开大术对于改善拇指和全手的功能十分重要。虎口挛缩的程度越轻，术后效果越好。即使严重的虎口挛缩，无论采取哪种方法开大虎口，也能明显改善手的功能。

（洪光祥）

参 考 文 献

付常国 , 2006. 抗氧自由基治疗防治骨筋膜室综合征 23 例 . 中国骨伤， 19(1): 20-21.

姬亚飞 , 白晨平 , 李红卫 , 等 , 2006. 分期手术治疗中晚期前臂缺血性肌挛缩 . 中华手外科杂志 , 22(3):170-171.

李园 , 梁炳生 , 贾英伟 , 2005. 中度前臂缺血性肌挛缩早、晚期手术治疗的临床观察 . 中华手外科杂志， 21(1): 33-35.

邱贵兴 , 戴尅戎 , 2016. 骨科手术学 . 第 4 版 . 北京 : 人民卫生出版社 .

吴兴云、 张红星， 岳保荣， 等 , 2007. 高压氧治疗骨筋膜间室综合征 . 实用医药杂志， 24(2) :179.

Agrawal H, Dokania G, Wu SY, 2014. Neonatal volkmann ischemic contracture: case report and review of literature. AJP Rep, 4(2): e77-e80.

Ellis H, 2012. Richard von volkmann: volkmann's ischaemic contracture.J Perioper Pract, 22(10):338-339.

Hindemith J, Uphoff R, 2015. Compartment syndrome and Volkmann contracture. Kinderkrankenschwester, 34(8): 301-303.

McQueen MM, Gaston P, Court-Brown CM, 2000. Acute compartment syndrome. Who is at risk? J Bone Joint Surg(Br), 82(2):200-203.

Ragland R, Moukoko D, Ezaki M, et al, 2005. Forearm compartment syndrome in the newborn: report of 24 cases. J Hand Surg(Am), 30(5):997-1003.

Stevanovic M, Sharpe F, 2006. Management of established Volkmann's contracture of the forearm in children. Hand Clinics, 22(1):99-111.

Stevanovic M, Sharpe F, 2014. Functional free muscle transfer for upper extremity reconstruction. Plast Reconstr Surg, 134(2): e257-e274.

Trimaille A, Kerfant N, Rouzic-Dartoy CL, et al, 2014. Free re-innervated latissimus dorsi musculocutaneous flap for tre at congenital volkmann ischemic contracture: a case report. Ann Chir Plast Esthet, 59(3):200-203.

Ultee J, Hovius SE, 2005. Functional results after treatment of Volkmann's ischemic contracture: a long-term followup study. Clin Orthop Relat Res,(431):42-49.

第十二章　掌腱膜挛缩症

掌腱膜挛缩于 1831 年由 Dupuytren 首先描述，故又称 Dupuytren 挛缩。掌腱膜挛缩症是掌腱膜及手掌部皮下组织广泛增生和纤维变性所致，是一种进行性疾病 (图 12-0-1)。特征为皮下结节和纤维索带导致手指继发性屈曲挛缩畸形，伴有皮下脂肪变薄，皮肤与病变处粘连和皮肤凹陷。病变的程度 Meyerding 分为 5 级：0 级——仅有小结节，无屈曲挛缩；1 级——屈曲挛缩仅见于一指；2 级——

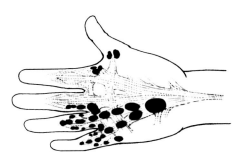

图 12-0-1　掌腱膜挛缩好发部位

屈曲挛缩波及一指以上，各指屈曲挛缩角度总和小于 60° ；3 级——至少一指屈曲挛缩在 60° 以上；4 级——所有手指均有屈曲挛缩。

手术治疗是掌腱膜挛缩症的主要治疗方法，其手术方法有皮下筋膜切断术、局部病变切除术、腱膜部分切除术、腱膜全部切除术 (图 12-0-2) 及截指术。手术方法的选择应根据掌腱膜挛缩的程度、患者的年龄、职业、健康状况及手部皮肤的营养状况加以适当选择。其中局部病变切除术适用于手掌部较大的皮下结节对功能有一定影响者，以及手掌远侧所形成的较深的凹陷或折叠，易引起感染者，切除病变组织后，皮肤缺损处可行皮肤移植。掌腱膜全部切除术，由于手术范围较大，常伴有出血和关节僵直的并发症而现已较少应用。

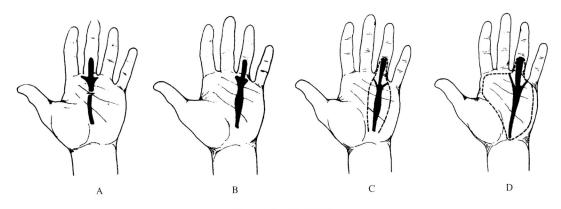

图 12-0-2　手术方法

A.皮下筋膜切断术；B.局部病变切除术；C.腱膜部分切除术；D.腱膜全部切除术

截指术适用于手指近侧指间关节严重屈曲挛缩，特别是小指，手术治疗难以矫正而又严重影响手部功能者。本章重点介绍皮下筋膜切断术和腱膜部分切除术。

第一节　皮下筋膜切断术

一、适应证

1.老年患者伴全身情况不良，需改善局部挛缩症状者。

2.早期单纯的条索状的皮下挛缩带。

3.皮下筋膜切断术(subcutaneous fasciotomy)作为一种临时措施，可使掌部皮肤伸展，作为腱膜切除术的预备手术。

二、禁忌证

年老多病，筋膜切开术局部症状改善有限者。

三、术前准备

1.血常规、心电图、胸部X线片、肝肾功能检查。

2.老年患者特别应注意是否合并有高血压和糖尿病。

3.麻醉　臂丛神经阻滞麻醉。

4.心电监护。

四、手术要点、难点及对策

1.体位与切口

(1)体位：患者取仰卧位，患肢外展置于手术台旁的手术桌上。

(2)切口：根据病变的情况，在以下部位，即大鱼际、小鱼际之间掌腱膜的顶点，近侧掌横纹和远侧掌横纹处的尺侧用尖刀做一小的皮肤刺口。

2.将筋膜切开刀的刀片与掌面平行，依次从每一个小的皮肤刺口伸入，于皮肤与挛缩的筋膜组织之间，从皮下横过手掌部挛缩的筋膜组织。

3.在掌腱膜的浅面，小心地将筋膜切开刀的刀片的刃面向下旋转，使其刃面朝向挛缩的筋膜组织。

4.牵拉伸直病变所相对应的手指，使掌部的掌腱膜的纤维索带拉紧。术者用手指压迫筋膜切开刀，逐渐加压，小心地切断挛缩的腱膜纤维束。当纤维束被切断时，术者按压的手指上坚硬的抵抗感立刻消失（图 12-1-1）。

5. 将筋膜切开刀旋转使筋膜切开刀的刀片与掌面平行，抽出筋膜切开刀。手部的皮肤刺口无须缝合，无菌敷料包扎。

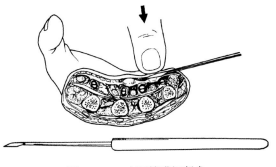

图 12-1-1 皮下筋膜切断术

五、术后监测与处理

术后将病变相对应的手指于伸直位固定。第 2 天起开始进行手指的被动和主动伸屈活动，夜间仍将手指于伸直位固定。3 周后手指自由活动。

六、常见并发症的预防与处理

皮下筋膜切断术常见并发症为指血管神经束损伤。术中用手指按压筋膜切开刀，使挛缩的腱膜纤维束切断时，如用力过快、过大，筋膜切开刀有可能在切断挛缩的腱膜纤维束时，损伤其下的指血管神经束。为了安全起见，可于手掌部挛缩的腱膜纤维索带最紧张的部位，采用 "Z" 字形切口或采用 "Z" 字成形的方法，切开皮肤，在保护血管神经束的情况下，直视切断挛缩的腱膜纤维束带，然后闭合创面。

七、临床效果评价

皮下筋膜切断术的优点是方法简单，手术刺激小，甚至可以采用局部麻醉手术，有利于年老体弱的患者在一定程度上改善手的功能。本手术是一种姑息性手术，手部功能改善的范围有限，而且施行这种手术的患者中有 72% 的患者须行不同程度的再次手术。

第二节　掌腱膜部分切除术

一、适应证

1. 掌指关节屈曲挛缩畸形达 30° 以上者。

2. 近侧指间关节一旦开始出现屈曲挛缩即应行掌腱膜部分切除术 (partial fasciectomy)，此时是掌腱膜挛缩的最佳时期，如病变持续较久，伴继发性关节囊及其周围组织乃至皮肤挛缩，则手术难以达到完全矫正畸形。

3. 晚期严重的手指近侧指间关节挛缩者，手术可以适当矫正畸形，改善手的功能（图 12-2-1）。

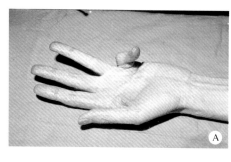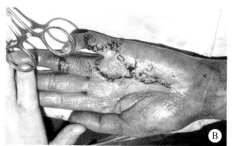

图 12-2-1　晚期严重的手指近侧指间关节挛缩

二、禁忌证

年老多病，全身状况不宜手术者。

三、术前准备

1. 血常规、心电图、胸部 X 线片、肝肾功能检查。
2. 有高血压和糖尿病史者，应在其病情控制良好的情况下手术。
3. 麻醉　臂丛神经阻滞麻醉。
4. 心电监护。

422

四、手术要点、难点及对策

1. 体位与切口

(1) 体位：患者取仰卧位，患肢外展置于手术台旁的手术桌上，手部掌侧向上，患手用铅手或支架予以固定，上臂使用气囊止血带。

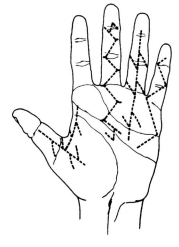

图 12-2-2　手术切口

(2) 切口：根据病变范围选用锯齿状切口、"Z"字切口成形或"V-Y"形切口。切口近端一般需达腕横韧带远侧缘。有皮肤挛缩者，采用"V-Y"形切口，通过每个小的横切口，必要时在缝合时该处开放，能适当延长掌侧皮肤（图 12-2-2、图 12-2-3A）。

2. 仔细分离皮瓣　按设计切口切开皮肤，从挛缩的掌腱膜上分离多个三角形皮瓣。由于皮肤增厚且与挛缩的组织紧密粘连，特别是皮肤皱褶和凹陷处，几乎没有皮下组织。可用尖刀片紧贴挛缩的组织行锐性分离，此时既要达到将病变组织尽可能彻底切除，又要保证所分离皮瓣的血供。有时所分离的皮瓣已显菲薄，所以更要保护。所分离的皮瓣要超过病变的范围，以便能将病变组织附近的部分正常的腱膜组织一并切除，达到能完全彻底切除挛缩的腱膜组织。用牵引线牵开已分离的皮瓣，即可显露挛缩的腱膜组织（图 12-2-3B）。

3. 彻底切除挛缩的腱膜组织　首先于腕横韧带的远侧缘将挛缩的掌腱膜近端横行切断，用止血钳将其向远端牵引翻起。如果挛缩掌腱膜组织向远端累及 2 ~ 3 个手指时，则病变的掌腱膜纤维束向远端呈扇形展开，每一挛缩的纤维束均位于屈肌腱前方，并有垂直的纤维将挛缩组织与掌骨骨膜相连。因此，在切除挛缩的腱膜时，首先应于手掌部近端将各个手指的挛缩纤维指间切断分开，再逐一将挛缩掌腱膜组织彻底切除，并切除其相邻的部分正常的掌腱膜。此时应特别注意勿损伤指血管神经束。一般情况下，掌部挛缩的腱膜易于与位于其深面的指神经血管束分离，可由近端向远端将血管神经束予以显露和保护（图 12-2-3C、D）。

如近侧指间关节也呈屈曲挛缩，则应向手指追踪切除挛缩的腱索，直至其在中节指骨中部的腱鞘和骨膜附着处，使手指完全伸直为止。此时应特别注意在手指部血管神经束与挛缩腱束的关系，其神经束可能位于挛缩的腱索之前或者与其交叉行走，特别容易损伤（图 12-2-4）。然而，不管挛缩的腱索与指神经血管束位置关系如何，一般情况下，两者之间并

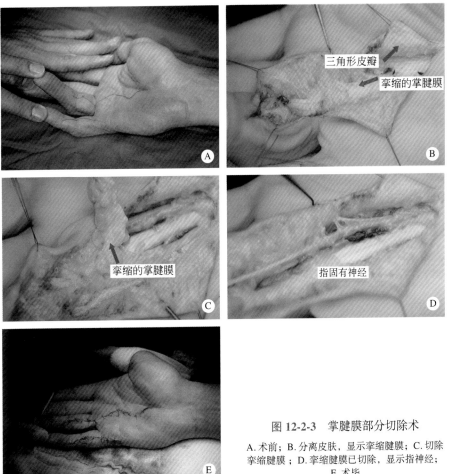

图 12-2-3　掌腱膜部分切除术

A. 术前；B. 分离皮肤，显示挛缩腱膜；C. 切除挛缩腱膜；D. 挛缩腱膜已切除，显示指神经；E. 术毕

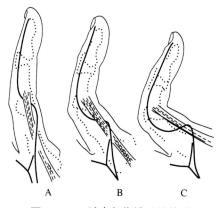

A   B   C

图 12-2-4　腱索与指神经的关系

无直接粘连，只要仔细分离均可完全分开。为避免指神经血管束损伤，应从近端将其予以游离加以保护，并逐渐向远端游离显露。

4. 闭合伤口　为防止术后发生血肿，伤口闭合前应仔细应用电凝止血。一般情况下，伤口均能直接缝合。术毕手指已能完全伸直（图 12-2-3E）。如果由于挛缩较重，直接缝合皮肤有碍手指伸直，可于 "Y-V" 形切口或锯齿状切口顶端处不完全闭合，其剩余的小创面可予以开放，多能在短期内自行愈合。

五、术后监测与处理

1. 伤口加压包扎，并用石膏托外固定，保留手指端外露以便能进行早期主动活动。

2. 抬高患肢，白天可鼓励患者主动将患肢高举过头，卧床及睡眠时将患肢牵引抬高。术后 48 小时，鼓励患者进行手指屈伸功能锻炼。

3. 如无特殊情况，术后 1 周更换敷料，术后两周拆除缝线和石膏固定，加强手的主动功能锻炼。

六、术后常见并发症的预防与处理

掌腱膜切除术后易发生血肿、皮肤坏死及指神经损伤等并发症，手术中应特别注意下列几点。

1. 血肿　手术剥离面较广，止血不彻底，可能出现血肿。术后早期持续性疼痛和轻度发热是血肿的重要表现，一旦确诊应及时引流。因此，术中应认真止血、必要时放置引流条及加压包扎，可有效地防止血肿发生。

2. 皮肤坏死　分离皮瓣时，皮肤保留太薄，甚至分离穿破皮肤，易致皮肤坏死。术中分离皮瓣时，应紧贴挛缩的腱膜组织，用手术刀锐性分离并保持在一相同的平面，以保证分离的皮瓣厚薄均匀一致，保证其血液供应。

3. 指神经损伤　指神经与挛缩的纤维索带交叉或被包围于其间，手术时未予注意而易于损伤。但指神经与挛缩的纤维索带完全可以分离，只要从近端向远端将其仔细游离并加以保护，采取边游离指神经边切除挛缩的组织，其损伤指神经是完全可以避免的。

七、临床效果评价

掌腱膜挛缩症的预后与下列因素有关：①与遗传有关，有家族史者，病变进展快，特别是发病较早者；②与患者性别有关，妇女发病晚，进展慢，较能适应畸形对功能的影响；

③与所患有的其他疾病有关，如有酒精中毒和癫痫病者，病情重，进展快，复发多；④与病变部位和程度有关，双侧患病，伴指垫和跖筋膜结节者，进展快，复发多，手部尺侧病变比桡侧进展快；⑤与病变状态有关，以往的病变状况及是否治疗，影响其病变发展。掌指关节挛缩易纠正，近侧指间关节挛缩则难以完全矫正。

掌腱膜挛缩症的治疗效果与术前病变的程度有关，病变越轻，治疗越早，效果越好。手术后有可能出现局部复发或在手部其他部位出现新的病变。一般来说，挛缩程度为 1~2 级的病例，手术彻底切除病变组织，术后手指可完全伸直，术后复发的机会较少，治疗效果优良。

手术后局部再出现症状，可能是由于病变组织的残留，也可能是由于其他部位的掌腱膜出现新的病变所致。因此，手术彻底切除挛缩的腱膜组织是防止复发的重要条件。

Engsrand 根据术后手部患指的关节活动度、感觉、局部瘢痕状况、患者的期望值、手功能恢复程度和对手功能的满意度，对患者手术前和术后 3、6、12 个月的情况进行比较分析，对 90 例手指屈曲挛缩 60° 及以上的掌腱膜挛缩的病例进行随访，结果显示：术后 6 个月 32% 的患者手功能完全恢复，73% 的患者对手功能满意，术后 12 个月手指伸直受限度明显减小，手指屈曲活动轻度受限，手指感觉正常，大多数患者达到其期望值，但是多个手指病变手术者，手部瘢痕的适应性更差，其手术的效果与术前病变的程度密切相关。因此，掌腱膜挛缩症应在病变较轻的时期，尽早进行手术治疗。

（洪光祥）

参 考 文 献

康皓，洪光祥，王发斌，等，2003.掌腱膜部分切除术治疗掌腱膜挛缩症.实用手外科杂志，17(2): 73-74.

林伟，李慧凤，陈翠华，等，2002.掌腱膜挛缩症的手术治疗.中华手外科杂志，18: 110.

刘勇，连宵飞，范茂洪，等，2007.掌腱膜挛缩症的手术治疗.中华手外科杂志，23: 123.

王晓南，陈克俊，韩宝平，等，2011.掌腱膜挛缩症的手术治疗.中华手外科杂志，27: 196.

熊革，粟鹏程，薛云皓，等，2004.掌腱膜挛缩症的临床特点与治疗.中华手外科杂志，20: 221-223.

Bulstrode NW, Jemec B, Smith PJ, 2005. The complications of Dupuytren's contracture surgery. J Hand Surg Am, 30: 1021-1025.

Corradino B, Di Lorenzo S, Moschella F, 2013. Treatment of stages III IV of the dupuytrens disease using a personal approach: percutaneous needle fasciotomy (pnf) and minimal invasive selective aponeurectomy. Acta Chir Plast, 55(1): 19-22.

Dies JJ, Braybrooke J, 2006. Dupuytren's contracture: an audit of the outcomes of surgery. J Hand Surg Br, 31: 514-521.

De SM, Belén RAM, Ramrrez E, et al, 2013. Utilization of health care resources and cost associated to fasciectomy in Dupuytren's disease in Spain. Farm Hosp, 37(1): 41-49.

Erne HC, 2014. Downgrading severe stages of dupuytren's contracture to simplify partial aponeurectomy using percutaneous needle fasciotomy. Plast Reconstr Surg, 133(1): 79e-80e.

Engstrand C, Krevers B, Nylander G, et al, 2014. Hand function and quality of life before and after?fasciectomy for dupuytren contracture. J Hand Surg Am, 39(7): 1333-1343.

Povlsen B, Shields AM, Bhabra GS, 2014. Resource utilisation associated with single digit dupuytren's contracture treated with either surgery or injection of collagenase clostridium histolyticum. Hand Surg Am, 19(2): 205-209.

Thoma A, Kaur M, Ignacy TA, et al, 2014. Health-related quality of life in patients undergoing palmar fasciectomy for dupuytren's disease. Plast Reconstr Surg, 133(6): 1411-1419.

Terry MJ, Sue GR, Goldberg C, et al, 2014. Hueston revisited: use of acellular dermal matrix following fasciectomy for the treatment of dupuytren's disease. Ann Plast Surg, 73 Suppl(2): S178-S180.

Vollbach FH, Walle L, Fansa H, 2013. Dupuytren's disease-patient satisfaction and functional results one year after partial fasciectomy and injection of collagenase. Handchir Mikrochir Plast Chir, 45(5)258-264.

第十三章　手部肿瘤

手部可发生多种肿瘤和瘤样病变，但常为良性。然而，由于手部组织自由空间有限、感觉灵敏，即使小的、组织学上为良性的肿块也可引起疼痛、功能损害或明显的肿胀。手部肿瘤的分类与身体其他部位肿瘤分类相似。根据良性肿瘤局部生物学特性，将其分为潜隐性、活动性和侵袭性三类。良性活动性肿瘤持续性增大，虽然其包裹良好，但可有不规则、粗糙的边缘。大部分手部良性肿瘤归为此类。良性侵袭性肿瘤尽管不发生转移，且组织切片表现为良性，但可有局部破坏，有薄层腱性组织包裹，但可能不会完全包绕所有肿瘤细胞，有部分肿瘤组织可突破包膜。

完整的病史、全面的体检及常规 X 线片足以对手部良性表现的肿瘤做出正确的诊断和恰当的治疗。如果肿瘤表现为一个侵袭性较强的过程，引起了明显疼痛、炎症、肿瘤较大或骨破坏，那么在活检或终极外科手术前，应对肿瘤进行进一步诊断和分期。局部影像学检查如 X 线断层扫描、骨扫描、血管造影、CT 扫描、MRI 成像，对手术方案的制订比获得特异性诊断更有帮助。如果怀疑是恶性肿瘤，术前要仔细检查胸部 X 线片和 CT 扫描，判断是否有肺部转移。

手部肿瘤一般需行手术治疗，很少需要活检，因肿瘤具有完全切除的指征，然后可将整个肿瘤进行组织学检查。如果怀疑是恶性肿瘤或手术切除造成的病损超过了肿瘤本身造成的病损，那么建议进行切开活检。切口通常直接在肿瘤的正上方，便于活检和寻找肿瘤，并且不伤及手部功能或阻碍肿瘤的完全切除。肿瘤能否完全切除取决于肿瘤的位置、侵袭性、潜在的转移能力及对辅助性化学治疗和放射治疗的敏感性。

第一节　表皮样囊肿切除术

表皮样囊肿 (epidermoid cyst) 又称包涵囊肿、植入表皮样囊肿、外伤后表皮样囊肿等 (图 13-1-1)，大部分人认为外伤导致上皮组织植入深部组织所致 (图 13-1-2)，其多位于手掌或手指掌侧，生长缓慢，除局部发现肿物外，多无症状，偶有胀痛及压痛。有时可发生感染，形成脓肿。治疗多为手术切除，完整彻底切除肿瘤，一般不会复发。

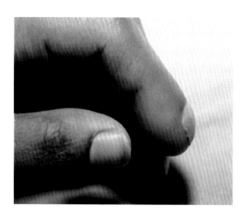

图 13-1-1　表皮样囊肿好发部位

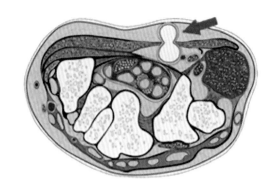

图 13-1-2　食指指腹部穿刺伤后表皮样囊肿形成

一、适应证

1.肿块较大压迫神经或有疼痛症状，伴有活动功能受限时可予切除。

2.肿瘤较大虽无症状，对自身提高生活质量有强烈要求者。

二、禁忌证

1.有基础性疾病如糖尿病，心力衰竭及心肌梗死，重度肺部感染等全身状况不佳，不宜手术者。

2.肿瘤发生感染脓肿形成时，仅需切开引流。需待炎症完全消退后，如有必要再行手术切除。

三、术前准备

1.肿瘤较小,位于非重要的部位,患者一般情况良好者,可在门诊手术室手术,无须住院,可仅行血常规和出凝血时间检查。

2.肿瘤较大，位于较为重要的部位，有明显症状或有一定功能影响需要手术者，而患者又患有高血压、冠心病、糖尿病史者，应住院手术，则需进行血常规和出凝血时间、肝肾功能、心电图、胸部 X 线片及超声等相关检查。

3.麻醉　局部浸润麻醉。

四、手术要点、难点及对策

1.体位与切口

(1) 体位：患者取仰卧位，患臂外展置于手术台旁的手术桌上。

(2) 切口：根据肿块所在的部位、大小，于肿瘤上作横切口、与掌纹平行的斜行切口、或采用"Z"形切口，如皮肤与肿瘤粘连明显，估计皮肤难以与肿瘤分离者，可于肿瘤上做一梭形切口，以切除部分皮肤。

2. 切开皮肤时，由于皮下即为肿瘤，如不小心极易将肿瘤包膜切开，肿瘤内容物流出，影响手术野的清晰，如将其未清除干净，也易造成肿瘤内容物残留在切口内。因此，需仔细将皮肤与肿瘤分离。一般肿瘤有完整的包膜，易于与周围组织分离。

3. 完整地切除肿瘤，止血后缝合伤口（图 13-1-3）。

4. 肿物切除后送病理（图 13-1-4）。

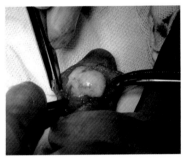 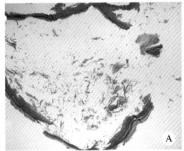 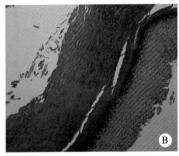

图 13-1-3　表皮样囊肿切除术　　　图 13-1-4　表皮样囊肿病理切片

A. 囊肿壁角质化的复层鳞状上皮，HE 染色，10 倍放大；B. 囊肿壁角质化的复层鳞状上皮，HE 染色，100 倍放大

五、术后监测与处理

1. 伤口加压包扎，如外层辅料完全渗透应及时更换，并保留手指端外露以便能进行早期主动活动。

2. 患肢制动，术后 48 小时，鼓励患者进行手指屈伸功能锻炼。

3. 如无特殊情况，术后 1 周更换敷料，术后两周拆除缝线，并加强手的主动功能锻炼。

六、术后常见并发症的预防与处理

1. 感染　是表皮样囊肿常见并发症，伴有感染时肿块可增大而伴有红肿和压痛，且有时会自行穿破。肿瘤位于末节指骨者可压迫指骨，造成骨质缺损，严重者可出现病理性骨折。X 线片上多呈现出椭圆形囊状低密度影，边缘清晰硬化，骨皮质变薄。此时本病易与其他病变混淆，如内生软骨瘤、骨髓炎等，临床上应注意鉴别诊断。

2. 术后复发　切除肿瘤时，应将肿瘤连同包膜完整地切除，以防复发。如术中分离肿瘤时将包膜穿破，内容物流出，则在彻底清除肿瘤内容物后，再将其包膜全部切除，否则易于复发。

3. 血肿　手术剥离面较广，止血不彻底时，可能出现血肿。术后早期持续性疼痛和轻度发热是血肿的重要表现，一旦确诊应及时引流。因此，术中应认真止血、必要时放置引流条及加压包扎，可有效地防止血肿发生。

七、临床效果评价

1. 表皮样囊肿的预后与下列因素有关：①与遗传有关，有家族史者，病变进展快，特别是发病较早者；②与病变部位和程度有关，多见于有手部刺伤和裂伤的部位，因而以男性多见，且常见于木工和建筑工人，肿瘤可在伤后数月乃至数年后出现双侧；③与病变状态有关，以往的病变状况及是否治疗，影响其病变发展。

2. 表皮样囊肿的治疗效果与术前病变的程度有关，病变越轻，治疗越早，效果越好。

3. 手术彻底切除肿瘤后很少出现复发或在手部其他部位出现新的病变。手术后局部再出现症状，可能是由于病变组织的残留所致。因此，手术彻底切除表皮样囊肿是防止复发的重要条件。

第二节　腱鞘囊肿切除术

腱鞘囊肿 (ganglion) 是手部最常见的肿物，青少年及中年好发，女性多于男性，最常见为腕背，位于拇长伸肌腱和指伸肌腱之间；腕掌桡侧，桡侧腕屈肌腱与肱桡肌腱之间和掌指关节及手指近节掌侧屈肌腱鞘上 (图 13-2-1)。可突然发现囊肿生长并压迫神经，也可自行消失或复发。患者保守治疗期间，若疼痛难耐受多需要手术治疗。

国内外文献表明，腱鞘囊肿是手或手腕发生最常见的软组织肿物。大部分囊肿均无明显症状，其他症状包括疼痛、虚弱或感觉异常。患者担心最主要的问题是囊肿复发和对未来的恶性增长的恐惧。研究证明，58% 的囊肿会自然消失，其可以采取保守治疗或手术切除。研究表明，非手术方法治疗在腱鞘囊肿治疗中很大程度上是无效的。然而，除了想减轻症状外，患者不愿手术治疗。与手术相比，保守治疗长期来看有更高的并发症发生率。与保守治疗相比，外科手术虽不能提供更好地缓解症状，但手术治疗将会减少并发症及复发。如果症状缓解是患者的主要目的的话，保守治疗的方法应是首选，而最近研究发现，骨内腱鞘囊肿可以影响手的腕骨，同时一定考虑手腕疼痛的鉴别诊断。

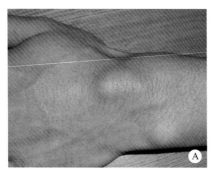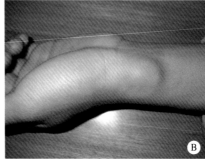

图 13-2-1　腱鞘囊肿

A. 腕背侧腱鞘囊肿；B. 腕掌侧腱鞘囊肿

一、适应证

1.肿物较大引起局部疼痛不适者。
2.位于手指近节掌侧而影响患指握物者。
3.位于特殊神经部位引起神经压迫综合征者。
4.采用其他方法未能治愈或治疗后复发者均应手术切除。

二、禁忌证

1. 全身状态不佳，有基础性疾病如糖尿病，严重肺部疾病、心力衰竭及心肌梗死等全身状况不宜手术者。
2.凝血功能严重障碍不宜手术者。

三、术前准备

1. 入院常规检查　血常规、肝肾功能、血生化、凝血功能、心电图、胸部 X 线片及超声等相关检查。
2.有高血压、冠心病、糖尿病史者，应在其病情控制可耐受手术的情况下进行。
3.麻醉　根据肿瘤的大小和手术难易程度，采取局部浸润麻醉或臂丛神经阻滞麻醉。
4.上臂使用气囊止血带。

四、手术要点、难点及对策

1.体位与切口
(1) 体位：患者取仰卧位，患侧上肢外展置于手术台旁的手术桌上。
(2) 切口：待麻醉满意后，在腕背部桡侧于肿瘤上做横行切口，为了充分显露肿瘤，手术切口应足够大 (图 13-2-2A)。
2. 切开皮肤、皮下组织即可见壁薄透亮的囊肿 (图 13-2-2B)。因此，切开皮肤时应轻柔，否则易将囊肿切破，影响囊肿的分离。分离和牵开肿瘤周围的重要神经、血管和肌腱。
3. 沿囊肿壁仔细分开和切断其与周围组织的联系，注意不要损伤囊壁。避免对囊肿过度挤压或刺穿而致囊壁破裂，因囊肿内容物流出后，囊肿塌陷，给完整摘除增加难度。应完整地将肿瘤向深部分离至其蒂部进入关节处 (图 13-2-2C)。
4. 从囊肿蒂根部切除肿瘤，并切除部分相关的关节囊及滑膜 (图 13-2-2D)，如术中囊肿破裂，应注意将囊壁全部切除，以免术后复发。
5.松开止血带，仔细止血。缝合关节囊，缝合手术切口，肿物送病理检验 (图 13-2-3)。
6. 环绕肌腱的囊肿，应从肌腱上剥离下来，并勿损伤肌腱。位于手指近节掌侧屈肌腱鞘上的囊肿，可采用斜形、弧形或"V"形切口。注意避开和保护手指切口两侧的指固有神经、血管束。切除囊肿时连同部分腱鞘一并切除，以达到彻底切除肿瘤的目的（图 13-2-4）。

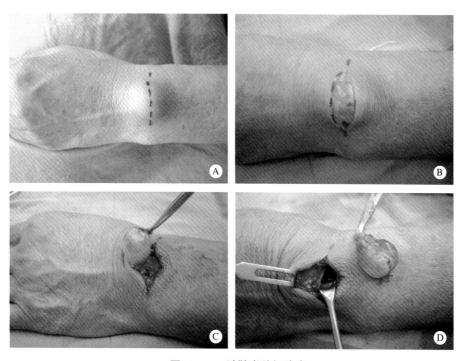

图 13-2-2　腱鞘囊肿切除术

A. 手术切口；B. 显露囊肿；C. 分离囊肿；D. 从根部切除囊肿

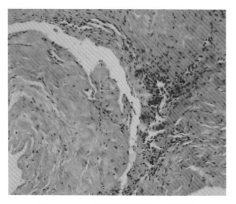

图 13-2-3　腱鞘囊肿的病理图片

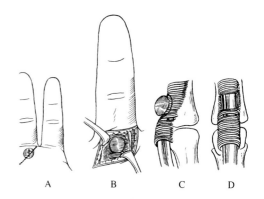

图 13-2-4　屈肌腱鞘腱鞘囊肿切除术

A. 手术切口；B. 显露囊肿；C. 连腱鞘一起切除囊肿；D. 术毕

五、术后监测与处理

1. 伤口加压包扎，如外层辅料完全渗透应及时更换，并保留手指端外露以便能进行早期主动活动。

2. 术后患肢制动，术后 48 小时后，鼓励患者进行手指屈伸功能锻炼。

3.如无特殊情况，术后1周更换敷料，术后两周拆除缝线，并加强手腕部的主动功能锻炼。

六、术后常见并发症的预防与处理

1.**手术时机不当** 错误的手术时机，无论是提前或者延后，都会导致患者承受不必要的痛苦，使患者蒙受不必要的损失。错误手术时机的选择，归根结底是未能掌握明确的手术适应证。肿物较大引起局部疼痛不适者、位于手指近节掌侧而影响患指握物者、位于特殊神经部位引起神经压迫综合征者、采用其他方法未能治愈或治疗后复发者为腱鞘囊肿切除术的手术适应证。严格掌握手术适应证，把握手术时机，是手术成功的关键。

2.**术后复发** 是腱鞘囊肿常见的术后并发症，多是由于术中囊肿切除不彻底所致（图13-2-5)。腱鞘囊肿的切除务必完整，如有囊壁或肿物的存留极易复发。手术应在止血带下进行，剥离囊壁的过程中，操作务必轻柔谨慎。分离肿瘤时注意勿损伤周围的重要组织。通关节之囊肿，发现蒂部与关节囊相连时，沿其走行找到进入关节之蒂，连同关节囊滑膜一并切除，并切除部分关节囊和滑膜，否则极易复发。术中勿损伤与囊肿毗邻的血管神经。

3.**指神经损伤** 指神经与屈肌腱鞘上的腱鞘囊肿紧密相关，手术时未予注意而易于损伤。

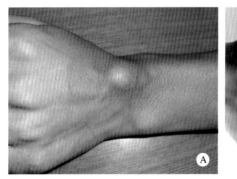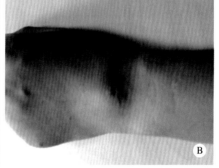

图 **13-2-5** 腱鞘囊肿术后复发

七、临床效果评价

1.腱鞘样囊肿的预后与下列因素有关：①与遗传有关，有家族史者，病变进展快，特别是发病较早者；②与患者发病部位及性别有关，多见于中青年人，女性为多。发生于关节附近的腱鞘，有时会在肌腱内。最为常见的是腕背桡侧，起自腕舟骨及月骨关节背侧，位于示指伸肌腱和拇长伸肌腱之间；其次多见于腕掌部桡侧。桡侧腕屈肌腱与肱桡肌腱之间，与桡动脉紧密相关；再次为掌指关节及手指近节指骨掌侧屈肌腱鞘上，米粒至绿豆大小，质地坚硬，常认为是增生的骨质；③与病变状态有关，以往的病变状况及是否治疗，影响其病变发展。

2. 腱鞘样囊肿的治疗效果与术前病变的程度有关。病变越轻，治疗越早，效果越好。手术后有可能出现局部复发或在手部其他部位出现新的病变。一般来说，手术彻底切除病变组织，术后手指可完全伸直，术后复发的机会较少，治疗效果优良。手术后局部再出现症状，可能是由于病变组织的残留，也可能是由于其他部位的腱鞘出现新的病变所致。因此，手术彻底切除增生的腱鞘是防止复发的重要条件。

第三节 黏液囊肿切除术

手指黏液囊肿 (mucous cyst) 有人认为是由于真皮的退行性变所致，亦有人认为它是腱鞘囊肿的一种特殊类型，通常是由于手指部位的软组织层中渗出液累积造成的黏液积成囊肿 (图 13-3-1)。此类疾病被认为是一种相对少见的病症，其病症在中老年人群中相对多见。此类的病症由于并不常见而经常被当成一般的囊肿而进行普通的切口切除，从而造成了手术的不彻底，导致囊肿的残留加伤口皮肤缺损不愈合，皮肤坏死。同时，普通的切除方式还容易造成手术过程中损伤手指部的肌腱，导致了病患的病程长、生活质量有所下降。传统的治疗方法一般有手术切除、导出黏液、激光灼烧、穿刺注入药物等，但是这些方法都有可能出现治疗后复发。本节重点介绍手指黏液囊肿切除局部皮瓣修复术。

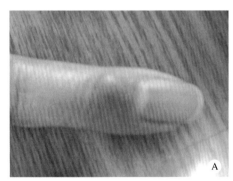 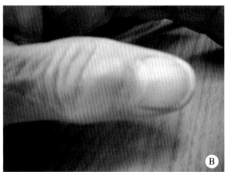

图 13-3-1　黏液囊肿

一、适应证

1. 手指黏液囊肿肿物已压迫周围血管、神经并产生手指麻木感等相关症状。
2. 全身基础状态良好者。
3. 对手指相关功能及外观有要求者。

二、禁忌证

1. 年老体弱，全身一般情况极差不能耐受手术等。
2. 患者主动不要求手术者。

三、术前准备

1. 血常规、肝肾功能、心电图、胸部 X 线片等检查。
2. 老年患者注意是否合并有高血压和糖尿病。
3. 麻醉 指总神经或指固有神经阻滞麻醉。

四、手术要点、难点及对策

1. 体位与切口 患者取仰卧位，患肢外展置于手术台旁的手术桌上。指总神经或指固有神经阻滞麻醉，指根部扎橡皮筋作为止血带。于囊肿表面做一椭圆形切口，包括囊肿表面的一部分皮肤，然后将切口向近侧弧形弯曲至远侧指间关节的背侧 (图 13-3-2)。

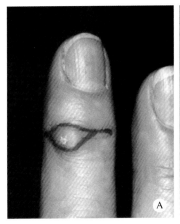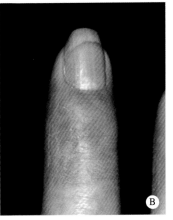

图 13-3-2 黏液囊肿手术
A. 切除范围；B. 植皮愈合后手指外观

2. 切开皮肤、皮下组织，此时应注意勿将囊肿切破。仔细将囊肿从其周围软组织中分离，显露至其蒂部，并将囊肿蒂向近侧牵至关节囊，切除囊肿、蒂部及邻近部分关节囊。然后向对侧牵开指伸肌腱，探查侧副韧带背侧的关节缘，可以发现骨赘，用咬骨钳咬除骨赘。进行囊肿剔除的过程中一定要彻底，保证全部囊肿、囊肿包膜、囊肿蒂没有遗漏的彻底清除。

3. 紧缩缝合关节囊 松开止血带，压迫止血，观察皮肤血运。将无血运的囊肿表面皮肤切除，根据皮肤缺损部位及大小分别采用以下三种皮瓣覆盖创面：①指腹侧方皮瓣；②指背侧菱形皮瓣；③指背旋转皮瓣。依次对手术切口进行间断缝合。

五、术后监测与处理

术中切取的囊肿组织送病理检查。术后远侧指间关节制动 3 周，1 个月内减少远侧指间关节的活动幅度。视切口愈合情况选择拆线，如切口愈合良好，则术后 10 ～ 14 天拆线，若切口处有红肿感染迹象者应延迟拆线。

六、术后常见并发症的预防与处理

术中在充分显露囊肿的同时，尽力保护囊壁表面的皮肤，减少皮肤损伤的范围，不要随意将囊肿表面皮肤切除，要在止血带松开明确判断皮瓣血运情况后再将无血运的皮肤切除， 这样可保证创面在一个可修复的范围内。骨赘咬除后对关节囊应行紧缩缝合，这样既可以防止关节腔与皮下组织直接相通，导致囊肿复发，又可以防止术后关节不稳。皮瓣的选择应根据切除皮肤的形状和面积灵活设计选择皮瓣。通过以上术中注意事项可有效防止指间关节不稳等并发症。

七、临床效果评价

经过长时间的实践研究，证明用此种方法治疗手部黏液囊肿的疗效较好，且操作过程简单，术后复发率低。术后患者的状态良好，手部的功能没有受到损害。术后患者生活基本正常，囊肿得到了根本性的解决，局部皮瓣转移手术副作用小，达到远期可观的治疗效果。

第四节　血管球瘤摘除术

1812 年 Wood 首先描述本病，并称之为"痛性皮下结节"；1924 年 Masson 认为这种肿瘤来源于正常血管球，并命名为"血管球瘤"(glomus tumor)。血管球瘤是血管球增生所致。血管球为动脉、静脉之间的直接吻合通道，存在于四肢、躯干、头颈和内脏，以指（趾）端及皮下为最多。这是一种神经肌肉小动脉结构，正常情况下，这种动静脉吻合的管壁为内皮细胞，周围为纵行或环形平滑肌细胞包绕，肌细胞中有圆形或球形核的上皮细胞，称为血管球细胞。其内含有很多无髓鞘网状神经纤维，其外由纤维组织膜包裹。正常血管球直径一般不超过 1 mm。血管球瘤的治疗目前认为外科手术切除肿瘤是最有效的治愈方法。

一、适应证

血管球瘤一旦确诊，即应手术切除。

二、禁忌证

甲下血管球瘤及肢体表浅部位的血管球瘤，手术较为简单，对患者全身情况影响较小，原则上没有明显禁忌证。对于身体深部可能的血管球瘤，特别是诊断不能完全确定者，则对于老年患者或患有多种疾病者，应予慎重。

三、术前准备

1. 手部 X 线检查，血管球瘤对指骨有压迫者，可显示指骨压迹 (图 13-4-1)。必要时可行 MRI 检查，且高分辨 MRI 可很好地显示手指血管球瘤的微小病变，有助于本病的确诊，对术前肿瘤定位有极大帮助 (图 13-4-2)。

2. 甲下和指端血管球瘤切除手术比较简单，可在门诊室手术，一般情况下，术前仅需进行血常规和出凝血时间检查即可。

3. 麻醉　甲下或指端血管球瘤可用指神经阻滞麻醉，身体其他部位的血管球瘤以局部麻醉为宜。

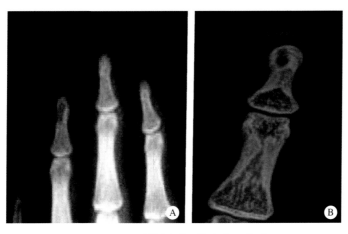

图 13-4-1　示指甲下血管球瘤 X 线片

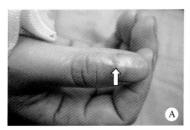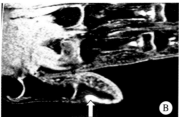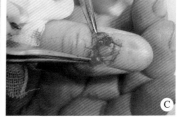

图 13-4-2　MRI 检查

A. 疑为拇指甲下血管球瘤 (箭头所示)；B. MRI 显示病变处 (箭头所示)；C. 术中所见血管球瘤

437

四、手术要点、难点及对策

1. 体位与切口　患者取仰卧位，患肢外展置于手术台旁的手术桌上。根据肿瘤的位置选择切口：如肿瘤位于甲根部，可于甲后皱襞的一侧或中部做一小的纵行切口，将甲后皱襞向近端分离，所形成的皮瓣向一侧或两侧牵开；如肿瘤位于甲下，根据肿瘤的大小，可将肿瘤部位之上指甲全部或部分切除 (图 13-4-3)。

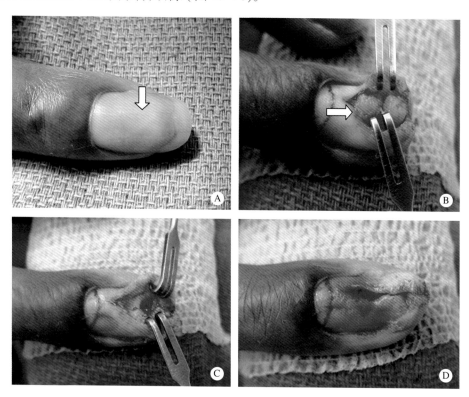

图 13-4-3　甲下血管球瘤切除术

A. 外观变蓝色；B. 去除指甲和切开甲床，显露底层血管球瘤；
C. 血管球瘤切除并保存甲床；D. 缝合甲床

2. 切开并牵开甲床，即可见位于甲床之下的圆形、包膜完整、呈粉红色或紫红色、边缘清楚的小肿瘤。

3. 完整地切除整个肿瘤。最好将肿瘤连同其周围 1mm 的正常组织一并切除，以防复发。肿瘤深达指骨者，应从指骨上将肿瘤分离切除。

4. 将甲床回复。可用 5-0 缝线缝合甲床，尽可能将甲床对齐、缝合平整，以防术后出现指甲畸形。如甲床有缺损时，可在包扎伤口时局部创面用凡士林纱布覆盖，可在 2 周左右愈合，并不影响指甲生长。

5. 缝合甲后皱襞，将瘤体组织送病理检查。

五、术后监测与处理

隔日换药，换药时需用纱布垫于指蹼以防汗液浸湿感染，术后每日进行主动或被动手指屈伸功能锻炼，防止关节僵硬等并发症，常规口服抗生素 3 天，视切口愈合情况 10 ~ 14 天后拆线。

六、术后常见并发症的预防与处理

彻底切除肿瘤是手术成功的关键。操作时应用显微外科技术，在显微镜下逐层分离组织、切除肿物，尽量避免损伤甲床、甲根。切除肿物后用电刀或尖刀搔刮肿瘤的腔壁。切除肿物后的局部用棉球压迫止血及短时间加压包扎对防止甲下积血，使甲床更好、更快愈合，术后指甲平坦、光滑具有重要的作用。避免肿瘤切除后的复发及术后最常见并发症指甲畸形的发生。

七、临床效果评价

随着医疗技术的不断发展，显微外科手术技术不断进步和成熟。近年来，显微外科手术治疗手指血管球瘤效果显著，在临床上得到了广泛的运用。在显微镜操作下行手指血管球瘤切除手术，能有效定位血管球瘤的准确位置，提高手术分辨率。同时，显微镜下手术可以清晰分辨肿瘤组织与周围正常组织，保证在无创的条件下操作，将血管球瘤完全切除，能有效减小复发的概率，达到良好的治疗效果。

第五节 血管瘤切除术

血管瘤 (haemangioma) 是先天性良性肿瘤或血管畸形，其中 80% 属于先天性的，生长缓慢，很少恶变。多见于婴儿出生时或出生后不久，部分病例也发生在成人，最常见的部位为头、颈部，手部较少。它起源于残余的胚胎成血管细胞，活跃的内皮芽向邻近组织侵入形成内皮样条索，经管化后与血管相连而形成血管瘤，瘤内血管不与周围组织相连。早期用手触压血管瘤，瘤体会褪色或缩小。血管瘤按其临床表现及组织学特征一般可分为毛细血管型血管瘤、海绵状血管瘤及蔓状血管瘤，其中以毛细血管瘤及海绵状血管瘤较常见。①毛细血管型血管瘤：肿瘤是由大量交织、扩张的毛细血管组成。表现为鲜红或紫红色斑块。与皮肤表面平齐或稍隆起，边界清楚，形状不规则，大小不等，以手指压迫肿瘤时，颜色退去；压力解除后，颜色恢复。②海绵状血管瘤：肿瘤由扩大的血管腔和衬有内皮细胞的血窦组成。血窦大小不一，有如海绵状结构，窦腔内充满静脉血，彼此交通。表现为无自觉症状、生长缓慢的柔软肿块。肢体低位时，肿瘤因充血而扩大；肢体高位时，肿瘤因血液回流而变小。表浅的肿瘤，表面皮肤或黏膜呈青紫色。深部者，皮色正常。触诊时肿块柔软，边界不清，无压痛。挤压时肿块缩小，压力解除后则恢复原来大小。③蔓状血管瘤：主要由扩张的动脉与静脉吻合而成。肿瘤高起呈念珠状或蚯蚓，扪之有搏动感与震颤感，听诊有吹风样杂音。若将供血的动脉全部压闭，上述之搏动及杂音消失。手术切除是根治血管瘤最有效的办法。

一、适应证

1.血管瘤发生在易摩擦引起出血的部位。

2.已发生破坏出血者。

3.肿瘤过大压迫神经已有功能障碍者。

4.短期内肿瘤生长迅速者。

二、禁忌证

1.年老多病，全身状况差不宜手术者。

2.肿瘤巨大、范围广泛根本无法切除、手术可能导致肢体重要组织损伤、肢体严重功能障碍或肢体坏死者(图 13-5-1)。

3.肿瘤局部血运丰富术后易引起大出血者。

4.局部发生感染易引起炎症扩散者。

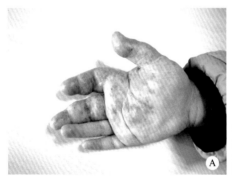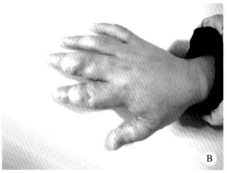

图 13-5-1　右手部血管瘤

A.掌面观；B.背面观

三、术前准备

1.术前可行 MRI 平扫加增强检查，可帮助确定肿瘤的范围和与周围组织的关系，以便更好地制订手术方案(图 13-5-2)。

2.血常规、心电图、胸部 X 线片、B 超、肝肾功能、凝血酶原活性等检查。

3.老年患者特别应注意是否合并有高血压和糖尿病。

4.麻醉　臂丛神经阻滞麻醉。

5.充气式止血带、心电监护。

四、手术要点、难点及对策

1.体位与切口　患者取仰卧位，患肢外展，平置于手术台旁的手术桌上。手部肿瘤侧向上，患手用铅手或支架予以固定，上臂使用气囊止血带。

2.血管瘤手术可以很简单，如范围较小且较局限的血管瘤，仅需在保护血管瘤周围的正常血管、神经的情况下，将肿瘤切除即可（图 13-5-3）。

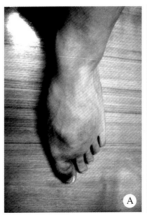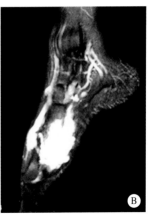

图 13-5-2　足部血管瘤的 MRI 检查

A.足部肿胀疑为血管瘤；B. MRI 检查证实为血管瘤足背和足底均有病变

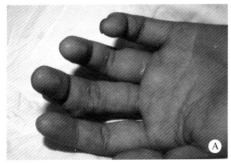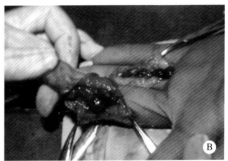

图 13-5-3　左手中指、环指部血管瘤

A.术前见局部肿胀；B.术中见血管瘤呈局限性

3.血管瘤虽侵及周围组织，但仍有一定的范围限制着，在保护重要的正常神经、血管和重要的肌肉功能的情况下，可将血管瘤与所侵及的周围组织一并切除，可达到完全切除血管瘤的目的（图 13-5-4）。此时，应尽可能将血管瘤完整地切除，这样既可以防止出血，以免增加手术困难，也可以防止术后复发。

4.血管瘤的手术亦可十分复杂，特别是广泛的海绵状血管瘤。病变广泛侵犯周围组织，无明显边界。此种病例无法将血管瘤完全切除，手术时极易出血。手术时应特别注意：①首先沿血管瘤的边缘进行分离，应逐一分离、结扎，必要时予以缝扎，以防出血；②注意保护重要的神经和血管，以保证肢体的血供，如彻底切除该部血管瘤影响肢体存活者，应放弃手术；③如切除部分肌肉组织能将血管瘤较彻底切除者，可将其切除，而所导致的手部部分功能障碍，可采用肌腱移位的方法予以修复。

5.放松止血带后应仔细止血。血管瘤手术，特别是浸润较为广泛的海绵状血管瘤，术后主要的问题是出血。此时的止血十分重要，除采用电凝止血外，对较明显的出血点应采用缝扎止血。根据手术的具体情况选择放置引流条或引流管，应保证引流通畅。逐层缝合

441

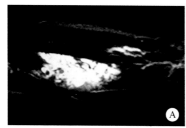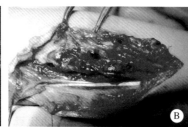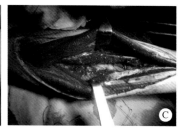

图 13-5-4　前壁尺侧海绵状血管瘤

A.术前 MRI 检查所见；B.血管瘤呈侵润性；C.血管瘤连同周围组织一并切除

切口，伤口加压包扎。

五、术后监测与处理

1.伤口加压包扎，并用石膏托外固定，保留手指端外露以便能进行早期主动活动。

2.严密观察引流物的状况，对出血较多者应高度注意，以防失血过多。术后抬高患肢，48 小时内避免患肢活动，以防伤口出血。白天可鼓励患者主动将患肢高举过头，卧床及睡眠时将患肢牵引抬高。

3.根据出血情况，可在 48 ~ 72 小时后拔除引流。鼓励患者进行手指屈伸功能锻炼，患者可局部做微波，理疗等促进伤口愈合。

4.如无特殊情况，术后 1 周更换敷料，术后两周拆除缝线和石膏固定，加强手的主动功能锻炼。

六、常见并发症的预防与处理

血管瘤切除术后易发生复发、出血、溃疡、感染及指神经损伤等并发症，手术应特别注意下列几点。

1.复发　海绵状血管瘤常边界不清,侵犯其周围组织。虽在术前可通过超声或MRI检查，以协助判断肿瘤的大小和与周围组织的关系，但仍不能完全确定肿瘤的详尽状况。较广泛的海绵状血管瘤常不能完全彻底切除，成为血管瘤术后复发的重要原因。因此，复杂的海绵状血管瘤术后复发难以避免。

2.出血　是血管瘤手术和术后最要注意的问题。术中切开皮肤时，不应过深，以免伤及瘤体，引起出血。首先应在瘤体周围正常组织中分离，容易识别和结扎进入瘤体的血管。一旦伤及瘤体引起出血时，应用细针线缝扎止血；如用止血钳钳夹，反会引起更多的出血。

3.损伤　海绵状血管瘤的管壁很薄，对较大的海绵状血管瘤可酌情先行硬化剂注射，使其体积缩小硬化后，再做切除手术，以免损伤周围血管或神经。

七、临床效果评价

血管瘤切除术的预后与下列因素有关：①与术前病变的程度有关，病变越轻，治疗越早，效果越好；②与遗传有关，有家族史者，病变进展快，特别是发病较早者；③血管瘤切除术后要多吃富含维生素、矿物质的食物，不要吃辛辣、刺激、油腻的食物，忌烟、忌酒；④与患者发病部位及性别有关，是否为易磨损部位、关节处，男女比例是否一致；⑤与病变状态有关，以往的病变状况及是否治疗，影响其病变发展。

第六节 神经鞘瘤切除术

神经鞘瘤 (neurinoma) 又称施万瘤 (schwannoma)，来源于施万细胞或鞘细胞，患者以 20 ~ 50 岁多见，无明显性别差异，肿瘤呈长圆形，质地较硬，由于神经呈纵向走行，肿瘤活动受限制而向侧方活动度大。该肿瘤生长缓慢，除非肿块较大压迫神经时可引起放射性酸胀、麻木感并沿神经传导出现触电感，而肿块较小时大多数无功能障碍，也不易发现。它可发生在头颈部、胃、食管、纵隔、腹膜后，亦有在肺、肠系膜、脊髓内及骨内者，但以四肢为多。发生于上肢的神经鞘瘤可见臂丛到指掌侧固有神经，尽管是周围神经最常见的单发肿瘤，但在手部发病少见 (图 13-6-1、图 13-6-2)。神经鞘瘤的治疗以手术切开为主。

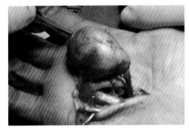
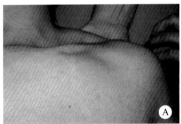
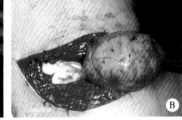

图 13-6-1 指总神经神经鞘瘤 　　　　图 13-6-2 臂丛神经鞘瘤

一、适应证

1. 神经鞘瘤确诊者即应手术切除。
2. 触之有酸麻感，体积增大时常伴有放射样疼痛。
3. 感觉及运动障碍 如肿瘤显著压迫神经时，可出现感觉及运动障碍。
4. 对疑为神经鞘瘤者亦应手术探查。

二、禁忌证

1. 年老多病，全身症状差不能耐受者。

2.局部有感染灶、术后有可能感染者。

3.肿瘤包膜不完整切除困难易损伤神经者。

三、术前准备

1.血常规、心电图、胸部 X 线片、肝肾功能检查，特别注意要做术前肌电图。

2.有高血压和糖尿病史者，应在其病情控制良好的情况下手术。

3.麻醉　臂丛神经阻滞麻醉。

4.心电监护。

四、手术要点、难点及对策

1.体位与切口

(1) 体位：患者取仰卧位，患肢外展置于手术台旁的手术桌上，手部患侧向上，患手用铅手或支架予以固定，上臂使用气囊止血带。

(2) 切口：于肿瘤处沿神经行走方向做纵切口，如肿瘤位于关节附近，跨过关节时切口呈 "S" 形。

2.切开皮肤、皮下组织，将其向两侧牵开，即可见肿瘤呈淡黄色，表面光滑。沿肿瘤边缘分离，较易将肿瘤连同其他起源的神经一并游离出来，此时应注意保护肿瘤来源的主要神经干。

3.观察肿瘤的大小和生长情况　应充分认识其肿瘤与神经干可同在一包膜之内，并且可位于神经干的中央，但一般多位于神经的一侧 (图 13-6-3)。

4.避开神经干，选择肿瘤最为突出而无神经纤维处，切开神经外膜直达肿瘤组织表面。

5.于神经外膜内、沿肿瘤表面逐渐将肿瘤与神经主干予以分离。并保护神经主干免受过度牵拉。当肿瘤完全游离时，一般可见肿瘤两端与一细小的神经束相连，即为肿瘤起源的神经束。这一神经束贯穿肿瘤再无法与肿瘤分离。切断这一细小神经束，即可完整地切除肿瘤。

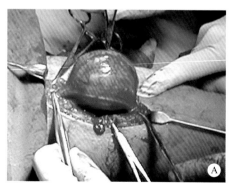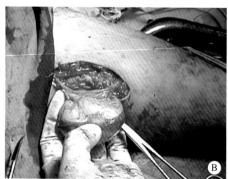

图 13-6-3　前臂神经鞘瘤切除术

A.肿瘤与神经干一并分离出来；B.将肿瘤与神经干分离

444

6.观察所保留的神经主干的完整性，仔细止血后，逐层缝合手术切口。必要时放置引流条，适当予以临时固定。

五、术后监测与处理

1.伤口加压包扎，必要时更换敷料。24～48小时拔出引流条。

2.观察肢体的感觉和运动情况，大多数病例术后无明显神经功能损害表现，鼓励患者进行手指屈伸功能锻炼。

3.如无特殊情况，术后两周拆除缝线，并加强手的主动功能锻炼。

六、常见并发症的预防与处理

1.神经干切除 由于对神经鞘瘤缺乏认识，看见肿瘤与神经相连，即认为肿瘤无法与神经分离，即简单地将肿瘤两端的神经干切断，将一段神经干与肿瘤一起切除，导致肿瘤所在的神经功能完全丧失。这一错误还时有发生。

充分认识该肿瘤的来源和生长特点，神经鞘瘤多来源于某一神经干的一小束神经纤维，且肿瘤多位于神经的一侧，仔细观察可见神经干的主要神经束被肿瘤推向一侧，而且肿瘤本身很容易与正常神经分离，决不可错误地将肿瘤连同神经干一起切除。

2.神经损伤 ①术前患者有肿瘤累及的神经支配区疼痛、麻木，而且按压肿瘤有麻痛向该区放射者，受累神经多为感觉神经，肿瘤切除后多引起该区部分感觉受损，不至于出现严重功能障碍；②术前无症状的肿块，按压肿块无麻痛放射者，肿瘤多来源于运动神经纤维的鞘膜组织，切除肿瘤后有可能出现部分运动功能受损，应予以特别注意；③为了避免切除肿瘤时损伤正常的神经纤维，手术可在放大镜或手术显微镜下进行；④肿瘤完全游离后，必要时可用电刺激与肿瘤相连的一小束神经，观察是否为运动支及对运动功能影响的程度，以便决定切除肿瘤后是否需要对该束神经进行修复。

七、临床效果评价

神经鞘瘤切除术的预后与下列因素有关：①与遗传有关，有家族史者，病变进展快，特别是发病较早者；②术后是否进行了适当的功能锻炼和服用了营养神经的药物；③术后是否服用激素类药物或是有长期饮酒史等，阻碍神经的恢复；④手术后很少出现复发或在手部其他部位出现新的病变。手术后局部再出现症状，可能是由于病变组织的残留所致。

神经鞘瘤切除术的治疗效果与术前病变的程度有关。病变越轻，治疗越早，效果越好。手术后有可能出现局部复发或在手部其他部位出现新的病变。一般来说，彻底切除病变组织，术后复发的机会很少，治疗效果良好。手术后局部再出现症状，可能是由于病变组织的残留，因此手术彻底切除增生的组织是防止复发的重要前提。

445

第七节　腱鞘巨细胞瘤切除术

腱鞘巨细胞瘤 (giant cell tumor of the tendon sheath) 又名黄色素瘤，本病最早由 Chassaignac 于 1852 年提出，多见于 30～50 岁女性，本病 80% 以上患者表现为无痛性包块，如果压迫周围神经或肿瘤快速膨胀性生长也可出现局部疼痛。手足是最常见的发生部位，但也可发生在髋、膝、踝、腕、肘等较大关节处。该肿瘤是一种良性肿瘤，为圆形、椭圆形结节，生长缓慢，通常小于 3cm，呈坚实性无痛性肿块，肿瘤较少侵袭邻近骨骼 (图 13-7-1、图 13-7-2)。本病好发于腱鞘及滑囊的滑膜，也可发生于非滑膜区，可单发或多发，但不转移；手术切除为最好的治疗办法；但即使仔细将肿块组织完全切除，也有一定的复发风险，复发的危险因素包括相邻关节有退变性疾病、病变位于手指的远侧指间关节或拇指指间关节及 X 线片上有骨性压迫侵蚀，目前统计复发率为 27%。

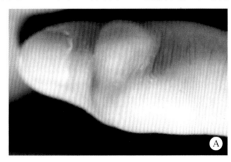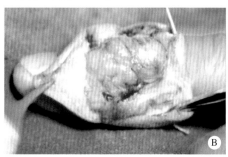

图 13-7-1　腱鞘巨细胞瘤

A.肿瘤外观；B.术中见肿瘤呈黄色不规则的肿块

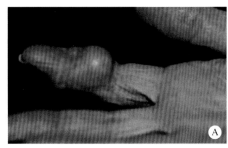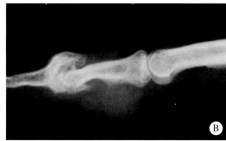

图 13-7-2　腱鞘巨细胞瘤

A.右示指掌侧腱鞘巨细胞瘤；B.肿瘤对关节的破坏

一、适应证

1.手部肿块诊断为腱鞘巨细胞瘤者。

2.肿瘤严重侵袭邻近组织或骨骼者。

3.肿瘤长在关节严重影响手指功能者。

4.短期内急剧增长者。

5.肿瘤切除术后复发者。

二、禁忌证

1.伴有全身疾病不能耐受手术者。
2.局部有感染灶、术后有可能感染者。
3.部位特殊极易损伤重要的血管神经者。

三、术前准备

1.血常规、尿常规、心电图、胸部 X 线片、手部 X 线片、肝肾功能检查。
2.老年患者特别应注意是否合并有高血压和糖尿病。
3.麻醉　臂丛神经阻滞麻醉。
4.术前应询问患者是否有药物过敏史，是否对酒精等消毒液过敏。

四、手术要点、难点及对策

1.体位与切口　患者取仰卧位，患肢外展置于手术台旁的手术桌上（图 13-7-3A、B）。根据肿瘤的部位和大小选择适当的切口。如肿瘤位于手指，可采用手指掌侧"Z"形切口或两侧侧正中切口；其他部位可采用"S"形或"Z"形切口等（图 13-7-3C）。

2.按设计切口切开皮肤、皮下组织，于肿瘤表面仔细分离皮瓣，注意切勿将肿瘤组织遗留在皮瓣上。此时既要达到将病变组织尽可能彻底切除，又要保证所分离皮瓣的血供。有时所分离的皮瓣已显菲薄，所以更要注意保护。所分离的皮瓣要超过病变的范围，以便能将病变组织切除。

3.由于肿瘤与腱鞘周围紧密粘连，可用手指或弯钳紧贴肿物周围进行钝性分离。用钳子夹住肿瘤将其慢慢提起，以便充分显露周围组织（图 13-7-3D）。肿瘤可围绕肌腱生长或从手指掌侧延伸至手指背侧，术中应注意观察，避免将病变组织遗留。尽可能将受累的腱鞘及周围组织连同肿瘤一起完整切除。由于肿瘤常呈不规则浸润性生长，术中应将所有黄染的组织一并完全切除（图 13-7-3E），以达到彻底切除肿瘤，避免术后复发的目的。

4.伤口闭合前应仔细应用电凝止血，防止术后发生血肿。一般情况下，伤口均能直接缝合（图 13-7-3F）。

五、术后监测与处理

1.切口敷料要妥善包扎，防止出血。
2.术后 24 小时内制动，抬高患肢。消肿后鼓励患者进行手指屈伸功能锻炼。

447

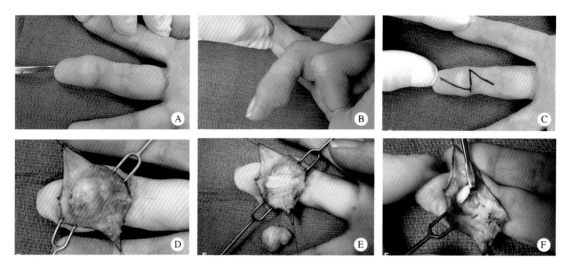

图 13-7-3　腱鞘巨细胞瘤切除术

A.掌面观；B.侧面观；C.手术切口；D.显露肿瘤；E.切除肿瘤；F.肿瘤切除后

3.保持创面干燥清洁，无特殊情况时术后每 2 ～ 3 天换药；术后两周拆线。

六、术后常见并发症的预防与处理

腱鞘巨细胞瘤术后易发生局部复发、感觉功能异常、感染。

1.局部复发　术中应注意肿瘤的范围，凡是黄染的腱鞘和周围组织都应予以切除，避免遗留对侧和背侧及肌腱深面的肿瘤组织，以免复发。

2.局部感觉功能异常　肿瘤有可能侵及指神经血管束，术中应加以注意和保护。在保证尽量将肿瘤彻底切除的情况下，尽可能保留血管和神经的完整性。

3.手术中严格按照无菌标准，术后保持创口清洁干燥，避免发生感染。

七、临床效果评价

腱鞘巨细胞瘤切除术的预后与下列因素有关：①与遗传有关，有家族史者，病变进展快，特别是发病较早者；②与性别有关，女性较男性多发，复发率高；③与是否患有的其他疾病有关，如有酒精中毒和癫痫病者，病情重，进展快，复发多。

腱鞘巨细胞瘤的治疗效果与术前病变的程度有关，病变越轻，治疗越早，效果越好。手术后有可能出现局部复发或在手部其他部位出现新的病变。手术彻底切除病变组织，术后手指可完全伸直，术后复发的机会较少，治疗效果优良。

手术后局部再出现症状，可能是由于病变组织的残留，也可能是由于其他部位的组织出现新的病变所致。因此，手术彻底切除肿物及其周围组织是防止复发的重要条件。

第八节 内生软骨瘤刮除植骨术

内生软骨瘤为手部较常见的良性骨肿瘤，可单发，也可多发，但以多发较常见。多发性内生软骨瘤病是 1899 年由 Ollier 首先提出，故又称为 Ollier 病。它是一种非遗传性良性肿瘤，发病年龄大多 10 岁以下，男性多于女性。在手部，近节指骨是最好发部位，占 40% ~ 50%，其次是掌骨，占 15% ~ 30%，中节指骨占 20% ~ 30%，末节指骨较少见，约 5%。肿瘤生长缓慢，早期不易被发现，相当一部分人在外伤拍片时发现为病理性骨折（图 13-8-1）。后期因肿瘤较大，影响外观及关节活动。因此，强调该病仍应早期诊断，早期刮除植骨治疗，不应过长时间等待，以免肿瘤恶化。手术切除是内生软骨瘤的主要治疗方法。

成人多发性内生软骨瘤发生恶性变的可能性较大，恶变率为 5% ~ 25%。因此，强调多发性内生软骨瘤病应早期诊断、早期行肿瘤骨刮除同种深低温冷冻骨植入术（图 13-8-2）。可供移植的材料有自体骨、同种深低温冷冻骨、人工骨及骨水泥等。

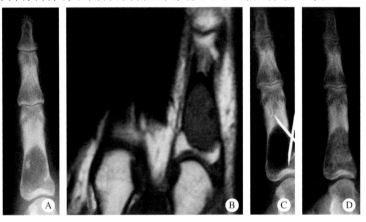

图 13-8-1 内生软骨瘤的影像学表现

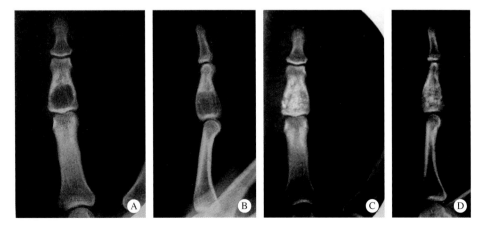

图 13-8-2 内生软骨瘤

A、B. 术前；C、D. 术后

一、适应证

1. 内生软骨瘤经确诊者。
2. 肿瘤增长、严重影响功能。
3. 病变骨质破坏严重，肿瘤范围较大、畸形明显、骨质变薄或有病理性骨折者。
4. 手术后复发仍属良性的内生软骨瘤。

二、禁忌证

1. 伴有全身疾病不能耐受手术者。
2. 局部有感染灶、术后有可能感染者。
3. 已有恶变，破坏易引起转移者。

三、术前准备

1. 血常规、尿常规、心电图、胸部 X 线片、手部 X 线片、CT、肝肾功能检查。
2. 老年患者特别应注意是否合并有高血压和糖尿病，是否有酒精过敏史。
3. 麻醉　臂丛神经阻滞麻醉。
4. 准备植骨材料，最好是自体髂骨的松质骨。
5. 心电监护。

四、手术要点、难点及对策

1. 体位与切口　患者取仰卧位，患肢外展置于手术台旁的手术桌上。根据病变的状况，选择病变处骨皮质最薄的部位做手术切口。手指一般在手指一侧的侧正中切口。

2. 切开皮肤及皮下组织，显露指骨，剥离骨膜，在皮质骨上纵行开窗，大小适中，用骨刀在病变处开窗，开窗时所取下的骨片如能使用可予以保留。

3. 用刮匙仔细刮出瘤腔内的玻璃样的内容物，特别注意瘤腔内是否有分隔，应将其打开。瘤腔内凹凸不平的内壁可用小刮匙彻底清理，以保证将肿瘤内容物彻底刮除干净。必要时可用 95% 乙醇溶液处理瘤腔。

4. 切取自体髂骨松质骨填入已刮除干净的瘤腔内。此时应将瘤腔用松质骨紧密填满，不能留有任何空隙。然后可用一块适当大小的髂骨骨片或开窗时所取下的骨片将瘤腔的开窗盖上。

5. 逐层缝合手术切口，切除的肿瘤组织送病理学检查。

五、术后监测与处理

1. 术后妥善包扎，患指石膏或夹板固定。
2. 如无特殊情况术后 1 周换药检查伤口，术后 2 周拆线。
3. 术后 6 ~ 8 周，复查 X 线片，至骨愈合。

六、术后常见并发症的预防与处理

内生软骨瘤术后易发生复发、病理性骨折、骨髓炎、神经损伤或关节活动障碍等。

1. 复发　病变切除不彻底或肿瘤原位复发。
2. 病理性骨折　内生软骨瘤易发生病理性骨折，术后要石膏固定 6 周，适当活动防止骨折。
3. 骨髓炎　术前应常规应用抗生素，术中严格进行无菌操作防止骨髓炎。
4. 关节活动障碍　涉及关节处要注意保护软骨，避免器械造成的划痕，植骨时要避免骨块掉进关节囊内造成游离体，影响关节功能。在缝合关节囊时，不宜过紧，要留有一定的间隙，以使关节囊内达到持续减压的目的。

七、临床效果评价

内生软骨瘤刮除植骨术的预后与下列因素有关：①与遗传有关，有家族史者，病变进展快，特别是发病较早者；②与患者发病部位及性别有关，发生于关节者因刮除或植骨时易损伤关节面，或骨质掉入关节面而影响术后的功能；③是否损伤相关的神经而影响功能误认为术后骨质改变；④以往的病变状况及是否治疗，影响其病变发展。

内生软骨瘤的治疗效果与术前病变的程度有关。病变越轻，治疗越早效果越好。手术后有可能出现局部复发或在手部其他部位出现新的病变。一般来说，手术彻底切除病变组织，术后手指可完全伸直，术后复发的机会较少，治疗效果优良。手术后局部再出现症状，可能是由于病变组织的残留，也可能是由于其他部位出现新的病变所致。因此，手术彻底刮除植骨是防止复发的重要条件。

（孟庆刚　李　卫）

参 考 文 献

常兴华，仲涛，邓晓棠，2011. 远指（趾）间关节黏液囊肿深部切除疗效分析. 中国修复重建外科杂志，25(12): 1523-1524.

韩运生，2007. 手部腱鞘巨细胞瘤的彩色多普勒超声诊断价值. 现代中西医结合杂志，16 (25): 3713.

康皓，洪光祥，2004. 臂丛神经鞘瘤的手术治疗. 中华手外科杂志，20(1): 68-69.

潘勇卫，田光磊，荣国威，等，2004. 手部伴骨破坏的腱鞘巨细胞瘤. 中华手外科杂志，20(3): 152-154.

王培吉，张勇，赵家举，2013. 经甲床缘切口治疗手指末节血管球瘤. 中华手外科杂志，29(05): 10-12.

王培吉, 张勇, 赵家举, 等, 2013. 指甲下血管球瘤的显微外科治疗. 中华显微外科杂志, 36(06): 99-101.

薛云皓, 田文, 田光磊, 等, 2010. 32 例甲外血管球瘤的临床分析. 中华手外科杂志, 26(03): 101-104.

徐林, 张成中, 李黎明, 等, 2009. 指甲开窗显微外科手术切除甲下血管球瘤. 中华显微外科杂志, 32(03): 89-90.

杨勇, 田文, 李淳, 等, 2011. 单纯病灶刮除治疗手部内生软骨瘤的疗效分析. 中华手外科杂志, 27(4): 202-204.

张志新, 陈雷, 郭雅娣, 等, 2006. 手指远侧指间关节黏液囊肿的治疗. 中华手外科杂志, 22(4):113-115.

赵勇, 竺湘江, 潘科良, 等, 2011. 病灶刮除加自体髂骨植入治疗手部内生软骨瘤 21 例. 临床骨科杂志, 14(2): 236-237.

Adams EL, Yoder EM, Kasdan ML, 2012. Giant cell tumor of the tendon sheath: experience with 65 cases. Eplasty, 12: e50.

Akdemir O, Lineaweaver W, 2011. Methicillin-resistant Staphylococcus aureus hand infections in a suburban community hospital , Ann Plast Surg, 66: 486.

Al-Qattan M, 2001. Giant cell tumors of tendon sheath: classification and recurrence rate. J Hand Surg, 26B: 72-75.

Athanasian EA, 2005. Bone and soft tissue tumors. In: Green DP, Hotchkiss RN, Pederson WC, et al. Green's Operative Hand Surgery. 5th ed. Philadelphia, PA: Churchill Livingstone, 2211-2263.

Bird JE, Wang WL, Deavers MT, et al, 2012. Enchondroma with secondary aneurismal bone cyst. Skeletal Radiol, 41(11): 1475-1478.

Jacobson ME, Ruff ME, 2011. Solitary enchondroma of the phalanx. J Hand Surg (Am), 36(11): 1845-1847.

Budoff JE, 2010. Mucous cysts . Journal of Hand Surgery(American Volume) , 35(05):119-121.

Choi HJ, Lee JC, Lee YM, 2013. Hourglass epidermoid inclusion cyst of the hand. Hand Surg Eur Vol, E(0): 1-2.

Cibull TL, Gleason BC, O' Malley DP, 2011. Malignant cutaneous glomus tumor presenting as a rapidly growing leg mass in a pregnant woman. J Journal of Cutaneous Pathology, 35(08): 178-182.

De Chiara A, Apice G, Mori S, et al, 2003. Malignant glomustumour: acase report and review of the literature. Sarcoma, 7(2): 87-91.

Dave A, Palacio D, Swischuk LE, 2007. Benign bone tumors, part II: benign chondromatous and osteoid bone tumors. Contemp Diag Rad, 30: 1-6.

David R, 2012. Lucas tenosynovial giant cell tumor: case report and review. Archives of Pathology & Laboratory Medicine, 136(8): 901-906.

Gaulke R, Suppelna G, 2004. Solitary enchondroma at the hand. Long-termfollow-up study after operative treatment. J Hand Surg (Br), 29(1): 64-66.

Garg B, Kotwal PP, 2011. Giant cell tumour of the tendon sheath of the hand. J Orthop Surg, 19(2): 218-220.

Hoshino Y, Saito N, Kuroda H, 2010. Surgical treatment of mucous cysts on fingers without skin excision. J Hand Surgery, 15(02): 143-145.

Ikeda K, Osamura N, Tomita K, 2007. Giant cell tumour in the tendon sheath of the hand: importance of the type of lesion. Scand J Plast Reconstr Surg Hand Surg, 41: 138-142.

Kleinert HE, Kutz JE, Fishman JH, et al, 1972. Etiology and treatment of the so-called mucous cyst of the finger. J Bone Joint Surg Am, 54(7): 1455-1458.

Loya AG, Said JW, Grant EG, 2004. Epidermoid cyst of the testis: radiologic-pathologic correlation. Radiographics, 4 Suppl 1: S243-S246.

Messoudi A, Fnini S, Labsaili N, et al, 2007. Giant cell tumors of the tendon sheath of the hand: 32 cases. Chir Main, 26: 165-169.

Nazerani S, Ebrahimpour A, Najafi A, et al, 2012. Intraosseous ganglion cyst of the lunate. Trauma Mon, 16(4): 198-200.

O'Connor MI, Bancroft LW, 2004. Benign and malignant cartilage tumors of the hand. Hand Clin, 20(3): 317-323.

Payne WT , Merrell G, 1901. Benign bony and softtissue tumors of the hand. J Hand Surg, 35A: 1901.

Schaller P, Baer W, 2009. Operative treatment of enchondromas of the hand: is cancellous bone grafting necessary? Scand J Plast Reconstr SurgHand Surg, 43(5): 279-285.

Shin JJ, Kwon KY, Oh JR, 2014. Intraosseous epidermoid cyst discovered in the distal phalanx of a thumb: a case report. Hand Surg, 19(2): 265-267.

Shin EK, Jupiter JB, 2007. Flap advancement coverage after excision of large mucous cysts. J Techniques in Hand and Upper Extremity Surgery, 12(02): 201-203.

Suen M, Fung B, Lung CP, 2013. Treatment of ganglion cysts. ISRN Orthop, 2013: 940615.

Theumann NH, Goettmann S, Le Viet D, 2012. Recurrent glomus tumors of fingertips: MR imaging evaluation. J Radiology, 22(3): 51-55.

Williams J, Hodari A, Janevski P, et al, 2010. Recurrence of giant cell tumors in the hand: a prospective study. J Hand Surg Am, 35: 451-456.

第十四章　手部先天性畸形

第一节　多指畸形

先天性多指畸形 (polydactyly) 是正常手指以外的多生手指或手指的孪生畸形，表现形式多样，可以合并其他部位或其他形式的畸形。多指畸形可以分为桡侧多指，尺侧多指及中央型多指。本节主要讲述桡侧多指 (radial polydactyly，轴前多指)，即拇指多指，又称复拇畸形 (thumb duplication)，是最常见的先天性手部畸形，占多指畸形的 90%。拇指发育及形成在胚胎早期，遗传、全身性疾病或各种致畸因素等都可以影响手指的形成，导致拇指畸形。拇指多指畸形的结构多样而复杂，涉及骨关节、肌腱、血管神经、韧带肌肉、皮肤、指甲及深部软组织等所有结构。骨骼畸形是拇指多指分型的主要依据。复拇畸形的临床表现十分复杂，因而手术方式也各有不相同，手术要点和难点也有差异。

一、复拇畸形的 Wassel 分型及手术原则

（一）复拇畸形的 Wassel 分型

复拇畸形表现为主要拇指的桡侧和 (或) 尺侧存在另一个或多个手指。复拇畸形的两个拇指一般不等大，而且两个拇指均有不同程度的发育不良或畸形。复拇畸形常表现为两个拇指，个别病例可有三个，甚至更多拇指。多数拇指多指为二节指骨，少数拇指多指为三节指骨。复拇畸形其形态复杂多样，根据 X 线片表现将复拇畸形分为以下七种类型 (图 14-1-1)。

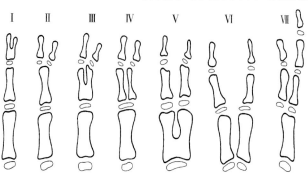

图 14-1-1　复拇畸形的 Wassel 分型

Wassel I 型为两个拇指末节指骨远端呈分叉状，近端的骨和（或）骨骺相连，形成比正常拇指为粗的末节指骨近端和骨骺，与近节指骨头形成关节（图 14-1-2）。

Wassel II 型为两个拇指末节指骨完全分开，每一个拇指具有各自独立的指骨和骨骺，两者分别与近节指骨远端形成关节（图 14-1-3），并且两个指间关节通常相通，相对侧共用发育不良的关节囊。两个拇指末节可以等大，亦可为一个大一个小。

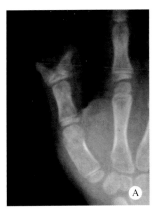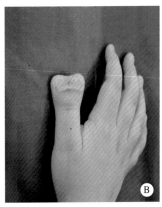

图 14-1-2 Wassel I 型复拇畸形的 X 线和临床表现

Wassel III 型为两个拇指具有各自独立的末节指骨、分别与分叉的近节指骨远端形成指间关节，有共同的近节指骨近端和骨骺，与第一掌骨头形成掌指关节（图 14-1-4）。

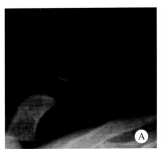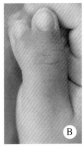

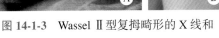

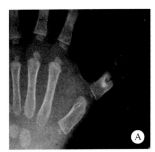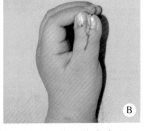

图 14-1-3 Wassel II 型复拇畸形的 X 线和临床表现

图 14-1-4 Wassel III 型复拇畸形的 X 线和临床表现

Wassel IV 型为两拇指分别有完全独立的末节指骨、指间关节、近节指骨，各自的近节指骨分别与掌骨头形成掌指关节或骨性相连。而且两个拇指的远节、近节指骨可有不同程度的发育不良（图 14-1-5）。

Wassel V 型为两个拇指具有各自独立的末节指骨、指间关节、近节指骨，分别与远端部分分叉的第一掌骨形成掌指关节，有共同的第一掌骨近端和骨骺，与大多角骨形成一个第一腕掌关节（图 14-1-6）。

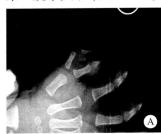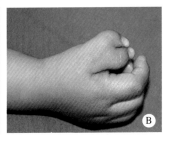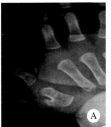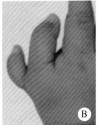

图 14-1-5 Wassel IV型复拇畸形的 X 线和临床表现

图 14-1-6 Wassel V 型复拇畸形的 X 线和临床表现

Wassel Ⅵ型为两指已完全分开，各自有独立的指骨和掌骨，多数病例可有两个第一腕掌关节，掌骨、指骨及其关节发育程度各异（图14-1-7）。

Wassel Ⅶ型为三指节拇指畸形，可为一个正常拇指与另一个三指节拇指。三指节拇指可以出现在主要指，也可以出现在次要指（图14-1-8），或者主、次指二者均为三节指骨（图14-1-9）。三指节拇指可出现在任何类型的拇指多指，但最常见于 Wassel Ⅶ型复拇畸形。

复拇畸形最常见的为Ⅳ型，约占复拇畸形的50%，其次是Ⅱ型，约有20%，最少见的是Ⅵ型。虽然 Wassel 分型已经相当详细，仍有不少病例不能包含在其中。漂浮拇即复拇畸形的多指可为一个极度发育不良，仅为一个皮赘样的拇指，其内可含有发育不良的骨骼。其与主要拇指没有任何骨关节相连，仅有细小的皮蒂相连，内含血管神经束。这种病例的次要指一般悬垂于主要拇指的桡侧缘，而主要拇指的大小及功能比较正常或完全正常（图14-1-10）。复拇畸形绝大多数为多一个手指，其可在主要拇指的桡侧或尺侧，亦可有多两个或三个手指者，而使全手成为 7 ~ 8 个手指，形成三拇指或四拇指畸形（图14-1-11）。

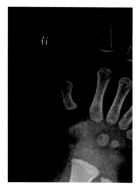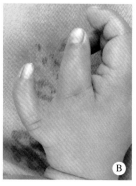

图 14-1-7　Wassel Ⅵ型复拇畸形的 X 线和临床表现

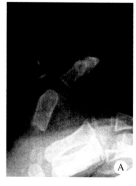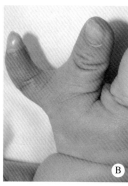

图 14-1-8　Wassel Ⅶ型复拇畸形的 X 线和临床表现

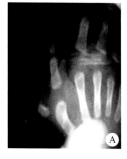

图 14-1-9　Wassel Ⅶ型复拇畸形的
X 线和临床表现

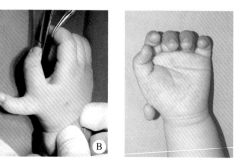

图 14-1-10　漂浮拇

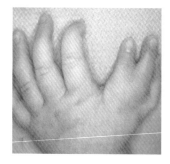

图 14-1-11　三拇指畸形

（二）手术原则

复拇畸形均需手术治疗，其目的是尽可能地重建一个有良好力线，关节稳定，肌力良好、正常活动范围和正常大小的拇指。

1. 切除发育差、功能差或有三节指骨的拇指，保留功能和外观上较好的拇指。

2. 对于Ⅱ型和Ⅲ型复拇畸形，如果两个拇指大小对称，则推荐两指合并手术 (bilhaut-cloquet operation)；如果拒绝合并手术，则应根据拇指的形态和功能，保留其中的一个功能和外形较好的拇指。

3. Ⅳ型复拇畸形，切除桡侧次要指时，应将切除的次要指的骨骺一并切除，避免因骨骺残留于日后形成骨性突起。并应注意保留拇指桡侧关节囊和侧副韧带及拇短展肌止点，于切除次要指予以修复重建，以便维持尺侧保留拇指的正常力线，关节稳定和正常外展功能，防止发生继发畸形。

4. Ⅱ型和Ⅳ型复拇畸形分别有较宽大的近节指骨头和掌骨头，术中需要切除多指相对应的近节指骨头和掌骨头的关节面、软骨和骨，使剩余的关节面与保留拇指的指骨关节面相适应，恢复关节稳定性、活动性和正常力线。

5. 保留的拇指有显著的成角畸形者，可在适当时机行截骨矫形术。

6. 注意矫正复拇畸形可能同时存在的肌腱异常。偏斜的伸屈肌腱止点需要中心化。切除拇指的肌腱可予以保留，用于移植作为关节的侧副韧带修复及肌力平衡修复的供体。

7. 矫正保留拇指的细小畸形，可用切除多指的软组织制成带血管神经蒂的岛状皮瓣，扩充保留拇指的体积。

8. 对于一个拇指外观好功能差，而另一个拇指功能好外观差，则可采用拇指转位术重建一个功能和外观均较好的拇指。

由于复拇畸形除了多一个拇指以外，其所有结构都可能存在着发育异常，在很多情况下，手术治疗不可能重建一个功能和外形完全正常的拇指，但必须使保留的拇指满足以下标准：①正常的轴线；②关节稳定；③良好的关节活动范围；④良好的肌力；⑤适当的大小。

二、多指切除术

（一）适应证

1. 两指发育不等大的各型复拇畸形。
2. 两指发育几乎等大的Ⅰ、Ⅱ、Ⅲ和Ⅳ型复拇畸形，患者拒绝行两指合并术者。

（二）禁忌证

1. 术前有心脑血管等重要器官畸形者。
2. 凝血功能异常者。
3. 身体其他部位有感染病灶者。

（三）术前准备

1. 血常规、出凝血时间、肝肾功能、心电图、心脏彩超和胸部X线检查。特别是心电图和心脏彩超检查以排除心血管等重要器官的畸形，如有其他重要器官的畸形，应首先予以治疗，然后再治疗复拇畸形。

2. 手部 X 线检查　全面了解复拇畸形的骨关节发育状况，结合临床表现正确地判断分型和主指、次指，特别是两个手指大小几乎相同时更为重要。

3. 心电监护。

4. 麻醉　气管插管全身麻醉。

（四）手术要点、难点及对策

手术原则上是保留较大的主指，切除较小的一个次指，但切除指的部分皮肤、关节囊、肌腱和肌肉止点及与其相连的软骨等组织应予以保留，用于重建保留拇指的关节囊、韧带和肌腱。

1. Wassel Ⅰ型和Ⅱ型复拇畸形（图 14-1-12）

(1) 手术切口：于Ⅱ型多指相连处和切除指的掌侧、背侧分别设计弧形切口，掌背切口在远近端相交后，可分别向保留拇指的桡背侧延伸，使切除指的皮肤尽可能多的保留，且掌侧皮肤应多于背侧皮肤，缝合时再根据需要加以修整。

(2) 切开皮肤及皮下组织，显露两指末节指骨、指间关节和近节指骨的远端。将切除的次指的指间关节桡侧关节囊韧带从指骨侧剥离，注意尽可能多的保留指间关节周围骨膜等软组织，去除其末节指骨和近节指骨头的桡侧部分。

(3) 用克氏针将尺侧拇指指间关节固定于中立位，用保留的切除指的指间关节桡侧关节囊韧带及周围的骨膜等软组织重建尺侧拇指指间关节桡侧关节囊及韧带。

(4) 修整皮肤，闭合切口：如果保留拇指较小或一侧不够饱满，则可将切除指的皮肤软组织嵌入保留拇指，使之外观更好；如果两指甲相连，则需将切除指的甲床甲根完全切除，重建甲皱襞。缝合后位于关节处的伤口不要成一直线位于掌侧或正侧方，最好是弧形位于桡背侧，防止瘢痕挛缩导致关节侧偏畸形。

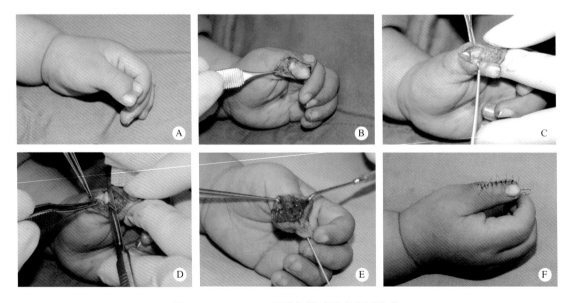

图 14-1-12　Wassel Ⅱ型复拇畸形多指切除术

A. 术前；B. 切口；C. 显露指间关节；D. 切除桡侧末节指骨和近节指骨头；E. 修复关节囊韧带；F. 修整皮肤，闭合切口

2. Wassel Ⅲ型复拇畸形（图 14-1-13）

(1) 手术切口：于Ⅲ型多指相连处和切除指的掌侧、背侧分别设计弧形切口，掌背切口在远近端相交后，可分别向保留拇指的桡背侧延伸，使切除指的皮肤尽量多的保留，掌侧皮肤应多于背侧，缝合时再加以修整。

(2) 切开皮肤及皮下组织，显露两指近节指骨及其相连处，远近端的关节不需显露。用微型电锯在两近节指骨分叉处斜向近端将桡侧近节指骨的远端切除，修复剥离的骨膜。注意要将保留拇指的指骨侧方的骨质修正平滑；若留有软骨，则术后可能生长出小骨赘，而形成侧方突起。

(3) 修整皮肤，闭合切口：如果保留拇指较小或一侧不够饱满，则可将切除指的皮肤软组织嵌入保留拇指，使之外观更好。缝合后位于关节处的伤口不要成一直线位于掌侧或正侧方，最好是弧形位于桡背侧，防止瘢痕挛缩导致关节侧偏畸形。

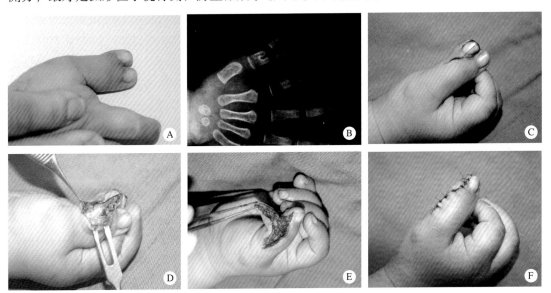

图 14-1-13　Wassel Ⅲ型复拇畸形多指切除术

A. Wassel Ⅲ型复拇畸形；B. Wassel Ⅲ型复拇畸形 X 线片；C. 背侧皮肤切口；D. 显露两指近节指骨及其相连处；E. 在近节指骨分叉处切除桡侧拇指，修复关节；F. 修整皮肤，闭合切口

3. Wassel Ⅳ型和Ⅶ型复拇畸形（图 14-1-14）

(1) 手术切口：于多指基底部切除指的掌侧、背侧分别设计弧形切口，掌背侧切口在远近端相交后，可分别向保留拇指的桡背侧延伸，使切除指的皮肤尽量多的保留，掌侧皮肤多于背侧，缝合时再加以修整。

(2) 切开皮肤及皮下组织，显露两指近节指骨的近端、掌指关节、第一掌骨的远端和拇短展肌在桡侧多指上的止点。

(3) 保留的拇指若有偏斜则要探查拇长伸屈肌腱的走行和止点。如果肌腱行程偏斜，则要松解导致其异常的软组织，使其肌腱恢复至正常的位置。如果肌腱止点偏斜，则需行肌腱止点移位，使之中心化，或将切除指的肌腱缝合于偏斜的对侧来平衡肌腱的止点的偏斜。

如果关节囊松弛，则需要行关节囊紧缩术，若挛缩则给予松解。这可预防和减轻后期拇指轴线的异常。

(4) 多指切除：将掌指关节囊、侧副韧带和拇短展肌或拇收肌的止点从切除指上仔细剥离、保留，必要时可保留止点上的少量软骨，切除次指所有指骨和其对应的第一掌骨头关节软骨，用0.8mm克氏针固定掌指关节于中立位。

(5) 修复掌指关节囊韧带，重建拇短展肌或拇收肌的止点。Ⅶ型保留拇指为三节指，且导致拇指过长或有侧偏畸形者，可在适当时机予以矫正。值得注意的是，术中应将切除的多指的指骨或掌骨近端的骨骺及其相对应的指掌骨头或大多角骨的关节软骨予以切除，以免日后因继续生长，在局部形成骨性突起。

(6) 修整皮肤：如果保留拇指较小或一侧软组织不够饱满，则可将切除指的皮肤软组织嵌入保留拇指，使之外观更好；缝合后位于关节处的伤口不要成一直线位于掌侧，最好是弧形位于桡背侧，防止瘢痕挛缩导致关节侧偏或屈曲畸形。

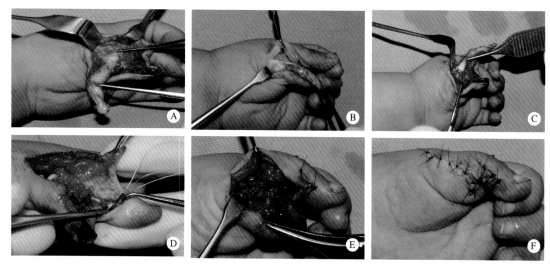

图14-1-14　Wassel Ⅳ型和Ⅶ型复拇畸形多指切除术

A.保留切除指的皮肤软组织；B.暴露掌指关节；C.暴露拇短展肌止点；D.拇长屈肌腱止点桡偏，将其中心化；E.修复关节囊韧带，重建拇短展肌止点；F.手指侧方非直线形伤口

4.Wassel Ⅴ型复拇畸形（图14-1-15）

(1) 手术切口：于Ⅴ型多指相连处和切除指的掌侧、背侧分别设计弧形切口，掌背侧切口在远近端相交后，可分别向保留拇指的桡背侧延伸，使切除指的皮肤尽量多的保留，掌侧皮肤应多于背侧，缝合时再加以修整。

(2) 切开皮肤及皮下组织，显露两个第一掌骨及其相连处，远、近端的关节无须显露。用微型电锯在两掌骨分叉处斜向近端将桡侧掌骨的远端切除，修复剥离的骨膜。注意要将保留拇指的掌骨侧方的骨质修整平滑。若留有软骨，则术后可能生长处小骨赘，而形成侧方突起。

(3) 修整皮肤，闭合切口：如果保留拇指较小或一侧不够饱满，则可将切除指的皮肤软组织嵌入保留的拇指，使之外观更好。缝合后位于关节处的伤口不要成一直线位于掌侧或

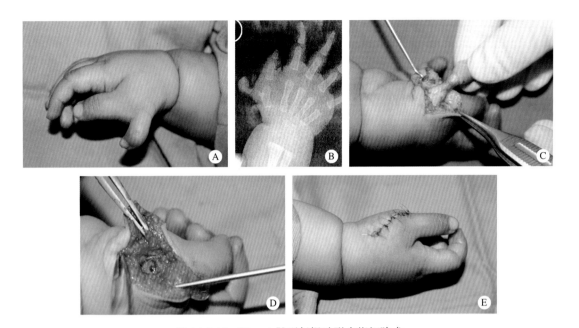

图 14-1-15 Wassel Ⅴ型复拇畸形多指切除术

A. Wassel Ⅴ型拇指多指；B. X 线片；C. 显露两个第一掌骨；D. 切除多指，修整其掌骨侧方骨质；E. 缝合切口

正侧方，最好是弧形位于桡背侧，防止瘢痕挛缩导致关节侧偏畸形。

5. Wassel Ⅵ型复拇畸形 (图 14-1-16)

(1) 手术切口：于Ⅵ型多指基底部在切除指的掌侧、背侧分别设计弧形切口，掌背侧切口在远近端相交后，可分别向保留拇指的桡背侧延伸，使切除指的皮肤尽量多的保留，掌

461

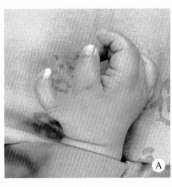
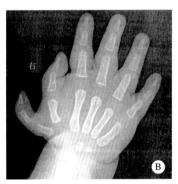
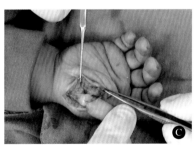
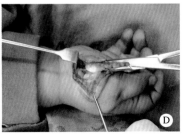
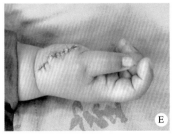

图 14-1-16 Wassel Ⅵ型复拇畸形多指切除术

A. Wassel Ⅵ型拇指多指；B. Wassel Ⅵ型拇指多指 X 线片；C. 显露拇长展肌止点；D. 切除次指的掌骨、显露第一腕掌关节和大多角骨；E. 修整皮肤，闭合伤口

侧皮肤应多于背侧，缝合时再加以修整。

(2) 切开皮肤及皮下组织，显露第一掌骨的近端、第一腕掌关节和大多角骨及拇长展肌在掌骨基底部的止点。

(3) 切除多指：将第一腕掌关节囊、侧副韧带和拇长展肌止点从切除指上仔细剥离、保留。切除桡侧的次指所有的指掌骨和其对应的大多角骨关节软骨，必要时可用 0.8mm 克氏针固定第一腕掌关节于中立位，修复第一腕掌关节囊韧带，如拇长展肌的止点位于次指，应重建拇长展肌的止点。值得注意的是，术中应将切除指的掌骨近端骨骺及其相对应的大多角骨的关节软骨予以切除，以免日后因继续生长，在局部形成骨性突起。

(4) 修整皮肤，闭合切口：缝合后位于关节处的伤口不要成一直线位于掌侧或正侧方，最好是弧形位于桡背侧，防止瘢痕挛缩导致关节侧偏畸形。

（五）术后监测与处理

拇指多指畸形术后应将拇指处于外展对掌位，用柔软的纱布进行包扎，术后常规观察拇指血运，定期更换敷料观察伤口情况，术后两周拆线。

如果术中重建了骨关节、关节囊韧带和肌腱者，需用石膏托将其固定。保护好克氏针，术后 4 周拔出克氏针和拆除石膏托。对于儿童，需要固定整个上肢，使之处于屈肘 90° 位，防止石膏托滑脱。简单的多指切除术，一般不需要外固定，术后两周即可拆线，让患指自由活动。

（六）术后常见并发症的预防与处理

常见的并发症有关节不稳、成角畸形、骨（骺）残留、外展受限、虎口狭窄、瘢痕挛缩。

1. 关节不稳 多指切除后关节囊、韧带未重建或重建不当及两关节面不匹配、可导致术后关节不稳定。可采用关节软骨成形术尽量使两关节面相匹配，并利用切除指的关节囊、肌腱和骨膜等软组织在关节处于正常中立位，重建保留指的关节囊韧带。

2. 成角畸形 掌、指骨及其关节软骨先天性发育畸形、关节周围异常的肌肉或腱性组织、拇长伸屈肌腱行程和止点偏斜、伸屈肌腱侧方的异常连接、关节囊韧带挛缩或松弛、拇长展肌或拇短展肌止点缺失、术后瘢痕挛缩等都可导致后期的偏斜成角畸形。

预防成角畸形首先要保证掌指骨正常的轴线，在此基础上同时矫正以上可导致关节偏斜的软组织的畸形，具体方法为拇长伸屈肌腱行程和止点的中心化、松解伸屈肌腱间的异常连接、关节囊松解或紧缩术、异常肌肉或腱性组织切断术、拇长展肌或拇短展肌止点重建术等，并尽量避免术后瘢痕挛缩。

3. 骨（骺）残留 切除指的掌骨、指骨骨骺未能切除，同时可伴有其近端对应的关节软骨残留，术后骨骺继续生长导致关节侧方凸起，可产生关节偏斜畸形（图 14-1-17）。因此，术中显露要充分，Ⅰ 型、Ⅱ 型和 Ⅴ 型拇指多指需要显露共干处的远端、近端，将骨干侧方修整平滑；Ⅲ 型、Ⅳ 型和 Ⅵ 型拇指多指切除时，要显露关节，将骨骺和近端对应的关节软骨完全切除。

4. 外展受限 出现在 Ⅳ 型和 Ⅵ 型复拇畸形，主要在 Ⅳ 型。这是由于掌指关节桡侧关节囊松弛和拇短展肌止点缺失所致。在切除Ⅳ型复拇畸形多指时，要在掌指关节固定于正常中立位时，修复桡侧关节囊韧带和重建拇短展肌止点。

5. 虎口狭窄　长期拇指外展受限和掌指关节尺偏畸形可导致虎口狭窄，及时矫正拇指外展障碍和掌指关节尺偏可预防虎口狭窄。

6. 瘢痕挛缩　主要由于侧方和掌侧或跨关节掌侧的纵行切口导致瘢痕挛缩，使关节偏斜。术后缝合的伤口

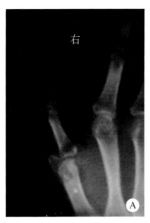
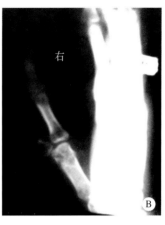

图 14-1-17　复拇畸形多指切除术后骨骺残留

最好位于桡背侧或背侧，如果位于掌侧，尽量呈 "Z" 字形或横行，避免直线伤口。

（七）临床效果评价

绝大多数复拇畸形多指切除术后，均可有相当好的外观和功能，患者和家属较为满意，一般不需要再次手术治疗。经过长期临床随访，拇指多指切除术后再次手术的比例为 10% 左右，多为较复杂的复拇畸形患者。

三、两指合并术

（一）适应证

1. 两指发育等大的 Wassel Ⅰ 、Ⅱ、Ⅲ 和Ⅳ型复拇畸形 (图 14-1-18、图 14-1-19)。
2. 两指发育均过小的复拇畸形 (图 14-1-20)。

（二）禁忌证

术前有心脑血管等重要器官畸形者；有凝血功能异常者；有身体其他部位感染者。

（三）术前准备

1. 血常规、凝血时间、肝肾功能、心电图、心脏彩超和胸部 X 线检查。特别是心电图和心脏彩超检查以排除心血管等重要器官的畸形，如有其他重要器官的畸形，应首先予以治疗，然后再治疗拇指多指畸形。

2. 手部 X 线检查。全面了解复拇的骨关节发育状况，结合临床表现正确地判断分型，确定两指合并术的可行性。

3. 心电监护。

4. 麻醉　全身麻醉。

463

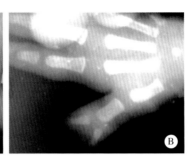

图 14-1-18　Wassel Ⅱ型复拇畸形

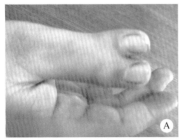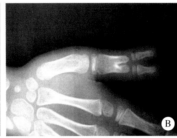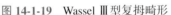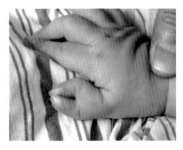

图 14-1-19　Wassel Ⅲ型复拇畸形　　　　　图 14-1-20　Wassel Ⅳ型复拇畸形，两指均较小

（四）手术要点、难点及对策

1. 手术切口　手指末节背侧做一"V"形切口，若切口需要向近端延伸，则做"Z"形切口。手指末节掌侧切口最好偏向一侧，避免两指合并后伤口位于正中，超过远侧指间关节的切口应为"Z"形切口。两指不完全对称者，可根据对侧或正常拇指的大小、两拇指甲床的长度、两拇指指腹的形态等因素来适当的调整切口的大小、位置和形状。

2. 按手术设计逐层切开，显露甲根、甲床、指骨、骨骺、关节面和软组织（图 14-1-21A）。根据对侧或正常拇指的大小，分别切除两指中适当大小的上述组织，一般为 1/3 ～ 1/2，注意保留拇长伸肌腱和拇长屈肌腱的止点及两侧的指固有血管神经束。由于幼儿指骨松软，用手术刀即可切开。注意保留的两指相对缘的甲床要等长，否则术后拇指两侧指甲长短不一。两侧骨骺相对缘的厚度也应一致，否则日后会形成关节偏斜畸形。

3. 将两侧的骨关节合并，用 0.8mm 克氏针固定。婴儿指骨细小，其指骨可用 4-0 可吸收缝线予以缝合；注意将两侧的骨骺和关节面准确对合，关节面要平整（图 14-1-21B）。

4. 将两侧的关节囊、伸肌腱、屈肌腱分别予以对合缝合（图 14-1-21C）。

5. 缝合甲根和甲床，注意缝合平整，尽量避免指甲中央沟畸形形成（图 14-1-21D）。两侧保留的末节指骨合并时，应使合并后的指骨呈轻度向背侧的拱形，可用 9-0 Prolene 线在显微镜下缝合两侧等长的甲根和甲床，可有效地减轻术后指甲畸形。

6. 缝合皮肤时应保证没有超过关节的直线伤口，指腹的伤口尽量位于侧方，避免位于正中央（图 14-1-21E）。

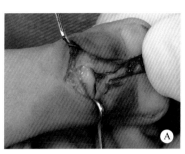
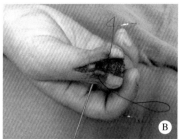
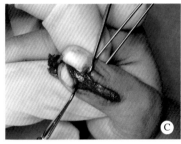
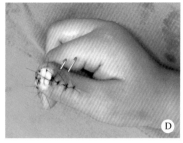
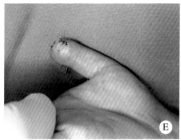

图 14-1-21　两指合并术

A.显露甲根、甲床、指骨、骨骺、关节面；B.合并两侧指骨；C.修复关节囊、伸肌腱、屈肌腱；
D.缝合甲根和甲床；E.指腹伤口

（五）术后监测与处理

复拇畸形术后应将拇指处于外展对掌位，用柔软的纱布进行包扎。常规观察拇指血运，定期更换敷料观察伤口情况，术后两周拆线。术后用石膏托将其固定，保护好克氏针，术后 1 个月后拍 X 线片复查，了解骨愈合情况，待骨折愈合后拔出固定的克氏针和拆除石膏，进行康复治疗。对于儿童，外固定需要固定整个上肢，使之处于屈肘大于 90° 位，防止石膏托滑脱。

（六）术后常见并发症的预防与处理

术后常见的并发症有指甲畸形、关节僵硬和拇指偏斜畸形。

1. 指甲畸形　两侧的甲根和甲床对合不整齐或不等长、合并的指骨中间向掌侧凹陷、缝合线太粗等都可导致术后指甲的畸形。术中要使两侧甲床的相对缘等长，合并后的指骨呈轻度向背侧的拱形，显微修复甲床，可有效地减轻术后指甲畸形。

2. 关节僵硬　关节面对和不良和新形成的两关节面不匹配可导致关节活动范围减少，长期可导致关节炎和关节僵硬。两侧关节面合并后要平整，新形成的指间关节和掌指关节的两关节面也要相匹配，这是预防术后关节僵硬的关键。

3. 手指偏斜畸形　合并后的指骨两侧发育不平衡可导致拇指轴线异常，出现偏斜畸形。两侧骨骺相对缘的厚度一致和两侧的骨骺和关节面准确对合可预防手指成角偏斜畸形的发生。

（七）临床效果评价

两指合并术 (Bilhaut-Cloguet operation) 可以重建一个大小比较正常和关节稳定的拇

指，功能和外观良好，绝大多数患者和家长都能接受，但也可能出现一些并发症。两个完全对称的 Wassel Ⅰ型和Ⅱ型复拇畸形行两指合并后出现的并发症较轻，而且概率也较小。Wassel Ⅲ型和Ⅳ型复拇畸形行两指合并后并发症的发生概率则较高，也较为显著。一般说来，不推荐 Wassel Ⅲ型和Ⅳ型复拇指畸形行两指合并术，特别是Ⅳ型。两指不完全等大和不对称的 Wassel Ⅱ型和Ⅲ型复拇畸形，或想预防两指合并术后的并发症，可采用改良的两指合并术 (modified Bilhaut-Cloquet operation)。

四、多指切除截骨矫形术

（一）适应证

1. 保留的拇指有显著的成角畸形。
2. 保留拇指远端部分细小或弯曲畸形，且切除拇指远端部分外观较好者。

（二）禁忌证

术前有心脑血管等重要器官畸形者；有凝血功能异常者；有身体其他部位感染者。

（三）术前准备

1. 血常规、凝血时间、肝肾功能、心电图、心脏彩超和胸部 X 线检查。特别是心电图和心脏彩超检查以排除心血管等重要器官的畸形，如有其他重要器官的畸形，应首先予以治疗，然后再治疗拇指多指畸形。

2. 手部 X 线检查　全面了解复拇的骨关节发育状况，结合临床表现正确地判断分型和主指次指，确定拇指偏斜的角度和截骨平面及方式。

3. 心电监护。

4. 麻醉　全身麻醉。

（四）手术要点、难点及对策

多指切除截骨矫形术的手术步骤与多指切除术基本一样，仅加行掌、指骨楔形截骨内固定术或掌、指骨截骨移位内固定术。

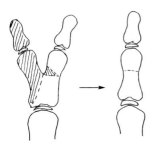

图 14-1-22　指骨的凸侧截除指骨

1. 楔形截骨主要分两类　①保留拇指长度正常或过长，于成角畸形的指骨或掌骨的凸侧截除适当大小的三角形骨块，矫正拇指轴线，并用 0.8mm 克氏针固定（图 14-1-22）；②保留拇指较正常拇指短小，则于成角畸形的指骨或掌骨的凹侧将其横行截断（图 14-1-23），从切除指废弃的指骨中切取适当大小的三角形骨块，将之嵌入骨折处，矫正拇指轴线，并用 0.8mm 克氏针固定。

2. 掌、指骨横行截骨移位　适用于保留拇指远端细小和弯曲畸形，而拟切除拇指远端外观良好者。切除保留拇指远端细小部分，将切除拇指发育较好的远端部分移位于主干拇指的近端，形成一个功能和外观接近正常的拇指。

手术方法为：①根据虎口的大小、截骨平面和两拇指的皮肤软组织状况设计切口，尽量保证虎口的正常大小并有良好软组织覆盖；②切开切除指的皮肤软组织，显露骨关节、肌腱和神经血管，于术前确定的截骨的平面横行截断掌骨或指骨，形成仅保留指背浅静脉、双侧指固有血管神经束和伸屈肌腱的复合组织瓣；③如截骨平面位于掌指关节附近平面，则将拇收肌或拇短展肌于切除指近端部分上仔细剥离，切除剩余的掌骨和指骨；④将保留拇指的远端部分从预定平面截除，尽可能多保留皮肤软组织；⑤将带

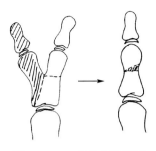

图 14-1-23 指骨的凹侧面植骨

有神经血管的复合组织瓣移位于保留拇指的近端，调整位置后用克氏针内固定；再将拇收肌或拇短展肌止点转移于保留拇指相对应的部位；⑥修整皮肤，重建虎口，要避免虎口横行伤口，防止虎口挛缩。

（五）术后监测与处理

复拇畸形术后应将拇指处于外展对掌位，用柔软的纱布进行包扎，并用石膏托将其固定。常规观察拇指血运，定期更换敷料观察伤口情况，术后两周拆线。保护好克氏针，术后1个月后拍X线片复查，了解骨愈合情况，待骨折愈合后拔出固定的克氏针和拆除石膏，进行康复治疗。对于儿童，外固定需要固定整个上肢，使之处于屈肘大于90°位，防止石膏托滑脱。

（六）术后常见并发症的预防与处理

常见的并发症有关节不稳、骨骺残留、外展受限、虎口狭窄、瘢痕挛缩、拇指坏死、成角畸形。

1. 关节不稳 多指切除后关节囊、韧带未重建、重建不当或两关节面不匹配等可导致术后关节不稳定。关节软骨成形术尽量使两关节面相匹配，并利用切除指的关节囊、肌腱和骨膜等软组织在关节处于正常中立位时重建保留指的关节囊、韧带。

2. 骨（骺）残留 切除指的掌骨、指骨骨骺未能切除，同时可伴有其近端对应的关节软骨残留，术后骨骺继续生长导致关节侧方凸起，可有关节偏斜畸形。为此，术中要充分显露，Wassel Ⅰ型、Ⅱ型和Ⅴ型拇指多指需要显露共干处的远近端，将骨干侧方修整平滑；Wassel Ⅲ型、Ⅳ型和Ⅵ型拇指多指要显露关节，将骨骺和近端对应的关节软骨完全切除。

3. 外展受限 出现在 Wassel Ⅳ型和Ⅵ型拇指多指，主要在 Wassel Ⅳ型，是由于掌指关节桡侧关节囊松弛和拇短展肌止点缺失所致。在处理 Wassel Ⅳ型拇指多指时，要在掌指关节固定于正常中立位时修复桡侧关节囊、韧带，并重建拇短展肌止点。

4. 虎口狭窄 长期拇指外展受限和掌指关节尺偏畸形可导致虎口狭窄，及时矫正拇指外展障碍和掌指关节尺偏可预防虎口狭窄。

5. 瘢痕挛缩 主要由于侧方和掌侧或跨关节掌侧的纵行伤口可导致瘢痕挛缩，关节偏斜。术后缝合的伤口最好位于桡背侧或背侧，如果位于掌侧，尽量呈"Z"字形或横行，避免直线伤口。

6. 拇指坏死　术中操作不当可能损伤血管神经束、术后皮肤软组织缝合过紧、血管神经束牵拉卡压、伤口感染等可导致血管危象和拇指坏死。因此，手术操作应细致，最好在头式显微镜下操作，保证转位后神经血管束无张力、无卡压，皮肤缺损处可植皮覆盖，术后注意观察拇指血液循环。

7. 成角畸形　截骨角度过小或过大、掌指骨及其关节软骨先天性发育畸形、关节周围异常的肌肉或腱性组织、拇长伸屈肌腱行程和止点偏斜、伸屈肌腱侧方的异常连接、关节囊韧带挛缩或松弛、拇长展肌或拇短展肌止点缺失、术后瘢痕挛缩等都可导致后期的偏斜成角畸形。预防成角畸形首先要保证掌指骨正常的轴线，在此基础上同时矫正以上可导致关节偏斜的软组织畸形，具体方法为拇长伸屈肌腱行程和止点的中心化、松解伸屈肌腱间的异常连接、关节囊松解或紧缩术、异常肌肉或腱性组织切断术、拇长展肌或拇短展肌止点重建术等，尽量避免术后瘢痕挛缩。

（七）临床效果评价

多指切除截骨矫形术能一次性解决拇指的偏斜成角畸形，降低了因骨关节原因出现的成角畸形的发生概率，也降低了再手术率。绝大多数患手拇指术后都能有相当好的外观和功能，致使患者和家属满意，但也有极少量患者拇指仍有成角畸形，需再次截骨矫形。

（陈燕花）

第二节　并指畸形

并指畸形 (syndactyly) 是最常见的先天性手部畸形之一，男性比女性高 3 倍。胎生第 4 周时上肢肢芽的末端开始出现手指轮廓，第 8 周时手指分化清楚。在 7 ~ 8 周时胚胎如发生局部停顿 (是由掌板分化障碍所致)，就会出现并指畸形。

并指分为皮肤并指和骨性并指，前者是两指或者多个手指间有皮肤和软组织相连，相连的皮肤或长或短向远端指间间隙延伸，指间隙皮肤宽窄不一。可再分为不完全性皮肤并指和完全性皮肤并指；后者是两个或多个手指间除有皮肤软组织相连外，还有指骨间的相连。手术治疗是并指治疗的唯一方法，其目标是获得一个较为满意的指蹼形态及较为满意的分离后的手指功能。

一、治疗时机的选择

并指畸形的手术看似简单，但分指的手术效果要达到接近正常并不容易。总体来讲，早期手术有利于手功能的发育和防止继发畸形的发生，技术上却有一定的难度。但是显微外科的发展，即使是初生儿的并指分指手术，在技术上还是能够达到的。如有可能，经验丰富的医师，可为初生后不久的患儿行并指分指术。据文献报道，并指的手术有在新生儿时期、有在婴儿期、也有推迟到童年手术者。Flatt 和 Ger 经过长期回顾性分析，认为 18 个月后手术会获得较为好的效果。综合考虑，并指的治疗时机应根据患儿的全身健康状况、并指类型、部位，手部功能损害程度，麻醉的安全度及家长的要求而定。

1. 第 2 ~ 4 指的简单并指　如单纯皮肤性并指、部分并指，预计不影响并指发育者，为降低指蹼爬移、瘢痕挛缩等畸形发生的风险，手术可选择在患儿出生后 12 ~ 18 个月进行，但应尽可能在 2 岁以内进行。

2. 拇指、示指并指　不管是完全性或不完全性并指，均影响手功能的发育，需要早期分开，手术最好在患儿出生后 6 ~ 12 个月之间进行。

3. 复杂性的并指　如骨性并指或其他一些预计会影响到发育的并指，因为可能会导致手指出现成角、旋转、屈曲等畸形，宜提前手术。

4. 并指畸形如果由于一些其他原因需要推迟手术者，应尽可能在患儿学龄前完成手术。

二、并指的血管、神经畸形和分指次序

不完全性并指很少发生并指血管、神经的畸形。而完全性并指，大多伴有血管、神经畸形。根据临床观察，并指的血管、神经畸形有三种基本形式：即迷路分布、一侧发育不良或一侧缺如。即使在两侧都有血管存在的情况下，其分叉平面大多在正常的指蹼游离缘以远，使得在分指过程中为了使重建的指蹼达到足够的深度，有时可能需扎其中的一条血管。而这些血管畸形通过术前的体格检查是难以判断的，采用激光多普勒、超声多普勒、CTA 或磁共振等检查，对确定相并连的手指动脉状况会有所帮助。因此，在多个手指并指进行分指手术时，一次分离多个手指并指，可能会造成手指部分或全部坏死，需要考虑手术的顺序问题。即使是单纯性并指，也可能有指血管畸形存在，会造成手指分离手术后手指末端指尖坏死，手术医师应有充分认识，并告知家属 (图 14-2-1)。

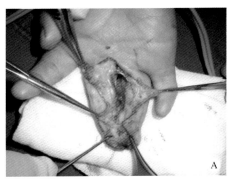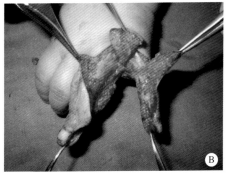

图 14-2-1　并指指动脉发育状况

A.一侧指动脉发育不良，血管分叉在正常指蹼游离缘以远；B.两侧指动脉发育良好，血管分叉在正常指蹼游离缘以远

多个手指的并指畸形分指顺序为：① 5 指并指，第一步是分离拇指与示指和中指与环指，3 ~ 6 个月后，第二次再分离示指与中指和环指与小指指蹼。② 4 指并指，优先分开边缘的指蹼。1 ~ 4 指的并指，应在第一次手术时分开拇指与示指和中指与环指，对于第

2～5指的并指则应首先考虑分开示指与中指和环指与小指。3～6个月后再行第二次手术分开中指与环指。③3指并指，存在拇指和示指并指者，应在第一次手术时予以分开。示指、中指、环指3指并指者，先分开示指与中指，再次手术分开中指与环指。中指、环指、小指并指者，先分开环指与小指，再次手术分开中指与环指。

三、并指分指术

（一）适应证

1.患儿全身状况良好，能承受全身麻醉或神经阻滞麻醉。
2.手及手指皮肤正常，局部无破溃感染病灶。
3.未见凝血功能障碍或出血性疾病。

（二）禁忌证

1.并指畸形的矫正是选择性手术，应在手术条件具备的情况下施行。全身健康状况不良，有严重的伴发畸形，有碍并指畸形手术者。

2.手及手指皮肤有破溃、感染或局部血供不良，可能造成手术后感染或手指血供障碍者。

3.复合性并指及多个手指并指，可能因指血管、神经畸形，造成手指部分或全部血供障碍，而不被家属所理解时。

4.复合性并指，伴有骨关节的畸形，虽经手术，畸形并不一定能完全矫正，手术后可能达不到正常手的形态和功能。有时为了矫正畸形，可牺牲次要或无功能的手指，重建重要手指的功能，这应使家属理解。因此，在家属要求过高，又无法理解手术设计方案时，也是手术的相对禁忌证。

（三）术前准备

1.应拍摄手部X线片，了解骨关节畸形状况。
2.有条件应进行指动脉的物理检测，如采用超声多普勒、CTA或磁共振等检查，以了解并指畸形的血管状况。
3.手术者有治疗经验，并有精细的手外科及显微外科器械。
4.有良好的麻醉条件。

（四）手术要点、难点及对策

并指分指术主要包括三个方面：①指端成形术；②并指分离术，并指分离即采用"Z"字形或锯齿形切口将相并连的两个手指分开；③指蹼成形术。

1.指端成形术　完全性并指分指术中直接切开分指时，指端侧腹的皮肤缺损是不可避免的，在没有骨关节外露时可采用植皮闭合创面。在完全骨性并指，末节存在骨性融合时，还不可避免会出现骨外露。因此，需遵循创面修复的基本原则进行处理，在存在骨外露时，则需采用筋膜组织覆盖创面后植皮或直接采用皮瓣进行覆盖。

（1）体位：患者取仰卧位，患肢外展置于手术台旁的手术桌上。

（2）指腹皮瓣和筋膜瓣法：完全性骨性并指预计难以在指端形成皮瓣或即使形成皮瓣也难以在无张力缝合创口时，应采用这种方法，即在并指远端掌侧设计一个偏向一侧的瓣状皮肤切口。由于预测分指后指端侧面皮肤缺损的面积是设计掌面皮瓣大小的前提，但现实是很难像创伤性的缺损那样在术前进行精确的测量，因此需要医师的经验积累，对于年轻的医师，提倡宁宽勿窄，以避免张力性缝合导致坏死等严重后果。按照设计线在真皮下形成掌面的皮瓣，保护好下面的筋膜层，然后贴骨面和肌腱表面，再向其对侧形成一个包含指动脉的皮下组织瓣，此时应注意保证皮瓣和筋膜瓣的血供。分开手指后，将皮瓣和筋膜瓣分别覆盖两手指末端翻开的指骨创面，并在筋膜组织瓣上植以全厚皮片并加压包扎（图14-2-2、图14-2-3）。但加压打包力量不宜过大，以免造成皮下的筋膜组织瓣坏死。

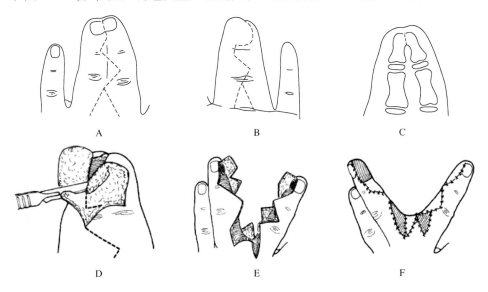

图 14-2-2　指腹皮瓣和筋膜瓣的设计

A.背侧切口设计；B.掌侧指端皮瓣切口设计；C.分开指骨融合；D.掀起皮肤及皮下筋膜瓣；E.分离手指；F.缝合一侧指端皮肤和另一侧指端植皮（引自顾玉东，1999.手外科手术学.上海：上海医科大学出版社）

（3）指端舌状瓣法：本法适合于指端在横截面上皮肤适当宽松度的完全并指。即在并指指端同时分别设计两个舌状皮瓣，在一指的指端形成侧向的舌状皮瓣，皮瓣的长度应达到或略长于指甲的长度。同时在另一指的指腹形成侧向皮瓣，皮瓣的高度以能达到甲根为度。注意该皮瓣属任意皮瓣，长度应达到或超过指甲，足以重建侧方的甲皱襞即可。同时要注意长宽比例要符合任意皮瓣的要求。并要求皮瓣的远端不宜宽，这样就容易使皮瓣显得狭长而影响皮瓣的血供。又要求皮瓣能分别修复分指后两指端侧方的甲皱。

并指分开后，指端的舌状瓣逆行覆盖同指的末节侧腹，指腹的侧向皮瓣重建同指的侧皱襞（图14-2-4、图14-2-5）。在保护好血管神经束的前提下适当地去脂有利于无张力的创口闭合。在这种术式中，指端瓣和指腹瓣的覆盖能力是此消彼长的，所以对设计的精度要求比较高。

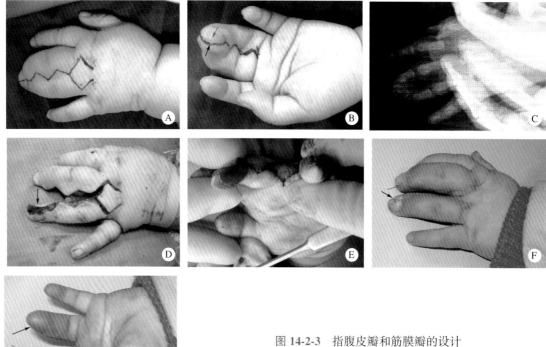

图 14-2-3 指腹皮瓣和筋膜瓣的设计

A 和 B 示出生 6 个月的女孩，中指、环指完全骨性并指，术前的表现和设计，黑箭头为皮瓣设计线，红箭头为筋膜瓣设计线；C. 术前平片显示为完全骨性并指；D 和 E 示皮瓣（黑箭头）和筋膜瓣（红箭头）已经形成；F 和 G 示术后的效果，黑箭头为皮瓣直接覆盖的区域，红箭头为植皮区域

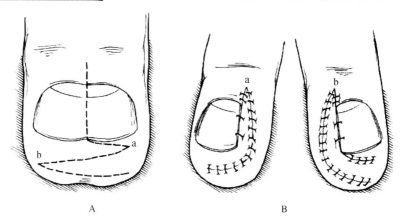

A B

图 14-2-4 指端舌状瓣的设计

A. 指端皮瓣的设计；B. 皮瓣分别覆盖两指末端的创面 [引自 Dao KD, 2004. J Am Acad Orthop Surg, 12(1): 39-48]

由于本法在指端只形成一个皮瓣，而掌侧瓣由于基底部有血管神经束通过，应视为轴型皮瓣，所以血供无虞。

(4) 指端舌状瓣加指背舌状瓣法：分别在并指末节指背及并指指端设计相向的舌状皮瓣，将两个皮瓣予以游离。在手指分开后，将两个皮瓣分别用于修复指端侧方的甲皱襞（图 14-2-6)。应当注意的是，两个皮瓣的长度应长于指甲的长度。在分离指背的皮瓣时应避免损伤甲根。

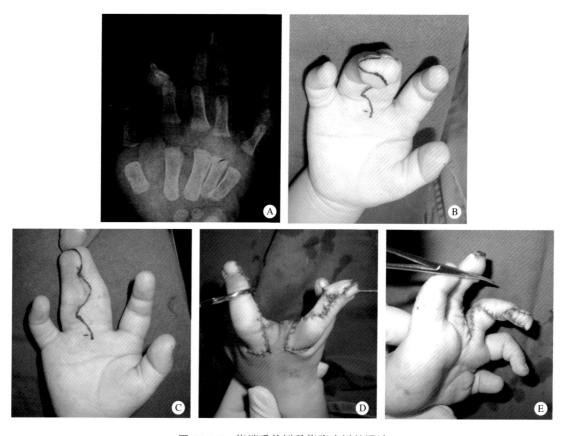

图 14-2-5　指端舌状瓣及指腹皮瓣的设计

A.中指、环指完全性骨性并指；B、C.术前表现和皮瓣设计；D、E.术后指端皮肤缺损部位的皮瓣覆盖

473

　　本术式所形成的皮瓣均为任意皮瓣，要注意皮瓣的长宽比例以保证皮瓣的血供。术前应对指端和远侧指间关节背侧皮肤的松弛度进行评估。本法的优点是皮瓣来自两个互不影响的供区，方法容易掌握。缺点是指背皮瓣由于受蒂部的牵制，覆盖创面的区域会受到影响，要通过掌面切口的偏向设计来补偿。

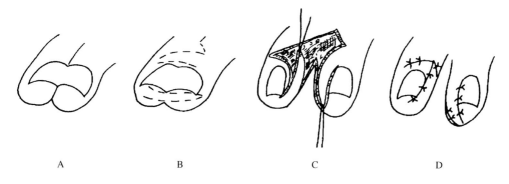

A　　　　　　B　　　　　　C　　　　　　D

图 14-2-6　指端舌状瓣加指背舌状瓣

（引自洪光祥．2016.手部先天性畸形的手术治疗.杭州：浙江科学技术出版社）

2.指间皮肤缺损修复术

(1) 体位：患者取仰卧位，患肢外展置于手术台旁的手术桌上。

(2) 并指分指所采用的掌、背面交叉的"Z"形切口是指间切口的标准设计，仔细分别游离多个三角形皮瓣。由于并指间的皮肤大多并不宽松，将皮瓣分离交叉缝合后，一般均不能将手指侧方的创面完全覆盖。此时可考虑采用以下 3 种方法予以解决。

1) 不对称的设计：在并指部的掌侧和背侧的手术切口同偏向一侧，所形成的两个皮瓣用来保证一个手指创面的直接闭合，而在另一指侧面的创面上进行植皮 (图 14-2-7)。

2) 对称性设计：在并指的掌侧和背侧的手术切口交叉对称性设计，将所分离的多个三角形皮瓣在两个手指的创面交叉缝合后，所余留的创面采用全厚皮片移植 (图 14-2-8)。

3) 去脂术：是临床比较推荐的方法，在皮瓣及并指分离时去除并指间神经血管蒂周围的脂肪，从而达到分指的两侧创面能直接闭合或如仍不能直接闭合也可减少植皮的需求。但应切忌在张力下创口缝合，轻者引起瘢痕增宽增多而导致瘢痕挛缩，需要二次手术，重者甚至导致皮肤及手指坏死。

去脂术必须在放大镜下进行。背面的三角瓣修整至真皮下，最远可以达到手指的背面侧缘；掌面的皮瓣的修整要在保护好血管神经束的前提下尽可能多的剔除脂肪。去脂术对于创口直接闭合贡献较大，但实际操作中去脂术并非描述的那么简单，需要非常清晰的视野及精细的操作，去脂术也常伴随着神经、血管的损伤，存在一定的风险。

(3) 并连紧密的手指或多指并连在一起的畸形，可能伴有血管、神经的变异，术前应予以考虑，手术时应仔细剥离。两指并连之间仅有一条指神经时，在分离时应注意在示指、中指、环指的桡侧，小指的尺侧保存有较好的皮肤感觉。

(4) 术毕，植皮处应适当加压包扎，固定。

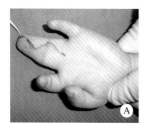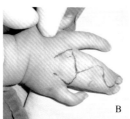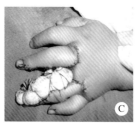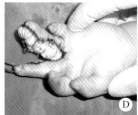

图 14-2-7　不对称设计的并指分指术

A、B.左手中指、环指完全并指，进行不对称的设计；C、D.中指创面全部获得无张力闭合，环指创面行全层植皮

3.指蹼成形术　是并指分指手术最为关键的步骤。正常的指蹼具有相当宽度及长度的斜坡状皮肤皱襞，占近节指骨长度的 1/3 ~ 1/2。不论用何种方法进行指蹼重建，均必须充分考虑这个特点。指蹼重建的方法众多，可以说没有万能的最好方法，它将直接影响重建后指蹼的形态和是否会导致指蹼爬移而需再次手术。其关键在适应证的掌握。指间皮肤"Z"形分离完全分开后，在掌面应直达正常指蹼游离缘平面，背面与重建指蹼的相应皮瓣相连。指蹼基底处如未完全分开，手指仍将遗留部分并指。以下介绍几种常用的并指皮瓣重建指蹼的方法。

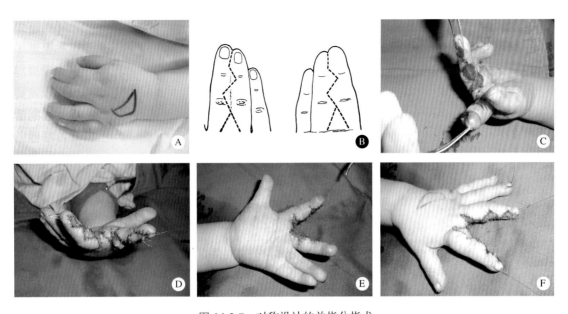

图 14-2-8　对称设计的并指分指术

A. 术前；B. 手术设计；C. 分指；D. 植皮；E、F. 术毕

（1）体位：患者取仰卧位，患肢外展置于手术台旁的手术桌上。

（2）五瓣成形和蝴蝶皮瓣法：两种方法可以说是异曲同工，一个是以所形成的皮瓣数命名，另一个是以形成的皮瓣形状命名，属于交错皮瓣。本法适用于指蹼未达到近侧指间关节，而且指间皮肤相对宽裕的不完全并指畸形，也常用于分指术后指蹼爬移的再次成形（图 14-2-9），尤其适用于第一指蹼（虎口）的成形术（图 14-2-10）。

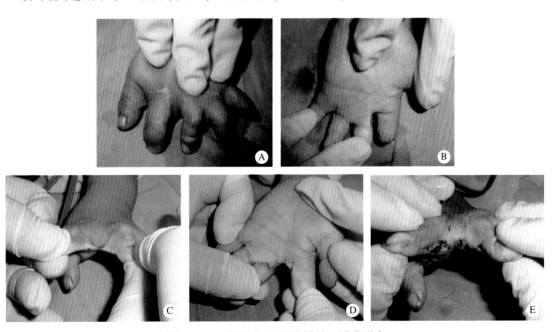

图 14-2-9　背面"V"形皮瓣的五瓣成形术

A、B. 2～4 指并指，2、3 指分指后指蹼爬移；C、D. 五瓣成形术，"V"形皮瓣设计在背面；E. 术后五瓣成形的效果

手术方法：蝴蝶皮瓣法，即在并指指蹼处掌侧做"V"形切口，背侧在指蹼间设计成长方形，切开后，形成 A、B、C 三个皮瓣 (图 14-2-11A)，然后将掀起的 A、B 两个皮瓣转移至指根部的侧方，再将皮瓣 C 向前推移形成指蹼 (图 14-2-11B)。注意保护所掀起皮瓣的血液供应。也可以根据实际情况进行反向的设计，即"V"形皮瓣设计在背面。五瓣成形术其设计和手术方法基本相同 (图 14-2-12)。对于仅仅只表现为指蹼变浅的轻度并指，五瓣成形术是最为经典而有效的指蹼成形手术之一，是手外科医师必须掌握的术式之一。

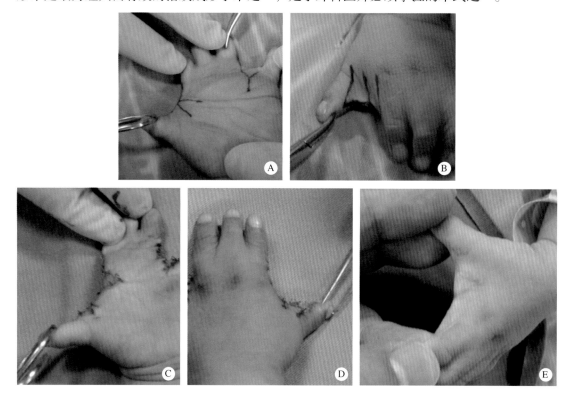

图 14-2-10 五瓣成形术的设计

A、B. 五指并指，第一指蹼采用五瓣成形，"V"形皮瓣设计在掌面；C、D. 术中的皮瓣覆盖；E. 术后五瓣成形的效果

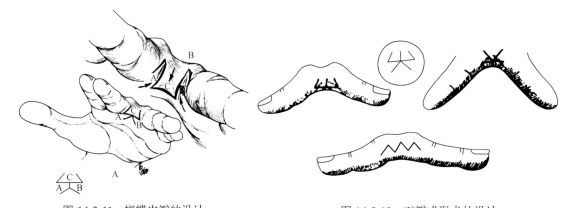

图 14-2-11 蝴蝶皮瓣的设计

（引自田光磊，蒋协远，陈山林，主译，2012.格林手外科学.第 6 版.北京：人民军医出版社）

图 14-2-12 五瓣成形术的设计

（引自洪光祥，2016.手部先天性畸形的手术治疗.杭州：浙江科学技术出版社）

(3) 双三角皮瓣法 双三角皮瓣法即在并连手指基底部的掌侧及背侧各设计一个等腰三角形皮瓣，在之间相连的皮肤上，沿掌背侧三角形皮瓣远端做"Z"形切口，其掌侧和背侧"Z"形切口方向相反。背面皮瓣的基底应在掌骨头平面，顶点达到近节指骨中点平面。掌面皮瓣的基底在近节指骨的中点平面与近节近、中1/3的范围，顶点接近近侧指间关节。然后将掌侧、背侧所形成的两个三角形皮瓣于指蹼处交叉缝合。被分离的两指指根部采用全厚皮片植皮，以形成指蹼的侧壁（图14-2-13、图14-2-14）。本手术方法简单易掌握，适合于任何类型的并指。但指蹼区的植皮不可避免，有可能出现指蹼爬移。

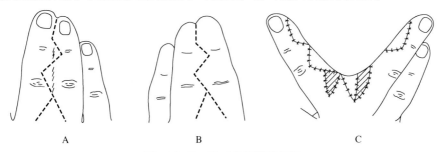

图 14-2-13 双三角皮瓣的设计

A、B.皮瓣设计；C.术毕（引自顾玉东，1999.手外科手术学.上海：上海医科大学出版社）

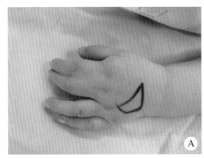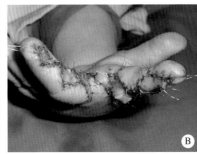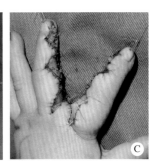

图 14-2-14 双三角皮瓣指蹼成形术

A.左示指、中指并指术前；B.双三角皮瓣指蹼成形术和术毕指蹼间所见；C.术毕指蹼背面外形

(4) 矩形皮瓣法 矩形皮瓣法即在并连手指基底背侧设计形成远端稍窄的矩形皮瓣，在手指掌侧近端横纹处（正常指蹼游离缘平面）做横行切口，两手指间并连皮肤上做"Z"形切口，其掌侧、背侧的"Z"形切口方向相反。

矩形皮瓣的蒂部位于并指背侧两掌骨头间，蒂部为矩形的底，矩形的顶部稍窄，其长度为近节指骨的1/2。在并指的掌侧近侧指横纹水平设计一横切口，以接纳矩形皮瓣的顶部（图14-2-15A、B）。首先按设计游离矩形皮瓣，"Z"形切开分开并指。将矩形皮瓣的顶部缝于掌侧的横行切口处，形成新的指蹼。交叉缝合指间的皮瓣，遗留的创面采用全厚皮片移植，以形成指蹼的侧壁（图14-2-15C）。游离矩形皮瓣的底部时注意保护好相邻两侧指固有血管神经。正确的皮瓣设计、保证植皮成活避免瘢痕挛缩是手术成功的关键。

三角皮瓣法和矩形皮瓣法均为并指分指术中植皮重建的经典术式。适用于并指的皮肤粘连范围达到或超过近侧指间关节且粘连紧密的不全或完全性并指。由于这两种方法均不可避免地要进行指蹼侧壁的植皮，术后有可能发生瘢痕挛缩和指蹼爬移，因此，近年来出

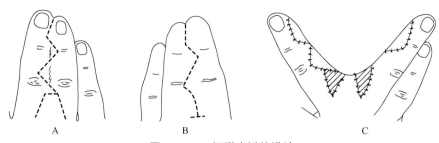

图 14-2-15　矩形皮瓣的设计

(引自顾玉东，1999.手外科手术学.上海：上海医科大学出版社)

现了较多的替代术式。

(5) 五边形皮瓣法　五边形皮瓣法即在并连手指基底背侧设计五边形皮瓣。本法适合在掌指关节周围皮肤有充分纵向松弛度的并指。

皮瓣的设计：皮瓣的蒂部位于两掌骨头之间，皮瓣的顶角在正常指蹼掌侧游离缘平面（约为近节指骨中点平面），两侧角在正常指蹼背侧缘平面（约为近节指骨近侧 1/4 平面）与手指背面侧缘的交点，两底角在掌指关节背侧中心，顶角与指背的"Z"形切口接合，掌侧"Z"形切口至正常近侧指横纹平面（正常指蹼掌侧游离缘平面）或略深（图 14-2-16）。

将所设计的皮瓣在伸肌腱膜表面分离。从两侧向中心掀起皮瓣两侧角，远侧缘略向近端斜形向深部分离，直至见到细小的从深部向皮肤走行的指蹼间穿支血管时，则停止分离皮瓣。此时注意勿损伤蹼间穿支血管。直接将分离的皮瓣推移至指蹼区，皮瓣两侧角推移

478

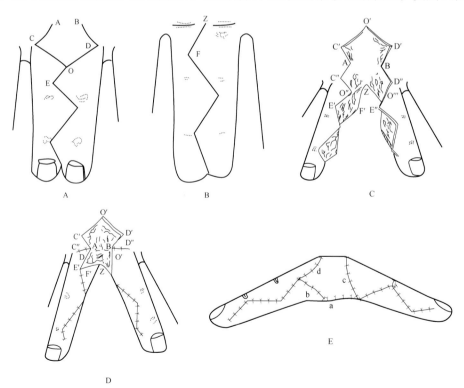

图 14-2-16　指背五边形皮瓣设计

(引自 Gao W, Yan H, Zhang F, et al, 2011. Aesthetic Plast Surg, 35：530-537)

后覆盖于指蹼侧壁及毗邻两指的基底部。皮瓣推移后手背部的 a 线与 c 线及 b 线与 d 线做直接缝合。"Z"形切口分离并指后，尽量切除神经血管束周围的脂肪以尽可能达到无张力缝合，依据其手指并联的程度，可直接缝合手指侧面的创面或者进行皮肤移植术（图 14-2-16、图 14-2-17）。

五边形皮瓣法是三角形瓣和矩形皮瓣的发展，基本原理就是在矩形皮瓣或三角形瓣的侧边增加了两个侧翼瓣，正好用于修复指蹼区的侧壁，避免在指蹼区进行植皮以减少指蹼爬移的发生率。皮瓣的宽度（C、D 的距离）决定了皮瓣修复指根部缺损的范围。笔者的经验是，在中节中段以近的并指用此法都能获得创口的直接闭合而无须植皮。此法的主要缺点是在指背部遗留瘢痕，相并的两指中的一个手指的近节掌面切口有形成线性瘢痕的可能，有可能导致指蹼爬移。

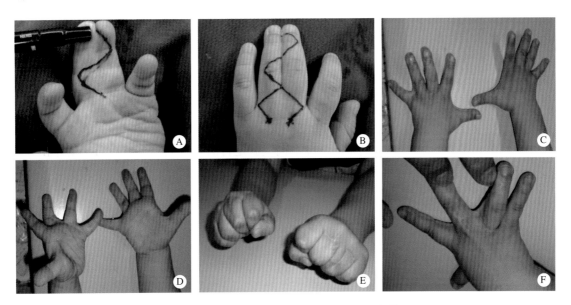

图 14-2-17　指背五边形皮瓣设计及术后功能外观

A、B.指背五边形皮瓣术前设计；C ~ F.指背五边形皮瓣的术后外观及功能

（6）掌背岛状皮瓣法：掌背岛状皮瓣法即利用指蹼穿支血管在手背掌骨间设计岛状皮瓣重建指蹼。Sherif 直接利用掌背动脉皮下分支设计了"V-Y"掌背岛状皮瓣，用于并指分离后指蹼的重建。

手术方法：在并指的掌骨头间设计皮瓣，应将趾蹼间穿支血管必须包含在皮瓣内。依据患者年龄，皮瓣长度变化在 1 ~ 3cm，宽度变化在 1 ~ 2cm。皮瓣的血供来源是指蹼的穿支血管，术中必须保护，穿支血管不一定裸露，也可以带皮下筋膜一起向前推移或逆行转移。

不同的作者根据自己对指蹼形态的理解而设计不同形态的皮瓣，如 Sherif 设计为盾牌状（图 14-2-18）；Aydin 设计为类椭圆或类菱形（图 14-2-19）；Wafa 则设计为沙漏样（图 14-2-20）。待并指分开后，将所形成的岛状皮瓣移至指蹼区，用以形成指蹼。所取岛状皮瓣的供区创面直接缝合。

掌背岛状皮瓣法能够获得充足的指蹼宽度，并避免在指蹼区植皮。皮瓣可以事先按照

479

设想的指蹼形态进行设计，也可以在术中按指蹼区缺损的实际形态进行设计，使手术有较高的自由度。但要求术者熟悉局部血管的解剖，有熟练的穿支皮瓣切取技能。

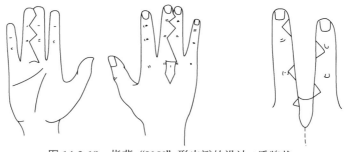

图 14-2-18　指背"V-Y"形皮瓣的设计（盾牌状）

[引自 Sherif MM, 1998. Plast Reconstr Surg, 101(7): 1861-1866]

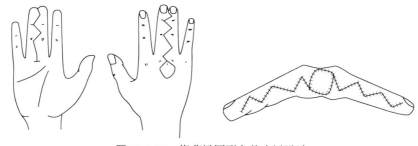

图 14-2-19　指背椭圆形岛状皮瓣设计

[引自 Aydin A, Ozden BC, 2004. Ann Plast Surg, 52(1): 43-48]

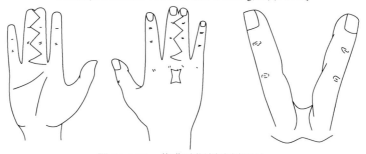

图 14-2-20　指背沙漏样皮瓣设计

[引自 Wafa AM, 2008. J Hand Surg Am, 33(6): 905-908]

（五）术后监测与处理

1. 对于有植皮和进行岛状皮瓣移植手术的患儿，石膏托或支具制动 2 周，以免手指活动影响植皮和皮瓣的成活。

2. 抬高患肢，注意手指血液循环状况。

3. 换药时不要打开植皮加压的固定包扎，等 2 周拆线时一起拆除。

4. 伤口 I 期愈合后行功能锻炼，配合理疗和体疗。

（六）术后常见并发症的预防与处理

并指手术早期并发症主要包括血管危象、感染、创口裂开及植皮坏死。晚期并发症主要包括不合适的皮瓣设计和长轴上手指基底的瘢痕会促成的指蹼爬移，皮肤瘢痕挛缩及其最终所致的关节挛缩，骨性并指中引起指甲畸形，侧副韧带不足所致的关节不稳定。一旦出现上述的并发症，通常需要再次手术进行矫正。

（七）临床效果评价

总体而言，并指畸形分指后多数可获得较为满意的外观及手指功能，但仍有部分病例会出现手指侧缘的瘢痕挛缩需再次手术矫正。指蹼爬移的发生率仍然较高，也常需再次行指蹼成形术。

（高伟阳）

第三节　先天性拇指发育不良

一、先天性拇指发育不良的分型

先天性拇指发育不良是一种原因不明的拇指从短小畸形到完全缺如，或表现为整个拇指和手的桡侧系列发育不良的畸形。目前国内外比较接受的分型是由 Manske 改良后的Blauth 分型，共有五型，其中Ⅲ型又分为ⅢA 型和ⅢB 型。

Ⅰ型：拇指形态上轻微短小，但拇指结构基本完整，常有拇短展肌及拇对掌指肌发育不良，功能影响较小（图14-3-1）。

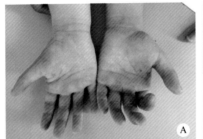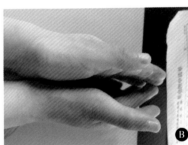

图 14-3-1　Ⅰ型拇指发育不良，功能表现良好

Ⅱ型：拇指细小，骨结构基本存在，鱼际肌发育不良，拇指内收，虎口狭窄，掌指关节尺侧副韧带松弛，拇指对指时稳定性较差。

Ⅲ型：包括Ⅱ型所有特点外还表现为手外在肌腱异常，掌骨发育不良，掌腕关节稳定（ⅢA 型，图 14-3-2）；手外肌腱异常，掌骨发育不良，掌腕关节不稳定（ⅢB 型）。

Ⅳ型：漂浮拇指（图 14-3-3）。

Ⅴ型：拇指缺失。

拇指发育不良治疗方法的选择主要依据其类型而定。Ⅰ型拇指发育不良其拇指虽然较正常拇指细、短、小，但是功能基本不受影响或轻微影响，对这类患者可无须治疗（图 14-3-1）。对Ⅱ型和ⅢA 型患者，需要进行虎口再造，掌指关节尺侧韧带重建，拇对掌功能重建；ⅢA 型另要做拇长屈肌腱及拇长伸肌腱重建手术。而ⅢB 型、Ⅳ型及Ⅴ型的患者，由于发育不良的拇指与手无稳定的连接或完全缺失，严重影响手部功能，通常需同时行再造和重建

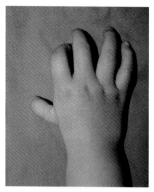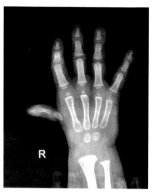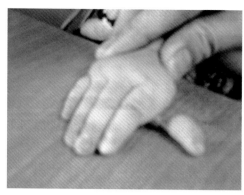

图 14-3-2　ⅢA 型拇指发育不良　　　　图 14-3-3　Ⅳ型拇指发育不良（漂浮拇指）

手术。拇指发育不良的再造有两种基本方式：示指转位术和足趾移植术。本节重点介绍示指转位术。

二、示指转位拇化术

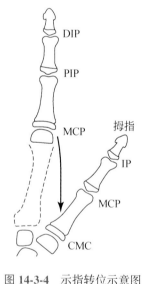

图 14-3-4　示指转位示意图
DIP. 远侧指间关节；PIP. 近侧指间关节；MCP.掌指关节；IP.指间关节；CMC. 腕掌关节
[引自 Tay SC, Moran SL, Shin AY, 2006. J AM Acad Orthop Surq, 14(6):354-366]

示指转位拇化术即将示指完全游离，在第 2 掌骨头下截除第 2 掌骨干，将示指转位于对掌位，第 2 掌骨头固定于大多角骨或第 2 掌骨基底部，以替代拇指的功能 (图 14-3-4)。

（一）适应证

ⅢB 型、Ⅳ型及 V 型拇指发育不良的患儿。

（二）禁忌证

拇指发育不良合并其他系统畸形的患儿，不能耐受手术或麻醉者。

（三）术前准备

1. 血常规、两手部 X 线片、心电图、胸部 X 线片、心脏彩超、腹部 B 超、肝肾功能检查，排查其他系统异常。儿科医生详细专科查体，综合评估。

2. 测量健侧拇指的长度和大小。

3. 麻醉　全身麻醉。

（四）手术要点、难点及对策

1. 体位　患者取仰卧位,患肢外展置于手术台旁的手术桌上,患肢上臂使用气囊止血带。

2. 切口设计　示指拇化术切口多样,目的均是为了提供足够空间来操作示指转位和重建虎口。不同类型的拇指发育不良手术示指拇化术切口设计各异：ⅢB 型拇指发育不良的示指拇化术的手术切口如图 14-3-5 所示、Ⅳ型、Ⅴ型拇指发育不良的示指拇化术以 Buck-Gramcko 法使用较多，Ⅳ型、Ⅴ型拇指发育不良的切口如图 14-3-6、图 14-3-7 所示。

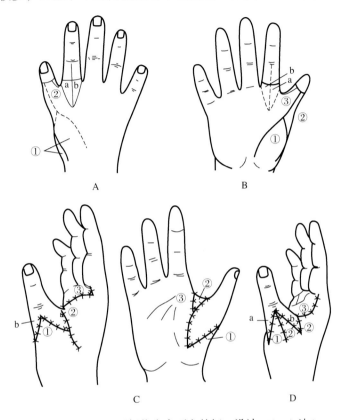

图 14-3-5　ⅢB 型拇指发育不良的切口设计（Blauth 法）

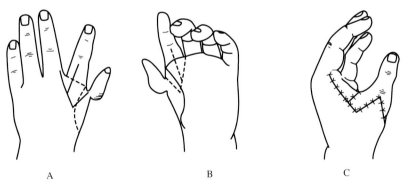

图 14-3-6　Ⅳ型的切口设计（Buck-Gramcko 法）

3. 组织的显露和留取　按切口线切开皮肤，在背面显露并分离示指偏桡侧的指背静脉，分离至腕关节，沿途结扎属支。切断示指、中指间的指蹼韧带和第二、三掌骨头间韧带，在第二掌骨中段水平切断示指的固有伸肌腱和指总伸肌腱。在第二、三掌骨间分离第一掌侧骨间肌，在止点切断备用。在掌面分离示指桡侧和尺侧的指血管神经束，在指总动脉处

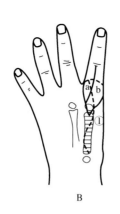 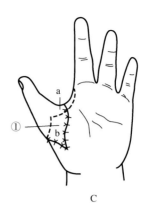 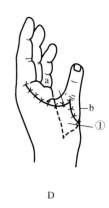

图 14-3-7　Ⅴ型的切口设计 (Buck-Gramcko 法)

结扎至中指桡侧指动脉，使桡侧和尺侧的指固有动脉均保留在示指上。分离示指尺侧指神经至第一指总神经，以增加示指的游离度。游离第一骨间背侧肌并在止点处切断，指屈肌腱和蚓状肌原位保留。保护支配手内在肌的血管神经束和示指掌指关节周围组织的同时，剥离掌骨上的软组织至掌骨基底部。根据术前测量的健侧拇指掌、指骨的长度，自第二掌骨中段截断后剔除近端掌骨，使转位后的示指长度与健侧拇指长度相近。此时，示指仅血管神经束及屈肌腱蚓状肌保持相连。

4. 示指转位和掌腕关节重建　将游离后的示指移向拇指的位置，在ⅢB 型，移位示指第二掌骨近端与大多角骨固定；在Ⅳ型和Ⅴ型，移位示指第二掌骨近端形成斜面与小多角骨或残留的第二掌骨基底侧面进行固定。再造拇指置于外展 80° ～ 90° ，冠状位旋前 45° 。

掌腕关节重建方法比较有代表性的是 Buck-Gramcko 法：即在示指掌指关节近端 8mm 处截断第二掌骨。在ⅢB 型完全去除第二掌骨近心端，将掌骨头过伸位翻转 90° 后与大多角骨固定；在Ⅳ型和Ⅴ型，适当保留第二掌骨基底以使重建的拇指接近正常拇指的长度，将掌骨头过伸位翻转 90° 后与第二掌骨基底固定。

5. 功能重建　屈肌腱原位保留，移位后让其自行回缩即可。示指固有伸肌腱可与拇拇长伸肌腱缝合，如拇长伸肌腱缺如，则示指伸肌腱短缩后进行缝合，重建后的拇长伸肌腱张力应使转位后的拇指掌指关节与指间关节处于伸直位。示指指总伸肌腱固定在近节指骨基底桡侧重建拇外展功能。第一掌侧骨间肌在近指关节平面与示指尺侧的侧束缝合，重建拇内收肌功能。第一背侧骨间肌在近指关节平面与示指桡侧的侧束缝合，重建拇短展肌功能。

6. 闭合伤口　根据原先设计的示指转位后的皮瓣位置，将皮瓣转位。在保证皮瓣在适当张力的情况下进行缝合，无菌敷料包扎伤口。

（五）术后监测与处理

术后用支具或石膏固定拇指于对掌位，4 ~ 6 周后去除外固定，进行功能训练 (图 14-3-8)。

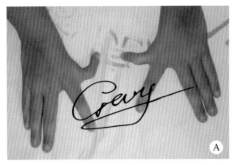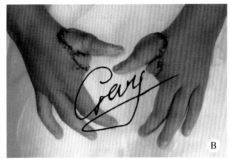

图 14-3-8　Ⅲ型拇指发育不良

A.术前外形；B.示指转位术后外形

（六）术后常见并发症的预防与处理

1.指血管神经束损伤　患儿年龄小，血管神经口径较细，术中示指指背静脉和尺侧指动脉、神经在转位至拇指后要保证其无张力状态。手术需在放大镜下仔细分离血管神经，充分游离，避免损伤，如转位至拇指后血管神经束仍有张力，则考虑适当缩短骨骼。

2.皮瓣边缘坏死　设计虎口再造的皮瓣时，在皮下动静脉充分游离情况下，如皮瓣过长过窄、张力过大，容易造成皮瓣边缘的坏死。术者在设计皮瓣过程中，需考虑各方面因素，在满足再造虎口大小的情况下，合理设计，避免缝合后张力过大；术中仔细操作，避免损伤皮下营养血管。

（七）临床效果评价

与游离足趾再造拇指术比较，示指拇化术具有手术时间短，术后恢复快，再造拇指功能良好等优点。尽管重度拇指发育不良常合并手的桡侧系列如肌肉、神经、血管等畸形，示指拇化术仍能获得比较满意的结果。Jacqueline 通过对示指拇化术及第 2 足趾游离移植再造拇指术长达 8 年的随访对比发现，示指拇化术后患儿感觉及运动功能恢复快，并具备较好的功能活动度；而第 2 足趾游离移植（手部获得 5 个完整手指）获得患儿家长更高的满意度，并在日常生活中某些动作（如拧毛巾等）表现得更好。先天性拇指发育不良的手术治疗效果与其是否单发或作为合并其他系统畸形的一部分无明显关系，但与其分型和合并手的桡侧系列发育不良的严重程度相关，如桡侧球棍手 (radial club hand) 术后功能则相对较差。

由于先天性拇指发育不良常合并其他系统畸形，故其手术治疗时机选择尚无统一意见，但大多数专家认为患儿在 4 ~ 6 岁接受手术治疗较为合适。因为年龄过小时，患儿血管、神经比较纤细，且存在一定程度的畸形，术中容易误伤，手术存在一定的风险。而 4 ~ 6 岁患儿的指神经和血管较粗大，操作方便，且具备一定的医患沟通能力，能配合术后治疗及功能锻炼，可减少因患儿不能配合导致的并发症。

（高伟阳　林　康）

第四节　先天性尺桡骨融合

先天性尺桡骨融合 (congenital radioulnar synostosis) 是指尺骨与桡骨近侧端异常的骨性融合，使前臂固定于不同程度的旋前位，从而导致前臂旋转功能障碍的一种先天性畸形。先天性尺桡骨融合表现为前臂固定于不同程度的旋前位，为了弥补前臂旋后功能的障碍，出现肩关节代偿性运动，以及腕关节运动的代偿性增大，常表现为腕关节轻度内翻畸形 (图 14-4-1)。根据畸形的不同状况，有多种分型方法。

1. Wilkie 分型

(1) 真性融合：近端尺骨、桡骨完全融合，融合长度 2 ~ 6 cm，伴桡骨头缺如。

(2) 不全融合：尺骨、桡骨近端部分融合，桡骨骨骺不受影响，此种融合与桡骨头脱位有关。

2. Cleary 和 Omer 分型

(1) 纤维性连接：桡骨头位置正常，与尺骨近端有纤维性连接。

(2) 骨性连接：桡骨头位置正常，与尺骨近端有骨性连接。

(3) 桡骨后脱位：尺桡骨近端骨质融合伴发育不全的桡骨头的后脱位。

(4) 桡骨前脱位：短节段尺桡骨骨质融合伴桡骨头前脱位。

3. Kienbock 分型：Ⅰ型为骨性联合。按桡骨小头的形态Ⅰ型又可分为有头型和无头型两个亚型。Ⅱ型为软骨或纤维性联合。

4. Riseborough 按桡骨头的发育情况将尺骨、桡骨骨性连接分成两种类型。

(1) 桡骨和尺骨有不同程度的紧密融合，两骨髓腔相通连。

(2) 桡骨比较正常，但其近侧端向前或向下脱位，与尺骨干近侧端融合。

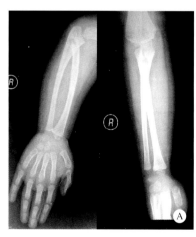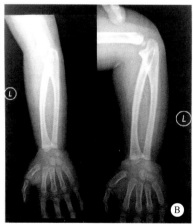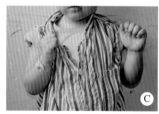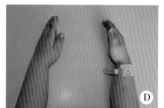

图 14-4-1　患儿，男，4 岁，双侧尺桡骨近端融合，双侧前臂旋后障碍

A、B. X 线可见桡骨小头发育不全，桡骨骨干弯曲；C、D. 前臂外形

一、手术适应证

1.前臂旋前畸形超过 60°，影响活动功能，无论单侧或双侧先天性尺桡骨骨性连接，均需要手术治疗。

2.优势侧手先天性尺桡骨骨性连接，其前臂旋前畸形小于 60° 影响活动功能者也可考虑手术矫正。

3.非优势侧手(多为左手)，由于前臂旋前畸形而影响端碗吃饭、握杯喝水功能者，应手术治疗，使前臂处于中立位。

4.前臂旋前畸形为 15° ~ 60°，腕和肩关节如有病变不能代偿肘部功能时，可根据患者情况采用手术治疗，为手术的相对适应证。

5.手术时机以 3 ~ 5 岁为佳。

二、手术禁忌证

优势侧手(多为右手)，不影响握筷子吃饭、写字和使用电脑者，可不予手术。

三、术前准备

1.血常规、两侧前臂 X 线片、胸部 X 线检查。

2.心电图、心脏彩超、腹部 B 超、肝肾功能检查，排查其他系统异常。

3.测量前臂的旋前角度。

4.麻醉　全身麻醉。

四、手术要点、难点及对策

(一)尺桡骨融合部旋转短缩截骨矫形术

1.体位　患者取仰卧位。患肢外展置于手术台旁的手术桌上，并在上臂近端使用气囊止血带。

2.切口　在尺桡骨骨性联合水平，沿尺骨近端背侧骨嵴的桡侧做纵行切口，长 5 ~ 7cm。

3.显露和分离尺桡骨融合处　剥离其上的肘肌、尺侧腕伸肌和旋后肌，显露尺桡骨融合处。此时应紧贴骨膜分离，以避免损伤附近的重要组织。切开骨膜，于骨膜下分离显露尺桡骨融合处，并在其尺桡骨融合处的远端部分设计相互平行、相距约 1cm 的两条横行截骨线(图 14-4-2)。

4.用骨刀或电动骨锯，沿截骨线截骨并去除 1cm 长的骨块。

5.将截骨远端的尺桡骨一并向外旋转，选用 1 枚克氏针经尺骨鹰嘴、截骨线和尺骨干髓腔内固定。必要时可在尺骨截骨处加用克氏针交叉固定。单侧病例者保留前臂于 10° ～ 20° 的旋前位。单侧病例且右侧为优势侧者，左侧可保持在中立位固定，以便术后患儿能持杯喝水和端碗吃饭。而双侧畸形者，其优势侧保留 20° ～ 25° 的旋前位 (图 14-4-3)。

6. 将肘肌与其尺骨止点处的骨膜缝合，深筋膜不予缝合。缝合皮肤切口，放置引流条。患肢以肘上管型石膏固定肘关节于屈曲 90° 位。

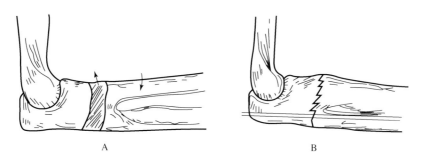

图 14-4-2　先天性尺桡骨近端融合部旋转短缩截骨矫形术

A. 尺桡骨近端融合部截除部分及远端旋转示意图；B. 尺骨钢针内固定

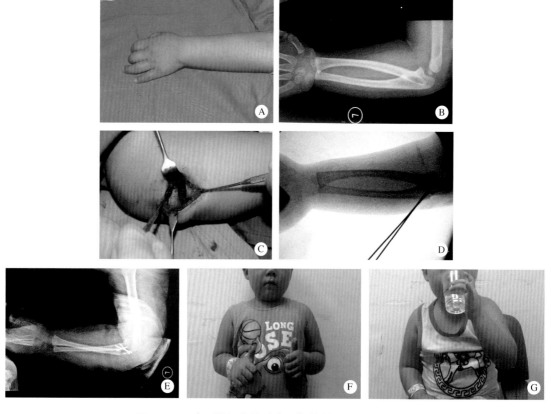

图 14-4-3　先天性尺桡骨融合左侧旋转短缩截骨矫形术

A、B. 术前；C、D. 术中旋转截骨克氏针固定；E. 术后 X 线片；F、G. 术后 2 个月肢体外形及功能

（二）尺桡骨截骨旋转矫形术

本法是在尺桡骨融合处远端进行截骨。

1. 桡骨远端 1/3 ～ 1/2 外侧骨嵴处做长 4cm 左右的皮肤切口，分离周围的软组织，显露桡骨，注意保护周围的重要组织。切开骨膜在骨膜下显露桡骨，穿入线锯行横行截骨。

2. 于前臂背侧，尺骨近端 1/3 处做约 3cm 长的切口，分开软组织显露尺骨并将其于骨膜下截断。向远端牵引肢体，将前臂矫形至旋前 20° ～ 25°。在 C 形臂 X 线机透视下，确定截骨两端的位置和力线。至尺骨、桡骨的截骨对位满意后，再确保前臂于所需的位置，将桡骨采用 4 孔钢板固定，尺骨采用 3mm 的克氏针或钢板螺钉固定。伤口仔细止血，逐层缝合手术切口。前臂于旋前 20° ～ 25°、屈肘 120° 位用石膏托外固定。

（三）桡骨截骨术带血管蒂的筋膜皮瓣移植术

Fuminori Kanaya 采用带血管蒂的筋膜皮瓣移植和桡骨截骨术治疗先天性尺桡融合，取得了较好疗效，其手术方法为下述几点（图 14-4-4）。

1. 尺桡骨和周围软组织分离术 ①采用前臂近端背侧切口入路，寻找肘肌并将其从尺骨上的止点分离，将其向近端反折予以保护。此时应注意保护进入肘肌的血管和神经；②显露桡骨、尺骨近端的骨融合处，将尺骨、桡骨间的骨性联合予以分离，并将其分离的骨性断面用钢锉锉平；③前臂近端掌面切口，分离显露并注意保护桡动脉、静脉、正中神经、桡神经。分离显露肱二头肌腱和旋前肌、旋后肌。从尺骨的桡侧缘切断肱二头肌腱。用电锯将桡骨头修成矢状面似圆形，水平面似半圆形。

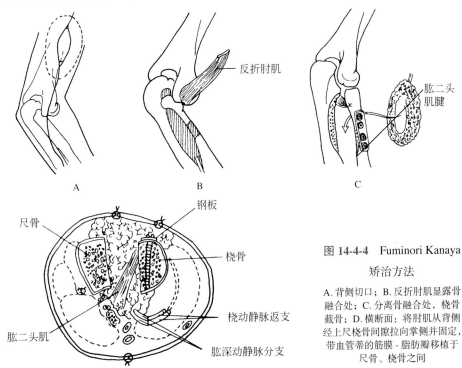

图 14-4-4 Fuminori Kanaya
矫治方法

A. 背侧切口；B. 反折肘肌显露骨融合处；C. 分离骨融合处，桡骨截骨；D. 横断面：将肘肌从背侧经上尺桡骨间隙拉向掌侧并固定，带血管蒂的筋膜 - 脂肪瓣移植于尺骨、桡骨之间

2. 桡骨截骨 于桡骨小头下截除 2～3cm 的三角形骨块，以降低桡骨头的高度和重建桡骨的曲度，然后用 4 孔钢板将桡骨固定在前臂旋前 15°～20° 位。

3. 软组织重建 将已剥离的肱二头肌腱拉向背侧缝于桡骨背侧的骨皮质表面。肘肌拉向前方，缝于尺骨掌侧骨膜上。

4. 带血管蒂的筋膜-脂肪移植 从同侧上臂分离以肱深动、静脉分支为蒂的带小块皮肤的筋膜皮瓣，将其从掌侧向背侧插入，置于尺桡骨之间。如肱深动静脉分支血管蒂不够长，可将其断蒂后与附近的桡动静脉返支吻合，以重建该组织瓣的血供，确认其血运良好，仔细止血后闭合伤口。

（四）分步矫正旋转截骨术

Henry 等介绍了一种手术创伤比较小的方法，即分为两期矫正前臂旋转畸形：先将桡骨和尺骨截骨，采用石膏固定 10 天，再在常规麻醉下去除固定的石膏，采用手法将前臂旋转到矫正所需的功能位置，继续采用长臂管型石膏固定 6～8 周直至达到骨性愈合。一般将优势侧的前臂置于旋前 20°～30° 位，非优势侧的前臂可根据情况固定在中立位或旋后 20° 位。此时应注意仔细检查患肢的脉搏情况，避免出现血管受压，以防止骨筋膜室综合征的发生。

五、术后监测与处理

1. 上臂石膏管型肘关节屈曲 90°，根据手术侧别或功能的需要，将前臂于旋前 10°～20° 或中立位固定。

2. 密切观察手部运动和桡动脉搏动，一旦出现桡动脉搏动减弱，应立即解除石膏固定，将前臂逐渐旋前，直至桡动脉搏动正常，再用石膏托固定，一周后再将前臂逐渐旋后至矫正的位置。

3. 术后 4 周拔除克氏针，继续上臂管型石膏固定至骨愈合。Fuminori Kanaya 手术的固定钢板可在桡骨愈合后一年左右取除。

六、术后常见并发症的预防与处理

本病术后并发症较多，需积极预防。最为常见和最严重的是血管危象、筋膜室综合征和骨间背神经损伤，是矫正畸形的主要障碍，尤其是前臂旋转角度的改变较大者。为了安全起见，对于畸形严重者，可采取分阶段手术。手术后一旦出现严重并发症，需要立即给予有效处理，应立即将前臂旋转至术前水平，必要时需马上手术，减少前臂纠正的旋转角度。

七、临床效果评价

旋转截骨术是治疗本病的推荐方法，可明显改善手部功能。但在决定行手术矫正之前，需要较好地评估患儿的功能损伤情况并明确最佳的前臂旋转体位。需要向患儿家属交代清楚的是，旋转截骨术只是改变了前臂的旋转位置，而不会增加前臂的旋转活动度。

（李　涛）

第五节　分裂手畸形

　　分裂手 (cleft hand) 为手中央纵列缺失，使手指和手掌明显分开，手被分为桡侧和尺侧两部分。代礼等对我国人群手、足裂畸形进行了流行病学研究，在 4 489 692 例围产儿中诊断出裂手或裂足病例共 736 例，总发生率为 1.64/10 000。其中单发者为 0.64/10 000，综合征者 1/10 000，远比国外报告的发生率 (0.15/10 000 ~ 0.98/10 000) 高。因此，分裂手在我国并不少见。

　　分裂手由于其缺失的组织结构及其数目和程度的不同，手及其手指分裂的临床表现也各不相同，其变化十分复杂。可以是从简单的软组织分裂到手的所有骨质成分缺失。最轻者仅有第 3、4 掌骨头横韧带缺失，使其间隙增宽，表现为第 3 指蹼加深，可伴有中指发育不良，亦可为中指缺失，第 3 掌骨存在、部分或全部缺失 (图 14-5-1)；还可表现为多个手指缺失并伴有并指畸形、指间关节屈曲挛缩或偏斜、指骨和掌骨的融合等 (图 14-5-2、图 14-5-3)。分裂手一般发生在双侧，也可伴有分裂足 (图 14-5-4)。分裂手由于其缺失的组织结构及其数目和程度的不同，手及其手指分裂的临床表现也各不相同，其变化十分复杂。分裂手一般发生在双侧，也可伴有分裂足。

491

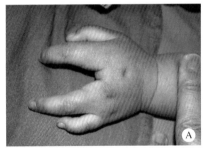
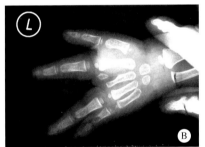

图 14-5-1　左手分裂手
A.左手分裂手；B.X 线片，第 3 掌骨完整

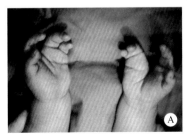
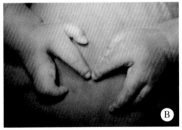
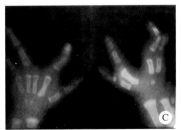

图 14-5-2　双手分裂手
A.掌面观；B.背面观；C.X 线片显示右手第 3 掌骨完全缺失，环指、小指并指

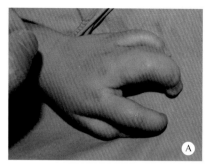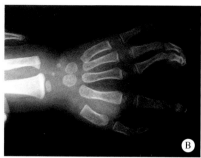

图 14-5-3　左手分裂手伴中指、环指并指

A.左手分裂手伴中指、环指并指；B.X 线片

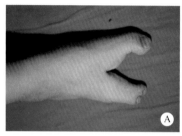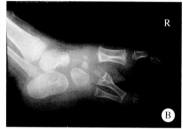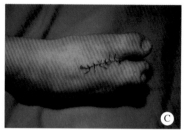

图 14-5-4　分裂足

A.右足分裂足；B.X 线片；C.术毕

分裂手不仅影响手的外形，而且严重影响手的功能，因此，分裂手均应予以手术治疗。手术应包括以下几方面：切除横位的指骨、闭合手的裂隙、松解拇指的内收挛缩、分离并指、松解相并的关节挛缩和矫正手指的偏斜畸形等。

典型的分裂手的矫正手术为分裂手合并术，其关键是裂隙闭合。

一、手术适应证

各种类型的分裂手，需矫正畸形改善功能及外观者。应该注意的是，改善患手的外形时，勿损害患手还可能存在的原有的一定的功能。

二、手术禁忌证

全身情况不能耐受手术或麻醉者。

三、术前准备

1.血常规、手部 X 线片、心电图、胸部 X 线片、心脏彩超、腹部 B 超、肝肾功能检查，排查其他系统异常。

2.儿科医生详细专科查体，综合评估患儿全身情况。

3.麻醉　全身麻醉。

四、手术要点、难点及对策

1.体位　患者取仰卧位，患肢外展置于手术台旁的手术桌上，患肢上臂使用气囊止血带。

2.单纯分裂手合并术（图 14-5-5）　①于示指、环指间的分裂处，在手背及手掌侧做多个"Z"形切口；②切开皮肤、皮下组织，掀起三角形皮瓣；③显露第 2、4 掌骨，并将第 2、4 掌骨向中心并拢，于第 2 掌骨与第 4 掌骨远端近掌骨间韧带处，用不可吸收的缝线缝合，将第 2、4 掌骨头并拢结扎固定。此时应特别注意几点：第一，尽可能牢固地将长期分离的两根掌骨尽可能保持于并拢的位置；第二，由于示指与环指长期分离，有分别向桡侧和尺侧偏斜的倾向，即使第 2、4 掌骨已经并在一起，示指与环指的偏斜仍有分离的现象，因此应将示指与环指的近端缝合固定；第三，缝合固定示指与环指时，注意手指的轴线，防止手指屈曲时示指与环指相互干扰；④冲洗伤口，放松止血带，仔细止血后切除裂隙处多余的软组织，分别缝合手掌和手背切口。

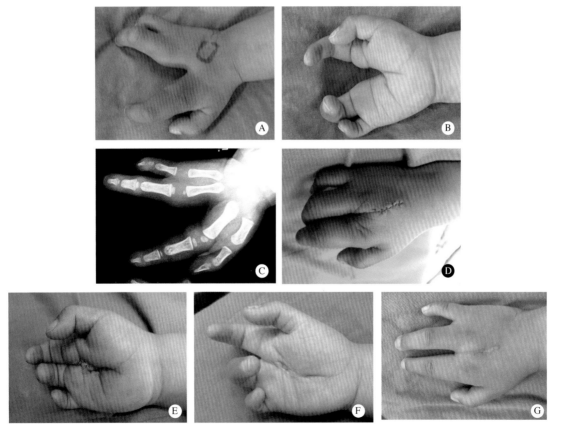

图 14-5-5　单纯分裂手合并术

A、B.术前外形；C.术前 X 线片；D、E.术毕外形；F、G.术后 6 个月外形

3. 分裂手合并及并指分指术（图 14-5-6） 虎口处设计皮瓣用以开大虎口，分裂手处采用 "Z" 形切口。在虎口处的切口中，显露第 1 背侧骨间肌予以保留，为了开大虎口，必要时可切断部分拇收肌，将设计的皮瓣转移至虎口处。在裂手处切口中显露第 2、4 掌骨，并将第 2、4 掌骨向中心并拢，于第 2 掌骨与第 4 掌骨远端近掌骨间韧带处，用不可吸收的缝线缝合，将第 2、4 掌骨头并拢结扎固定。此时的特别注意点同单纯分裂手合并术。切除多余皮肤及软组织，缝合皮肤。放松止血带，仔细止血后切除裂隙处多余的软组织，分别缝合手掌和手背切口。拇指、示指行分指及指蹼重建后，皮肤缺损区，取中厚皮片移植，加压打包固定。由于手术在示指两侧进行，术中在分离裂口和开大虎口时，应特别注意保护示指两侧的重要血管、神经，以保证示指的正常血供和感觉功能。

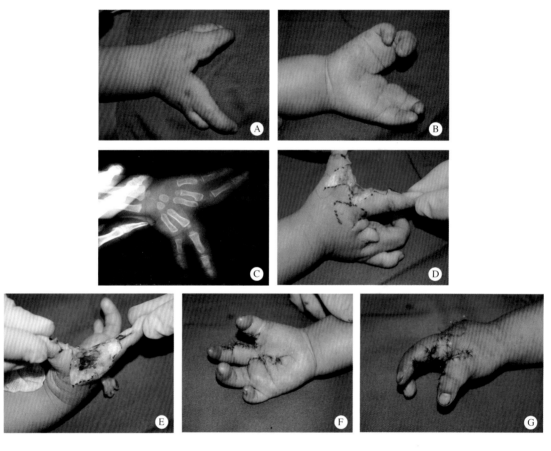

494

图 14-5-6　分裂手合并及并指分指术

A、B.分裂手合并拇、示指并指；C.术前 X 线片；D、E.并指分指及裂手合并；F、G.术毕外形

4. 分裂手矫正手术时，手指并拢后的固定十分重要，可根据具体情况适当选择采用以下方法：如中指缺失分裂手，切除第 3 掌骨后，闭合裂隙时应将第 2、4 掌骨并拢，可于掌骨头间用钢丝固定，或按 Tsuge 和 Watarl 法从 A1 滑车处将相邻指的屈肌腱鞘切开，翻转后相互缝合（图 14-5-7），或第 2 掌骨截骨后移位于第 3 掌骨，松解第一背侧骨间肌内收肌后，

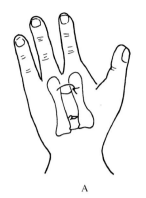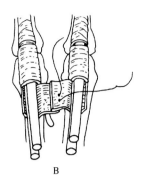

图 14-5-7 分裂手固定方法

A.掌骨头钢丝固定；B.Tsuge 和 Watarl 法

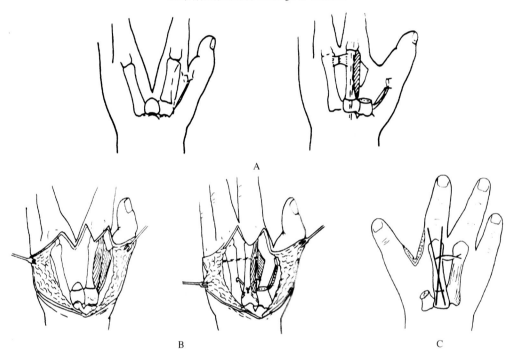

图 14-5-8 分裂手固定方法

A.Snow 和 Liffler 法；B.Miura 和 Kamada 法；C.掌骨克氏针和掌骨头钢丝固定

按 Snow 和 Liffler 法修复掌深横韧带或按 Miura 和 Kamada 法用克氏针将 2、4 掌骨固定 (图 14-5-8)。或按 Ueba 法，采用肌腱移植穿过伸肌腱交叉固定 (图 14-5-9)。

5.其他类型的分裂手，则应根据具体情况和功能要求，有针对性进行并指分指、切除横行指骨、切除赘生指、截骨矫形、手指转位开大虎口，并根据要求采用足趾移植等方法再造一个或两个手指，以改善患者手的功能。

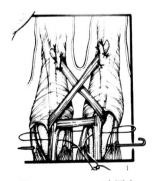

图 14-5-9 Ueba 法固定

五、术后监测与处理

1. 术后 24 ~ 48 小时拔除引流条，两周拆线。

2. 患肢采用石膏托适当制动。按照所采用的固定方法，可于术后 4 ~ 6 周拆除，开始功能锻炼，并辅以理疗和体疗。

六、术后常见并发症的预防与处理

1. 手指的神经、血管损伤　分离及切除分裂手间的软组织时，应注意保护两侧重要的血管和神经。特别是合并有并指的分裂手，在一个手指两侧均需手术时，更应注意，避免发生因血管损伤而导致中间手指血供障碍。

2. 移位合并后的掌骨不稳定　术中应注意移位的掌骨是否稳定，如有不稳定则应加用克氏针固定。

3. 掌指关节的关节囊损伤　术中如发现掌指关节的关节囊损伤，应立即予以修复，以免造成关节不稳定。

七、临床效果评价

典型的分裂手畸形手术矫正后，其功能和外形均有明显改善，临床效果良好。而非典型的分裂手中，其形态各异，十分复杂。手术后其外形和功能可以得到一定程度的改善。有的病例尚不能达到理想的效果，有待进一步研究和改进。

第六节　先天性巨指（趾）畸形

巨指（趾）畸形 (macrodactyly)，表现为一个或多个手指的所有组织结构包括皮肤、皮下组织、肌腱、血管、神经、骨骼和指甲等均发生肥大。它可能仅表现为局部的异常，也可能是各种先天性畸形综合征的表现之一，可为一侧或双侧。这种肥大很少仅局限在手指，常常还涉及手掌。以往认为本病是少见的先天性畸形，Barsky 曾仔细复习了近 140 年文献，仅有 56 例，加上其自己的病例共 64 例。笔者所在医院目前已见到 40 余例，因而并不十分少见。多数患儿在出生时或出生后不久即发现患指粗大；有的病例，病情发展缓慢，其手指可随年龄的增长而增粗、变长。

巨指（趾）畸形可发生在手指，亦可发生在足趾。常累及个别周围神经的神经支配区。并因为肢体部分的过度生长而致其产生明显的功能障碍（图 14-6-1、图 14-6-2）。巨指（趾）畸形尚无有效的治疗方法，目前仍是国际手外科界尚未解决的难题之一。

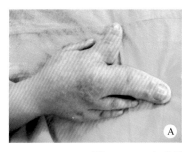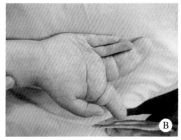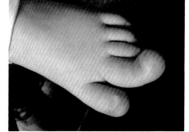

图 14-6-1 右手示指、中指巨指畸形   图 14-6-2 第 2 足趾巨趾畸形
A.背面观；B.掌面观

一、手术适应证

1.静止型巨趾畸形，切除局部的病变组织，即减容术，以达到改善外形。

2.脂肪纤维瘤性巨指（趾）畸形，其巨指（趾）畸形与神经病变有关，可将病变的神经组织予以切除。

3.进行性巨指畸形，手指不断增大，可行骨骺阻滞，阻滞骨的纵向生长。

4.手指过长或手指偏斜明显者，可采用手指缩短或截骨矫形术。

5.手指特别巨大，应截除外形难看和失去功能的手指。

二、手术时机

由于大多数巨指（趾）畸形随患儿的生长发育而发展，因此宜尽早进行手术，特别是阻止畸形发展的手术，在患儿 1 岁时即可手术。

三、术前准备

1.血常规、心电图、胸部 X 线片、双手部 X 线片、心脏 B 超、腹部 B 超、肝肾功能检查，排查其他系统异常。儿科医生详细专科查体，综合评估全身情况。

2.确定巨指（趾）畸形的类型，以便确定手术方案。

3.麻醉 全身麻醉。

四、手术要点、难点及对策

1.体位 患者取仰卧位，患肢外展置于手术台旁的手术桌上，患肢上臂使用气囊止血带。

2.根据巨指的不同类型和部位，采用弧形或"Z"形手术切口。并选择不同的手术方法。

3.减容术 即在明显粗大的手指或足趾的一侧，采用"Z"形或"S"形切口。切开皮肤，于皮下仔细分离肥大的病变组织，并将增生肥大的皮下组织尽量予以切除。术中应注意分离皮肤时，在尽可能彻底切除病变皮下组织的情况下，注意保护皮瓣的正常血液供应。如神经组织尚属正常者，应注意予以保留（图 14-6-3）。

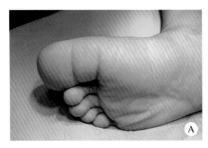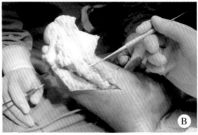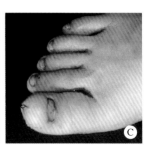

图 14-6-3　巨趾畸形减容手术

A.右足踇趾巨趾畸形；B.切除增生的组织；C.术毕外形

4. 病变的神经组织切除　由于部分巨指畸形与神经病变有关，即所谓脂肪纤维瘤病性巨指。切开皮肤后，此时所见病变以指神经明显增粗为主要表现，并且与周围组织的界限十分明显，容易将其从周围组织中分离出来。若神经组织无法与病变的组织分离，则可将增生肥大的病变神经向近端分离，至病变神经近端达到正常神经处予以切断，将远端的病变神经全部切除（图 14-6-4）。

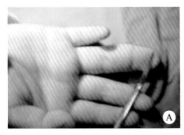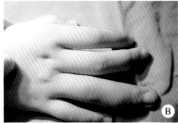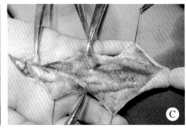

图 14-6-4　病变的神经组织切除术

A、B.右环指巨指畸形；C.显露病变增粗的指神经

5. 骨骺阻滞术　主要用于进行性巨指畸形，即采用破坏骨骺或骺板切除的方法，以阻止手指的纵向生长。如手指偏向一侧生长，则可采取一侧的骺干固定术 (epiphysiodesis)。

手术方法：于患指指间关节和掌指关节侧方做切口，打开指间关节和掌指关节关节腔。

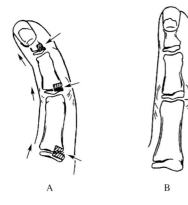

图 14-6-5　骨骺阻滞术

A.骨骺固定；B.手指偏斜矫正

显露指骨近端的骨骺，将其骺板切除或用骨钻将骨骺破坏，或行骺干固定术，即将手指肥大侧的指骨基底部与其相对的骨骺行部分切除，予以固定使其早期融合（图 14-6-5）。以达到阻止骨生长和矫正手指侧偏畸形。

6. 截骨矫形术　可在矫正巨指侧偏畸形的同时适当缩短手指。在某种程度上可以改善手指的外形和功能。如 Tsuge 截骨矫形术，即采用手指侧正中切口，显露近、远指间关节，于中节和远节指骨近侧干骺端截骨，然后采用克氏针行纵向或斜形固定（图 14-6-6）。

7. 截指术　巨指畸形当手指巨大，无法采用减容手术以改善外形，且患指已完全丧失功能者，应截除过于肥大的手指，也可改善手的外形和功能（图 14-6-7）。如为中间的手指，截除手指时应根据情况截除相应的掌骨，以免术后形成分裂手畸形。如为示指、小指，截除巨大的手指时，亦应适当截除相应的掌骨，修整手的外形。巨趾过大影响穿鞋和行走者，亦应予以切除（图 14-6-8）。

8.切除多余的皮肤，仔细止血，缝合手术切口

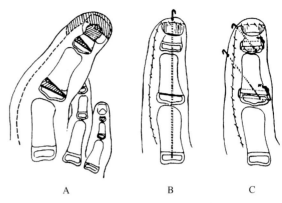

图 14-6-6　Tsuge 截骨矫形术

A.手术设计；B、C.矫正畸形，克氏针固定

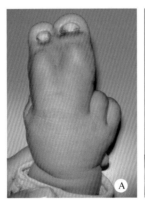 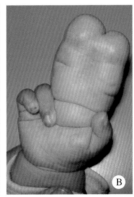 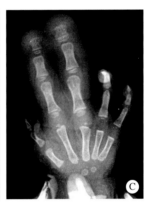

图 14-6-7　右手示指、中指巨指畸形

A.背面观；B.掌面观；C.X 线片

五、术后监测与处理

1.根据具体情况对患肢采用石膏托或夹板予以适当固定，必要时适当应用抗感染药物。术后 10 ~ 14 天拆除缝线。

2.去除固定后，指导和协助患儿进行手部活动功能锻炼。

六、术后常见并发症的预防与处理

1.手术后手指外形改善效果不良　特别是术前患指已较正常手指显著肥大者，虽经减容手术，但患指仍然明显大于正常手指，且手指功能也仍然有一定限制。

2.手指缺失　对于进行性巨指畸形手指特别巨大者，只能采取截指术切除巨大的手指，因此而造成手指的缺失。这种手指缺失是不可避免的，术前必须得到患者家属的同意。

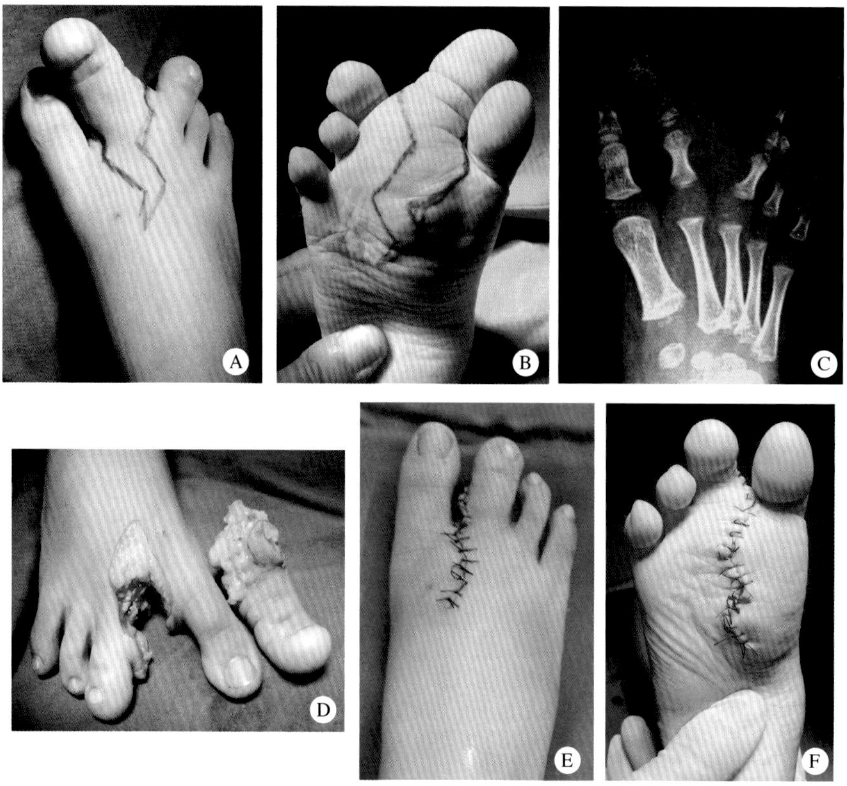

图 14-6-8　右第 2 足趾巨趾畸形截趾术

A、B、C.术前外形及 X 线片；D.截除第 2 足趾；E、F.术毕

七、临床效果评价

巨指 (趾) 畸形目前尚无十分有效的治疗方法，特别是进行性的巨指 (趾) 畸形，现有的治疗方法均难以达到良好的治疗效果。只有静止型的巨指 (趾) 畸形采用减容手术后可在一定程度上改善外形和功能。因此，对巨指畸形的手术效果应有充分的认识。并在手术前与患者家属充分交换意见，以取得共识。

第七节　先天性拇指扳机指

先天性拇指扳机指 (congenital trigger thumb) 即患儿的拇长屈肌腱在腱鞘内滑动受阻，使拇指处于屈曲状态，其家长被动使其拇指伸直时可出现弹响。严重时被动也不能使拇指伸直，掌指关节处可见 Notta 结节 (图 14-7-1)。多在患儿 6 个月 ~ 1 岁时无意中被家长发现而前来就诊。由于 Dinham 和 Meggitt 对 105 例先天性拇指扳机指的回顾性分析中指出，先天性拇指扳机指在 1 岁以内有自愈的可能性，3 岁以后进行手术者，有可能发生拇指指间关节挛缩。因此，本病在患儿 2 岁左右进行手术为宜。

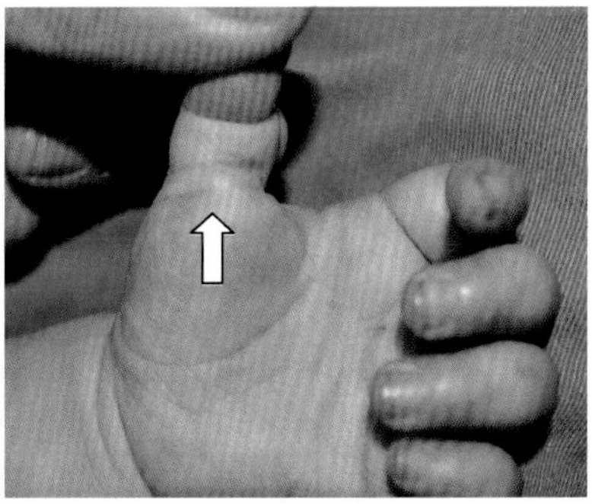

图 14-7-1　拇指被动伸直障碍，掌指关节处可见 Notta 结节（箭头所指）

拇指屈肌腱鞘切开术

一、适应证

1. 拇指末节呈明显屈曲畸形，并且拇指指间关节被动伸展活动障碍者。

2. 患儿就诊较晚，2 岁左右拇指伸展活动障碍或经保守治疗无效者。

二、禁忌证

合并其他重要器官严重畸形不宜手术者。

三、术前准备

1. 血常规、凝血时间、肝肾功能、心电图、心脏彩超和胸部 X 线检查。
2. 心电监护。
3. 麻醉　全身麻醉。

四、手术要点、难点及对策

1. 体位与切口

(1) 体位：患者取仰卧位，患肢外展置于手术台旁的手术桌上。

(2) 切口：于拇指掌指关节掌侧横纹处做横行切口，切口不宜过宽，以免损伤切口两侧的血管神经 (图 14-7-2A、B)。

2. 切开皮肤，用拉钩将皮肤牵开。用止血钳钝性向两侧分开皮下组织，即可显露拇长屈肌腱鞘，并可见拇长屈肌腱上有明显的结节，即 Notta 结节 (图 14-7-2C)。此时应注意仅显露拇长屈肌腱鞘即可，避免伤及两侧的指血管神经束。

3. 在直视下切开狭窄的拇长屈肌腱鞘 A1 滑车，必要时可将其部分切除，直至拇指能完全伸直为止。此时被动活动拇指指间关节，即可见拇长屈肌腱能自由滑动而无任何阻碍 (图 14-7-2D)。拇长屈肌腱上的 Notta 结节可不予处理，如 Notta 结节较大，拇长屈肌腱活动仍有一定的阻碍，此时可将斜形滑车近侧部分切开，直至拇长屈肌腱能正常活动为止。但拇长屈肌腱鞘不能切除过多，以免导致拇长屈肌腱产生弓弦状畸形。

4. 仔细止血，缝合切口 (图 14-7-2E)。

501

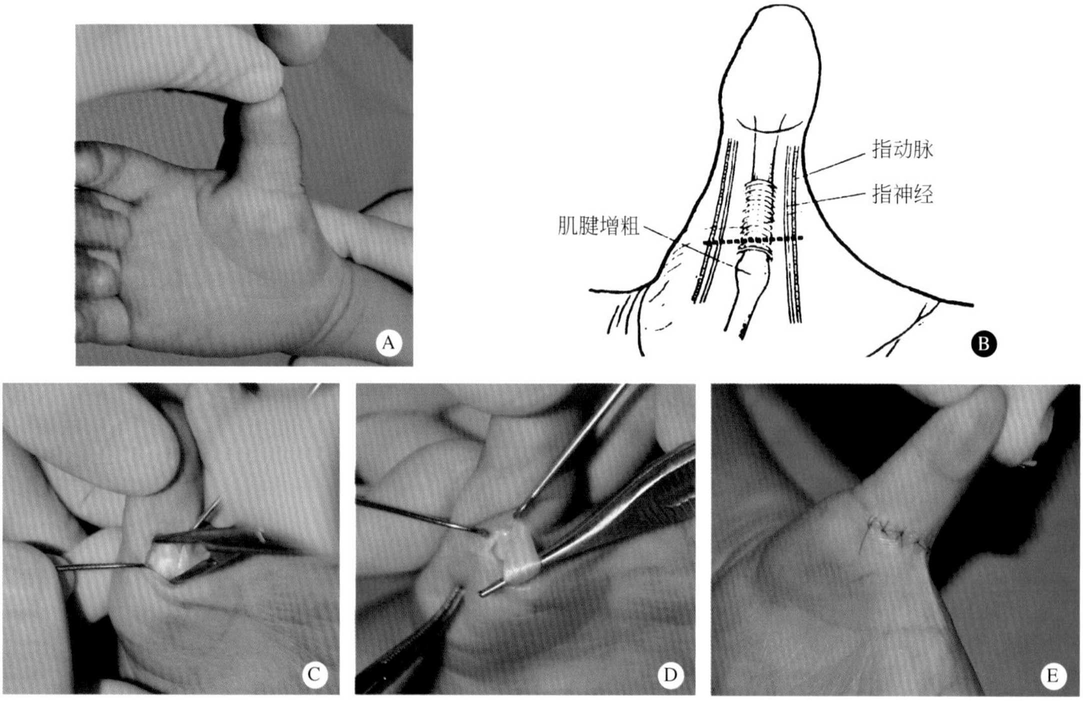

图 14-7-2　拇指屈肌腱鞘切开术

A.拇指被动伸直障碍；B.腱鞘切开手术切口；C.显露腱鞘；
D.切开或部分切除腱鞘，肌腱滑动良好；E.缝合切口

五、术后监测与处理

术后 2 天伤口换药，少许敷料包扎，以便拇指指间关节活动。可给予玩具让患儿玩耍，借以达到拇指活动功能锻炼的目的。

六、术后常见并发症的预防与处理

术中注意保护腱鞘两侧的血管神经束，避免损伤。术后注意患儿拇指指间关节的活动功能训练，以巩固手术的效果。

七、临床效果评价

本手术在直视下切开拇长屈肌腱鞘，安全可靠。术后护理得当，手术效果优良。

第八节　先天性环状缩窄带综合征

先天性环状缩窄带综合征 (congenital ring constriction syndrome) 是宫内羊膜形成过程中所形成的一种畸形。于 1832 年由 Montgomery 首先描述。先天性环状缩窄带综合征可发生在四肢的任何部位，而以上肢的手部为多。所形成的环状沟浅者仅达皮肤及皮下组织，深者可至骨骼，压迫肢体的神经、血管，导致肢体远端水肿 (图 14-8-1)。更为严重者，影响肢体远端的发育，甚至导致缺肢或缺指 (图 14-8-2)。

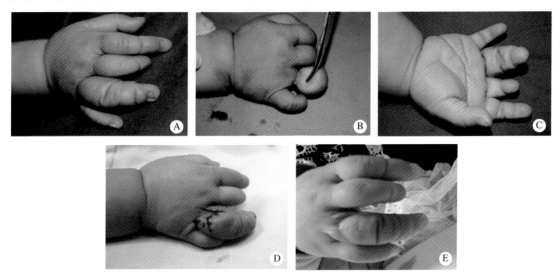

图 14-8-1　手指环状缩窄带致手指远端水肿

A、B. 术前背面观；C. 术前掌面观；D. 术毕背面观；E. 术后 3 个月肿胀明显消退

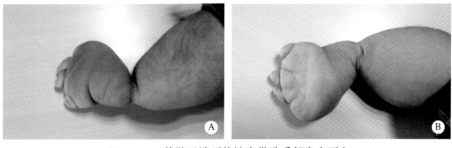

图 14-8-2　前臂远端环状缩窄带致手部发育不良

A. 背面观；B. 掌面观

Patterson 将环状缩窄带综合分成以下 4 型。

Ⅰ 型，单纯环状缩窄，缩窄带仅限于皮下组织，其远端肢体正常。

Ⅱ 型，环状缩窄伴远端肢体发育不良、畸形或淋巴水肿。

Ⅲ 型，环状缩窄伴远端肢体融合，如末端并指畸形。

Ⅳ 型，宫内截肢，即肢体和手指于不同平面的截肢。

先天性环状缩窄带手术治疗的目的是解除缩窄带、促进远端肢体的发育，改善肢体的功能。特别是环状缩窄带影响远端肢体发育的病例，应尽早手术，以促进远端肢体的发育。

其手术治疗方法有："Z"字成形术；"W"-成形术；Mutaf手术，即矩形成形术；Sin-成形术，即用直接缝合替代"Z"字成形术(图14-8-3)。而在环状缩窄带较宽时，难以通过以上方法直接缝合者，还可能需要采用皮瓣移植修复术。以下重点介绍"Z"字成形术和Sin-成形术(直接缝合术)。

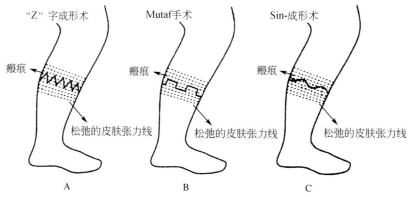

图14-8-3　先天性环状缩窄带3种手术后瘢痕形成的比较

(引自 Hung. 2012. J Child Orthop, 6:196)

一、"Z"字成形术

(一)适应证

1. Patterson Ⅰ型，单纯环状缩窄，缩窄带仅限于皮下组织，其远端肢体正常者，可根据患儿发育状况在6个月至1岁左右手术。

2. Patterson Ⅱ、Ⅲ型，环状缩窄伴远端肢体发育不良、畸形、淋巴水肿者或环状缩窄伴远端肢体融合，如末端并指畸形。手术应尽早进行，可根据患儿发育状况在3个月即可手术。

(二)禁忌证

合并其他重要器官严重畸形不宜手术者。

(三)术前准备

1. 血常规、凝血时间、肝肾功能、心电图、心脏彩超和胸部X线检查。
2. 心电监护。
3. 麻醉　全身麻醉。

(四)手术要点、难点及对策

1. 体位与切口

(1) 体位：患者取仰卧位，患肢外展置于手术台旁的手术桌上。

(2) 切口：环状缩窄带沟的两侧做与其平行的手术切口，再在近远两侧设计多个 "Z" 字切口，每个 "Z" 字的臂相互平行，其夹角以 60° 为宜 (图 14-8-4A)。

2. 按设计的手术切口，切除环状缩窄沟内的全层皮肤，直至其下的深筋膜 (图 14-8-4B)。再按设计的环状沟两端的多个 "Z" 字，切开皮肤及皮下组织，掀起多个三角形皮瓣 (图 14-8-4B)。

3. 松解环状缩窄对深部重要组织的压迫　严重的环状缩窄带，皮瓣掀起后，即可见深筋膜对其下重要组织结构的压迫，而在深筋膜浅面已无正常的组织结构。切开并切除深筋膜，以解除深筋膜对其下重要的神经、血管、肌肉、肌腱组织的压迫。此时应特别注意保护深筋膜下的神经、血管和肌肉、肌腱等重要组织，以免导致远端肢体的功能障碍，甚至远端肢体坏死。因此，有人主张对此类患者分两期手术更为安全。由于在环状缩窄带深筋膜的浅面已无正常的重要组织结构，仔细切开深筋膜松解对深部组织的压迫，并不会影响缩窄带远端肢体的存活，只要方法正确，一期全部松解整个缩窄环，手术是安全的。

4. 待深部组织结构完全松解后，将已掀起的近、远端的多个三角形皮瓣相互交换位置良好对合，分别予以缝合 (图 14-8-4C，图 14-8-5)。

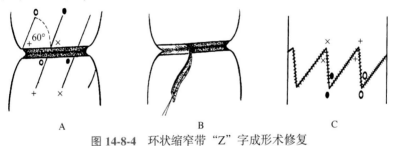

A　　　　　　　　B　　　　　　　　C

图 14-8-4　环状缩窄带 "Z" 字成形术修复

A.手术设计；B.切除缩窄带；C.三角皮瓣交换位置缝合

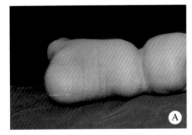
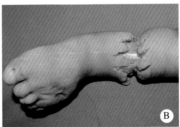
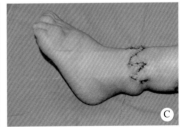

图 14-8-5　左小腿环状缩窄带，"Z" 字成形术

A.术前；B.掀起多个三角形皮瓣，完全松解深部组织；C.术毕

（五）术后监测与处理

根据情况术后对肢体予以适当固定，术后 2 周拆除固定和缝线，可进行适当活动功能锻炼。

（六）术后常见并发症的预防与处理

深度的环状缩窄带可致皮下的浅静脉和皮神经已经损害，致使远端肢体的感觉障碍，亦有术后出现远端肢体感觉障碍者，但可在长期随访中予以恢复。

手术中如发生深部的血管神经损伤，轻者可致部分感觉受损，重者可能导致远端肢体坏死，术中应特别注意。为此，有作者主张分期手术，一次手术松解一半，二期手术松解另一半。

（七）临床效果评价

"Z"字成形术治疗环状缩窄带，治疗效果良好。"Z"字成形术的不足之处是术后所致的局部瘢痕较大，在一定程度上影响美观。

二、Sin- 成形术

Sin- 成形术即为直接缝合术。Yohanness 和 Williams 于 2008 年就报告了采用直接缝合替代"Z"字成形术治疗先天性环状缩窄带，取得良好效果。Hung 报告采用 Sin- 成形术治疗先天性环状缩窄带 95 例 134 处环状缩窄带，取得良好效果。并对其手术过程进行了详细的描述。

（一）适应证

1. Patterson Ⅰ型，单纯环状缩窄，缩窄带仅限于皮下组织，其远端肢体正常者，可根据患儿发育状况在 6 个月至 1 岁左右手术。
2. Patterson Ⅱ型，环状缩窄伴远端肢体发育不良、畸形或淋巴水肿者。
3. Patterson Ⅲ型，环状缩窄伴远端肢体融合，如末端并指畸形。

手术应尽早进行，可根据患儿发育状况在 3 个月手术。有作者报告一期手术在出生后数天即施行，Hung 报告的一期手术最小为出生后 4 天。淋巴组织水肿大多可在婴儿期消退。

（二）禁忌证

合并其他重要器官严重畸形不宜手术者。

（三）术前准备

1. 血常规、凝血时间、肝肾功能、心电图、心脏彩超和胸部 X 线检查。
2. 心电监护。
3. 麻醉 全身麻醉。

（四）手术要点、难点及对策

1. 体位与切口
(1) 体位：患者取仰卧位，患肢外展置于手术台旁的手术桌上。
(2) 切口：沿挛缩带的上、下做相互平行的波浪形切口（图 14-8-6）。

2. 沿两侧切口线垂直切开皮肤、皮下组织层、纤维化的索带直至深筋膜 (图 14-8-7)。

3. 于深筋膜浅层将挛缩带的皮肤、皮下组织层、纤维化的索带全部切除 (图 14-8-8)。

4. 切开深筋膜，彻底松解深筋膜下的肌肉、肌腱、血管和神经。此时应特别注意勿损伤血管和神经。

5. 将两侧切口的皮下组织从深筋膜上分离约1.5cm,以便将两侧的皮下组织拉拢缝合(图 14-8-9)。

6. 彻底止血，分别缝合皮下组织和皮肤。

7. Hung 将 Sin- 成形术分 2 期进行，一期手术 1 周后进行二期手术，每次手术范围为环状缩窄带的一半。保障术后不会发生远端肢体坏死和良好的愈合。

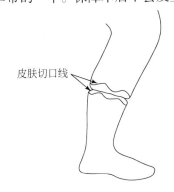

图 14-8-6 Sin- 成形术皮肤切口

(引自 Hung, 2012. J Child Orthop, 6:191)

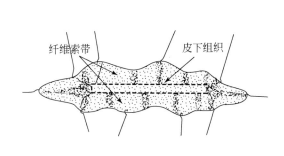

图 14-8-7 切开皮肤、皮下组织致纤维索带

(引自 Hung, 2012. J Child Orthop, 6:191)

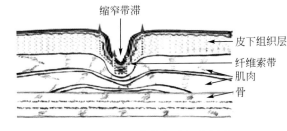

图 14-8-8 缩窄带切除部分图示

(引自 Hung, 2012. J Child Orthop, 6:191)

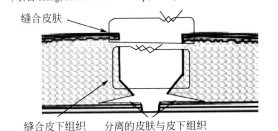

图 14-8-9 缝合皮下组织和皮肤

(引自 Hung, 2012. J Child Orthop, 6:191)

507

（五）术后监测与处理

术后应对患肢适当固定，如术前肢体远端有水肿，可适当加压包扎。术后 2 周拆除缝线和固定。

（六）术后常见并发症的预防与处理

Sin- 成形术治疗环状缩窄带的并发症与"Z"字成形术相同。作者采用分两期手术为避免一期手术可能导致的远端肢体皮肤血液循环障碍，影响切口愈合，甚至出现肢体坏死。

皮瓣血液循环的研究发现，皮肤的血供是肌皮动脉直接从皮下的肌肉穿出至皮下组织和皮肤。这种观察为一期完成环状缩窄带的松解，而无伤口愈合和远端肢体静脉回流障碍提供了依据。在严重受累的肢体，缩窄带的切除还可促进到达肌肉的血供。

（七）临床效果评价

按照 Moses 评价标准，优：无功能丧失、无畸形、无复发，术前如有水肿，则水肿消退；良：轻微或无功能丧失、轻度美容畸形、轻微环状复发，术前如有血液循环不良者，血液循环状况改善；差：有明显功能丧失、有美容缺陷、部分环状带复发，综合征无改变。

按照上述 Moses 评价标准，作者随访 121 例，按 Patterson 分型，Ⅰ型 5 例，Ⅱ型 107 例，Ⅲ型 9 例。随访时间平均 7 年 9 个月（2 年 9 个月～ 15 年 7 个月）。其中优 89 例（73.6%）、良 32 例（26.4%）、差 0。手术病例局部瘢痕很小，术前的指远端水肿消退（图 14-8-10、图 14-8-11）。

Hung 认为采用 Sin- 成形术两期手术（一期 1 周后）是治疗儿童先天性环状缩窄带简单、安全和有效的方法，而无任何大的并发症。

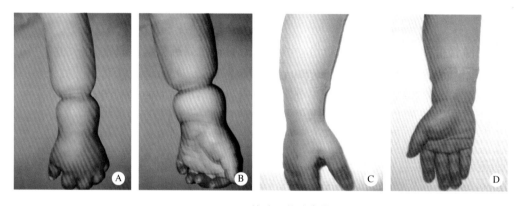

图 14-8-10　前臂环状缩窄带

A、B. 术前；C、D. Sin- 成形术后瘢痕小，外形良好（引自 Hung, 2012. J Child Orthop, 6:196）

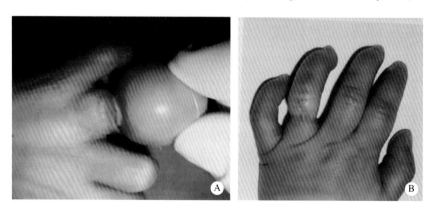

图 14-8-11　左环指环状缩窄带远端水肿

A. 术前；B.Sin- 成形术后，肿胀消退（引自 Hung, 2012. J Child Orthop, 6:194）

（康　皓　洪光祥）

第九节 马德隆畸形

马德隆畸形 (madelung deformity) 是腕部的软骨、骨发育不全所致的畸形。早在 1829 年 Dupuytren 首先报道了这种畸形，1878 年 Madelung 对这一畸形的临床表现进行了详细的描述，并因此而得名。马德隆畸形的典型表现是：①桡骨远端的掌侧和尺侧发育障碍，桡骨远端向掌侧呈弓形改变，桡骨远端关节面向掌侧和尺侧倾斜；②桡骨变短，尺骨远端较长并向桡背侧及远端突出；③月骨向近端移位。

马德隆畸形的早期症状常不明显。患者多在 12 岁左右时才发现患侧尺骨小头明显突出，或有时出现腕部疼痛。临床表现主要为腕关节疼痛、乏力、腕关节不稳定和腕关节运动障碍，以腕关节背伸、尺桡偏受限及前臂旋后障碍为主，而屈腕活动度反而加大，腕关节前后径增大。

病理改变位于桡骨远端骨骺的尺侧和掌侧部分，腕骨呈楔形，部分嵌于桡骨与尺骨间，月骨位于倾斜的桡骨和尺骨之间的顶端。因此有人将这一畸形称为"人字腭腕"。

X 线前后位片可见桡骨远端关节面和骨骺线向尺侧倾斜，内侧部分骨性愈合；尺骨远端旋转、硬化、骨骺线和关节面向桡侧倾斜；近排腕骨排列成楔形。侧位片可见桡骨呈弓形弯曲，桡骨远端关节面向掌侧倾斜，月骨隐埋其中，尺骨远端向背侧突起，桡腕关节面向掌侧倾斜 (图 14-9-1)。

509

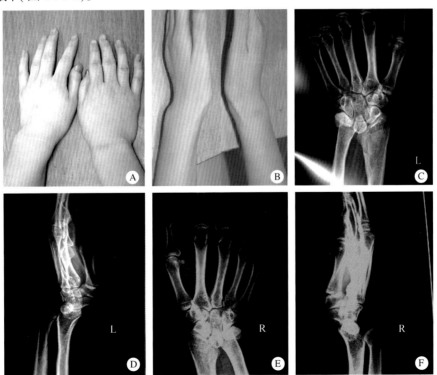

图 14-9-1 患者，女，19 岁，双侧马德隆畸形
A、B.腕部畸形；C、D.左侧 X 线片；E、F.右侧 X 线侧位片

CT 检查可以更加清楚的显示桡骨远端关节面向掌侧、尺侧的倾斜角度，尺骨的旋转并向背侧突起。增强扫描还可以较好地显示出腕部异常的纤维骺板骨桥和异常增厚的掌侧韧带（图 14-9-2）。

MRI 表现：在 3T 的磁共振成像中可以清楚地显示出异常增厚的 Vicker 韧带和掌侧桡三角韧带（图 14-9-3）。

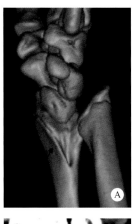

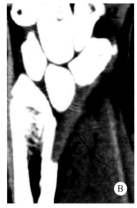

图 14-9-2　CT 增强扫描及三维重建

A. CT 三维重建；B. CT 增强扫描显示异常
增厚的掌侧韧带

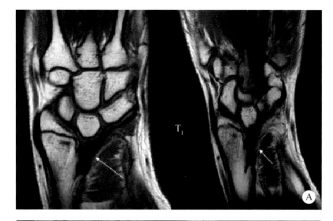

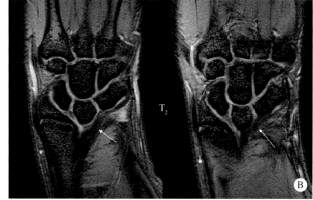

图 14-9-3　MRI 显示异常增厚的 Vicker 韧带和掌侧桡三角韧带

A. T_1 加权像；B. T_2 加权像

一、手术适应证

1. 腕部畸形明显，腕部呈现中等程度或者重度疼痛者。
2. 手部功能受限，尤其是手的握持力明显减弱时，应考虑手术治疗。

二、手术禁忌证

患者多为青少年，手术为选择性，只有在身体有急性病理状况时暂不宜手术。

三、术前准备

1. 血常规、凝血时间、肝肾功能、心电图、心脏彩超和胸部 X 线检查。

2. 心电监护。

3. 麻醉　成年人选用臂丛神经阻滞麻醉。若为儿童或者因其他原因不宜使用臂丛神经阻滞麻醉时，可以选用全身麻醉。

四、手术要点、难点及对策

马德隆畸形的手术治疗有多种手术方法可供选择，应根据患者的情况加以选择。

(一) 腕关节松解术

本法适合于青少年骨骺未闭合者，可以纠正畸形的进一步发展。

1. 体位与切口

(1) 体位：患者取仰卧位，患肢置于手术台旁的手术桌上。

(2) 切口：前臂远端掌面、偏桡侧做纵行切口。

2. 切开皮肤及皮下组织，将桡动静脉牵向尺侧加以保护。显露桡骨远侧段及旋前圆肌在桡骨上的止点，必要时切断旋前圆肌止点。

3. 从近端向远端掀起包括 Vicker 韧带在内的桡骨远端的骨膜瓣，显露骨膜瓣下的桡骨骺板。切除任何束缚桡骨骺板的纤维组织和骨性组织，注意保护和避免损伤正中神经和指屈肌腱。

4. 移植一块脂肪组织置入骺开放后的空隙内，以阻止新的骨质生成。

5. 缝合旋前圆肌，仔细止血，用可吸收缝线逐层缝合手术切口。术后应用石膏或腕关节支具固定前臂和腕关节 3 周。拆除固定后逐渐进行腕部功能锻炼 (图 14-9-4)。

511

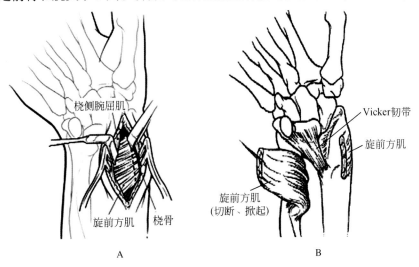

图 14-9-4　腕关节松解术

A. 前臂掌侧纵行切口；B. 显露并切断 Vicker 韧带 [引自 Harley BJ，Carter PR, Ezaki M, 2002. Tech Hand Up Extrem Surg，6(1)：30-35]

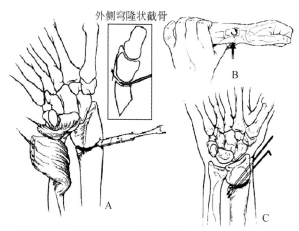

图 14-9-5　腕关节松解术结合桡骨远端穹隆状截骨术

[引自 Harley BJ, Carter PR, Ezaki M, 2002. Tech Hand Up Extrem Surg，6(1):30-35]

（二）腕关节松解术结合桡骨远端穹隆状截骨术

本法即在松解腕关节韧带的同时，进行桡骨远端穹隆状截骨以矫正桡骨远端的畸形。

1. 腕关节松解手术步骤同腕关节松解术。

2. 显露桡骨远端的干骺部分。用弧形骨刀进行双平面的穹隆状截骨（图 14-9-5A）。将远侧桡骨的骨块从掌尺侧位置向背侧移动，使其处于背尺侧位置（图 14-9-5B）。

3. 从桡骨茎突经截骨部位置入两枚平行的克氏针，将已移动的桡骨远侧骨块固定（图 14-9-5C）。

4. 用可吸收缝线缝合修复旋前圆肌止点。仔细止血后缝合皮下组织及皮肤。

5. 患肢采用长臂支具或管型石膏固定。6 周后去除克氏针，继续用短臂管型石膏或支具保护截骨部位 4 ~ 6 周。

（三）尺骨远端切除术，骨间背侧神经切除术

桡腕关节的关节面已经破坏时，或有创伤性关节炎时，不宜行本手术，而可行桡腕关节融合术。本手术不能改善腕关节的稳定性。

1. 体位与切口

(1) 体位：患者取仰卧位，患肢外展置于手术台旁的手术桌上。

(2) 切口：前臂远段三分之一处尺侧做倒 "L" 形切口。

2. 切开皮肤、皮下组织，此时注意分离保护尺神经手背支。沿尺侧腕伸肌和尺侧腕屈肌之间进入，显露尺骨远端。

3. 切开尺骨骨膜，钝性分离，在距尺骨茎突约 4cm 处，截断尺骨，将其尺骨远段切除（图 14-9-6A）。尺骨远端切除不能太多，否则可能因为尺骨切除范围不够，术后前臂旋转功能不能改善。

4. 为了保持尺骨近端的稳定，将尺侧腕屈肌腱从其止点处劈开一半，向近端切取适当长度，在尺骨断端钻孔，将肌腱穿

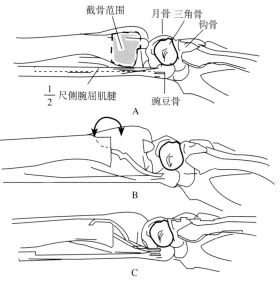

图 14-9-6　尺骨远端切除，近端固定术

A. 在距尺骨茎突约 4cm 处，截除尺骨远端；B. 尺侧腕屈肌腱从其止点处劈开一半，穿骨孔环绕尺骨远侧断端；C. 缩紧缝合肌腱断端 [引自 Harley BJ, Carter PR, Ezaki M, 2002. Tech Hand Up Extrem Surg，6(1):30-35]

骨孔环绕尺骨近侧断端予以缝合，以稳定尺骨近侧残端 (图 14-9-6B、C)。

5. 在切口内，于尺桡骨骨间膜处找到骨间背侧神经远侧部分，将其切除 2cm 左右，以减轻腕部的疼痛。若腕部疼痛不严重时，可不必切除骨间背侧神经。

6. 彻底止血，逐层缝合手术切口，放置引流条。用石膏托将前臂于旋后位固定 3 周，拆除石膏托后开始功能锻炼。

(四) 尺骨远端切除，桡骨远端楔形截骨术

1. 体位与切口

(1) 体位：患者取仰卧位，患肢外展置于手术台旁的手术桌上。

(2) 切口：分别在前臂背侧远端尺侧、桡侧分别做纵行切口。

2. 做前臂尺侧切口，切开皮肤、皮下组织，注意保护尺神经手背支。显露尺骨远端，切开骨膜并钝性分离，在骨膜下将尺骨远端切除 4cm 左右 (图 14-9-7)。

3. 左前臂桡侧切口，切开皮肤、皮下组织，注意保护桡神经浅支。显露桡骨，距桡骨茎突约 5cm 处，在骨膜下行楔形截骨。截除桡骨骨块的大小根据畸形的程度而定，应设计好楔形截骨的角度，应使截骨后的桡骨远端关节应维持在掌倾 15°，尺偏 30° 左右的位置。截骨时可将桡骨尺侧的少许骨皮质及骨膜保留完整，以免完全截断后造成手术困难或侧方移位。将截骨面严密对合后用钢板、螺钉或克氏针固定 (图 14-9-7)。

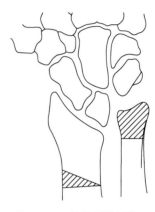

图 14-9-7 尺骨远端切除，桡骨远端楔形截骨术

4. 彻底止血，逐层缝合手术切口，放置引流条。用石膏托将前臂于旋后位固定 4 ~ 6 周，拆除石膏托后开始功能锻炼。6 周后可拆除外固定，行功能锻炼。

(五) 桡骨远端截骨，尺骨短缩术

本手术方法适用于尺骨头向远侧突出不明显的青少年或儿童，能明显校正畸形，解除疼痛，保持腕关节的稳定性，改善腕关节的功能。但是，远侧尺桡关节仍可能不稳定，尺桡关节重建的效果不明确，且易发生创伤性关节炎。

1. 体位与切口

(1) 体位：患者取仰卧位，患肢外展置于手术台旁的手术桌上。

(2) 切口：沿前臂远端桡侧腕屈肌桡侧做纵行切口 (8 ~ 10cm)，远端止于腕横纹。

2. 切开皮肤、皮下组织，将桡侧腕屈肌牵向尺侧，将桡动脉牵向桡侧加以保护。显露旋前方肌，于其近桡骨止点处切断部分旋前方肌，并将其向尺侧翻开显露 Vicker 韧带，从桡骨上松解 Vicker 韧带及增厚的桡三角韧带。

3. 于桡骨干骺端近侧行圆顶状截骨 (或楔形截骨)，并将桡骨远端向尺背侧旋转，矫正桡骨远端旋转方向和角度，以达到恢复与尺骨小头的解剖学关系，两枚斜行克氏针经桡骨茎突固定或采用钢板螺钉固定。

4. 在尺侧腕屈肌和尺侧腕伸肌之间做纵行切口，显露尺骨远侧段。在距尺骨茎突约 4 ~

6cm 处截除一段尺骨，应使尺骨头与桡骨远端关节面的尺侧缘相平行。如尺骨回缩有困难时，应松解尺骨头周围的软组织。将尺骨近、远端靠拢后以钢板螺丝钉固定 (图 14-9-8)。

514

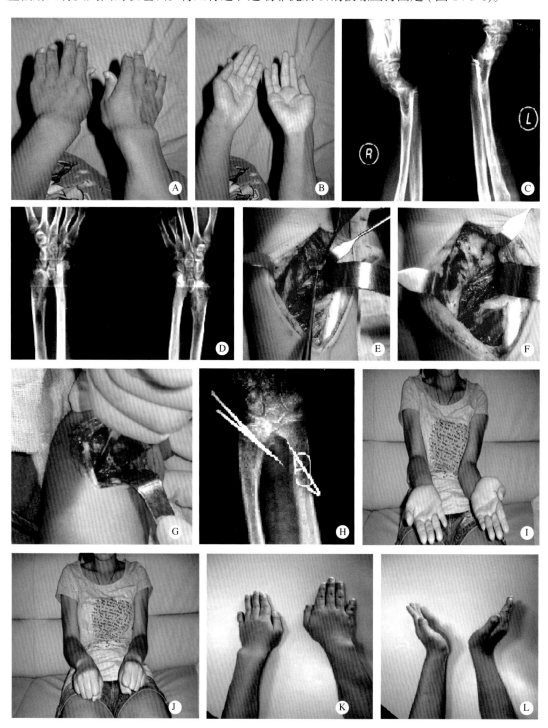

图 14-9-8 桡骨远端楔形截骨、尺骨短缩术

A、B. 双侧腕部畸形；C、D. 术前 X 线片；E. 显露 Vicker 韧带；F. 切除 Vicker 韧带；G. 桡骨远端楔形截骨；H. 术后 X 线；I ~ L. 术后前臂及腕部功能

5. 彻底止血，逐层缝合手术切口，放置引流条。采用石膏托固定6周，拆除外固定，进行功能锻炼。

（六）远侧尺桡关节融合，尺骨假关节形成（Sauvé-Kapandji 手术）

本法可明显矫正畸形，保持腕关节的稳定，消除疼痛和改善旋转功能。

1. 体位与切口

(1) 体位：患者取仰卧位，患肢外展置于手术台旁的手术桌上。

(2) 切口：在前臂远侧1/3尺侧做倒"L"形切口。

2. 切开皮肤及皮下组织，在尺侧腕伸肌腱和尺侧屈肌腱之间显露尺骨，注意保护尺神经背侧支。

3. 于尺骨近端约2cm处，将尺骨连同其骨膜一并切除1.5～2.0cm，使尺骨形成骨缺损。必要时，可用旋前方肌等附近的组织瓣填塞于尺骨缺损处，以保证尺骨的假关节形成，代替远侧尺桡关节，保持前臂旋转功能。

4. 将尺骨小头向近端回缩至桡骨切迹处，将桡骨切迹和尺骨小头的尺侧缘分别凿一粗糙骨面，使两骨面对合后，用克氏针或螺钉予以固定（图14-9-9）。如果远侧尺桡关节已经形成骨愈合或尺骨移位不多，且很稳定，则可不必将桡骨切迹和尺骨小头重新固定。

如果桡骨远侧关节面尺偏角度太大，可同时做桡骨楔形截骨，以矫正畸形，改善腕关节桡偏角度，再与尺骨小头固定。

5. 冲洗伤口，彻底止血，放置橡皮引流条，逐层缝合手术切口。

6. 两周后拆线，可早期进行功能锻炼。

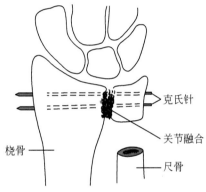

克氏针

关节融合

桡骨

尺骨

图 14-9-9　远侧尺桡关节融合，尺骨假关节形成

五、术后监测与处理

1. 根据伤口引流情况，可于术后24～48小时拔除引流。

2. 必要时适当应用抗感染药物。

3. 根据不同的手术方式所需的肢体固定时间，拆除外固定，并进行必要的功能锻炼。

六、术后常见并发症的预防与处理

1. 根据患者不同的病变程度、临床症状及对功能的要求，选择适当的手术方法。避免因手术方法不当影响手术效果和出现并发症。

2. 骨愈合不良　以上多种手术均有截骨矫形和骨固定，如选择的方法或使用不当均有可能出现骨愈合不良，术中应注意根据局部情况选择合适的固定方法，并保证达到确实牢固的固定。

3. 症状复发　本症的手术治疗不可能使其病变完全达到正常，患儿术后在发育成长的过程中，骨关节结构可能会发生变化，有可能导致某些症状复发。

七、临床效果评价

马德隆畸形病变复杂，手术治疗的目的为保持腕关节的稳定，消除疼痛和改善旋转功能。以上多种手术均非根治性手术，不可能使其达到解剖结构完全正常，但以上手术方法如选择应用得当，在改善腕关节的功能和症状方面具有一定疗效。

（李　涛）

第十节　先天性桡骨发育不良和缺如

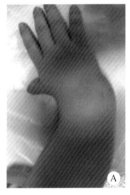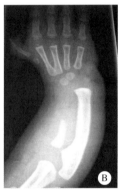

图 14-10-1　右侧桡侧球棒手

先天性桡骨发育不良和缺如 (congenital hypoplasia and absence of radius)，是上肢肢芽桡侧部分发育障碍所致。Petit 于 1733 年报告了第 1 例手及前臂桡侧缺损。由于桡骨部分或全部缺失而使前臂短小，向桡侧弯曲，尺骨远端突出并向尺侧脱出，致使手偏向桡侧，而呈"高尔夫球棒"状，又称之为桡侧球棒手 (radial club hand)(图 14-10-1)。

按 1976 年的国际手外科学会联合会所采用的分类，桡侧球棒手属于桡侧纵列肢体形成障碍。1987 年 Bayne 和 Klug 加以改良，根据 X 线特征将其分为 4 型 (图 14-10-2、图 14-10-3)。

Ⅰ型：桡骨短缩，使桡骨比尺骨短，但外形正常。桡骨近端骨骺正常，通常伴有拇指发育不良。

Ⅱ型：桡骨发育不良，桡骨近、远端骨骺存在，但均发育不良，桡骨因此而短小。

Ⅲ型：桡骨部分缺失，最常见的是桡骨远侧 1/3 或 2/3 缺失，桡骨近侧部分缺失而远侧部分完整者罕见。患手呈桡偏，尺骨增粗、缩短向桡侧呈弓形弯曲。

Ⅳ型：桡骨完全缺失，为桡骨发育不良最严重和最常见者。前臂短小、患手严重桡偏，完全失去尺骨的支撑。尺骨向桡侧弯曲，前臂桡侧软

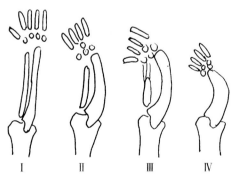

图 14-10-2　桡侧球棒手 Bayne 和 Klug 分型

516

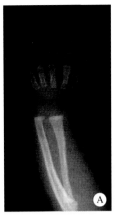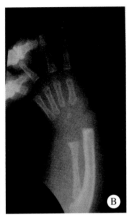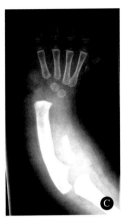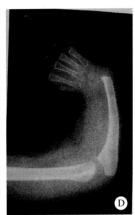

图 14-10-3　桡侧球棒手 Bayne 和 Klug 分型

A. Ⅰ型；B. Ⅱ型；C. Ⅲ型；D. Ⅳ型

组织挛缩。

一、手术适应证

先天性桡骨发育不良 Bayne 和 Klug 分型Ⅱ、Ⅲ、Ⅳ型，手术矫正腕关节桡偏、尺骨弯曲畸形、增加前臂的长度，改善手的功能，手术在 2 岁左右进行为宜。

二、手术禁忌证

1. 伴有严重的其他畸形，且预后差、生命期短，但又有足够功能者。

2. 严重的软组织挛缩，包括神经血管，手术将其矫正可能危及手的血供者。

3. 成人或老年患者，已经适应于应用患手完成日常生活和选择的工作者。

三、术前准备

1. 血常规、凝血时间、肝肾功能、心电图、心脏彩超和胸部 X 线检查。

2. 心电监护。

3. 按摩、石膏和支具的应用，协助矫正前臂桡侧弯曲及腕关节向桡侧脱位，松解桡侧短缩的软组织，为手术做准备。

4. 麻醉　全身麻醉。

四、手术要点、难点及对策

（一）尺骨中心化手术（适用于Ⅲ、Ⅳ型患者）

1. 根据腕部偏斜的情况，设计手术切口，使其在矫正手的桡偏后皮瓣能良好缝合。

517

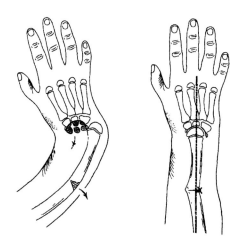

图 14-10-4　尺骨中心化手术

2.掀起背侧的皮瓣,适当松解桡侧软组织挛缩。显露尺骨远端。修整尺骨远端,应注意保留尺骨远端的骨骺。

3.牵开伸肌腱,切开关节囊,显露腕关节。切除部分腕骨或在头状骨及月骨处用半圆凿凿出一足够大小的洞穴,以能容纳尺骨远端为准。

4.将尺骨远端纳入腕骨洞穴中,如尺骨难以纳入腕骨内,以切除部分腕骨为宜,以此矫正腕骨脱位和手部桡偏畸形。

5.如尺骨侧弯角度过大,应在尺骨中段截骨以矫正畸形。

6.用克氏针从第三掌骨穿过腕骨至尺骨截骨处远端予以固定(图 14-10-4、图 14-10-5)。

7.修复关节囊,复位牵开的伸肌腱。调整皮瓣,缝合手术切口。

8.患肢石膏托固定。

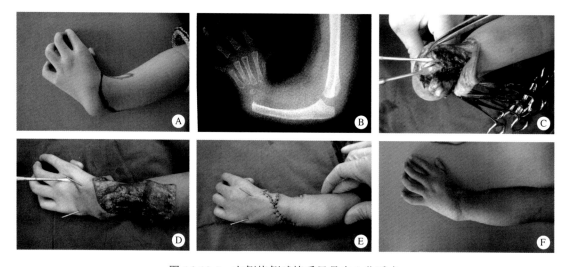

图 14-10-5　左侧桡侧球棒手尺骨中心化手术

A.术前切口设计;B.X线片;C.修整尺骨头及腕骨;D.尺骨与腕骨固定;E.术毕外形;F.术后外形

(二)桡侧化手术(适用于Ⅲ、Ⅳ型患者)

桡侧化手术于 1985 年由 Buck-Gramcko 提出,目的是提高腕部中心化的效果,减少畸形复发。

1.根据腕部偏斜的情况,适当设计手术切口。

2.切开皮肤皮下组织,适当松解桡侧软组织挛缩。显露但不切除腕骨,而将手连同桡侧腕骨一起移至尺骨远端,用克氏针通过第二掌骨进行固定,使手有轻度尺偏。因而使得在纠正手的桡偏畸形的同时,保留了一定程度的腕部活动,同时也保持腕部的稳定性和上肢的长度。

3. 如尺骨弯曲过大时，可于尺骨中 1/3 截骨矫正。

4. 将桡侧腕伸肌移位于尺侧腕伸肌处，使其形成将手向尺侧牵拉，产生较好的肌力平衡而防止畸形复发（图 14-10-6）。

5. 修复关节囊，复位牵开的伸肌腱。调整皮瓣，缝合手术切口。

6. 患肢石膏托固定。

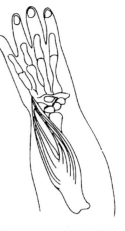

图 14-10-6　桡侧化手术
（Buck-Gramcko 法）

（三）重建桡骨支架（适用于 Ⅱ、Ⅲ 型患者）

在矫正软组织挛缩和手桡偏的同时，可采用吻合血管的带腓骨小头的腓骨游离移植，重建桡骨。术后移植的腓骨可以生长，效果良好。

1. 前臂桡侧软组织松解　前臂与腕部桡侧软组织松解、使用外固定架固定、逐步矫正腕关节桡侧偏斜，为植入腓骨移植物提供空间准备。如尺骨弯曲明显，必要时酌情附加尺骨中段截骨矫形、接骨板内固定术（图 14-10-7、图 14-10-8）。

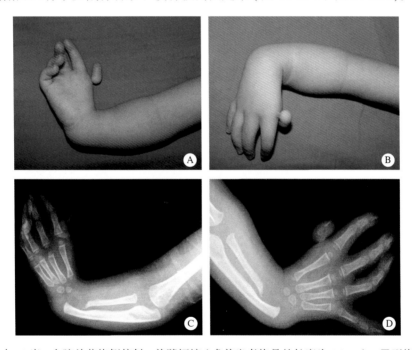

图 14-10-7　女，3 岁，右腕关节桡侧偏斜，前臂短缩（术前患者桡骨的长度为 4.0cm），Ⅲ 型桡骨发育不良、远端缺损，伴漂浮拇畸形

2. 切取带膝下外侧动脉的上胫腓关节与骨骺的腓骨上段（或骨皮瓣）移植　第一期手术后 3 个月（图 14-10-8），切取同侧带血管的腓骨头用于重建桡骨远端缺损（图 14-10-9）。

(1) 患者取仰卧位，膝关节及髋关节屈曲。

(2) 取小腿上段外侧切口，起自腓骨小头，走行于腓骨长肌和比目鱼肌之间的平面，并沿股二头肌肌腱向近端延伸 5～6cm。

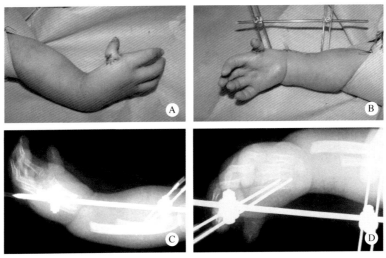

图 14-10-8　第一期手术，首先对前臂软组织进行松解并使用外固定架逐步矫正腕关节偏斜，为植入腓骨移植物提供空间准备

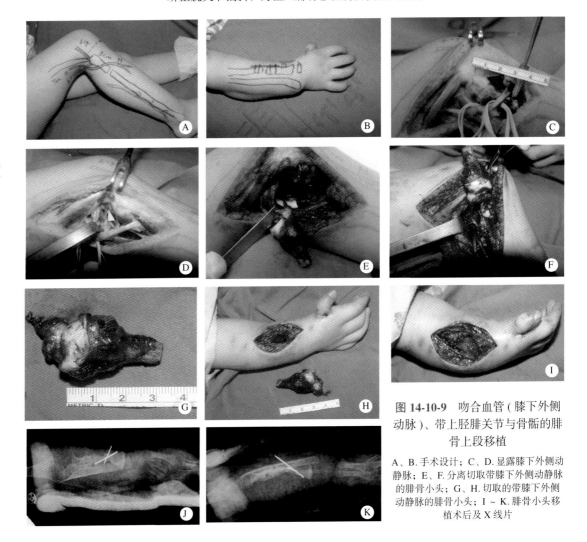

图 14-10-9　吻合血管（膝下外侧动脉）、带上胫腓关节与骨骺的腓骨上段移植

A、B.手术设计；C、D.显露膝下外侧动静脉；E、F.分离切取带膝下外侧动静脉的腓骨小头；G、H.切取的带膝下外侧动静脉的腓骨小头；I～K.腓骨小头移植术后及X线片

(3) 切开皮肤皮下组织，在股二头肌肌腱内侧找到腓总神经并使用橡皮筋悬吊保护，牵拉时应轻柔，以免损伤神经。

(4) 切断股二头肌肌腱并保留部分肌腱组织在腓骨小头上，分离腓肠肌外侧头和跖肌并向内侧牵开，暴露发自腘动脉的膝下外侧动脉。切开外侧副韧带，分离膝下外侧动脉至其发出下行骨膜支到腓骨小头，同时结扎其终支及上行支。

(5) 分离血管蒂后，根据桡骨缺损的长度确定截骨位置并截骨，长度大约为3cm，并将其与周围组织分开。切取腓骨近端的同时需带部分上胫腓关节及周围肌肉袖套，以避免损伤骨骺血管。

(6) 显露上胫腓关节时，注意尽量保留膝关节的关节囊。修复膝关节外侧关节囊，并将股二头肌肌腱重新附丽，必要时采用克氏针固定。

(7) 将切取的带部分上胫腓关节及周围肌肉袖套的腓骨小头移植于桡骨缺损处，用克氏针固定，将膝下外侧动、静脉与桡动脉和前臂的浅静脉吻合，重建腓骨小头的血供。

(8) 充分止血后，缝合手术切口，放置引流。

术后随访，随患儿的生长发育，移植的腓骨小头生长良好（图14-10-10）。术后55个月随访，前臂旋前、旋后功能重建达到正常侧旋转功能的75%（图14-10-11）。

如同时存在拇指缺损，应酌情行拇指缺损再造或拇指畸形矫形术（如漂浮拇的矫形术）。

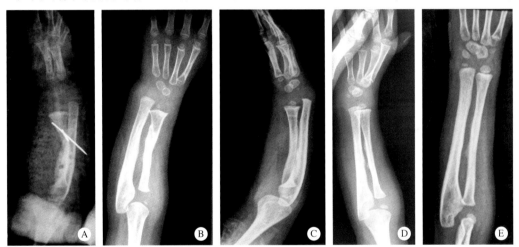

图14-10-10　吻合血管（膝下外侧动脉）、带上胫腓关节与骨骺的腓骨上段移植于桡骨远端术后骨生长情况
A.骨移植术后；B.骨移植术后3个月；C.术后10个月；D.术后24个月；E.术后44个月

（四）拇指缺失和畸形的矫正

详见本章第三节先天性拇指发育不良。

五、术后监测与处理

1.根据情况术后24～48小时拔除引流条。

2.根据情况于术后4～6周拆除患肢石膏固定，逐渐进行功能锻炼。根据骨愈合情况

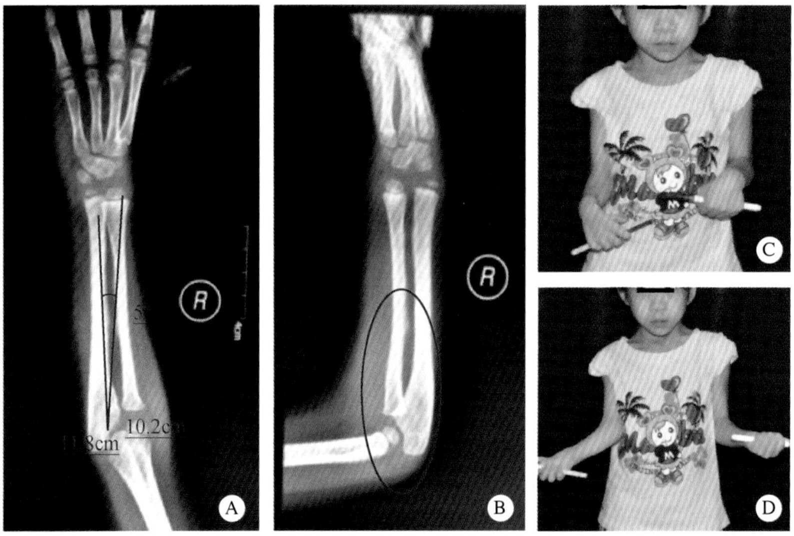

图 14-10-11 术后 55 个月随访

A、B.患肢的长度为 30.4cm，比健侧短 6cm；桡骨及尺骨的长度分别为 10.2 和 11.8cm。HFA 矫正到 5°，基本正常，没有发现复发。尺桡骨远端几乎在同一平面上；C、D.前臂旋前、旋后功能重建达到正常侧旋转功能的 75%

取出内固定。

六、术后常见并发症的预防与处理

1. 残余畸形 时有手的桡偏畸形。由于腕关节的发育异常，手术难以完全矫正，常遗留一定的手部桡偏畸形。

2. 手部的功能改善取决于术前手部的发育状况。因此，除了矫正手的桡偏畸形外，根据手部发育存在的问题，进行有关相应的处理，以进一步改善患手的功能。

七、临床效果评价

先天性桡骨缺如为手部严重的畸形，除因桡骨缺失所致的手桡偏畸形外，还可能存在拇指或其他手指发育不良，对手的功能影响极大。

先天性桡骨缺如的手术可以在一定程度上矫正手的桡偏，并使腕关节在比较正常的位置获得一定的稳定性，有利于手部功能的发挥，明显改善手的功能。尽管术后还可能存在某种程度的残余畸形，仍是具有一定价值的手术。

先天性桡骨缺如Ⅲ型行分期手术，即先行前臂与腕部桡侧软组织松解、外固定架固定、桡侧偏斜矫形术，酌情附加尺骨弯曲中段截骨矫形、接骨板内固定术，再行吻合血管（膝下外侧动脉）、带上胫腓关节与骨骺的腓骨上段移植修复桡骨缺损、重建腕关节术，移植之腓骨小头骨骺发育良好且能与尺骨同步发育，能达到稳定腕关节、恢复桡骨长度、重建前臂旋转功能的治疗目标。

（洪光祥　顾立强）

参 考 文 献

程国良，潘达德，1996. 手指再植与再造. 北京：人民卫生出版社，382-388.

代礼，李艳华，邓莹，等，2010. 中国人群裂手裂足畸形的流行病学特征. 四川大学学报（医学版），41(2): 320-323.

顾玉东，王澍寰，侍德，1999. 手外科手术学. 上海：上海医科大学出版社：782-831.

郭志雄，甄允方，袁泉文，等，2012. 融合部旋转短缩截骨治疗儿童先天性上尺桡骨融合. 中华骨科杂志，32(12): 1151-1156.

洪光祥，陈振兵，高伟阳，2016. 手部先天性畸形的手术治疗. 杭州：浙江科学技术出版社.

侯书健，程国良，王振军，等，2004. 44 例小儿拇手再造长期随访结果. 中华手外科杂志，20: 195.

蒋清涛. 1992. 马德隆氏畸形三例报告. 中华手外科杂志，3: 139-140.

芮永军，施海峰，张全荣，等，2009. 示指拇化治疗重度拇指发育不全. 中华手外科杂志，25: 348.

宋知非. 1986. 马德隆氏畸形. 中华手外科杂志，2: 39-40.

汤海萍，方光荣，刘亚平，等，2004. 复拇指畸形矫治术后的继发性畸形. 中华手外科杂志，3: 129-1311.

田芙蓉. 2010. 先天性巨指畸形的治疗. 实用手外科杂志，24(2): 130.

武竞衡，田光磊，赵俊会，2008. 73 例巨指（趾）畸形患者临床疗效分析. 中华外科杂志，46(7): 514-517.

王澍寰. 1999. 手外科学，第 2 版. 北京：人民卫生出版社，708-751.

薛文，王栓科，刘杰，等，2007. 先天性尺桡骨融合的手术治疗. 中华手外科杂志，5: 269-271.

许瑞江，赫荣国，马承宣，2004. 尺桡骨阶段性折骨术治疗先天性尺桡骨连接. 中华小儿外科杂志，21(2): 85.

肖增明，庞立，客兑熙，等，1995. 旋转截骨治疗先天性上桡尺关节连接. 中华小儿外科杂志，16: 32.

余希临，刘海峰，成琦，等，1999. 先天性多指畸形的分类及手术治疗. 中华小儿外科杂志，20: 301-302.

杨钩，路来金，刘志刚，1997. 先天性多指畸形的诊治. 中华手外科杂志，13: 59-61.

于胜吉，蔡锦方，2002. 腕关节外科学. 北京：人民卫生出版社，470-472.

于志军，纪柳，刘沐青，等，2010. 进行型拇指先天性巨指症 12 例疗效分析. 实用手外科杂志，24(1): 51-52.

津下健哉. 1990. 实用手外科学. 长春：吉林人民出版社，678-686.

Amit G, Simon PJK, Luis RS, 2000. The Growing Hand: Diagnosis and Management of the Upper Extremit in Children. London, New York: Edinburgh.

Amrani A, Dandane MA, Alami ZF, 2011. Percutaneous release of trigger thumb in children: 63 cases. Chir Main, 30(2): 102-104.

Al-qattan MM, 2010. The distribution of the types of thumb polydactyly in a middle eastern populatin: a study of 228 hands. J Hand Surg (Eur), 35E: 182-187.

Aleem AW, Wall LB, Manske MC, et al, 2014. The transverse bone in cleft hand: a case cohort analysis of outcome after surgical reconstruction. J Hand Surg Am, 39(2): 226-236.

Al-Qattan MM, 2013. Central and ulnar cleft hands: a review of concurrent deformities in a series of 47 patients and their pathogenesis. J Hand Surg Eur, 39(5):510-519.

Aydin A, Ozden BC, 2004. Dorsal metacarpal island flap in syndactyly treatment. Ann Plast Surg, 52(1): 43-48.

Bae D S. 2008. Pediatric trigger thumb. J Hand Surg Am, 33(7): 1189-1191.

Bayne LG, Klug MS, 1987. Long-term review of the surgical treatment of radial deficiencies. J Hand Surg(Am), 12: 169-187.

Bednar MS, James MA, Light TR, 2009. Congenital longitudinal deficiency. J Hand Surg Am, 34(9): 1739-1747.

Bilhaut M, 1890. Guerison d'un pouce bifide par un nouveau procede operatoire. Congr Fr Chir, 4: 576-580.

Buck-Gramcko D, 1971. Pollicization of the index finger. Method and results in aplasia and hypoplasia of the thumb. J Bone Joint Surg Am, 53(8): 1605-1617.

Ceulemans L, Degreef I, De Smet L, 2009. Outcome of index finger pollicisation for the congenital absent or severely hypoplastic thumb. Acta Orthop Belq, 75(2): 175-180.

Charles A, Goldfarb MD, Jennifer Megan Patterson MD, et al, 2008. Thumb size and appearance following reconstruction of radial polydactyly. J Hand Surg, 33A: 1348-1353.

Chris Stutz MD, Janith Mills MPAS, Lesley Wheeler BA, et al, 2014. Long-term outcomes following radial polydactyly reconstruction. J Hand Surg Am, 39: 1549-1552.

Choudry Q, Kumar R, turner PG, 2010. Congenital cleft foot deformity case report. Foot and Ankle surgery, 16(4): e85-e87.

Christen T, Dautel G, 2013. Metacarpophalangeal ligamentoplasty in typical cleft hand. Tech Hand Up Extrem Surg, 17(2): 120-122.

Cleary JE, Omer G E Jr, 1985. Congenital proximal radio-ulnar synostosis. Natural history and functional assessment. J Bone Joint Surg Am, 67(4) : 539-545.

Dao KD, Shin AY, Billings A, et al, 2004. Surgical treatment of congenital syndactyly of the hand. J Am Acad Orthop Surg, 12(1): 39-48.

De Jong JP, Moran SL, Vilkki SK, 2012. Changing paradigms in the treatment of radial club hand: microvascular joint transfer for correction of radial deviation and preservation of long-term growth. Clin Orthop Surg, 4(1): 36-44.

Flatt AE, 2005. Webbed fingers. Proceedings (Baylor University. Medical Center), 18(1): 26.

Ghosh SK, Gangopadhyay A, 2015. Macrodactyly as a presenting sign of maffucci syndrome. J Pediatr, 167(5): 1159.

Gluck JS, Ezaki M, 2015. Surgical treatment of macrodactyly. J Hand Surg Am, 40(7): 1461-1468

Gupta A, Kay SPJ, Scheker LR, 2000. The growing hand – diagnosis and management of the upper extremity in children. London: Mosby.

Gulia A, Marwah A, 2013. Unilateral cleft hand (lobster-claw deformity). Indian J Med Res, 138(6): 1031-1032.

Ghatan AC, Hanel DP, 2013. Madelung deformity. J Am Acad Orthop Surg, 21(6): 372-382.

Gao W, Yan H, Zhang F, et al, 2011. Dorsal pentagonal local flap: a new technique of web reconstruction for syndactyly without skin graft. Aesthetic Plast Surg, 35: 530-537.

Goo Hyun Baek MD, Hyun Sik Gong MD, Moon Sang Chung, et al, 2008. Modified bilhaut-cloquet procedure for wassel type- II and III polydactyly of the thumb. Bone Joint Surg Am, 90 Suppl 2 (Part 1): 74-86.

Hardwicke J, Khan MA, Richards H, et al, 2013. Macrodactyly - options and outcomes. J Hand Surg Eur, 38(3): 304-305.

Henry H, Lin MD, William B, et al, 1995. A surgical technique of radioulnar osteoclasis to correct severe forearm rotation deformities. J Pediatric Orthopaedics, 15(1): 53-58.

Hung NN, 2008. Derotational osteotomy of the proximal radius and the distal ulna for congenital radioulnar synostosis. J Child Orthop, 2(6) : 481-489.

Hung N N, 2012. Congenital constriction ring in children: sine plasty combined with removal of fibrous groove and fasciotomy. J Child Orthop, 6: 189-197.

Harley BJ, Carter PR, Ezaki M, 2002. Volar surgical correction of Madelung ' s deformity. Tech Hand Up Extrem Surg, 6(1): 30-35.

James MA, Jr MC, Manske PR, et al, 1999. The spectrum of radial longitudinal deficiency: a modified classification. J Hand Surg(Am), 24: 1145-1155.

Kanaya F. 1997. Mobilization of congenital proximal radio-ulnar synostosis a technical detail. Techniques Hand Upper Extremity Surg, 1(3): 183-188.

Kakel R, Van Heerden P, Gallagher B, et al, 2010. Pediatric trigger thumb in identical twins: congenital or acquired? Orthopedics, 33(3).

Khoshhal KI, Jarvis JG, Uhthoff HK, 2012. Congenital trigger thumb in children: electron microscopy and immunohistochemical analysis of the first annular pulley. J Pediatr Orthop B, 21(4): 295-299.

Khalid S, Faizan M, Alam MM, et al, 2013. Congenital longitudinal radial deficiency in infants: spectrum of isolated cases to VACTERL syndrome. J Clin Neonatol, 2(4): 193-195.

Kuo MY, Rayan GM, 2010. Complete annular and partial oblique pulley release for pediatric locked trigger thumb. Hand (N Y), 5(4): 408-414.

Lewis W, 1901. The development of the arm in man. Am J Anat, 11(1) : 169-183.

Light TR, Gaffey JL, 2010. Reconstruction of the hypoplastic thumb. J Hand Surg Am, 35(3): 474-479.

Leung OY, Ip FK, Wong TC, et al, 2011. Trigger thumbs in children: results of surgical release. Hong Kong Med J, 17(5): 372-375.

Luna VD, Potenza V, Garro L, et al, 2013. Multiple congenital bilateral trigger digits in a 2-year-old child: case report. Open Orthop J, 7: 75-77.

Marangoz S, Leblebicioglu G, 2006. Thumb polydactyly with radius hypoplasia. A case report. J Hand Surg Am, 31: 1667-1670.

Maschke SD, Seitz W, Lawton J, 2007. Radial longitudinal deficiency. J Am Acad Orthop Surg, 15(1): 41-52.

Manske MC, Wall LB, Steffen JA, et al, 2014. The effect of soft tissue distraction on deformity recurrence after centralization for radial longitudinal deficiency. J Hand Surg Am, 39(5):895-901.

Miura T, 1982. Duplicated thumb. Plast Reconstr Surg, 69: 470-481.

Montgomery WF, 1832. Observation on the spontaneous amputation of the limbs of the fetus in utero, with an attempt to explain the occasional cause of its production. Dublin Wed Chem Sci J, 1: 140-144.

Mutaf M, Sunay M, 2006. A new technique for correction of Congenital constriction rings. Am Plast Surg, (57): 646-652.

Riley SA, Burgess RC, 2009. Thumb hypoplasia. J Hand Surg Am, 34(8): 1564-1573.

Rotman MB, Manske PR, 1994. Radial club hand and contralateral duplicated thumb. J Hand Surg Am, 19: 361-363.

Smith PJ, Harrison SH, 1982. The "seagull" flap for syndactyly. Br J Plast Surg, 35(3): 390-393.

Sherif MM, 1998. V-Y dorsal metacarpal flap: a new technique for the correction of syndactyly without skin graft. Plast Reconstr Surg, 101(7): 1861-1866.

Siddiqui YS, Abbas M, Khan AQ, et al, 2011. A child with congenital longitudinal radial deficiency. Congenital radial club hand. Saudi Med J, 32(2): 199-200.

Soldado F, Zlotolow DA, Kaozin SH, 2013. Thumb hypoplasia. J Hand Surg Am, 38(7): 1435-1444.

Soeiro E Sá M, Moldovan O, Sousa AB, 2016. Macrodactyly in tuberous sclerosis complex: case report and review of the literature. Am J Med Genet A, 170(7): 1903-1907.

Tada K, Yonenobu K, Tsuyuguchi Y, et al, 1983. Duplication of the thumb a retrospective review of two hundred and thirtyseven cases. J Bone Joint Surg Am, 65: 584-598.

Tadiparthi A, Mishra A, Mcarthur P, 2009. A modification of the Chinese island flap technique for simple incomplete syndactyly release. J Hand Surg, 34E: 1: 99-103.

Tay SC, Moran SL, Shin AY, 2006. The hypoplastic thumb. J AM Acad Orthop Surq, 14(6): 354-366.

Tan JS, Tu YK, 2013. Comparative study of outcomes between pollicization and microsurgical second toe-metatarsal bone transfer for congenital radial deficiency with hypoplastic thumb. J Reconstr Microsurg, 29(9):

587-592.

Takayuki M, 1984. Congenital constriction band syndrome. J Hand Surg, 9A: 82-88.

Tien YC, Chih TT, Wang TL, et al, 2007. Soft tissue reconstruction for type Ⅳ -d duplicated thumb: a new surgical technique. J Pediatr Orthop, 27(4): 462-466.

Townsend DJ, Lipp EB Jr, Chun K, et al, 1994. Thumb duplication, 66 years' experiences– a review of surgical complications. J Hand Surg,19: 973-976.

Upton J, Taghinia AH, 2010. Correction of the typical cleft hand. JHS, 35A: 480-485.

Upton J, 2006. Congenital ring syndrome. In: Mathes SJ, Hentz UR. Plastic surgery. Philadelphia: Elsevier, 1415-1430.

VanHeest A, 2010. Wrist centralization using the dorsal rotation flap in radial longitudinal deficiency. Tech Hand Up Extrem Surg, 14(2): 94-99.

Wassel HD. 1969, The results of surgery for polydactyly of the thumb. A review. Clin Orthop Relat Res, 64: 175-193.

Wafa AM, 2008. Hourglass dorsal metacarpal island flap: a new design for syndactylized web reconstruction. J Hand Surg Am, 33(6): 905-908.

Wilkie D, 1914. Congenital radio-ulnar synostosis. Br J Surg, 5(1) : 366-375.

Wang ED, Xu X, Dagum AB, 2012. Mirror-image trigger thumb in dichorionic identical twins. Orthopedics, 35(6): e981-983.

Yang JT, Qin BG, Li P, et al, 2015. Vascularized proximal fibular epiphyseal transfer for bayne and klug type Ⅲ radial longitudinal deficiency in children. Plast Reconstr Surg, 135(1): 157-166.

Yohanness M, Williams HB, 2008. Surgecal correction of congenital constriction band syndrome in children: replacing Z-plasty with direct closure. Can J Plast Surg, 16(4): 221-223.

Yen CH, Chan WL, Leung HB, et al, 2006. Thumb polydactyly: clinical outcome after Reconstruction. J Orthopaedic Surgy, 14(3): 295-302.

Zhu J, Chen J, Zhao G, et al, 2011. Unique case of 11-fingered polydactyly with cleft hand. Plast Reconstr Aesthet Surg, 64(5): 685-687.

索　引

529